CHINA DIGITAL HEALTH INNOVATION
AND DEVELOPMENT BLUE BOOK

# 中国数字医疗
# 创新发展蓝皮书

主编 董家鸿 刘 亮 杨瑞荣

清华大学出版社
北京

图书在版编目（CIP）数据

中国数字医疗创新发展蓝皮书 / 董家鸿, 刘亮, 杨
瑞荣主编. -- 北京：清华大学出版社, 2024. 9.
ISBN 978-7-302-67225-8

Ⅰ. R199.2-39

中国国家版本馆CIP数据核字第2024LM9077号

责任编辑：辛瑞瑞　孙　宇
封面设计：钟　达
责任校对：李建庄
责任印制：宋　林

出版发行：清华大学出版社
　　　　　网　　　址：https://www.tup.com.cn，https://www.wqxuetang.com
　　　　　地　　　址：北京清华大学学研大厦 A 座　　　邮　　编：100084
　　　　　社 总 机：010-83470000　　　　　　　　　　邮　　购：010-62786544
　　　　　投稿与读者服务：010-62776969，c-service@tup.tsinghua.edu.cn
　　　　　质量反馈：010-62772015，zhiliang@tup.tsinghua.edu.cn
印 装 者：三河市龙大印装有限公司
经　　销：全国新华书店
开　　本：185mm×260mm　　　印　　张：21.25　　字　　数：373 千字
版　　次：2024 年 9 月第 1 版　　　印　　次：2024 年 9 月第 1 次印刷
定　　价：168.00 元

产品编号：109006-01

# 编 委 会

王爽秋　北京中医药大学

王煜坤　中国医学科学院北京协和医院

王慧泉　天津工业大学

牛　晨　西安交通大学医学院第一附属医院

　　　　西安交通大学未来技术学院

孔媛媛　首都医科大学附属北京友谊医院

叶　庆　华中科技大学同济医学院附属同济医院

田英杰　中国科学院大学

师忠杰　厦门大学附属第一医院

曲建慧　北京陈菊梅公益基金会

吕　毅　西安交通大学医学院第一附属医院

　　　　西安交通大学未来技术学院

乔园园　中国信息通信研究院

庄永龙　北京百奥知信息科技有限公司

刘　亮　解放军总医院第二医学中心

刘　洁　中国医学科学院北京协和医院

刘长宁　北京中医药大学

刘学民　西安交通大学医学院第一附属医院

孙　新　上海交通大学医学院附属新华医院

孙心岩　上海交通大学医学院附属上海儿童医学中心

李　阳　远毅资本

李　哲　中国医学科学院北京协和医院

李　娟　四川大学华西口腔医院

李　曼　中国信息通信研究院

陈　俊　上海市精神卫生中心

陈　强　远毅资本

陈亚红　北京大学第三医院

陈妍妍　华中科技大学同济医学院附属同济医院

陈锐遥　上海交通大学医学院附属新华医院

苗冯博　天津工业大学

罗　震　翼健（上海）信息科技有限公司

庞嘉李　上海交通大学医学院附属新华医院

侯占才　远毅资本

洪　莉　上海交通大学医学院附属上海儿童医学中心

姚园园　远毅资本

秦　垚　山东浪潮智慧医疗科技有限公司

顾文洁　上海市精神卫生中心

钱海利　中国医学科学院肿瘤医院

徐　捷　上海交通大学医学院附属新华医院

高　越　中国信息通信研究院

高秋军　北京百奥知信息科技有限公司

郭豫涛　解放军总医院第六医学中心

郭薇薇　上海儿童医学中心福建医院

唐轶男　远毅资本

唐洲平　华中科技大学同济医学院附属同济医院

陶　勇　首都医科大学附属北京朝阳医院

曹　丰　解放军总医院第二医学中心

曹　华　福建省立医院

随着人工智能技术的快速发展，数字医疗正以前所未有的速度改变我们对医疗和和医疗方式的认识。深度学习、脑机接口、智能诊断、手术机器人等数字技术的发展应用，逐步驱动医疗模式转换，在提高诊断的准确性、优化治疗方案，甚至药物发现等方面都展现出巨大的潜力。作为医生和医工交叉学科的研究者，我有幸见证了数字医疗这一新质生产力的崛起。

《中国数字医疗创新发展蓝皮书》的出版，正是对中国数字医疗发展历程的深刻记录和前瞻性思考，它以全面、时新而深入的视角，勾勒出中国数字医疗创新发展的全貌。

继《中国数字医疗创新发展报告（2022）》发布以来，本书重新定义了数字医疗的基本概念和特征，解析了国家和地方数字医疗的相关政策发展，不仅为读者理解数字医疗的宏观趋势与环境提供了最新指引，也为政策制定者和行业参与者提供了宝贵的参考依据。

本书还围绕健康医疗数据的全链条进行了翔实地探讨，内容包括数据要素、数据来源、数据存储与数据安全、数据质量评估与价值转化等，不仅涵盖了数字医疗的技术关键要素，也对数据治理和伦理等重要议题进行了探讨，为国家正在大力推进的数据要素 × 医疗健康发展与创新实践提供了很好的抓手与参考。

特别值得关注的是，本书还汇聚了国内临床领域多个专家团队，聚焦肿瘤、呼吸、皮肤、肝胆、心血管、精神心理、口腔等多个专科领域，首次集中对数字医疗创新研究与临床应用进行了全方位和系统化的阐释。可以看到，数字技术深度赋能临床诊疗，既面临多重挑战又有无限机遇。我们不仅要关注先进技术的应用，更要深入探究其遵循的医学根本原理，精准理解疾病的发生和发展机制，这对于中国数字医疗的发展至关重要。针对数字医疗技术的临床应用，我们还要秉持规范、公平原则，严格测试、验证、量化评估数字医疗技术和产品的真实价值，以便更好地了解其适用性和局限性，最大程度发挥其系统效用，规避相关技术和应用中存在的不足。

同时，数字医疗创新发展进程日益加快，亟待吸引融入更多市场和产业需求，汇聚更多有远见的管理者、研究者、创业者和投资者，以及科技产业转化等重要的驱动力量，至关重要的是，让各方力量建立共同的价值观和前行目标。

《中国数字医疗创新发展蓝皮书》是一部集理论创新、行业研究、临床应用、实践和指导于一体的学术著作，具有很强的引领性和可借鉴性。它不仅为医疗从业者、技术研究与开发者和政策制定者提供了充沛的信息资源和知识见解，也为公众了解数字医疗的最新趋势进展打开了一扇窗户。

希望读者能够通过阅读这本书，对数字医疗有更深入的理解，激发更多的思考和讨论，同时，也期待它能够不断升级和更新，成为我国数字医疗领域引领行业发展、促进科研转化、加强学术交流、指导实践应用的重要工具。

唐佩福

中国工程院院士

解放军总医院骨科医学部主任

国家骨科与运动康复临床医学研究中心主任

随着人工智能和数字技术的飞速发展、人口老龄化和慢性病负担的加重，以及人们对医疗服务需求的不断增长，数字医疗正逐步成为医疗行业的重要驱动力。数字技术正深刻改变着医疗服务的方式、质量和效率，数字化是医疗的未来，已成为全球价值相关方的共识。

物联网、5G、云计算、大数据和人工智能等技术不断成熟和应用，数字医疗有了更加广阔的发展空间。物联网技术可以实现医疗设备和资产的智能化管理；5G技术提供高速、低延迟的网络连接，支持远程医疗和实时数据传输；云计算技术集中存储和管理医疗数据，支持数据共享和远程访问；大数据技术分析和挖掘医疗数据，提供决策支持；人工智能技术在辅助诊断、精准医疗和智能决策等方面发挥重要作用。

国家政策的积极引导也带来了中国数字医疗市场规模的显著增长。从"十二五"规划开始，国家明确提出了"加强医疗卫生领域信息化建设"的目标。中央网络安全和信息化委员会印发的《"十四五"国家信息化规划》更是明确提出"运用信息化手段优化医疗服务流程""建设医疗重大基础平台""建设医疗专属云""推动各级医疗卫生机构信息系统数据共享互认和业务协同"等要求，进一步加速了医疗信息化建设的步伐。

但是，相比美国、英国等发达国家，国内数字医疗建设起步较晚，信息化医疗体系建设方面尚不完善，数字医疗生态系统尚未形成，需要在立法、监管等方面的不断完备和资金、技术创新的加大投入，以实现医疗服务的智能化、个性化和高效化，这不但需要国家和地方政府的高度重视和大力支持，还需要企业加大研发投入、推动技术创新和产业升级，并加强"政医产学研资用"各方合作与创新，共同推动数字医疗的健康发展。

为了深入研究中国数字医疗领域的创新发展现状，分析全球数字技术创新趋势对中国医疗体系的影响，并提出推动数字医疗科研创新和临床应用的指导意见和实践建议，由中国医药教育协会数字医疗专委会（CDHC）、北京陈菊梅公益基金会和远毅资本联合来自国家医学中心、国家临床医学研究中心、国家工程研究中心、国家重点实验室和国家临床重点专科等多家国内知名三甲医院、医学院校、科研院所和创新机构的近百位专家学者共同完成了《中国数字医疗创新发展蓝皮书》的编写，本书内容涉及数字医疗创新、健康医疗数据全链条、数字医疗产品的评价方法、临床专科数字医疗创新和数字医疗产业发展趋势等。学科专业覆盖临床医学、循证医学、人工智能、信息科学、医院管理、科研管理、临床研究、政策研究和产业转化等。

希望本书能够为我国数字医疗从业者提供专业的信息和实用的指导，也为政策制定者、投资者和公众提供深入了解数字医疗发展和应用的窗口。相信随着技术的不断进步、政策的不断完善和多方的深度合作，中国数字医疗创新发展的未来充满了无限可能。

**董家鸿**

中国工程院院士

清华大学临床医学院院长

北京清华长庚医院院长

# 目　录

第1章　数字医疗创新概述 ……………………………………………… 1

1.1　数字医疗的概念及特征 ……………………………………………… 1

1.1.1　数字医疗的基本概念 ……………………………………… 1

1.1.2　数字医疗的基本特征 ……………………………………… 1

1.2　数字医疗相关重要政策 ……………………………………………… 2

1.2.1　国家数字医疗相关重要政策 ……………………………… 2

1.2.2　地方数字医疗相关重要政策 ……………………………… 5

1.3　数字医疗的发展历程 ………………………………………………… 7

1.3.1　医疗信息化阶段 …………………………………………… 7

1.3.2　互联网医疗阶段 …………………………………………… 8

1.3.3　数字医疗创新阶段 ………………………………………… 9

第2章　健康医疗数据的全链条 ……………………………………… 13

2.1　健康医疗数据要素 …………………………………………………… 14

2.1.1　健康医疗数据要素发展概述 ……………………………… 14

2.1.2　健康医疗数据要素的复用：多场景和多主体 …………… 15

2.1.3　健康医疗数据要素的相关法规政策 ……………………… 17

2.1.4　健康医疗数据要素价值流通的全栈技术要求 …………… 19

2.1.5　数据要素背景下的健康医疗数据交易模式 ……………… 21

2.1.6　健康医疗数据要素发展的挑战 …………………………… 25

2.1.7　健康医疗数据要素发展的展望 …………………………… 26

2.2　健康医疗数据来源 …………………………………………………… 28

2.2.1　医院相关的健康医疗数据 ………………………………… 28

2.2.2　互联网相关的健康医疗数据 ·················· 29

2.2.3　生命科技相关的健康医疗数据 ·················· 30

2.2.4　药企研发、生产及商业化的数据 ·················· 30

2.2.5　可穿戴健康设备相关的数据 ·················· 31

2.2.6　保险业务相关的健康医疗数据 ·················· 32

2.2.7　健康医疗数据的应用趋势 ·················· 33

2.3　健康医疗数据存储与数据安全 ·················· 35

2.3.1　国内外研究现状 ·················· 35

2.3.2　国内外应用现状 ·················· 37

2.3.3　监管与法规 ·················· 40

2.3.4　应用案例代表 ·················· 43

2.3.5　展望 ·················· 47

2.4　医疗健康数据质量评估与价值转化 ·················· 48

2.4.1　国内外技术发展现状 ·················· 48

2.4.2　国内外应用现状 ·················· 50

2.4.3　监管与法规 ·················· 51

2.4.4　应用案例代表 ·················· 53

2.4.5　展望 ·················· 58

第 3 章　数字医疗产品的评价方法 ·················· 61

3.1　数据来源、安全和标注 ·················· 61

3.1.1　数据来源评价 ·················· 61

3.1.2　安全性能评价 ·················· 63

3.1.3　标注质量评价 ·················· 65

3.1.4　典型案例 ·················· 66

3.2　科研伦理 ·················· 70

3.2.1　国内外数字医疗伦理 ·················· 70

3.2.2　数字医疗应用伦理挑战 ·················· 71

3.2.3　数字医疗的伦理考量 ·················· 72

3.2.4　应对数字医疗伦理挑战的建议 ·················· 77

3.3　临床疗效评价 ·················· 78

3.3.1　评估指标 ·················· 78

3.3.2　临床试验设计 ·················· 79

3.3.3 数据收集分析 ············· 82

3.3.4 结果解读推广 ············· 84

3.3.5 安全性评估 ············· 85

3.3.6 临床实践指南与政策建议 ············· 87

3.4 卫生经济学与支付 ············· 89

3.4.1 国内外研究现状 ············· 89

3.4.2 国外应用情况及研究案例代表 ············· 90

3.4.3 国内卫生经济学评价文献与应用案例 ············· 93

3.4.4 展望 ············· 94

3.5 健康公平 ············· 95

3.5.1 健康的数字决定因素 ············· 95

3.5.2 如何推进数字健康公平 ············· 97

第4章 临床专科数字医疗创新 ············· **104**

4.1 临床专科创新 ············· 104

4.1.1 心血管科 ············· 104

4.1.2 呼吸科 ············· 115

4.1.3 神经科 ············· 125

4.1.4 矫形与创伤外科 ············· 136

4.1.5 肝胆科 ············· 148

4.1.6 老年科 ············· 158

4.1.7 儿科 ············· 171

4.1.8 肿瘤科 ············· 182

4.1.9 眼科 ············· 193

4.1.10 口腔科 ············· 205

4.1.11 皮肤科 ············· 215

4.1.12 精神心理科 ············· 227

4.1.13 神经影像科 ············· 231

4.1.14 中医科 ············· 246

4.1.15 过敏科 ············· 257

4.2 生成式人工智能与数字医疗 ············· 263

4.2.1 国内外研究现状 ············· 263

4.2.2 国内外应用现状 ············· 265

4.2.3 研究案例代表 ·················································· 267

4.2.4 应用案例代表 ·················································· 271

4.2.5 目前存在的问题与挑战 ······································· 277

4.2.6 展望 ····························································· 278

第5章 数字医疗产业发展趋势··········································· 297

5.1 中国数字医疗一级和二级市场分析 ····························· 297

5.1.1 中国数字医疗投融资金额及交易数量变化 ··············· 297

5.1.2 二级市场代表企业分析 ······································· 299

5.2 中国各地区数字医疗投融资金额占比变化 ···················· 306

5.2.1 北京：科技驱动医疗健康发展 ······························· 307

5.2.2 浙江：互联网医疗及智能制造 ······························· 309

5.2.3 江苏：围绕医药工业上下游的创新及智能化医疗器械 ····· 311

5.2.4 上海：医疗健康支付创新和药企服务 ······················ 314

5.3 中国数字医疗细分领域投融资金额占比变化 ·················· 317

5.4 中国数字医疗各轮次平均融资规模变化 ······················· 321

# 第1章
# 数字医疗创新概述

## 1.1 数字医疗的概念及特征

### 1.1.1 数字医疗的基本概念

数字医疗是数字技术赋能的医疗健康产业集合，是由数字技术与医疗场景融合产生的新兴领域，通过健康医疗数据的产生、收集、分析、应用，实现诊疗全流程优化，为医疗健康行业各相关方及医疗卫生系统的建设带来全新价值。

数字技术：人工智能、社交网络、多组学、机器人、三维打印、区块链、物联网等。

诊疗全流程：预防、筛查、诊断、治疗、康复和健康管理。

医疗健康行业相关方：公众、患者、医生、医疗机构、支付方、监管机构、药械企业。

### 1.1.2 数字医疗的基本特征

数字医疗产业相对于传统医疗产业具有数据驱动、客户为中心并提供完整解决方案等优势（图1-1）。

1. 数据驱动

数据驱动是数字医疗的基础特征之一。数据是数字医疗企业的生产资料，数字医疗企业对业务相关数据进行收集、处理、分析，开发相应的产品及服务，其数字产品及服务在应用的过程中又产生新的数据，从而形成"数据 – 产品 / 服务"的飞轮，由此数字医疗企业可以不断为客户提供最贴合实际需求的新产品。除了对外提供数字化产品及服务外，数字医疗组织变得更加敏捷，更能够适应快速变化的外界环境，组织内部的创新速度也因此提升。特别的是，医疗数据具有来源广泛、结构多样、质量不均、时间周期长、数据冗余、隐私性强等特征，针对上述特征，数字医疗企业需具备相应的技术和运营能力，形成产品和业务的闭环。

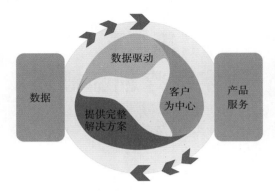

图 1-1　数字医疗基本特征与数据飞轮

2. 客户为中心

数字医疗的另一个特征是客户为中心。正是由于数字医疗解决方案实现了业务相关数据的全面采集，数字医疗企业可以更加精准地发掘客户深层次的需求，从而为客户提供个性化的解决方案，这一特征也正好契合医疗服务的特征。作为专业服务的一种，医疗服务的需求高度个性化，同时，医疗服务的供给同样高度个性化。在非数字化时代，医疗服务供给者往往针对个性化的医疗需求提供相对标准的解决方案，而在数字化时代，医疗服务供给者可以通过数字化及智能化的工具，为不同的患者或同一患者的不同时期，提供更加精准的个性化方案。同时，数字医疗也具有可交互、可移动等数字化解决方案的通用特征，这些特征也进一步促进数字医疗企业为客户提供个性化的解决方案并创造卓越的患者体验。

3. 提供完整解决方案

数字医疗企业为客户提供完整的解决方案。在数字医疗企业，产品和服务的边界变得模糊，产品提供商会提供与产品配套的相关服务，也会从数字化服务中抽提相对标准的价值单元，形成数字化产品。无论数字医疗企业的基因是产品还是服务，都会逐步扩展能力的边界，最终围绕客户需求提供完整解决方案。

**（杨瑞荣　宋依然　编写，刘　亮　审校）**

## 1.2 数字医疗相关重要政策

### 1.2.1 国家数字医疗相关重要政策

2015 年，中华人民共和国国务院发布《关于积极推进"互联网 +"行动的指导意见》，对"互联网＋医疗"作出明确说明，提出推广医疗卫生在线的新模式，并对移动医疗、远程医疗、互联网健康服务、医疗数据共享和医疗大数据平台等给出具体指导意见。

2016 年 10 月，中华人民共和国国务院发布《"健康中国 2030"规划纲要》，对数字医疗的行业发展做出高屋建瓴的布局。

2018 年 4 月，《国务院办公厅关于促进"互联网＋医疗健康"发展的意见》出台，从健全"互联网＋医疗健康"服务体系、完善"互联网＋医疗健康"支撑体系、加强行业监管和安全保障三方面对"互联网＋医疗健康"的发展给出了具体意见。

2018 年 9 月，国家卫生健康委员会发布《国家健康医疗大数据标准、安全和服务管理办法》，从标准管理、安全管理、服务管理、管理监督等方面规定了加强健康医疗大数据服务管理，促进"互联网＋医疗健康"发展的具体办法。

2020 年 6 月，国家医疗保障局《医疗保障疾病诊断相关分组（CHS-DRG）细分组方案》规定各试点医疗机构、医保管理部门要协调病案、信息、财务等部门，做好有关数据来源的质量控制，确保医疗保障基金结算清单各指标项真实、准确、可追溯，以规范医疗数据的采集；进一步推动数字医疗支付平台的建设，各试点城市医保部门要加强信息系统改造，完善医疗保障基金结算清单和医疗服务明细信息的填报、审核、反馈等机制。

2020 年 11 月，中华人民共和国工业和信息化部、国家卫生健康委员会联合发布《关于进一步加强远程医疗网络能力建设的通知》，提出扩大网络覆盖，提高网络能力，推广网络应用，2022 年实现 98% 以上基层医疗卫生机构接入互联网。要求扩大网络覆盖，推动专线网络资源覆盖二级及以上医院，加快高质量互联网专线、数据专线及虚拟专线（VPN）网络建设。

2021 年 3 月，《中华人民共和国国民经济和社会发展第十四个五年规划和 2035 年远景目标纲要》出台，指出中华人民共和国国民经济和社会发展第十四个五年（"十四五"）期间，要加快推动医疗领域数字化服务普惠应用；构建基于 5G 的应用场景和产业生态，在智慧医疗等重点领域开展试点示范；扎实推进医保标准化、信息化建设。

2021 年 5 月，中华人民共和国国务院办公厅发布《关于推动公立医院高质量发展的意见》，推动云计算、大数据、物联网、区块链、5G 等新一代信息技术与医疗服务深度融合。推进电子病历、智慧服务、智慧管理"三位一体"的智慧医院建设和医院信息标准化建设。

2022 年 2 月，国家卫生健康委员会发布《医疗机构设置规划指导原则（2021—2025 年）》，要求构建优质、均衡、高效的医疗服务体系，强化信息化的支撑作用，切实落实医院、基层医疗卫生机构信息化建设标准与规范，推动大数据、云计算、

5G、物联网等新兴信息技术与医疗服务深度融合，推进智慧医院建设和医院信息标准化建设，大力发展并规范远程医疗和互联网医疗。

2022年6月，国家卫生健康委员会印发《医疗机构门诊质量管理暂行规定》，要求医疗机构推动门诊电子病历使用，按照《电子病历应用管理规范（试行）》有关规定建立、记录、修改、使用、保存和管理门诊电子病历信息，确保患者诊疗信息完整、连续、可追溯。

2022年8月，国家卫生健康委员会、国家中医药管理局、国家疾病预防控制局联合印发《医疗卫生机构网络安全管理办法》，要求加强医疗卫生机构网络安全管理，进一步促进"互联网＋医疗健康"发展，充分发挥健康医疗大数据作为国家重要基础性战略资源的作用，加强医疗卫生机构网络安全管理，防范网络安全事件发生。

2022年11月，国家卫生健康委员会发布《关于印发"十四五"全民健康信息化规划的通知》，统筹推动全民健康信息化建设，进一步推进新一代信息技术与卫生健康行业深度融合，将数字技术与系统思维贯穿到健康中国、数字中国建设的全过程，充分发挥信息化在卫生健康工作中的支撑引领作用。

2023年3月，中国共产党中央委员会办公厅、中华人民共和国国务院办公厅印发《关于进一步完善医疗卫生服务体系的意见》，提出加快数字医疗的应用，积极运用互联网、人工智能等技术，持续优化服务流程。建设智慧医院，整合打通相关线上服务终端。发挥信息技术支撑作用，发展"互联网＋医疗健康"，加快推进互联网、区块链、物联网、人工智能、云计算、大数据等在医疗卫生领域中的应用，加强健康医疗大数据共享交换与保障体系建设。

2023年4月，国家中医药管理局发布《关于全面加强县级中医医院建设基本实现县办中医医疗机构全覆盖的通知》，提出加强医疗服务信息化建设是提升县级中医医院服务能力的重要环节，相关医疗机构应加强医疗服务信息化建设。加强中医医共体数字化建设，推进智慧中医医院和互联网中医医院建设。

2023年12月，国家卫生健康委员会发布《关于全面推进紧密型县域医疗卫生共同体建设的指导意见》，提出统一县域医共体内信息系统，加强数据互通共享和业务协同，推动人工智能辅助诊断技术在县域医共体内的应用。将远程医疗延伸到乡村，推行基层检查、上级诊断、结果互认。

2023年12月，国家数据局等17部门联合印发《"数据要素×"三年行动计划（2024—2026年）》，提出要实施"数据要素×医疗健康"行动，探索推进电子病历数据共享，在医疗机构间推广检查检验结果数据标准统一和共享互认，支持医疗机构基于信用数据开展先诊疗后付费就医。

## 1.2.2 地方数字医疗相关重要政策

北京市：2023 年 1 月，《2023 年市政府工作报告重点任务清单》提出推动智慧城市应用场景开放、发展智慧医疗等，用好医疗大数据，深化数字化社区建设试点，推动数字服务适老化改造。

河北省：2023 年 1 月，《加快建设数字河北行动方案（2023—2027 年）》指出到 2027 年河北省数字经济迈入全面扩展期，智慧医疗等新业态、新模式全面融入人民生产生活，数字化变革成为推进高质量发展的强大引擎。

辽宁省：2022 年 1 月，《辽宁省"十四五"公共服务规划》提出积极发展智慧医疗，鼓励医疗机构提升信息化水平、智能化水平，支持健康医疗大数据资源开发应用。

江苏省：2023 年 8 月，《关于进一步加强互联网医院建设完善互联网医疗服务的通知》从推进互联网医院平台建设、加强互联网医院运营管理、完善互联网医疗服务监管三个方面，提出了 19 项措施。

浙江省：2023 年 9 月，浙江省卫生健康委员会印发《浙江省深化医药卫生体制改革 2023 年重点工作任务的通知》，提出推进"5G+医疗健康""区块链＋卫生健康"试点，推广人工智能临床辅助决策支持、医保电子票据区块链和医保移动支付等场景应用，推进医疗健康和医保公共数据共享，协同建设全省统一的电子处方归集和流转平台。

安徽省：2020 年 7 月，《关于促进线上经济发展的意见》提出加快建设国家健康医疗大数据中心，构建医养康护一体化的健康医疗大数据共享平台。推进"智医助理"建设，拓展完善功能，不断提升县域医疗服务能力和效率。

福建省：2023 年 8 月，福建省医疗保障局、福建省财政厅和国家税务总局福建省税务局发布《关于做好 2023 年城乡居民基本医疗保障工作的通知》，提出依托全国统一的医保信息平台，持续深化医保电子凭证、移动支付等便民服务应用，加快构建医保信息化惠民便民服务新生态。积极推进全省医保数据基础制度体系建设，规范医保数据应用模式，进一步挖掘医保数据价值，强化数据赋能医保管理、服务、改革能力。

江西省：2023 年 1 月，《江西省卫生健康服务能力全面提升三年行动计划（2023—2025 年）》提出加快推进电子病历、智慧服务、智慧管理"三位一体"的智慧医院信息系统建设，加快构建数字健康云平台，加强全民健康信息综合管理和运用，充分发挥信息化在卫生健康工作中的支撑引领作用。到 2025 年底，完成"智慧托育""智慧卫健"等应用建设，全省各级医疗卫生机构普遍推广检验检查结果互认和影像共享调阅应用，初步建成统一权威、互联互通的全民健康信息平台政策保障体系，基本实现公立医疗卫生机构与全民健康信息平台的联通全覆盖，推动卫生健康工作实现质量变革、效率变革和动力变革。

山东省：2023 年 1 月，《山东省建设绿色低碳高质量发展先行区三年新工党计划（2023—2025 年）》提出加强国家健康医疗大数据中心建设，搭建全省数字化一体化平台，完善"互联网＋医疗健康"便民惠民服务。

湖北省：2022 年 4 月，湖北省卫生健康委员会印发《持续深化卫生健康领域营商环境建设若干措施》的通知，明确规定推进"互联网＋卫生健康"，推动成立国家健康医疗大数据中心（武汉），建成湖北省健康医疗大数据中心暨公共卫生应急管理平台，提升突发公共卫生事件应急处置能力，推进全国"互联网＋医疗健康"示范省创建，加强电子病历、智慧服务、智慧管理"三位一体"的智慧医院建设，促进区域医疗健康服务"一卡通"和医疗费用一站式结算等举措。

广东省：2023 年 1 月，《中共广东省委 广东省人民政府关于推进卫生健康高质量发展的意见》提出完善全民健康信息服务体系建设，构建互联互通的全民健康信息平台，建立全民健康信息大数据中心，实现诊疗技术、人工智能技术与医学设备深度融合。建设"互联网＋医疗健康"示范省，打造一批示范市、县（市、区）和示范医院。推动各级医疗机构检验检查结果互认共享，支持医疗联合体运用互联网技术开展预约诊疗、双向转诊、远程医疗等服务，丰富"5G＋医疗健康"和医学人工智能应用场景。

贵州省：2023 年 2 月，发布《贵州省建设数字经济发展创新区 2023 年工作要点》，加快推进健康医疗大数据创新应用发展，大力发展"互联网＋医疗健康"便民服务，提质升级全省远程医疗服务体系，全省医疗服务总量累计突破 350 万人次，累计打造"5G＋医疗健康"应用项目 20 个以上，累计建设互联网医院 20 家以上。

云南省：2022 年 4 月，《云南省"十四五"现代服务业发展规划》提出建立健全卫生健康大数据开放分级分类标准，建设医疗大数据开放基础设施，推动卫生健康信息平台向临床研究提供数据支持，推动临床数据向企业有序开放，服务生物医药产业发展。

陕西省：2022 年 11 月，《陕西省加快新型基础设施建设三年行动计划（2022—2024 年）》指出依托实体医疗机构发展互联网医院，打造集视频会议、远程诊断、应急指挥为一体的"互联网＋医疗健康"远程应用体系，推动医学检验结果、医学影像结果互认，支持医疗大数据分析平台建设。

甘肃省：2022 年 1 月，发布《甘肃省"十四五"公共服务规划》，计划全面实现城乡居民拥有规范化电子健康档案，完善健康医疗大数据体系。

海南省：2022 年 10 月，发布《海南省加快推进数字疗法产业发展的若干措施》，力求通过 2~3 年的努力将海南省建设成为全球数字疗法创新岛、创新资源集聚区和产业高地，将数字疗法打造成海南省健康产业高质量发展的"新引擎"。

（乔园园　高　越　李　曼　闵　栋　编写，闵　栋　审校）

## 1.3　数字医疗的发展历程

　　根据数字医疗的出现时间及典型应用技术不同，数字医疗产业在中国的发展可以分为四个阶段（表 1-1）。第一阶段为 1990 年前后兴起的医疗信息化阶段，这一阶段主要应用计算机技术实现医院内部流程的信息化与数字化，为后续的产业发展打下了坚实的基础。2000 年前后，随着互联网技术的发展，医学论坛、线上挂号等功能得以实现。随着移动互联网的普及，医药电商等业态也得到了快速的发展，这些功能主要围绕着核心医疗服务的周边开展，较少涉及医疗诊疗核心环节。2016 年，随着人工智能技术的进步，我国出现了一批以辅助诊断、药物发现为代表的数字医疗创新企业，其使用的信息技术开始多样化，并且开始深入到诊疗的核心环节，其中以人工智能与医学影像的结合最为有代表性。2023 年，随着生成式人工智能技术的进步，数字医疗产业进入新的发展阶段，人工智能的能力进一步增强，边际成本持续下降，生成式人工智能技术在多个医疗细分领域表现出巨大的应用潜力。

表 1-1　数字医疗产业发展的 4 个阶段

|  | 医疗信息化阶段 | 互联网医疗阶段 | 数字医疗创新阶段 | 生成式人工智能阶段 |
|---|---|---|---|---|
| 出现时间 | 1990 年 | 2000 年 | 2016 年 | 2023 年 |
| 典型应用技术 | 计算机技术 | 互联网及移动互联网技术 | 人工智能、可穿戴设备等 | 生成式人工智能 |
| 实现功能 | 医院工作流程信息化 | 线上挂号、线上购药、信息查询、疾病科普等，较少涉及医疗诊疗工作 | 辅助诊断、药物发现、疾病管理、病案质控，与诊疗工作紧密结合 | 多模态数据自动处理，智能化程度进一步提升，边际成本显著下降 |
| 代表企业 | 卫宁健康、东软集团、创业慧康等 | 丁香园、医脉通、微医、好大夫、京东健康、智云健康 | 数坤科技、晶泰科技、森亿智能 | 智谱华章、科大讯飞 |

### 1.3.1　医疗信息化阶段

　　随着数字技术的持续发展及中国医疗卫生服务体系建设的不断深入，医疗信息化建设已经成为我国医疗事业的重要发展方向，也是实现"健康中国"的重要举措。通过实现医疗信息的数字化、网络化和智能化，能够提高临床医生对医疗信息的获取和分析能力，从而更好地制订治疗方案和提高诊疗准确率，同时实现医疗质量控制并提高医疗安全。医疗信息化建设的重要意义还包括优化医疗流程、提高诊疗效率、促进医疗资源共享合作、降低医疗成本和提高医院的经济效益等。

20 世纪 70 年代开始，随着计算机在中国的持续普及，部分医院将传统的业务管理模式计算机化，实现计算机技术在医疗卫生系统的应用。20 世纪 90 年代，"金卫工程"开展国家卫生管理信息系统及医学信息系统、全国卫生信息传输体系、卫生信息数据库建设。"军字一号"工程开始组建医院信息系统开发基地，研制推广了新一代的军队医院信息系统。医院信息管理系统（hospital information system，HIS）逐步实现应用。

2003 年发布的《全国卫生信息化发展规划纲要 2003—2010 年》指出：各级卫生行政部门要进一步提高对信息化建设重要性、紧迫性的认识，把信息化建设作为提高工作效率、提高科学决策能力的重要手段，加快信息化建设，促进医疗卫生改革不断深入，推动卫生事业加速发展。

其后，信息化建设重心开始向临床转移，临床信息系统（clinic information system，CIS）开始加速普及。2009 年发布的《中共中央、国务院关于深化医药卫生体制改革的意见》提出：建立实用共享的医药卫生信息系统。大力推进医药卫生信息化建设。以推进公共卫生、医疗、医保、药品、财务监管信息化建设为着力点，整合资源，加强信息标准化和公共服务信息平台建设，逐步实现统一高效、互联互通。加快医疗卫生信息系统建设。建立和完善医疗保障信息系统。

下一阶段，电子病历系统（electronic medical record，EMR）发展迅速。2010 年，为规范医疗机构电子病历管理，明确医疗机构电子病历系统应当具有的功能，更好地发挥电子病历在医疗工作中的支持作用，促进以电子病历为核心的医院信息化建设工作，《电子病历系统功能规范（试行）》制定发布。

随后，区域化医疗信息系统（geographic medical information system，GMIS）也开始落地。2012 年发布的《国务院关于印发卫生事业发展"十二五"规划的通知》提出：推进医药卫生信息化建设。加强区域信息平台建设，推动医疗卫生信息资源共享，逐步实现医疗服务、公共卫生、医疗保障、药品供应保障和综合管理等应用系统信息互联互通。2023 年发布的《关于进一步深化改革促进乡村医疗卫生体系健康发展的意见》提出：完善区域全民健康信息标准化体系，推进人口信息、电子病历、电子健康档案和公共卫生信息互联互通共享，到 2025 年统筹建成县域卫生健康综合信息平台。

### 1.3.2 互联网医疗阶段

近年来，互联网对社会经济各个领域的渗透正在日益加深，在促进产业转型升级、公共服务优化和社会管理效率提升等方面发挥着越来越重要的作用。基于信息通信技术开展的医疗服务模式，形成了互联网医疗。其通过覆盖诊前、诊中、诊后各个阶段的医疗卫生服务，为优化医疗资源配置，满足多层次、个性化医疗卫生服务需求提供丰富手段。

1994 年，中国全功能接入国际互联网，随后 PC 互联网时代开启。自 2000 年开始，面向医生的医学文献检索、专业医学信息服务、同行交流相关网站相继建立。2009 年，为规范互联网医疗保健信息服务活动，保证互联网医疗保健信息科学、准确，促进互联网医疗保健信息服务健康有序发展，《互联网医疗保健信息服务管理办法》开始执行。

2010 年后，随着移动终端的逐渐普及，移动互联网时代到来。以互联网为载体的医疗服务也开始深入到就诊流程，面向患者的健康科普、医生咨询、预约挂号等互联网医疗服务平台持续涌现，还有一批专注于垂直病种的慢病管理平台先后诞生。2015 年发布的《关于积极推进"互联网 +"行动的指导意见》提出：积极利用移动互联网提供在线预约诊疗、候诊提醒、划价缴费、诊疗报告查询、药品配送等便捷服务。积极探索互联网延伸医嘱、电子处方等网络医疗健康服务应用。

2018 年发布的《国务院办公厅关于促进"互联网 + 医疗健康"发展的意见》也提出：发展"互联网 +"医疗服务。鼓励医疗机构应用互联网等信息技术拓展医疗服务空间和内容，构建覆盖诊前、诊中、诊后的线上线下一体化医疗服务模式。

其后，互联网医院发展迅速，同时带动了医药电商的爆发。当前医药电商运营主体通过 B2B、B2C、零售药店 O2O、直接面向患者的 DTP 药房等多种业态混合经营。B2C 医药电商也成为众多传统药企和互联网巨头闻风入场的首选切入点，近年来医药电商正致力于业务边界的拓展，如在医药销售的基础上，拓展在线诊疗、健康管理、患者社群等服务内容。

### 1.3.3　数字医疗创新阶段

通过医疗信息化系统的数据积累，结合互联网医疗的交互形式，利用人工智能、3D 打印等新型技术，数字医疗产业的发展产生了新型的业务形态。其深入医疗诊疗流程，提升医疗系统效率、增强各相关方触达、创造新型支付方式，成为目前医疗系统创新的新动能。

1. 数字医疗发展历程

数字医疗创新伴随着以人工智能为代表的新一代数字技术的发展。2016 年，AlphaGo 战胜柯洁，创新者们尝试将新一代数字技术与医疗场景相结合，开发出全新的产品与服务。2017 年，*Nature* 发表了使用人工智能技术判断皮肤癌的科研成果，全球的创新者开始探索与实践人工智能技术赋能医学影像的临床场景，并在CT、MRI、超声等多种医学领域取得突破。同时，在临床辅助决策系统、医疗大数据、机器人、数字疗法等领域，全球创新者们开启了有意义的实践，其中的部分实践已经完成商业转化，为医生和患者带来全新价值。

从与医疗结合的深度来看，可观察到数字医疗创新呈现出由浅到深、由全科到专科的整体趋势。在新一代数字技术出现之前，数字医疗往往停留在医疗较为通用的价值环节，以在线问诊、线上购药、医学科普等形态为典型代表，这些业务的核心价值在于连接；新一代的数字医疗创新与临床紧密结合，采用数字技术赋能诊疗全流程，使医疗供给端的效率提高、能力增强，从而提升医疗质量，业务的核心是提升医疗供给端的能力和效率，延展健康服务的时空和领域，整合各层级医疗机构形成同质化、系统化、连续性健康医疗服务。

从数字医疗企业创始团队来看，越来越多的医学专家在数字医疗企业担任核心角色。这与数字技术与临床的深度结合及数字技术的进一步成熟有关，医学专业知识正在数字医疗创新中体现日益重要且相对稀缺的价值。与此同时，数字医疗创新需与现有的医疗流程深度整合，需要对临床场景有深度认知的医疗专业人士担任重要角色。数字医疗创新的应用场景也体现出百花齐放的态势，在医疗的每一个细分专科领域都有创新者正在尝试开发全新的数字医疗解决方案。同时，医院管理、制药企业数字化、创新医疗支付等领域也有诸多的创新实践。

2. 数字医疗三个价值主张

1）高效触达

数字医疗的高效触达创新，不仅需要思考如何提升触达的广度，也需要探索如何加深触达的深度。在提升触达广度方面，县域及以下市场和社区市场存在广阔潜力，设计共赢的商业模式成为业务发展的重点。此外，在消费医疗方面，医疗美容、健康管理和康复医学等也成为新的趋势。在新型触达方面，健康险、养老服务等与医疗高度协同的场景，也正在成为除医院之外新的触达渠道。在加深触达的深度方面，因为有了数字医疗，在每一个细分领域都可以找到一个垂直疾病领域的全病程管理方案。目前皮肤科、心血管、过敏科、癌症、神经科、精神心理科、骨科等垂直领域都可以发现创新的全病程深度垂直管理的数字化平台，在专病管理平台的基础上，针对疾病筛查、诊断、治疗、康复的全流程，创新者们还开发了相应的辅助诊疗及数字疗法产品，更好地服务于医生和患者。

2）效率提升

数字医疗的效率提升创新是基于诊前、诊中、诊后的流程和维度展开的。数字化基础设施建设、精准诊断和智能化工具是提升效率的三大关键。在医疗高质量发展的大背景下，医疗精细化管理的需求越来越强烈，对数字化基础设施的建设提出了更高的要求。在医疗的数字化基础设施建设方面，有赋能药企建设数字平台帮助医院管控院内各类医疗设备等机会。与此同时，使用基因编辑、基因测序等技术开发的精准诊疗工具，深度融合生物技术和信息技术，优化治疗策略，重塑诊疗流程。最后，治疗环节需要借助智能化工具（如手术机器人、智能外科手术平台等），可以延伸医生的眼和手，增强医生的大脑，升级整个治疗过程。

3）创新支付

数字医疗的创新支付方面，以惠民保为代表的新型健康险发展迅速。惠民保带来了三个结构性变化：客单价快速下降、理赔率逐步上升、参保人数快速增长。惠民保领域的保险科技公司主要从事保险推广、营销转化、理赔核赔等服务，这些企业同时为保险公司和政府提供服务并触达消费者。未来，惠民保也能催生并推动更多药事服务的新增量，如 DTP 药房、健康管理、医疗服务等。

3. 数字医疗产业发展趋势

1）临床科技成果转化加速

自 2020 年起，数字医疗产业的临床科研转化呈现加速发展的趋势。随着国家及各地政府支持医疗卫生机构科技成果转化的相应政策出台及落地，多家三甲医院开启了系统性的科研转化工作，数字诊疗类产品作为政策明确支持的方向，是临床医生和科研管理人员重点关注的领域。先行者们开始搭建医疗工作者与科技企业交流碰撞的渠道，为临床需求这个"钉子"匹配更适合的数字技术"锤子"，加速数字医疗新产品、新服务的原型打造和概念验证。我们预估，这一趋势仍将持续发展，并将延伸出系统的需求挖掘、概念验证及临床试验体系，为更多临床未被满足的需求提供数字化解决方案。

2）产品与服务相结合成为趋势

对于进入商业化阶段的数字医疗产品，与服务相结合成为行业发展的趋势，这与数字医疗客户为中心及提供解决方案的基本特征相吻合。具体而言，越来越多的企业将标准化的产品与相对个性化的服务相结合，为客户提供一揽子解决方案。在服务提供方面，远程化和智能化是行业发展的核心趋势。

3）数字医疗产品审批路径日趋清晰，但产品鲁棒性仍待验证

随着《人工智能医用软件产品分类界定指导原则》的出台，监管部门对数字医疗产品的监管方式和审批办法逐渐清晰，但数字医疗产品在技术、临床方面的鲁棒性仍然需要验证。数字医疗产品需要按照不同的风险等级匹配适当的医学证据。数字医疗产品应在同行评审的期刊上发表临床试验结果和（或）由监管机构审查，并且应获取和分析真实世界的证据和设备性能数据。鉴于数字医疗产品的特性，其临床验证和疗

效评估与传统的药物和器械有相似之处，也有一些独有的特征，包括产品在试验期间可能修改、盲法更难进行、适应性设计越来越普遍等。

4）数字医疗渗透率仍然较低，商业准入和运营为核心门槛

尽管越来越多的数字医疗产品被监管机构批准上市，但是其在医疗场景的使用率仍然较低。造成上述现状的主要原因：一是极高的商业准入门槛，目前各个医院对新产品入院基本采取自行决策的方式，造成准入工作极为分散，且决策周期漫长，同时大部分数字医疗企业还需要完成物价的申报，这就使得创新数字医疗产品的准入门槛非常高；二是运营服务，如前所述，数字医疗产品与服务相结合是大势所趋，这就对企业运营的效率提出了很高的要求，对组织能力提出了挑战。

5）"数字医疗＋保险"雏形初现，规模化落地仍需时间

数字医疗产品与服务开始与商业保险相结合，但是大部分仍然处于探索阶段，规模化的落地仍然需要时间。2022年第四季度，海南省卫生健康委员会发布《海南省卫生健康委员会关于推荐数字疗法产品纳入商业保险的通知》，文件提出，为贯彻落实《海南省人民政府办公厅关于印发海南省加快推进数字疗法产业发展若干措施的通知》（琼府办〔2022〕46号）关于"鼓励探索'数字疗法＋商业保险'产品创新""鼓励将数字疗法产品纳入保险机构的保险产品设计体系"等精神，海南省卫生健康委员会将积极推动有关单位将省内医疗机构使用的数字疗法产品纳入相关商业保险产品保障范围。另外，诸多商业保险公司正在积极探索专病健康险的可能，设计了相关产品。但是在落地放量的过程中，此类产品仍然面临着获客、精算、交付等诸多的问题，行业仍然处于早期。数字医疗产品与商保结合的积极探索，也为此类产品未来进入医保提供了基础。

**（杨瑞荣　宋依然　侯占才　编写，杨瑞荣　审校）**

## 参考文献

［1］单昊.浅析医疗信息化建设分析与研究[Z].中国新通信，2024，26(1): 88-90.

［2］刘丽静，邓鑫，许克祥.我国互联网医疗的发展现状与运行机制研究[J].卫生软科学，2021，35(6): 32-34, 44.

［3］刘阳，郭珉江，李亚子.互联网医疗发展历程及趋势分析[J].医学信息学杂志，2022，43(9): 2-6.

［4］苏莉娜.信息化对医院现代化建设的作用分析[J].电脑知识与技术，2022，18(26): 86-88.

# 第2章
# 健康医疗数据的全链条

数据是数字医疗产业的基础生产资料。任意一款药品或医疗器械，都需要从生命科技底层技术寻找合适的靶点，在此过程中就涉及多种组学数据。而后医疗产品经过一系列研发验证、临床试验、获批拿证，进入医院、药店、电商平台等进行销售及使用。医院的诊疗全流程及日常管理中也会产生一系列数据，部分医院的功能也从线下转移到线上形成了线上问诊、医药电商等数据，互联网的搜索、交互过程中也会产生与个人健康相关的诸多数据。日常及居家场景，各类可穿戴设备及健康App也在持续产生、收集、分析、应用健康医疗数据，用于健康监测和治疗康复。购买药品或医疗器械过程中，患者的医保、商保、自费等支付过程中也会产生许多相关数据。这些数据被整合和处理，就可以在不同应用场景产生全新的应用（图2-1）。

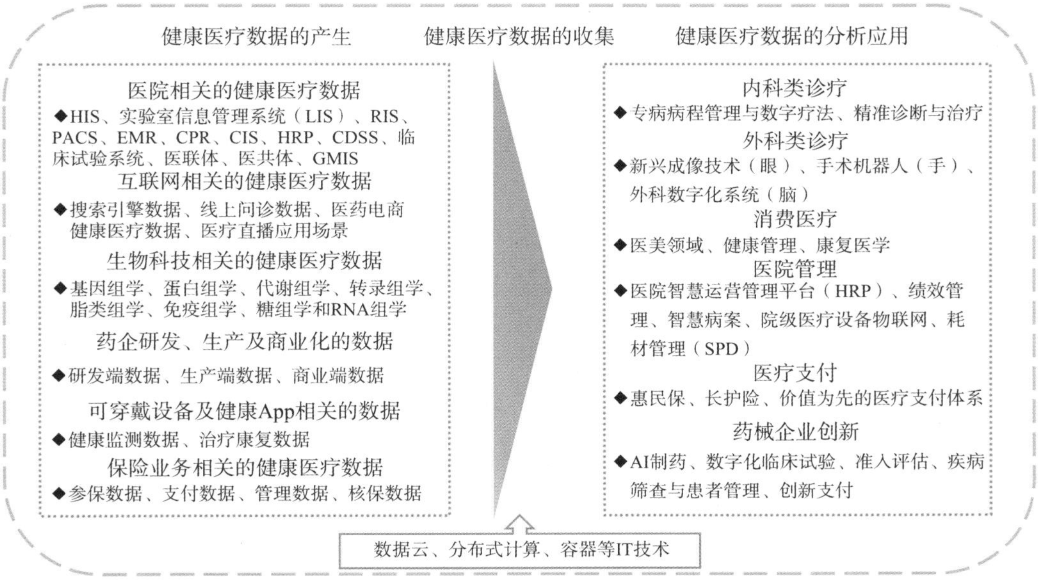

图 2-1　健康医疗数据总图

## 2.1 健康医疗数据要素

### 2.1.1 健康医疗数据要素发展概述

随着健康医疗数据体量的爆发式增长，如何充分挖掘和释放健康医疗数据价值成为人们关注的焦点。2019年，中共中央十九届四中全会首次将数据明确纳入生产要素，指明数据要素作为基础性资源和战略性资源，是助力生产力飞跃发展的强大引擎。根据中国信息通信研究院云计算与大数据研究所《数据要素白皮书（2022年）》定义，数据要素指的是根据特定需求汇聚、整理、加工而成的计算机数据及其衍生形态，是社会经济在生产、分配、流通、消费和社会服务管理等各环节所需要的数据资源。投入于生产的原始数据集、标准化数据集、各类数据产品及以数据为基础产生的系统、信息和知识均可纳入数据要素讨论的范畴。2023年12月31日，国家数据局、中央网信办、科技部等十七个部门联合印发了《"数据要素 × "三年行动计划（2024—2026年）》（以下简称《行动计划》）。其中第十一部分"数据要素 × 医疗健康"中提到："有序释放健康医疗数据价值，完善个人健康数据档案，融合体检、就诊、疾控等数据，创新基于数据驱动的职业病监测、公共卫生事件预警等公共服务模式。加强医疗数据融合创新，支持公立医疗机构在合法合规前提下向金融、养老等经营主体共享数据，支撑商业保险产品、疗养休养等服务产品精准设计，拓展智慧医疗、智能健康管理等数据应用新模式新业态。"《行动计划》为健康医疗领域数据要素的开发利用提供了宏观层面的制度保障和规范化引领。

健康医疗数据要素开发所面对的内容敏感性和数据复杂度远超其他类型数据，其横向覆盖了多维度与多类型数据，纵向覆盖了自然人的全生命周期数据；同时，健康医疗数据带有更高的合规性及伦理要求，并具有数据量大、增长快、数据分散、结构化程度低等特点。而这些特点使健康医疗数据要素市场的发展既蕴含巨大的潜力，也面临着诸多挑战。

数据要素的流动性是实现健康医疗数据价值最大化的关键所在。在健康医疗数据的开放共享方面，国外做了很多有益的尝试。由美国卫生与公众服务部（HHS）管理的联邦政府网站（healthdata.gov）是其国家级的健康数据开放平台，通过该网站，越来越多的HHS数据库向社会开放，包括临床服务质量信息、全国卫生服务提供者目录、最新医疗和科学知识数据库、消费产品数据、社区卫生绩效信息、政府支出数据等；英国国家健康服务（NHS）利用电子健康记录系统，实现了患者健康数据的集中管理和共享，提高了医疗服务的连续性和协调性，为公共卫生服务、医学研究等创造了更大的价值；日本将健康保险系统和全民健康档案（EHR）系统相结合，在面对老龄化社会的冲击时，利用健康医疗数据进行医疗费用控制；澳大利亚的 My Health Record 系统实现了全国范围内的健康数据共享，提高了医疗服务的效率和质量，其广泛应用远程医疗技术解决了偏远地区医疗资源不足的问题。由此可见，在健康医疗数据的应用方面，世界范围内不同国家和地区各有胜场。各国之间相互学习和借鉴数据要素价值开发的有益经验对于当下健康医疗大数据应用的国际化协同尤为重要。

在我国，随着医疗信息化与智慧化的快速发展，支撑健康医疗数据要素流通和价值释放的基础设施环境已初步建立。国家、地区等各级医疗健康信息平台及卫生信息标准管理体系正逐步完善。截至 2021 年 11 月，我国已有 12 个省级和 115 个城市平台开放了卫生健康领域数据 13 808 个，数据容量达到 2.68 亿。数据容量较大的地域集中在东部沿海地区，如山东省、广东省、浙江省及中西部的四川省等地；而城市平台开放的卫生健康数据容量较大、内容丰富性程度更高，如南充市、嘉兴市、滨州市、温州市等。

为了同时保证数据要素的流动性和安全性，在《中华人民共和国数据安全法》（以下简称《数据安全法》）、《中华人民共和国个人信息保护法》（以下简称《个人信息保护法》）和《中华人民共和国网络安全法》（以下简称《网络安全法》）的总体要求下，我国正在不断加强数据安全和隐私保护方面的细分法律法规和标准建设。2022 年 12 月 19 日，中共中央、国务院印发了《关于构建数据基础制度更好发挥数据要素作用的意见》（以下简称《数据二十条》），其中提到数据的分类分级是数据要素化管理的重要保障。其不仅是完善数据产权、规范数据交易的前提条件，也是维护数据安全的必要手段。同时，隐私计算和区块链等技术增强了健康医疗数据在流转过程中的安全性，是当前保障数据要素安全流通的热点技术。

### 2.1.2　健康医疗数据要素的复用：多场景和多主体

数据的初始采集是为了在特定场景下为特定主体提供服务，而将这些数据用于不同的目标场景和目标主体即为数据的复用。《行动计划》中明确了数据要素复用的两种类型：多主体复用和多场景复用。其中，多主体复用包括医疗机构、政府和公共卫生机构、患者和公众、保险公司、研究机构和技术供应商。多场景复用包括：临床诊断和治疗、公共卫生管理和疾病预防、个人健康管理、医疗服务优化和管理、医疗保险管理、医学研究和药物开发。这种跨场景和跨主体的复用能力，使得原本单一的数据在多种不同的应用中发挥作用，从而实现价值的提升和跨越。

1. 临床诊断和治疗

健康医疗数据在临床诊断和治疗中的复用，主要体现在数据的共享和分析，并借此提高诊断的精准度和治疗效果。医生能够利用患者的历史病历、基因数据和实时监测数据，快速识别疾病，制订精准且个性化治疗方案，监控患者的健康状态并及时调整治疗计划。2015年和2017年，国务院分别对分级诊疗制度和医联体建设做出顶层设计，其中各级医疗机构间数据的互联互通成为衔接转诊的关键。医疗卫生信息系统实现融合和信息共享，患者的健康数据在不同机构之间流通，有助于形成"小病在基层、大病到医院"的有序就诊秩序。电子健康记录系统的应用，能够帮助医生全面了解患者的健康状况，做出更为准确的诊断。此外，专病库（即特定疾病的数据库）理念在近年来得到推广。专病库是指通过系统化地收集、储存和分析与某种疾病相关的数据，为医生科研及诊治过程提供参考和借鉴。通过数据治理，使人工智能技术通过大量病历、影像数据和基因组数据的分析，为医生提供精准的诊断建议成为可能。

### 2. 医疗服务优化和管理

随着数据科学技术的不断进步，医疗行业也步入数字化治理时代。由"三精医疗"（精准医疗、精益管理、精诚服务）所构建的现代医疗服务体系，能够优化医院服务和管理，在降低成本的同时提高医疗服务的质量和效率，而数据要素应用是"三精医疗"实现的主要手段。具体应用场景包括，医院通过对患者流量、病床使用率和医护人员工作负荷等数据的分析，优化医院的资源和空间管理，通过DRGs、DIP等医保支付管理促进医疗合理化和价值化，通过RBRVS等绩效考核体系的构建实现奖金的按劳动价值分配等。用数字化赋能，加强信息化和智慧化建设，是现代医院高质量发展的必然趋势和途径。

### 3. 医学研究和药物开发

在医学研究和药物开发领域，数据复用能够加速研究进程，提升研究成果的质量和有效性。临床试验数据的共享对医学研究和药物开发非常重要。通过将不同临床试验的数据进行整合和分析，研究人员可以更快、更客观地评价药物的有效性和安全性。欧盟的IMI（innovative medicines initiative）项目通过创建共享数据库，不同研究机构可以访问和分析大量临床试验数据，从而加速新药的循证评价。除了传统临床试验研究外，近年来越来越多的新药公司也开始重视真实世界数据（RWD）和真实世界证据（RWE）在新药申请和研究中的作用。真实世界数据包含医院病历数据、登记数据、医疗保险数据等。对大量真实世界数据分析有助于辅助药物研发方案设计、患者精准招募、流行病学分析、疾病负担研究及临床预测模型构建、药械疗效与安全性监测等。

### 4. 医疗保险管理

健康保险理赔调查是健康保险理赔过程中的重要环节，其目的是核实保险事故的真实性，确定事故原因及责任归属，以保障保险公司的合法权益。数据在健康保险理赔调查中具有重要价值。它能够提高理赔效率、辅助调查决策、强化风险控制、优化保险产品设计和提高客户满意度。随着数据技术的不断发展和健康保险市场的不断成熟，数据将在健康保险理赔调查中发挥越来越重要的作用。

### 2.1.3　健康医疗数据要素的相关法规政策

　　尽管全球各国和地区在健康医疗数据要素的管理和法律政策上各有侧重，但其核心目标都是为了保护患者隐私、保障数据安全并促进数据的合法利用。我国在健康医疗数据管理的三大主要法规包括《数据安全法》《个人信息保护法》和《网络安全法》。这些法规明确了对个人健康医疗数据的基础保护要求，强调数据应用应遵循最小化原则和用户同意机制，尽可能防止数据泄露和滥用。在此基础上，我国在数据要素领域发布的一系列监管政策呈现顶层设计规划全面、政策出台密集、侧重数据要素产业落地等特点，为健康医疗健康数据要素市场的发展提出较为全面的指导意见，详见表2-1。

表 2-1　我国数据要素相关法律政策

| 时间 | 出处 | 内容 | 说明 |
|---|---|---|---|
| 2014 年 2 月 27 日 | 中央网络安全和信息化领导小组第一次会议 | 习近平总书记指出"信息流引领技术流、资金流、人才流，信息资源日益成为重要生产要素和社会财富" | 数据作为信息资源的主要载体，朝着生产要素的形态发展 |
| 2017 年 12 月 8 日 | 十九届中共中央政治局第二次集体学习 | 习近平总书记强调"要构建以数据为关键要素的数字经济" | 首次单独提出数据是一种生产要素，充分肯定数据在发展数字经济过程中的关键作用 |
| 2019 年 10 月 31 日 | 党的十九届四中全会《关于坚持和完善中国特色社会主义制度推进国家治理体系和治理能力现代化若干重大问题的决定》 | 健全劳动、资本、土地、知识、技术、管理、数据等生产要素由市场评价贡献、按贡献决定报酬的机制 | 正式将数据为生产要素，确定其可作为生产要素按贡献参与分配 |
| 2020 年 4 月 9 日 | 中共中央　国务院《关于构建更加完善的要素市场化配置体制机制的意见》 | 加快培育数据要素市场、推进政府数据开放共享、提升社会数据资源价值、加强数据资源整合和安全保护 | |
| 2020 年 5 月 11 日 | 中共中央　国务院《关于新时代加快完善社会主义市场经济体制的意见》 | 加快培育发展数据要素市场，建立数据资源清单管理机制，完善数据权属界定、开放共享交易流通等标准和措施，发挥社会数据资源价值 | 提出加快培育数据生产要素市场，探索建立数据流通规则 |

| 时间 | 出处 | 内容 | 说明 |
|---|---|---|---|
| 2022 年 1 月 6 日 | 国务院办公厅关于印发《要素市场化配置综合改革试点总体方案》的通知 | 提出探索建立数据流通规则、完善公共数据开放共享机制、建立健全数据流通交易规则、拓展规范化数据开发利用场景、加强数据安全保护 | |
| 2022 年 4 月 10 日 | 中共中央 国务院《关于加快建设全国统一大市场的意见》 | 加快培育数据要素市场，建立健全数据安全、权利保护、跨境传输管理、交易流通、开放共享、安全认证等基础制度和标准规范，深入开展数据资源调查，推动数据资源开发利用 | 提出加快培育数据生产要素市场，探索建立数据流通规则 |
| 2022 年 6 月 22 日 | 中央全面深化改革委员会第二十六次会议 | 数据作为新型生产要素，是数字化、网络化、智能化的基础。统筹推进数据产权、流通交易、收益分配、安全治理，加快构建数据基础制度体系 | |
| 2022 年 12 月 2 日 | 中共中央 国务院《关于构建数据基础制度更好发挥数据要素作用的意见》 | 建立保障权益、合规使用的数据产权制度，合规高效、场内外结合的数据要素流通和交易制度，体现效率、促进公平的数据要素收益分配制度和安全可控、弹性包容的数据要素治理制度 | 系统性构建数据基础制度体系，以充分发挥数据要素作用 |
| 2023 年 2 月 21 日 | 党的二十届二中全会《党和国家机构改革方案》提出组建国家数据局 | 组建国家数据局有利于解决数据行政管理职责多头管理、交叉分散问题，更好协调推进数据基础制度建设，统筹推进数字中国、数字经济、数字社会规划和建设 | |

　　欧盟在健康医疗数据保护方面的主要法规是《通用数据保护条例》（GDPR），其对所有欧盟成员国的个人数据保护提供了统一的法律框架，涵盖了数据收集、处理、存储和传输等方面。GDPR 强调数据主体的同意和权利，要求数据处理者在处理健康数据时必须获得明确的同意，并允许数据主体访问、更正和删除其数据。健康医疗数据被视为敏感数据，需特别保护，只有在特定情况下才能处理。

　　美国在健康医疗数据管理方面主要依赖于《健康保险可携性和责任法案》（HIPAA）。其通过规定如何存储、处理和共享患者的健康信息，来确保数据的隐私和安全。HIPAA 还要求医疗机构实施适当的技术和管理措施来保护健康数据免受未经授权的访问和泄露。此外，美国商务部推出了"隐私盾"机制，旨在规范企业的数据处理行为，保障数据的安全和隐私。自 2019 年以来，"隐私盾"机制已经得到广泛的应用，并且已经逐渐成为美国数据保护的重要法规之一。

澳大利亚的健康医疗数据保护主要依靠《隐私法》和《澳大利亚隐私原则》（APPs）。这些法规对个人健康信息的收集、使用、披露和存储提供了详细指导，强调透明度、数据最小化和用户同意。澳大利亚信息专员办公室（OAIC）负责监督隐私法的实施，确保医疗机构和数据处理者遵守相关规定。

### 2.1.4　健康医疗数据要素价值流通的全栈技术要求

规范健康医疗数据要素流通的全栈技术要求，旨在确保健康医疗数据在流通和共享过程中的安全性、隐私性、准确性和合规性，通过标准化的数据管理流程和严格的安全措施，指导资源持有方、数据加工使用方、数据产品经营方开展数据流通共享工作。

1. 数据安全技术

1）数据系统安全

数据系统安全指的是一套综合性的保护措施，它围绕着数据的整个生命周期展开，包括数据的创建、存储、传输、处理和销毁。数据系统安全是保护企业和个人资产不受网络攻击和数据泄露威胁的基石，包括但不限于使用强密码、多因素认证、数据加密、安全协议、防火墙、入侵检测系统和安全信息事件管理。为了确保这些安全保护措施得到有效执行，技术人员需要对系统进行定期的安全评估和漏洞扫描，并根据最新的安全威胁进行调整。此外，人为因素往往是安全漏洞的主要原因，对员工进行数据安全保护意识的培训，对用户的系统使用行为进行规律审计，也是保障数据系统安全的重要措施。

2）数据去标识化

数据去标识化是从数据集中移除或替换可以识别个人身份的信息，如姓名、地址、电话号码、电子邮件地址和社会保障号码等，具体方法包括数据泛化、数据扰乱、数据加密等。作为健康医疗数据应用前的一个关键的隐私保护过程，数据去标识化在数据共享、数据发布和数据分析中发挥着重要作用，其目的是在不牺牲数据实用性的前提下，最大程度地降低数据泄露个人隐私的风险，使得组织在保护个人隐私的同时，充分利用数据进行研究和决策支持，从而在隐私保护和数据利用之间找到平衡。值得注意的是，去标识化的过程需要充分平衡数据的匿名性和实用性，过度的去标识化可能会影响数据的分析价值，而不足的去标识化则可能留下隐私风险。因此，具体的去标识化策略需要根据数据的类型和使用场景来定制。

3）数据安全共享平台

数据安全共享平台是一个安全的环境，使得数据可以在保护隐私和安全的前提下被共享和使用。这需要建立一套严格的安全控制措施，包括数据访问控制、数据传输加密、数据存储加密、数据使用监控和数据泄露预防。数据安全共享平台促进了数据的开放性和协作性，同时确保了数据共享过程中的安全性和合规性。此外，平台还需要提供用户友好的界面和工具，使数据使用者能够轻松地访问和使用数据，并支持数据的版本控制和变更追踪，以确保数据的完整性和可追溯性。我国医疗机构的业务数据往往都在私有云或本地部署的内网存储。在这种情况下，健康医疗数据要素流通需遵循"数据不出域，数据价值出域"的原则。因此，数据安全共享平台还需支持联邦学习等隐私计算技术，以满足"数据可用不可见"的应用合规性要求。

4）应急管理与风险评估

应急管理与风险评估包括识别潜在的安全风险、制订应对措施、安全事件发生时迅速响应。这需要建立一套完整的应急管理计划，其中包含风险评估、风险监测、预警系统、应急响应流程和事后恢复计划。通过预防和准备，可以有效减少安全事件的影响，保护关键数据和系统，确保业务连续性和维护企业声誉。应急管理与风险评估有助于提高组织对安全威胁的应对能力，降低潜在的经济损失和社会影响。此外，业务连续性计划也是关键一环。应确保在安全事件发生时，关键业务能够持续运行，减少对组织和客户的影响。为此，需要定期进行安全演练，以测试和改进应急响应流程，确保应急管理计划的有效性和可执行性。

2. 数据治理技术

数据治理是指在医疗行业中对数据进行规范的管理和控制，确保数据的质量、安全性和合规性。随着健康医疗信息化的加速发展，数据治理已成为提升医疗服务质量、推动医学研究的关键环节。数据治理不仅涉及数据的收集、存储、分析和利用，还包括数据安全和隐私保护、数据质量控制、数据标准化和共享等一系列复杂问题。其中，数据质量管理是提高数据价值的重要保障，贯穿着数据管理的整个生命周期，包括数据的创建、更新、维护、存档和销毁。它旨在确保数据在整个组织中的准确性、完整性、一致性、有效性和时效性，通过制订维护质量标准的操作流程，包括数据质量评估、问题数据识别、数据清洗和数据质量改进计划，提高数据的可信度，减少错误和误解。

为了确保数据的可用性，数据标注管理也同样重要。它是指将元数据或标签添加到数据的过程，以便于数据的分类、索引和检索。数据标注可以是手动的，也可以是自动的，具体涉及对数据的分类、描述、评分和注释。在机器学习和人工智能领域，数据标注尤为重要，因为它直接影响模型训练的性能效果。准确的数据标注有助于提高模型训练的准确性和效率，使数据科学家和分析师能够快速理解数据内容和上下文。此外，良好的数据标注管理对于构建有效的搜索和检索系统、提升用户体验和推动个性化服务至关重要。因此，数据标注管理需要严格的质量控制流程，包括标注者的培训、标注结果的审核和反馈机制等。

3. 数据合规使用

健康医疗数据的合规使用不仅是遵守法律法规的需要，更是医疗机构社会责任感的体现。合规使用医疗数据可以有效防止数据泄露、滥用和非法交易，保护患者隐私权和人格尊严。同时，合规使用医疗数据也有助于提升医疗机构的服务质量和信誉度，促进医疗行业的长期稳定发展。

1）数据应用与授权

数据应用与授权是一个法律和技术过程。数据使用者应确保在使用数据之前，已经获得了数据所有者的明确同意，并且遵守了相关的使用条款和条件。这涉及数据使用协议的签订，明确数据的使用目的、范围、期限和责任。数据应用与授权是确保数据合法合规使用的关键步骤。它保护了数据所有者的权益，确保了数据使用者的透明度和责任感，有助于建立数据使用者和数据所有者之间的信任关系。

数据应用与授权还涉及数据的跨境传输问题，特别是当数据需要在不同国家和地区之间传输时，需要遵守各国的数据保护法规，如欧盟的通用数据保护条例（GDPR）。

2）伦理与合规性

伦理与合规性是确保数据处理和使用遵守法律法规、行业标准和道德准则的实践。这包括尊重个人隐私、保护知识产权、防止数据歧视和数据滥用等。组织需要建立伦理审查机制，对数据处理活动进行监督和审查，建立透明的数据处理政策，并向数据主体提供清晰的信息，包括数据如何被收集、使用和共享。这有助于增强数据主体对数据处理活动的信任。

## 2.1.5　数据要素背景下的健康医疗数据交易模式

1. 数据确权及权益分配是健康医疗数据交易的前提

健康医疗数据权属及权益分配确定需根据数据来源和数据生成特征分别界定数据生产、流通、使用过程中各参与方享有的合法权利，建立数据资源持有权、数据加工使用权、数据产品经营权等"三权"分置的产权运行机制，推进数据资源按市场化方式"共同使用、共享收益"的新模式，为激活数据要素价值创造和价值实现提供基础性制度保障。

《数据二十条》鼓励公共数据在保护个人隐私和确保公共安全的前提下，按照"原始数据不出域、数据可用不可见"的要求，以模型、核验等产品和服务等形式向社会提供。对不承载个人信息和不影响公共安全的公共数据，推动按用途加大供给使用范围，推动用于公共治理、公益事业的公共数据有条件无偿使用，探索用于产业发展、行业发展的公共数据有条件有偿使用。这说明作为公共数据的健康医疗数据具有财产属性，医疗机构对医疗数据享有财产性权益。

健康医疗数据源于患者个人，由医疗机构在诊疗过程中采集、制作、保管，形成有价值的资源。因此，健康医疗数据存在患者（个人）和医疗机构两个利益主体。由于多数患者不具备医学和 IT 知识，无法管控相应医疗数据资源的使用，故而在严格保障患者隐私安全的同时取得其授权同意，并承认患者对其医疗数据享有分享利益的权利，承认医疗机构对于医疗数据享有财产性权益并赋予其开发利用的权利。这样，有利于健康医疗数据要素价值的最大化。

健康医疗数据从产生到应用全生命周期都离不开医疗机构的控制行为。因此，医疗机构能够基于医疗数据的财产属性和对医疗数据的控制行为，以及满足数据持有权的数据产权制度，对符合条件的医疗数据进行开发利用，形成数据资产并享有相关收益。

2. 健康医疗数据资产价值评估是健康医疗数据交易的关键

健康医疗数据资产价值评估应遵守财政部颁发的《资产评估基本准则》《企业数据资源相关会计处理暂行规定》，中评协印发的《数据资产评估指导意见》及其他相关资产评估准则，以及《健康医疗大数据应用发展指导意见》《数据安全法》和《个人信息保护法》等法律、行政法规，并坚持独立、客观、公正的原则。

健康医疗数据或数据资产价值评估，应由专业的资产评估机构及其资产评估专业人员在遵守法律、行政法规和资产评估准则的前提下，根据委托对医疗机构评估基准日特定目的下的数据资产价值进行评定和估算，并出具资产评估报告。当前，常见的评估方法包括收益法、成本法和市场法 3 种基本方法及其衍生方法。

1）采用收益法评估健康医疗数据资产价值时应当

（1）根据健康医疗数据资产的历史应用情况及未来应用前景，结合应用或者拟应用数据资产的医疗机构经营状况，重点分析数据资产经济收益的可预测性，考虑收益法的适用性。

（2）保持预期收益口径与数据权利类型口径一致。

（3）在估算数据资产带来的预期收益时，根据适用性可以选择采用直接收益预测、分成收益预测、超额收益预测和增量收益预测等方式。

（4）区分数据资产和其他资产所获得的收益，分析与之有关的预期变动、收益期限，与收益有关的成本费用、配套资产、现金流量、风险因素。

（5）根据数据资产应用过程中的管理风险、流通风险、数据安全风险、监管风险等因素估算折现率。

（6）保持折现率口径与预期收益口径一致。

（7）综合考虑数据资产的法律有效期限、相关合同有效期限、数据资产的更新时间、数据资产的时效性、数据资产的权利状况以及相关产品生命周期等因素，合理确定经济寿命或者收益期限，并关注数据资产在收益期限内的贡献情况。

2）采用成本法评估健康医疗数据资产价值时应当

（1）根据形成数据资产所需的全部投入，分析数据资产价值与成本的相关程度，考虑成本法的适用性。

（2）确定数据资产的重置成本，包括前期费用、直接成本、间接成本、机会成本和相关税费等。

（3）确定数据资产价值调整系数，例如：对于需要进行质量因素调整的数据资产，可以结合相应质量因素综合确定调整系数；对于可以直接确定剩余经济寿命的数据资产，也可以结合剩余经济寿命确定调整系数。

3）采用市场法评估健康医疗数据资产价值时应当

（1）考虑该数据资产或者类似数据资产是否存在合法合规的、活跃的公开交易市场，是否存在适当数量的可比案例，考虑市场法的适用性。

（2）根据该数据资产的特点，选择合适的可比案例，例如：选择数据权利类型、数据交易市场及交易方式、数据规模、应用领域、应用区域及剩余年限等相同或者近似的数据资产。

（3）根据数据资产价值的影响因素，如数据有效性、稀缺性、场景经济性等因素，对比和分析调整可比数据资产的价值，并将调整后的结果汇总分析得出被评估数据资产的价值。通常情况下需要考虑质量差异调整、供求差异调整、期日差异调整、容量差异调整及其他差异调整等。

对同一数据资产采用多种评估方法时，应当对所获得的各种测算结果进行分析，说明两种以上评估方法结果的差异及其原因和最终确定评估结论的理由。

总之，对于有条件有偿使用的健康医疗数据，需要借助数据产品估值技术来合理定价，即首先梳理数据资源的开发成本，其次根据特定使用场景预期现金流的测算，来辅助上述数据产品定价，以此推动健康医疗数据的流通和交易。

**3. 数据交易是健康医疗数据价值变现的重要途径**

数据交易是不同主体之间达成以有偿或无偿的形式将所掌握或控制的数据，有选择地以电子或者其他方式进行价值交换，以满足不同主体需求的行为。截至目前，全国已经历 2 次数据交易所建设热潮，处于工商存续状态的数据交易场所共计 33 家。在 34 个省级行政区域中，除山西、内蒙古、辽宁、安徽、云南、西藏、甘肃、青海、新疆、香港、澳门、台湾外，其余省（自治区、直辖市）均有 1 家以上数据交易场所，其中广东和江苏均达到 4 家之多，另有山东、河南、湖北各 3 家，浙江 2 家。创新数据产品及服务形成具有地域特色的较成熟数据交易模式。根据当前我国数据交易的实践情况，有关健康医疗数据交易的关键环节如下。

1）明确健康医疗数据交易标的

（1）元数据或数据集：以某段时间内某类健康医疗数据集合为基础，通过数据采集、清洗、治理、分类、分析及安全脱敏等数据处理步骤，形成的不同格式如 Excel、CSV、音频、视频、图片等元数据、标准数据集或定制数据集。

（2）数据服务：包括数据采集、数据治理、数据集成、数据模型构建、数据分析、数据管理服务等形式。其中，数据分析是将多个字段内嵌于数据分析工具中，由用户输入查询或计算条件输出相应的可视化分析结果。数据管理服务是基于数据交易目的制定的研究方案对原数据进行标准化、结构化和归一化处理，形成符合研究方案并可供数据交易的数据服务过程。

（3）数据产品：基于海量健康医疗数据产出多类型数据产品，如基于某种疾病研究的标准规范（相关专病数据库标准、疾病领域的专家共识、专科专病保健 / 治疗行业标准规范）、算法模型或模型化数据（将多个字段数据内嵌于人工智能、大数据技术的算法模型，输入查询条件，输出基于字段数据的计算结果）、数据分析报告（基于数据，形成规律及趋势的分析总结，并产生文字、图表等可视化方式报告）、知识产权（高质量临床科研文章，数字疗法等软件著作权、专利等知识产权等）、循证医学证据（推动药械产品在临床应用环节的持续疗效评价与安全验证）、数字诊疗产品（在合规和安全前提下，数字诊疗产品商业化开发）等。

2）确定健康医疗数据交易方式

根据健康医疗数据产品及服务形式，需匹配相应的主要数据交易方式。对于数据集，主要采用文件传输、文件下载及 API 接口；对于数据模型，主要采用多方安全计算、隐私计算等专业服务；对于模型化数据查询，主要采用 API 接口、应用程序或信息化系统等；对于数据分析工具，主要采用账号权限、定制化应用程序等；对于数据管理服务，主要采用数据库使用权限和应用程序等；对于数据分析报告，主要采用文件下载。

3）执行健康医疗数据交易流程

参考当前我国数据交易所数据产品及服务流程，健康医疗数据交易流程主要包括上市准备、价格定制、产品试用、交易签约、产品交付等 5 个关键步骤。

（1）上市准备阶段：数据提供方需完成数据资产登记确认，并将数据资产以资源目录的形式发布，包括表名、字段描述、数据样例及主键加密方式等内容，支持数据服务商根据市场需求开发数据产品。同时，在正式发布数据产品及相应服务时，需要审核数据资产合规性，满足权属清晰、质量合格及安全可靠的基本要求。

（2）价格定制阶段：以市场主导为原则，综合数据质量、数据贡献度、数据信用度、数据交易历史评价等因素，构建适应复杂数据交易的定价评估模型，并根据市场化交易行为不断调整数据产品价格。同时，参考股票交易市场，先期估价，上市发行，最终由市场决定价格。

（3）产品试用阶段：通过提取、标记和整合数据产品特征，数据交易供需对接平台可支持数据搜索、发现和推荐服务。此外，数据使用方可基于平台的测试沙箱对数据产品进行试用，并记录试用过程，优化数据产品推进机制，惩戒恶意使用。试用过程产生数据匹配度及相关性等分析报告，可作为后续溢价参考。

（4）交易签约阶段：根据数据交易方式，采用数据提供方、数据使用方、经纪型数据商及数据交易所的四方模式，或采用数据使用方、自营型数据商及数据交易所的三方模式，在平台实现电子签约。签约内容包括买卖双方的基础信息、数据产品或服务内容、数据许可条款（约定数据使用区域、交易方式、数量及用途、保障数据安全的有效措施、不可将数据授予第三方）。同时，交易所应保留对数据产品用途的审计权，可授权第三方机构定期评测数据使用情况。合同签订完成后，数据使用方在平台购买数据产品的请求并完成支付，由平台向数据商发送交付需求，数据商准备相应资源并启动产品交付。

（5）产品交付阶段：根据数据产品形态及数据产品使用场景，交易所应支持文件输出、API/SDK 等数据服务接口输出、联合在线计算结果输出等多种形式交付。数据商获得交易请求后，按照合同约定方式交付数据，并修改订单状态为"已发货"。数据购买方查验数据产品与合同约定的匹配度，确认收货后双方进入清结算环节。

## 2.1.6　健康医疗数据要素发展的挑战

我国医疗行业普遍存在"重临床、轻数据"的现象。这导致健康医疗数据呈现数量大、质量差的特征，以及缺乏统一标准、医疗机构间数据孤岛等问题，极大地阻碍了健康医疗数据要素的发展。

### 1. 数据应用政策管控严格

由于健康医疗数据要素的高度敏感性，涉及个人隐私权、公共利益及国家安全等核心问题，各国在应用医疗数据要素时始终保持审慎的态度。特别是在安全性与合规性方面，严格的管控导致健康医疗数据要素在流通过程中环节繁杂，进而受到诸多限制。

### 2. 数据质量与信息孤岛问题

由于部分医疗机构电子病历的书写不规范，缺乏规范化的质检管理和智能化辅助工具，导致医疗数据存在缺失、错误及不一致等问题，严重影响了数据的应用价值。同时，随着我国医疗行业的快速发展，医院间、科室间数据孤岛现象严重，使健康医疗数据跨机构使用困难重重。由于医疗信息化建设所涉及的子系统众多，如医院信息系统（HIS）、医学影像归档系统、移动护理系统等，即使同类型的系统在市场上也存在众多的供应商，且大型医疗机构通常会选择来自多个厂商的产品并结合使用。这种策略产生了新的问题，即各种产品之间的数据接口和格式无法统一，导致内部数据共享困难，商务沟通频繁，严重影响数据的共享流通效率。因此，我国仍需不断加强健康医疗数据要素基础网络设施和数据服务标准建设。各医疗机构应建立相关技术体系，畅通资源共享渠道，构建横向到边、纵向到底的健康医疗信息网络，在国家层面建立全民健康医疗数据的收集与应用体系。

3. 保障数据安全问题

在健康医疗数据要素的全面运用和发展过程中，数据安全必须被置于首要地位。健康医疗数据与每位个体的隐私紧密相连，因此在制定数据流通规范时，应从法律法规角度确保每项数据开发及应用活动都在清晰的权责框架内运行，防止任何一方权益遭受侵犯。

4. 数据体量庞大的挑战

2011 年，美国累积的医疗数据规模已达 150EB。而 2012 年前全人类所留存的各种语言类数据总量仅约 5EB，相当于美国一年所产生的医疗数据的 1/30。随着健康医疗业务所产生的数据体量不断增加，这些庞大的数据给医疗数据的处理工作带来了越来越大的挑战。

5. 医疗应用需求尚未完全挖掘

对于健康医疗数据要素的深度挖掘与全面分析，需要以实际需求为导向。然而，当前健康医疗数据要素的应用潜力尚未得到充分挖掘，大量数据处于未被开发利用的静止状态。因此需要持续推动健康医疗数据要素的广泛应用与发展，充分发掘横向大数据的应用潜力。

### 2.1.7 健康医疗数据要素发展的展望

1. 数据要素赋能医药健康产业发展新格局

1）推动医疗健康科技创新

如今数据驱动的"第四科学范式"正在加速兴起，特别是医疗健康领域。全球每年产生的数据总量已到 EB 级（1000 GB=1 TB，1000 TB=1 PT，1000 PT=1 EB），国际上公开的生物数据达 450TB，大量医疗健康研究成果由这些大数据驱动。然而，我国科技创新数据资源的汇聚共享进展缓慢。规范的医疗健康数据要素市场的建立，将

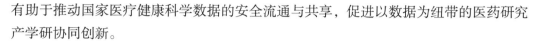

有助于推动国家医疗健康科学数据的安全流通与共享，促进以数据为纽带的医药研究产学研协同创新。

2）促进医疗领域供需良性互动

数据要素在创造供给和引领需求方面具有重要作用。数据可以精准刻画人群的健康画像，提高精准医疗和个性化患者服务能力，提升患者对医疗产品及医疗服务的满意度。以数据为支撑，有助于实现医疗领域的供需良性互动，发挥我国超大医药医疗规模市场优势。此外，数据还能够优化医药研发与生产环节，提升个性化定制水平，并通过高效化、智能化的数据收集与算法优化，精准对接医药产业与服务的供需双方，减少需求摩擦，实现供需动态平衡。

3）推动国家医疗健康区域协调发展

当前，我国正在推进区域医疗中心的发展，促进医疗数据资源集中整合、医疗水平协调发展。目前，我国东中西部在数字医疗服务发展上存在结构性失衡。通过构建区域范围内的数字诊疗协同创新机制，可以加快推进区域医疗水平的协调发展，在中西部打造新的医疗服务高地与数字医疗增长点，形成东中西部区域医疗协调发展新格局。

2. 健康医疗数据要素市场的创新发展

鉴于健康医疗数据要素的特殊性，我们需要建立一个审慎包容的市场环境，鼓励各方积极探索解决方案和技术手段。在政产学研各界的共同努力下，不断创新，促进健康医疗数据要素的健康发展。

1）把握健康医疗数据要素的伦理界限

医疗与科技伦理合规是开展医药研究和技术开发的基础。①健康医疗数据创新应用应以人为本，服务于社会健康发展和人民生活质量提高。②尊重生命权利，避免对人的生命安全和健康造成伤害，尊重人格尊严和个人隐私。③坚持公平公正，尊重宗教信仰、文化传统等方面的差异，防止歧视和偏见。④合理控制风险，避免隐私泄露、算法黑箱、信息孤岛等问题，保持公开透明，确保数据使用过程中的可解释性和可追溯性。

2）建立合理的数据收益分配制度

在健康医疗数据要素市场培育期，应保护各参与方的投入和收益，按照"谁投入、谁贡献、谁受益"原则，建立数据资源化成本核算制度。在市场成熟期，遵循市场化原则，不对数据资产直接定价，而是通过数据资产质量和安全合规风险等方面释放价值信号，形成价格共识。在市场变革期，可创新发展数据资本化运营模式，如将多类健康医疗数据资产纳入机构或企业资产负债表，参考知识产权证券化方式，发行有价证券。

3）构建现代数据产权制度

推进公共数据、企业数据、个人数据分类分级管理，平衡经济发展与国家安全、企业利益与个人权益的关系。进一步明确个人健康医疗数据的收集、处理和使用权，确保数据治理和交易场景中的敏感个人健康医疗数据受到充分的安全保护。在国际数据主权交锋加剧的背景下，健康医疗数据应作为公共物品进行管理，重点关注国家数据主权，避免受其他国家长臂管辖干扰，保障国家对本国数据独立的管理和利用权利。

未来，随着政策完善、技术进步和市场机制的不断优化，健康医疗数据要素的发展将进一步释放巨大的潜力和价值，助力我国医药健康产业迈向更高水平，实现高质量、可持续的发展。

（弓　凯　罗　震　颜怿炜　庄永龙　高秋军　编写，王占祥　审校）

## 2.2 健康医疗数据来源

### 2.2.1 医院相关的健康医疗数据

健康医疗数据，是指在疾病预防、诊断治疗、健康管理的过程中所产生的与健康医疗有关的数据。随着医院信息系统、线上诊疗平台、前沿生命科技、可穿戴健康设备、健康保险科技等的落地应用，健康医疗数据内涵也得以大大延伸。2016 年发布的《国务院办公厅关于促进和规范健康医疗大数据应用发展的指导意见》提出：将健康医疗大数据应用发展纳入国家大数据战略布局，推进政产学研用联合协同创新，强化基础研究和核心技术攻关，突出健康医疗重点领域和关键环节，利用大数据拓展服务渠道，延伸和丰富服务内容，更好地满足人民健康医疗需求。

医院作为医疗卫生活动的主要载体，健康医疗数据来源多样、体量巨大，主要包括医嘱和处方（检查、用药、治疗等均依据医生的医嘱和处方信息）、病历记录（医生撰写的诊断、观察分析病情以及制订治疗方案的记录）、检查记录（包括超声、放射、电生理、内镜等各种检查生成的影像和图像记录，以及医生根据检查记录分析得出的检查报告数据）、检测结果（通过分析采集的血液、体液、组织等各种样本得出的结果记录）、临床科研数据（早期研发数据、临床试验记录数据、真实世界随访研究数据）等多方面信息。通过健康医疗数据的采集、处理、分析，能够帮助医院在优化诊疗服务、提高工作效率、促进临床创新等方面发挥重要作用。

早期 HIS 主要面向医院内部资金流和物流进行管理。此后，以经济管理为主线的 HIS 逐步加强临床医疗信息的搜集和处理能力，向 CIS 发展。随着医院相关的健康医疗数据的持续积累，逐渐衍生出更细分的实验室信息管理系统（laboratory information management system，LIS）相关数据、放射科信息系统（radiology information system，RIS）相关数据、医学影像信息系统（picture achieving and communication system，PACS）相关数据、EMR 相关数据等。随着更多医院相关的健康医疗数据的积累，产生了更加智能化的医院资源管理系统（hospital resources planning，HRP）和临床决策支持系统（clinical decision support system，CDSS）。

随着深入医疗信息化建设政策的进一步推动，国内基于医院内部 HIS、CIS 系统数据交互的基础上，运用信息技术把社会医疗资源和服务连接起来整合为一个系统，建立了 GMIS。通过 GMIS 能够实现区域内医院与医院、医院与上级卫生行政管理机关、医疗保险等机构间的信息互联互通，消除单个机构的信息孤岛现象，以实现资源的共享和优化及区域医疗卫生服务的管理。GMIS 的发展也大大推动了中国医联体、医共体的建设。

### 2.2.2 互联网相关的健康医疗数据

医疗直播数据是指在直播平台产生的健康科普、学术分享、远程会诊、手术直播等数据，直播是当下越来越重要的院外营销转化场景。常见的直播平台包括抖音、视频号、快手、哔哩哔哩、小红书等。

医药电商数据是指在医药电商平台上所产生的处方、买药等数据。基于医药电商数据和药学知识库可以构建知识图谱，提供合理用药指导、智能审方等服务。通过对用药需求数据进行分析，可以为医药工业及医药商业提供关键商业分析数据，也可对区域流行病学分析提供数据参考。常见的医药电商平台包括阿里健康、京东健康、叮当快药、拼多多、美团等。

疫苗平台数据是指疫苗预约平台上所产生的约苗数据。基于疫苗预约平台的数据可以为疫苗上游企业，尤其是自费二类苗企业提供关键商业数据分析。其中九价 HPV 疫苗预约最为热门。常见的疫苗预约平台包括小豆苗、约苗等。

线上问诊数据是指患者在互联网医院平台上进行问诊所产生的数据。结合大语言模型等人工智能技术，可以帮助患者推荐医生，寻找治疗方案。对问诊数据进行收集和分析，还可以帮助医生对患者进行随访和后续的管理。常见的线上问诊平台包括微医、好大夫等，自大语言模型爆发之后，越来越多的生成式人工智能医疗企业涌现。

医疗搜索引擎数据是指医疗健康相关的科普、论文、知识库、问答等数据。常见的医疗搜索引擎包括腾讯医典、百科名医等。

### 2.2.3　生命科技相关的健康医疗数据

从微观层面看，生命本身就是数字化的。由 ATCG 四类碱基为底层基本单元的 DNA，是所有生命活动的依据和基础。随着生命科学研究不断深入、技术不断发展、高通量分析手段的成熟，生物科技产生的健康医疗数据在过去 10 年间急剧爆发。从数据产生来源的角度溯源，以高通量测序为代表的高通量测序技术和以质谱为代表的高通量蛋白质分析技术，为解读生命体在基因组和蛋白组层面的信息提供了强大的底层技术基础和海量数据来源支持。组学（omics）是指研究一个种类个体的系统集合。现阶段，生命科学范畴下常见的组学数据主要包括基因组学、转录组学、蛋白组学、代谢组学、脂类组学、免疫组学、糖组学等。

人体基因组约有 30 亿个碱基对，单个人的基因组即可产生 3G 以上的数据量，在基因测序产业快速发展下，基因数据产生量迅猛增加。各类组学数据中蕴含了海量的生物信息，有望应用在疾病预防（肿瘤早筛、产前检测）、疾病诊断（NGS 精准诊断）、疾病治疗（靶向治疗）等各个领域。自人类基因组计划完成以来，以美国为代表的主要发达国家纷纷启动了生命科学基础研究计划，如国际千人基因组计划、DNA 百科全书计划、英国 10 万人基因组计划等。越来越多的生物体完成了全基因组测序，基因功能被注释，庞大的组学数据源源不断地产生，同时借助基因测序、基因合成等技术开展了如人工合成酵母基因组计划（Sc2.0 Project），旨在实现人工合成真核生物酿酒酵母的全部 16 条染色体，也标志着合成生物学里程碑式的进展。目前每年全球产生的生物数据总量已达 EB 级。

但随着数据总量的膨胀，以及各种新指标、参数的加入，数据也变得越来越复杂。与其他类型健康大数据应用所面对的挑战类似，如何从海量数据中高效提取价值，仍需进一步探索。科学家发现，单纯研究某一方向（基因组、转录组、蛋白质组等）会像盲人摸象一般无法掌握事物的全貌，但想要从整体的角度出发去研究人体组织器官功能和代谢的状态，为人类探索生命的秘密提供新的思路，需要基于底层组学数据，建立基因、蛋白与各类代谢分子之间互作关系网络。因此，如何对海量组学数据进行系统、合理、有效的整合和分析，是下一个阶段人类挖掘生物数据价值过程中的核心挑战。

### 2.2.4　药企研发、生产及商业化的数据

药企在研发、生产及商业化的过程中会产生大量的数据。这些数据中，一部分根据监管的要求进行上报，以完成监管方对药品临床价值评价、生产质量评价及不良事件监控等方面的监管需求；还有一部分可以实现制药企业数字化资产沉淀并进行数据

挖掘，赋能药品全生命周期，以实现降本、增效、提质、合规等企业数字化转型和发展的诉求。在医改的有力推动下，药企的数字化发展正在进入加速期，数字化转型变得更为必要，但受到预算、监管力度和业务复杂度的影响，药企在研发、生产及商业化等不同职能单元的数字化发展程度不同，从而带来不同的创新趋势与商业机会。

### 1. 研发端

临床前提高研发效率及加速创新，临床阶段降本增效符合监管。药企在临床前产生的数据包括文献阅读、靶点发掘、化合物筛选、晶体设计、药物代谢等多方面。目前大部分制药企业此部分数据尚未进行完整整合，数字化程度较低，仍然处于数据产生和收集阶段。临床阶段产生数据主要指药物临床试验Ⅰ~Ⅲ期过程中产生的数据，由于国家监管要求日趋完善，疫情影响和临床成本不断攀升，临床试验数字化在近年来得到了长足的发展，目前电子数据采集系统已经基本完成普及，但是在院端数据打通、临床研究助理数字化及综合管理方面，仍然存在大量的创新机会。

### 2. 生产端

提质为核心诉求。药企的智能生产架构共分为 4 层：设备层、控制层、业务管理层和运营管理层。

设备层：通过采集和管理数据，实现设备和传感器相关数据的完整记录。

控制层：通过对采集到的数据进行监控和分析，与自动化控制系统建立接口，实现对生产过程的实时监控，对生产运行过程中出现的问题进行实时预警与反向控制。

业务管理层：以药品生产质量管理规范为核心，面向生产的全过程，对生产资料的运行进行全面管理，实现关键业务流程的全面线上管理。

运营管理层：主要包括企业资源管理和大数据分析与智能决策系统，实现智能决策。

### 3. 商业端

应用形态百花齐放，数据的整合和应用为未来趋势。制药企业在商业端产生的数据及产品在商业化过程中产生的数据，包括客户管理系统中的数据、药物流向数据、真实世界研究产生的数据及支付端产生的数据等。目前，大部分跨国制药企业已经完成了商业端内部业务平台基础设施的建设，如何有效整合平台中的数据，并根据药企的业务需要开发相关应用 / 服务，成为下一步发展的方向。

## 2.2.5　可穿戴健康设备相关的数据

可穿戴健康设备是指能够延续性地穿戴在个人用户身体上或能整合到个人用户的服饰中，并具备用户健康数据的采集、处理、交互等能力的便携式电子设备，具有可穿戴性、可移动性、可持续性、可交互性及简单操作性五大基本特征。一般可分为可穿戴健康监测设备和可穿戴治疗康复设备，还包括智能手表 / 手环、智能指环、智能服装、智能耳机、AR/VR 产品等。可穿戴健康设备在进行健康监测和治疗康复的过程中，也积累了大量连续的、个性化、高质量的医疗健康数据。

可穿戴健康监测设备主要分为声、光、电、磁四类。声学相关监测技术，包括心音采集设备利用数字技术放大心脏跳动的声音再通过转换器将声波转换为电信号从而完成数据的采集，以及语音监测设备通过语音生物标志物的记录分析评估健康状况。光学相关监测技术，包括利用光电容积脉搏波描记法（PPG）进行心率测量，以及利用血红蛋白的吸收光谱测量血氧饱和度。电学相关监测技术，包括通过描记心动周期内由心脏电位变化引起的体表不同部位之间的电位差随时间变化的图形得到心电图，以及通过生物电阻抗分析法进行体脂率的测量，还有通过心率变异性（HRV）与皮肤电活性（EDA）作为压力的参考指标。磁学相关监测技术，包括心磁图、脑磁图等。

可穿戴治疗康复设备也可分为声、光、电、磁 4 类。声学相关治疗技术，包括通过人工耳蜗、助听器，以及利用特定音乐和白噪声助眠的声学疗法。光学相关治疗技术，包括视觉信息刺激及精细目力训练的弱视治疗，以及闪烁光和声音驱动伽马频率神经活动治疗阿尔茨海默病的数字疗法。电学相关治疗技术，包括通过植入外源性电极刺激脊髓大型的神经纤维进行慢性疼痛缓解的产品，以及通过特定参数电流刺激神经纤维重建肌肉收缩力的盆底肌修复仪。磁学相关治疗技术，包括用于治疗药物难治型抑郁、癫痫、失眠和脑功能损伤的经颅磁刺激（TMS）等产品。

### 2.2.6 保险业务相关的健康医疗数据

保险业务产生的数据主要包括参保数据、支付数据、管理数据、核保数据等。参保数据主要是参保人个人基本信息，如年龄、就业信息、收入信息、家庭信息。支付数据包括参保患者使用医疗服务时就医行为所产生的费用数据，以及医疗保险、商业医疗保险对医疗费用进行理赔的费用数据。而对于医疗保险来说，还会产生管理数据，管理数据是基于现有参保数据和支付数据清洗统计后能够支持医疗保险决策和管理的一些数据，包括各个层级的基金收支、费用、病种各方面的信息等。除此之外，在商业医疗保险业务经营中，还会产生核保数据，核保数据是就参保用户个体风险情况而作出是否承保及承保条件而产生的数据。

国家医疗保障局自 2018 年组建以来，针对医疗保障服务工作中存在的信息系统碎片化严重、群众办事"多头跑、来回跑"、医保公共服务群众体验较差、满意度不高等问题，大力推动医疗保障制度改革，在 2022 年 5 月全面建成全国统一的医保信息平台。医保信息平台统一了数据编码，在 2021 年形成了全国范围内共用一个标准库，共享一个数据池，并涵盖支付方式、跨省异地就医、公共服务、药品和医用耗材招采等 14 个子系统，用于满足全国几百个统筹区多样化的业务需求，如异地就医结算、支付方式改革、医保智能监管、药品集中采购、医药价格监测等。除此之外，国家医疗保障局还推出了全国统一的医保电子凭证，实现就诊服务网上办理等"互联网 +"医疗服务。

保险的本质是管理风险、转移风险、补偿风险，因此和人身疾病死亡风险相关的健康数据是人身保险业务开展的基石。相较于产生健康医疗数据，人身保险业务更多的是应用这些人群在不同场景下产生的数据，通过精算将其作为人群风险保费厘定的基础，最终表现在保险产品的责任及保费上。这一过程中，保险业务经营所产生的承保数据也在不断反哺定价数据，使其对医疗健康数据的刻画及管理更为精准。无论是从保险的产生还是最终目的出发，保险业务都是对健康医疗数据最迫切的需求方。健康医疗数据的应用贯穿保险业务开展的每个环节：产品定价，核保风控与最终的理赔核赔。健康医疗数据的完善、打通、融合将不断推动保险精算对健康风险的厘定与管理升级，实现对客户的风险动态精细化管理，起到降低乃至避免风险的最终目标。

### 2.2.7　健康医疗数据的应用趋势

围绕着患者的全生命周期需求，整合多种健康医疗数据，为患者提供整体数字化解决方案是健康医疗数据应用的趋势。围绕着预防 – 诊断 – 治疗 – 康复的医疗环节，整合来自医院、保险、患者报告等多种形式的数据，进行多维数据的分析与应用，实现早筛早诊、精准医疗、加速康复、节省整体医疗费用的目标。

近年来，患者院外数据（out-of-hospital data，OOHD）的重要性在医疗领域中日益凸显。这些数据通常包括患者在医院或诊所之外产生的健康信息，如通过可穿戴设备收集的生理数据、患者自我报告的症状信息及在家庭环境中使用的各种远程监测设备所记录的数据。OOHD 的收集与分析对于提高患者护理质量、个性化治疗计划及疾病预防和管理具有重要意义。院外数据的多样性为医疗专业人员提供了一个全面的视角来观察患者的健康状况。这些数据可以包括活动水平、睡眠质量、心率变化、血压和血糖水平等，它们能够反映患者在自然环境中的真实健康状况。与传统的医院数据相比，OOHD 能够提供连续的健康信息流，有助于识别健康趋势和潜在问题。OOHD 在个性化医疗中扮演着关键角色。通过分析患者的个人健康数据，医疗专业人员能够更好地理解患者的健康状况，并制订个性化的治疗计划。例如，对于慢性疾病（如糖尿病或心脏病）的患者，持续监测其院外数据可以帮助调整药物剂量或生活方式的改变，以优化疾病管理。OOHD 的另一个重要应用是在疾病预防和管理中，通过监测患者的生理指标和生活习惯，医疗专业人员可以及早发现疾病风险因素，从而采取预防措施。此外，在疾病管理方面，OOHD 可以帮助患者和医生跟踪治疗效果，及时调整治疗方案。

尽管院外数据具有巨大的潜力，但其集成和分析也面临着挑战。数据的碎片化、格式不一致及缺乏标准化是当前的主要问题。此外，数据的隐私和安全性也是需要重点关注的问题。医疗保健系统需要建立强大的数据管理系统，确保数据的准确性、可靠性和安全性。随着物联网、人工智能和机器学习等技术的进步，OOHD 的收集、存储和分析变得更加高效和精准。未来，可能会出现更加智能的监测设备和分析工具，它们能够实时处理和解读 OOHD，为患者提供更加精准和及时的医疗建议。

部分提供院外患者管理服务的公司通过整合院内数据，建立了患者长期的疾病数据库（图 2-2）。这些数据尤其在专病领域展示出了独特的价值，比如心脏疾病管理的企业哈瑞特医疗。利用可穿戴设备、人工智能技术，开发高精度 OCR 图片识别技术，结合患者病历资料和随访信息，哈瑞特自主设计并构建了符合国际标准的心血管病专病数据库，包含了患者全病程诊疗信息，并动态、持续更新。在患者管理方面，数据库与患者管理系统对接，通过可穿戴设备采集、患者特征数据提取、人工智能算法运算，实现了实时健康监测、动态风险分层、及时远程干预，极大提高了患者管理的数量和质量，显著改善了患者临床预后，大幅提升了患者生活质量；在科学研究方面，数据库与项目管理系统整合，实现了受试者精准筛选、分层随机和动态数据监控，大幅提升了临床研究效率，先后承担了包括国家重点研发计划在内的大规模国际多中心临床研究。

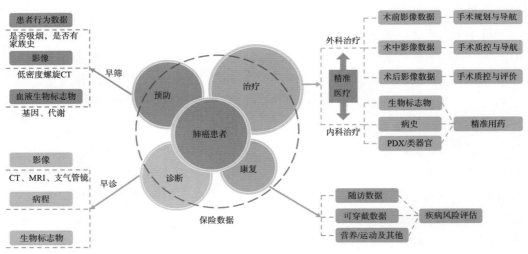

图 2-2　健康医疗数据的综合应用趋势

（杨瑞荣　陈　强　宋依然　唐轶男　侯占才　李　阳　姚园园　编写，

杨瑞荣　审校）

## 2.3　健康医疗数据存储与数据安全

### 2.3.1　国内外研究现状

#### 1. 国内研究现状

**1）数据存储现状**

（1）分布式对象存储：随着云计算的快速发展，国内出现了大量分布式对象存储（distributed object storage，DOS）系统。这些系统能够高效地存储和管理海量的非结构化数据，如医疗影像、电子病历等。通过将数据分散存储在多个节点上，分布式对象存储不仅提供了高可扩展性和高可用性，还降低了单点故障的风险。此外，这些系统通常还具备智能分层存储功能，能够根据数据的访问频率自动调整存储策略，从而优化存储成本。

（2）软件定义存储：软件定义存储（software defined storage，SDS）是近年来国内兴起的另一种重要的数据存储技术。它将存储硬件资源进行抽象和池化，通过软件来定义和管理存储服务。这种技术使得存储系统更加灵活和易于扩展，同时降低了存储管理的复杂性。在医疗领域，软件定义存储可以方便地与其他医疗信息系统集成，提供统一的存储服务，并支持多种不同的数据访问协议。

（3）边缘存储技术：随着物联网和边缘计算的兴起，边缘存储技术（edge storage，ES）在国内也得到了广泛关注。这种技术将数据存储和处理能力下沉到网络边缘，靠近数据产生的源头。在医疗场景中，例如远程监控、实时诊断等应用，边缘存储能够降低数据传输的延迟和带宽成本，提高数据处理的实时性。同时，由于数据在本地进行处理和存储，边缘存储还能够增强数据的安全性和隐私保护。

**2）数据安全现状**

（1）多方安全计算：多方安全计算（secure multi-party computation，MPC）是一种允许多个参与方在不共享各自输入数据的情况下，共同计算某个函数并得到正确结果的密码学技术。在国内医疗领域，MPC被广泛应用于数据隐私保护场景，如联合数据分析、疾病预测模型训练等。通过这种技术，医疗机构可以在不暴露患者敏感信息的前提下进行跨机构的数据合作和分析。

（2）国密算法应用：国家密码管理局制定的一系列密码算法标准（国密算法）在国内得到了广泛应用。这些算法包括SM2、SM3、SM4等，分别用于数字签名、哈希计算和对称加密等场景。在医疗数据安全领域，国密算法被用于保护医疗数据的机密性、完整性和可用性。例如，电子病历系统可以采用国密算法对数据进行加密存储和传输，确保数据在传输和存储过程中不被泄露或篡改。

（3）隐私保护机器学习：隐私保护机器学习是一种能够在保护数据隐私的同时进行机器学习训练的技术。通过采用差分隐私、联邦学习等方法，隐私保护机器学习可以在不直接访问原始数据的情况下训练出有效的机器学习模型。这对于医疗领域的数据挖掘和人工智能应用具有重要意义，因为它可以在保护患者隐私的同时推动医学研究的进步。

2. 国外研究现状

1）数据存储现状

（1）超融合基础架构：超融合基础架构（hyper converged infrastructure，HCI）在国际上得到了广泛应用，它将计算、存储和网络资源紧密集成在一个统一的系统中。这种架构简化了数据管理和扩展流程，同时提供了高性能和灵活性。在医疗领域，超融合基础架构可以支持大规模的医疗数据分析和处理需求，同时降低 IT 基础设施的复杂性和成本。

（2）容器存储技术：随着容器技术的兴起，容器存储技术在国际上也得到了快速发展。容器存储为容器化应用提供了持久化存储服务，确保数据的可靠性和可用性。在医疗领域，容器存储可以支持医疗应用的快速部署和扩展，同时提供高效的数据访问和管理功能。

（3）存储级内存：存储级内存（storage-class-memory，SCM）是一种新型的非易失性存储设备，它结合了动态随机存储器的高速度和闪存的持久性。在国际上，存储级内存被广泛应用于需要高性能和持久性存储的场景。在医疗领域，例如实时数据分析、高性能计算等应用，存储级内存可以提供更快的数据访问速度和更高的吞吐量。

2）数据安全现状

（1）零信任网络架构：零信任网络架构（zero trust，ZT）在国际上也得到了广泛推广和应用。它通过持续的身份验证和权限控制来确保数据的安全访问。在医疗领域，零信任架构可以防止未经授权的访问和数据泄露，确保医疗数据的安全性和隐私性。

（2）同态加密：同态加密（homomorphic encryption，HE）是一种允许对加密数据进行计算并得到加密结果的密码学技术。在国际上，同态加密被认为是保护数据隐私的重要工具之一。在医疗领域，同态加密可以用于保护患者敏感信息的同时进行数据分析和处理，例如基因组数据分析、药物研发等场景。

（3）区块链技术：区块链技术（blockchain technology，BT）以其去中心化、不可篡改和数据透明的特点在国际上得到了广泛关注和应用。在医疗领域，区块链可以用于确保医疗数据的完整性和可追溯性，防止数据被篡改或伪造。同时，区块链还可以支持安全的医疗数据共享和交换，促进医疗机构之间的合作和交流。

## 2.3.2　国内外应用现状

### 1. 国内应用情况

#### 1）EMR

EMR 是国内医疗机构广泛采用的一种医疗大数据存储和应用方式。该系统通过数字化的方式存储患者的病历信息，包括诊断记录、用药历史、检查报告等。这些数据以结构化或非结构化的形式存储在云端或本地服务器中，医生可以通过电脑或移动设备随时访问和更新这些信息。

数据安全方面，EMR 采用了多种技术手段确保数据的安全性。首先，系统会对敏感信息进行加密处理，防止数据泄露。其次，通过严格的访问控制策略，只有授权人员才能访问相应的病历信息。最后，系统还会定期备份数据，防止数据丢失。

EMR 的应用极大地提高了医疗服务的效率和质量。医生可以快速获取患者的病历信息，做出准确的诊断和治疗方案。同时，系统还可以对患者的病情进行实时监控和预警，为医生提供及时的决策支持。

#### 2）CDSS

CDSS 正逐渐成为医疗机构提升诊疗质量和效率的重要工具。这些系统通过对海量医疗数据的分析和挖掘，为医生提供精准、个性化的诊疗建议，帮助医生在制订治疗方案时更加科学、合理。

硬件层面，医疗机构通常采用了冗余配置和容错技术，如多副本存储等，确保数据的完整性和可恢复性。同时，为了应对海量数据的存储需求，一些医疗机构还引入了分布式存储技术，如 Hadoop 分布式文件系统（hadoop distributed file system，HDFS）等，通过将数据分散存储在多个节点上，提高了数据的存储效率和可扩展性。软件层面，医疗机构也注重对数据的管理和维护，通过采用专业的数据管理系统和备份恢复方案，医疗机构可以实现对数据的快速访问、高效管理和及时恢复。此外，一些医疗机构还引入了数据加密和压缩技术，以进一步提高数据的安全性和存储效率。

数据安全是 CDSS 的核心问题之一。物理安全方面，医疗机构通常采用严格的物理访问控制和安全审计措施，如门禁系统、视频监控等，防止未经授权的访问和数据泄露。同时，一些医疗机构还建立了完善的数据中心管理体系，对数据中心的环境、设施、人员等进行全面管理和监控。在网络安全方面，医疗机构注重对网络架构的安全设计和防护。通过采用防火墙、入侵检测、数据加密等技术手段，医疗机构可以有效防止外部攻击和数据泄露。另外，医疗机构还建立了完善的网络安全管理体系，对网络安全事件进行及时发现和处理。

3）远程医疗平台

远程医疗平台是另一种在国内得到广泛应用的医疗大数据存储和安全技术。该平台通过互联网或移动通信技术，实现了医生和患者之间的远程交流和治疗。医生可以通过平台查看患者的病历信息、实时监控患者的病情，并给出相应的治疗建议。在远程医疗平台中，数据的存储和安全同样至关重要。平台采用了加密技术和访问控制策略来保护患者的隐私信息。

远程医疗平台的应用为患者提供了更加便捷和高效的医疗服务。患者无须前往医院排队等待，就可以得到专业医生的诊断和治疗建议。

4）医疗影像存储与通信系统

医疗影像存储与通信系统（picture archiving and communication system，PACS）是医疗大数据存储的一个重要组成部分。PACS 不仅存储大量的医学影像资料，如 X 线、CT、MRI 等，还能实现影像资料的远程调阅、分享与分析。

鉴于医学影像数据（诸如 X 线、CT 扫描、MRI 图像等）呈现出高分辨率、高精度及大数据量的显著特征，在 PACS 的设计过程中，为确保满足庞大数据存储的严苛要求，通常会采用具备高度可扩展性的存储架构。这些架构包括但不限于云存储、分布式存储及高级磁盘阵列等多种方案。此外，为有效平衡存储成本与访问速度，PACS 常采取分级存储策略，即对于近期或频繁访问的数据，将其存储在高性能的存储介质之上，而对于较为陈旧或访问频率较低的数据，则迁移至成本更低的长期存储设施中，以此实现资源的最优配置与利用。

数据安全方面，PACS 采取了一系列严密的数据保护措施，包括但不限于先进的加密技术、严格的访问控制机制及定期的数据备份策略，旨在全面防范数据泄露、损坏或丢失等潜在风险。这些措施的实施，为患者的个人隐私和医疗数据的安全性提供了坚实的保障。此外，PACS 支持远程调阅和分享影像资料，满足了医疗工作中对于便捷性的需求。然而，在提供这一功能的同时，本系统同样高度重视远程访问的安全性。通过运用安全的通信协议和严密的身份验证机制，确保仅有经过严格授权的用户才能访问敏感数据，从而有效避免对未经授权数据的访问和泄露。为了进一步提升数据安全性，PACS 还配备了审计和追踪功能。这些功能能够详细记录用户对数据的访问和操作行为，形成完整的数据访问日志。必要时，这些日志可用于追溯和调查数据访问情况，为数据安全事件的应对提供了有力支持。

2. 国外应用情况

1）精准医疗

在国外，精准医疗已引起广泛瞩目并得到深入应用。它依托对病患个体的基因信息、生活方式等多维度数据的详尽剖析，为每位患者量身打造专属的治疗方案。这些海量的数据以大数据形式被妥善保存在云端或本地服务器上，并借助前沿的分析算法进行深度处理和挖掘，实现精准医疗的核心理念。

在精准医疗中，数据的存储和安全同样重要。项目采用了多种技术手段来保护患者的隐私信息，包括加密、匿名化等。同时，为了确保数据的准确性和可靠性，项目还会对数据进行定期的质量控制和校验。

精准医疗项目的应用为医疗领域带来了革命性的变革。通过个性化的治疗方案，患者可以得到更加精准和有效的治疗。同时，该项目还为医生提供了更加科学和全面的决策支持，提高了医疗服务的质量和效率。

2）跨区域医疗协作平台

在国外，跨区域医疗协作平台也得到了广泛的应用。该平台通过互联网和云计算技术，实现了不同医疗机构之间的数据共享和协作。医生可以通过平台查看其他医疗机构的病历信息、检查结果等，为患者提供更加全面和连续的治疗服务。

在跨区域医疗协作平台中，数据的存储和安全同样重要。平台采用了严格的访问控制策略和数据加密技术来保护患者的隐私信息。

跨区域医疗协作平台的应用为医疗机构之间的合作和交流提供了更加便捷和高效的方式。通过数据共享和协作，医生可以更加全面地了解患者的病情和治疗历史，做出更加准确的诊断和治疗方案。

3）医疗科研与新药研发

在国外，医疗大数据已经成为医疗科研和新药研发的重要支撑。许多知名的医疗机构和制药公司都建立了自己的大数据平台，利用大数据技术进行疾病基因组学、蛋白质组学等领域的研究。同时，一些国外的研究机构还开始尝试利用人工智能技术对医疗数据进行深度分析和挖掘，以发现新的治疗方法和药物靶点。此外，一些国外的新药研发机构还开始尝试利用大数据技术进行临床试验的优化和加速，通过对临床试验数据的实时监测和分析，提高临床试验的效率和成功率。

新药研发过程中需要进行大量的计算密集型任务，如分子模拟、基因组学分析等。因此，存储系统需要提供高性能的输入输出能力，以满足科研团队对计算速度和效率的需求。医疗科研和新药研发往往需要长期的数据积累和分析。因此，存储系统需要具备良好的可扩展性和可管理性，能够支持数据的长期保存、备份和恢复，确保数据的可用性和持久性。

在科研过程中，对数据的修改和访问需要进行严格的审计和追溯。通过记录数据的操作历史、访问日志等信息，可以追踪数据的来源和去向，确保数据的真实性和可信度。为了防止数据丢失或损坏，需要建立完善的数据备份和灾难恢复机制。通过定期备份数据、建立容灾系统等措施，可以确保在意外情况下能够及时恢复数据，保障科研工作的连续性和完整性。在医疗科研和新药研发中，需要遵守相关的法律法规和隐私政策。数据存储和管理系统需要符合医疗数据隐私保护的标准和要求，如健康保险流通与责任法案、通用数据保护条例等，确保患者隐私权益的合法性和安全性。

### 2.3.3 监管与法规

#### 1. 中国

我国医疗大数据的存储与安全一直以来都受到政府的高度重视和严格监管。近年来，随着医疗信息化的快速发展，医疗数据规模急剧增长，其安全性和隐私保护问题也日益凸显。为确保医疗数据的安全、合法使用，以及保障公民的合法权益，我国政府相继颁布实施了一系列法律法规，为医疗大数据领域提供了坚实的法律支撑和明确的操作指引。

《网络安全法》作为维护国家网络安全的基本法律，对医疗机构在网络安全方面的责任和义务进行了明确规定。该法要求医疗机构构建完善的网络安全管理体系，采取必要的技术措施和管理措施，保障网络基础设施、信息系统和数据的安全。同时，对于可能发生的网络攻击、数据泄露等风险，医疗机构需制订应急预案，确保在突发事件发生时能够迅速响应、有效处置。

数据安全方面，《数据安全法》为医疗数据的安全保护提供了更加详细和全面的规范。该法要求医疗机构对收集、存储的医疗数据进行分类管理，并根据数据的敏感性和重要性采取相应的安全保护措施。例如，对于涉及个人隐私的敏感数据，医疗机构需采用加密、去标识化等先进技术手段，确保数据在传输、存储和使用过程中的安全性。此外，医疗机构还需建立健全的数据备份和恢复机制，以防数据丢失或损坏。

个人信息保护方面，《个人信息保护法》为医疗机构在收集、使用个人信息时提供了明确的法律依据。该法要求医疗机构在收集个人信息时，必须遵循合法、正当、必要的原则，明确告知个人信息的收集目的、范围和使用方式，并征得个人的明确同意。同时，医疗机构在使用个人信息时，需严格遵守法律法规的规定，不得擅自扩大使用范围或泄露个人信息。对于违反个人信息保护规定的行为，法律将予以严厉处罚。

在健康医疗大数据领域，为确保数据的标准性、安全性及服务管理的规范性，《国家健康医疗大数据标准、安全和服务管理办法》针对健康医疗大数据的安全管理作出了明确规定，全面覆盖了数据采集、存储、挖掘、应用、运营、传输等关键环节的安全和管理要求。此举旨在切实保护国家战略安全、维护群众生命安全，并严格保障个人信息安全，为健康医疗大数据的健康发展提供有力保障。

除了法律法规的保障外，我国还颁布了一系列行业标准和规范，如《信息安全技术——健康医疗数据安全指南》（GB/T 39725—2020）等，为医疗机构提供了更加具体和详尽的操作指南和技术要求。这些标准和规范不仅强调医疗机构需构建健全的数据安全管理体系，还从数据的采集、存储、传输、使用等各个环节提出了具体的安全防护要求。通过这些措施的实施，可以有效保障医疗数据的机密性、完整性和可用性，从而确保医疗信息的安全与可靠。

总之，中国政府通过颁布实施一系列法律法规和行业标准规范，为医疗大数据的存储与安全提供了坚实的法律支撑和明确的操作指引。这些措施的实施，将有助于提升医疗机构的数据安全管理水平，保障医疗数据的安全与隐私，促进医疗信息化的健康发展。

2. 美国

美国医疗大数据的存储与安全问题已成为社会关注的热点，得到各界的高度重视。医疗数据作为个人健康信息的重要载体，其隐私性与安全性直接关系到每个人的切身利益。因此，美国政府通过立法手段制定了严格的法规，保障医疗数据的隐私与安全。

其中，最具代表性的法规便是《健康保险可移植性和责任法案》。《健康保险可移植性和责任法案》的出台，旨在规范医疗数据的收集、存储、使用和传输等各个环节，确保个人健康信息的保密性、完整性和可用性。依据《健康保险可移植性和责任法案》的规定，医疗机构、保险公司等相关实体必须采取切实可行的技术和管理手段，防止医疗数据被非法获取、滥用或泄露。为了确保《健康保险可移植性和责任法案》的有效执行，美国政府还设立了专门的监管机构，对违反法规的行为进行严厉打击。这些措施有力地保障了医疗数据的隐私与安全，为民众的健康权益提供了坚实的法律保障。

除了《健康保险可移植性和责任法案》外，美国政府还通过其他政策手段推动医疗大数据的安全应用。例如，《经济刺激法案》中的"有意义使用"条款，旨在鼓励医疗机构采纳电子健康记录系统，以提高医疗服务的效率和质量。为支持这一政策的实施，美国政府还为采纳电子健康记录系统的医疗机构提供财政资助。为了确保 EHR 系统的安全性，美国政府还制定并颁布了《电子健康记录系统认证标准》等一系列技术规程与规范。这些标准对电子健康记录系统的安全特性、性能标准等提出了明确要求，确保系统的稳定性和数据的保密性。同时，政府还加强了对电子健康记录系统的监管和评估，确保医疗机构能够合规使用该系统，保障患者的隐私与安全。

此外，随着医疗大数据技术的不断发展，美国政府还在积极探索新的安全技术手段，以应对日益复杂的网络安全威胁。例如，利用区块链技术实现医疗数据的去中心化存储和加密传输，以及利用人工智能技术对医疗数据进行智能分析和风险预警等。这些技术的应用将进一步提升医疗大数据的安全性，为民众的健康提供更加可靠的保障。

综上所述，美国政府对医疗大数据的存储与安全问题给予了高度重视，并通过立法、政策和技术手段等多方面措施来保障医疗数据的隐私与安全。这些举措不仅体现了政府对民众健康权益的关注和保障，也为医疗大数据的安全应用提供了有力的支撑和保障。

### 3. 欧洲

欧洲医疗大数据的存储与安全事宜备受重视，受到了《通用数据保护条例》的严格监管。《通用数据保护条例》不仅明文规定了数据处理者必须采取恰当的技术与组织措施，以保障个人数据的安全与隐私不受侵犯，还明确了违规行为的法律后果。若数据处理者未能遵守《通用数据保护条例》的相关条款，将面临包括高额罚款、声誉受损等严重风险。这种严格的监管机制确保了医疗大数据在欧洲范围内得到安全、合规的处理和应用。

为了进一步加强医疗数据的互操作性与安全共享机制，欧洲还实施了一系列行业标准与规范，如《电子健康记录互操作性框架》等。这些标准和规范不仅为医疗机构在共享医疗数据时提供了明确的技术和法律要求，还促进了各国之间的医疗数据互通有无。通过这些措施，欧洲医疗数据的共享和利用变得更加高效、便捷，同时也确保了数据的安全性和隐私保护得到切实保障。

此外，欧洲还积极倡导技术创新和研发，以推动医疗大数据领域的持续发展。通过不断投入资金和人力资源，欧洲在医疗大数据领域取得了显著的成果，为全球医疗事业的发展作出了重要贡献。

综上所述，中国、美国和欧洲均已构建了一整套成熟的医疗大数据存储与安全监管法规体系。这些法规体系不仅向医疗机构明确规定了数据安全保护的相关要求和技术标准，还为个人隐私的保障及医疗行业的创新发展提供了坚实的法律支撑。这些法规体系的不断完善和优化可以更好地推动医疗大数据的发展和应用，为人类的健康事业作出更大的贡献。值得一提的是，这些法规体系也体现了对技术创新和研发的重视。随着医疗大数据技术的不断发展，新的安全挑战和隐私保护问题也不断涌现。因此，各国政府在制定和完善法规体系的同时，也积极鼓励和支持医疗机构、科研机构和企业等各方力量加强技术创新和研发，共同应对这些挑战和问题。

总之，医疗大数据的存储与安全是一个复杂而重要的议题，需要政府、医疗机构、科研机构和企业等多方共同努力。通过构建完善的法规体系、加强技术创新和研发及推动国际合作与交流，我们可以更好地保障医疗大数据的安全性和隐私保护，为人类健康事业的发展注入新的动力。

### 2.3.4　应用案例代表

#### 1. 全民健康数字化系统

全民健康数字化系统根据国家全民健康信息化建设（"46312"工程）规划，结合地方实际，推动全民健康数字化整体建设，提升医疗业务效率和质量，为居民提供多层次、多样化的医疗卫生服务。通过强化"标准、安全、质量"三大体系建设，构建统一高效、资源整合、互联互通、信息共享、使用便捷的区域卫生数字化体系（图 2-3）。

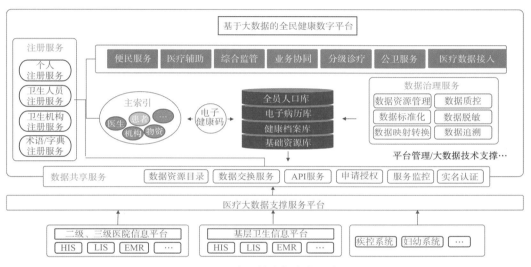

图 2-3　全民健康数字化平台

#### 1）技术方法

数据存储方面，系统建设统一高效、标准化的数据库体系，包括电子健康档案库、电子病历档案库、全员人口信息库等，确保居民健康信息全面、连续记录，并实现医疗数据的安全存储和备份。通过区域医疗卫生支撑平台和资源库建设，强化了海量医疗数据的管理和利用，使政府能全面、准确、及时地掌握医药卫生服务体系运行状况，为疾病防控、卫生监督提供实时决策依据。

数据安全是全民健康数字化系统建设中的重要一环，系统设计充分考虑了数据安全性和隐私保护。通过先进的技术手段，如加密传输、权限控制、身份认证等，有效防止数据泄露、滥用或篡改。同时，系统能够对大处方、乱开药、过度诊疗等违法违规行为进行事前防范、事中监测和事后追溯，降低医保资金浪费，保障医疗服务的质量和公平性。

2）预期用途

全民健康数字化系统预期用途广泛，通过整合优化医疗业务流程、实时监控医药卫生服务体系、实现信息共享和资源共享，可以提高医疗服务效率和质量，减少资源浪费，同时帮助政府及时发现问题，制定针对性政策，优化医疗资源配置。

3）使用情况

目前全民健康数字化系统已覆盖山东省卫生健康委员会、省疾病预防控制中心、省妇幼保健院、23家省直属医疗机构、17个地市。建设内容包括山东省卫生计生信息标准规范、省级卫生计生云计算数据中心、卫生计生信息交换共享平台、居民健康档案资源库等18个应用系统，实现山东省医疗信息资源共享和业务协同。

4）讨论

全民健康数字化系统在建设过程中仍面临诸多挑战。数据整合因不同医疗机构和部门间数据格式与质量的差异而变得复杂。同时，保障个人隐私在大数据环境下的安全是一项持续的任务。此外，随着技术的迅速发展，系统必须不断更新以适应新的安全威胁和数据管理需求。为改善这些状况，推动医疗行业数据标准的统一化、采用更先进的隐私保护技术、保持技术的持续更新及加强行业内的数据安全和隐私保护培训都是必要的措施。这些举措将有助于提升平台的数据整合能力、保护个人隐私安全，并确保系统能够适应不断变化的技术环境，从而更好地服务于全民健康事业。

2. 传染病监测预警与应急指挥系统

对于大范围、突发性的传染病，在传染病防控中一般存在排查信息手工登记、传染病跟踪不连续、统计不及时全面、分析不智能的普遍痛点，需要借助网格化信息系统，全面排查传染病状况，建立实时、精准、全面、有效的传染病防控，借助大数据、人工智能，实现高效准确的实时跟踪、重点筛查、有效预测、科学防治（图2-4）。

1）技术方法

数据存储方面，传染病监测预警与应急指挥系统的核心是基于健康大数据进行运作，整合不同来源、不同格式的海量数据，包括健康医疗数据、公安数据、通信数据等。这些数据通过清洗、整合和标准化，以确保数据的准确性和一致性，从而支持平台的各种功能和应用。为了支持突发事件的实时监测和预警，平台实时采集各医疗机构、医药研究机构等的后台数据。同时，为了满足不同用户的需求，平台还提供灵活的数据存储和访问方式。

在数据的收集、处理和使用过程中，系统严格遵守隐私保护原则，确保个人信息不被泄露和滥用。平台采取加密、脱敏、访问控制等措施来保护用户隐私，确保数据在传输过程中的安全。系统实施严格的访问控制策略，确保只有经过授权的人员才能访问相关数据。同时，系统还进行实时监控和审计，以便及时发现和处理任何异常行为，确保数据的安全和合规性。

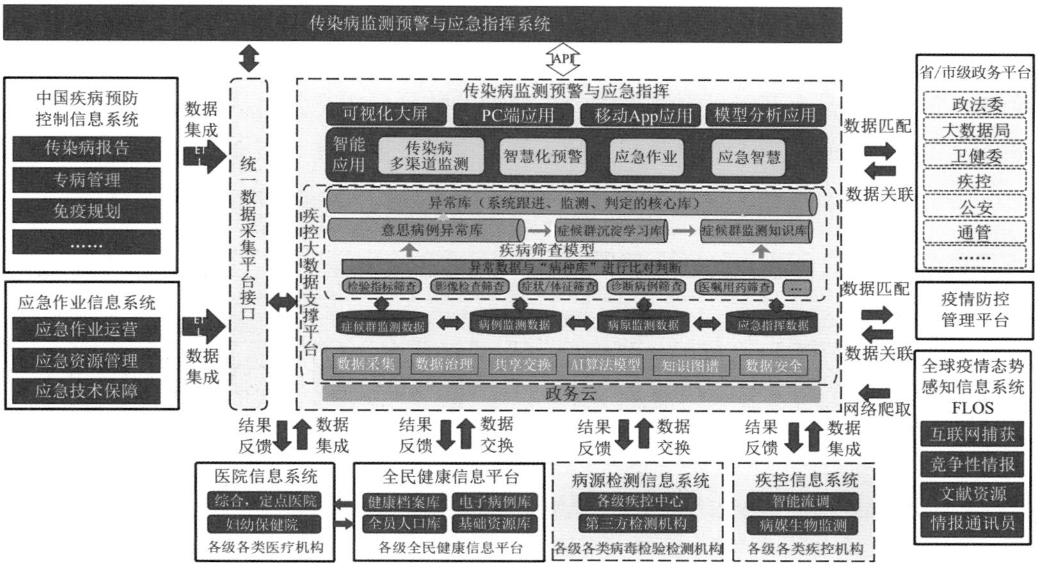

图 2-4　传染病监测预警与应急指挥系统

2）预期用途

传染病监测预警与应急指挥系统通过整合健康医疗大数据，提供综合监测、风险评估、预警响应和辅助决策等功能，全面强化政府在突发公共卫生事件中的应对能力，从监测到决策各个环节实现数据驱动，以科学、高效的方式保护公众健康。

3）使用情况

为响应传染病防控需求，分别在云南省和济南市成功实施了先进的传染病监测预警系统。通过集成多源数据，如卫健、交通、公安、运营商等信息，实现了高效的人群追踪、传染病分析、资源调度及舆情管理，为云南省提供了强有力的决策支持和指挥依据。在济南市，传染病辅助分析系统依托济南市全民健康数字平台，利用大数据和智能技术，对疑似病例进行快速精准筛查，有效支持卫生健康部门追踪和管理疑似病例，形成从筛查到管控的闭环流程，显著提升了传染病监测预警的效率与准确性。

4）讨论

传染病监测预警与应急指挥系统在运作过程中面临多重问题，主要包括数据整合的复杂性、实时数据获取的延迟、个人隐私泄露的风险，以及技术不断更新带来的维护压力。这些问题影响了平台在公共卫生事件中的响应速度和效率。为了有效应对这些问题，系统需要采取一系列改善措施，包括推动数据标准化、优化数据采集与传输流程、加强隐私保护技术，以及建立持续的技术更新与维护机制等。这些改进将帮助系统更准确地监测和评估公共卫生风险，提升预警和应急响应能力，从而更好地保护公众健康。

3. 卫生综合监管服务系统

卫生综合监管服务系统以健康大数据平台为基础，以业务监测和业务分析需求为导向，全面建成具有实时性、实用性及高效性的数据分析平台，从而赋能政府相关管理部门，为之后的卫生工作以及相关政策制定提供数据支撑（图2-5）。

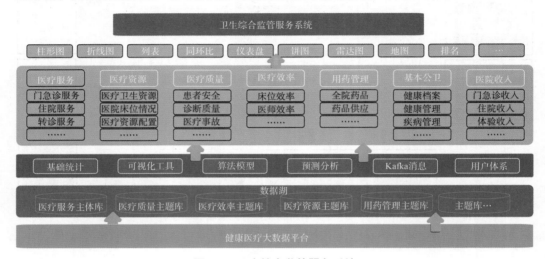

图 2-5　卫生综合监管服务系统

1）技术方法

数据存储方面，卫生综合监管服务系统高度重视数据存储的完整性与高效性。该平台整合了多元化的健康大数据，包括入院登记、医疗服务、疾病监测等各类信息，构建了统一的数据仓库。通过先进的数据清洗和标准化技术，确保了数据的准确性和一致性。此外，平台采用分布式存储架构，支持海量数据的快速存取，满足了实时监控和多维分析的高性能需求。

数据安全方面，卫生综合监管服务系统在数据安全方面采取了严格的措施。通过加密技术和访问控制机制，确保了数据在传输和存储过程中的安全性。同时，平台遵循隐私保护原则，对个人健康数据进行了脱敏处理，防止了隐私泄露的风险。此外，平台还建立了完善的数据备份和恢复机制，以应对可能的数据丢失或损坏情况，保障了监管工作的连续性和稳定性。

2）预期用途

卫生综合监管服务系统通过集成入院登记、健康医疗大数据、科室监控、疾病分析、公共卫生服务监管及家医签约服务监管等多功能模块，全面强化了对医疗健康领域的监管与服务。它不仅实时监测入院人员动态、优化重点科室管理与服务质量，还深入分析重点疾病的流行趋势和高风险群体，同时确保公共卫生服务项目的有效实施与评估，并且对家庭医生签约服务进行精细化管理，旨在提升医疗服务效率、增强公共卫生应对能力，并促进分级诊疗体系的成熟与发展，全方位保障民众健康与医疗服务质量。

3）使用情况

卫生综合监管服务系统现已在天津市上线运行，通过基础报表、实时监控、数据分析等功能，帮助业务处室更及时、更全面、更高效地掌握儿科就诊情况，以及分析患者的属性性质和行为偏好等，实时监控全市儿科患者当前就诊情况，包括当日累计挂号人次、当前排队候诊人次、平均候诊时长及儿科当前出诊医师数等，实时掌控全市各行政区医院儿科就诊及拥堵的动态变化情况。

4）讨论

卫生综合监管平台虽已实现了入院人员、重点科室、重点疾病、公共卫生服务和家医签约服务的全面监管，但在临床使用中仍面临数据存储时效性和精细化管理的挑战。首先，通过优化数据采集和存储流程，提高数据的实时性和准确性，确保能够基于最新、最全面的信息作出监管决策。其次，在优化数据采集和存储流程、提高数据质量的同时，必须强化数据保护措施，确保医疗健康信息的机密性、完整性和可用性。最后，系统还需建立全面的数据生命周期管理机制，包括数据的产生、存储、使用、销毁等各个阶段，确保数据在每个环节都能得到有效保护。

## 2.3.5　展望

随着医疗技术的持续进步与数字化转型的深入，医疗健康数据的存储与安全已经成为现代医疗机构不可或缺的重要环节。技术的不断创新推动了医疗数据存储能力的显著提升，使得医疗机构能够更加高效地管理和分析海量数据，挖掘其中的潜在价值。云计算、分布式存储等先进技术的应用，不仅实现了医疗数据的弹性扩展和稳定服务，还通过数据压缩、去重等手段进一步提升了存储效率。然而，在享受技术带来的便利的同时，数据安全与隐私保护也日益成为医疗机构的重点关注。随着法规政策的不断完善和技术创新的涌现，医疗数据的安全得到了更为全面的保障。数据加密、令牌化、数据脱敏及区块链等技术的综合运用，有效降低了数据泄露的风险，确保了数据的真实性和完整性。特别是区块链技术，以其去中心化、不可篡改的特性，为医疗数据的安全存储与传输提供了新的可能。

智能化技术在医疗数据安全防护中也扮演着至关重要的角色。借助机器学习、人工智能等先进手段，医疗机构能够更为精准地识别和预防潜在的安全威胁，确保数据的安全。同时，这些技术还为医疗数据分析提供了有力支持，有助于发现潜在的疾病模式，优化治疗方案，从而推动医疗服务质量的提升。

面对医疗数据的快速增长和不断变化的需求，跨学科的合作显得尤为重要。医疗机构与信息技术企业、科研机构的紧密合作，不仅推动了医疗数据存储与安全技术的创新，还共同解决了该领域的诸多难题。这种合作模式充分发挥了各方的专业优势，为医疗数据的安全存储与高效利用提供了坚实的技术支撑。此外，随着医疗数据的不断增长和技术的不断进步，对存储与安全解决方案的适应性和可扩展性提出了更高要求。未来的技术发展趋势将更加注重解决方案的灵活性和可扩展性，以满足医疗机构不断变化和升级的需求。同时，为了确保数据的长期保存和使用，技术的可靠性和稳定性也成为了重要的考量因素。

综上所述，未来的健康医疗数据存储与安全技术将在多个方面取得显著进展。通过云计算、分布式存储等技术的应用，医疗数据存储能力将得到显著提升；数据安全与隐私保护将借助先进的加密、脱敏和区块链技术得到更全面的保障；智能化技术的引入将助力医疗机构更精准地应对安全威胁，并推动医疗服务的优化；跨学科的合作将进一步推动技术创新和难题解决；而适应性和可扩展性则成为技术发展的关键考量，以满足不断变化的医疗数据存储与安全需求。这些技术的发展将为医疗服务质量的提升、医学研究和创新作出重要贡献，同时也需要政府和相关机构的法规政策支持和保障。

（李　新　韩成轩　李向阳　秦　垚　编写，曹　华　审校）

## 2.4 医疗健康数据质量评估与价值转化

### 2.4.1 国内外技术发展现状

随着我国居民经济收入和医疗健康水平不断提高、人口老龄化持续加剧、信息化和人工智能技术在医疗健康活动中的深入应用与发展，医疗数据正呈现爆发式、几何式的增长。医疗数据质量及数据质量评估结果直接反映医疗健康活动运行质量和服务水平，直接体现医疗资源利用效率和运行效能，间接影响医疗数据生产持续性和便利性，更关系着未来医疗数据规模化应用和价值转化。

从国内外医疗数据质量评估的研究和实践来看，医疗数据质量维度一般分为数据完整性、准确性、一致性和时效性。完整性是指数据是否完整无缺。如数据缺失可能会影响对患者病情判断和治疗方案选择，影响疾病临床科研数据质控和数据管理。准确性是指数据的正确性和精确度，错误的数据可能导致误诊、漏诊等严重后果，导致疾病临床科研进程延误和成本增加。一致性是指数据在不同来源之间的一致性，数据不一致可能导致疾病诊断和治疗的偏差，导致数据采集困难加大，数据治理复杂程度递增。时效性是指数据的更新速度和时效性，过期或延迟的数据可能会延误病情的发现和治疗，影响健康医疗活动的精准管理，影响疾病临床科研结果的全面性和科学性。

目前，信息化和人工智能技术已被广泛应用于医疗数据采集、数据治理、数据分析、数据统计等多环节，其中深度学习技术、数据挖掘技术、数据可视化技术、统计分析技术等应用于医疗数据质量评估和数据价值开发。

深度学习技术（deep learning）是一个多层神经网络，是机器学习方法的一个分支。近年来，Hinton 等通过研究多层神经网络，提高学习所需的计算机功能以及通过计算机 Web 的开发促进数据采购，使深度学习技术开发和应用成为可能。最终深度学习显示出高性能和高效率，解决了与语音、图像和自然语言有关的问题，并在 2010 年代被美国各大 IT 公司和研究机构广泛应用。深度学习技术作为一种复杂但强大的机器学习算法，不仅可以识别和提取海量医疗数据的复杂特征，还可以对医疗数据进行深度挖掘和分析，实现数据质量的控制和优化。

数据挖掘技术（data mining）是基于统计学、计算机科学、数学等多学科，从大量数据中将可信、有效、新颖的数据加以提炼，并且将这些数据进行深层次高级处理。常用的数据挖掘技术包括神经网络法、决策树法、遗传算法、粗糙集法、模糊集法、关联规则法等，通过数据统计、在线分析处理、信息检索、机器学习、经验汇总和结果展示等诸多过程来实现上述目标。数据挖掘可以帮助分析和评估医疗数据，发现不同数据间的关联性和潜在规律，预测健康医疗各个分类活动的未来变化和发展趋势。

数据可视化（BI）是通过将数据或信息编码为图形中的可视对象（例如，点、线或条）来传达数据或信息的技术，目标是清晰有效地向数据使用者传达数据或数据衍生成果，是数据分析的一个步骤或高级方法。根据 Friedman（2008）对数据可视化的定义，"数据可视化的主要目标是通过图形手段清晰有效地传递信息"。数据可视化技术有很多种，如条形图、饼图、散点图、热力图、树状图和地理图等，可以将数据以直观、易懂的形式呈现出来，帮助医疗机构和医生更好地理解和分析健康医疗活动中产生和积累的各种数据。

统计分析技术是统计学中的一种方法，主要用于从数据中提取有用信息，并进行数据分析和推断，以求最大化地发现数据的特点，开发数据的功能，发挥数据的作用。数据统计分析所依托的数学基础在 20 世纪早期就已确立，但直到计算机技术的出现和普及才使得统计分析技术的应用成为可能，并使数据统计分析得以推广和应用。统计分析技术有很多种，如描述性统计、假设检验、聚类分析、推论性统计和探索性数据分析等。这些技术有助于医疗机构对医疗数据进行处理和分析，发现数据间的关联性和潜在规律，生成具有特定目的或方向的数据统计结果。

## 2.4.2 国内外应用现状

当前我国医疗数据质量评估的研究与实践中，一些医院和科研机构主要集中于探索医疗数据质量评估的指标和方法，主要关注医疗数据的质量控制和标准化。例如：通过深度学习技术可以清洗医疗数据中的异常值和噪声。通过训练自动编码器，可以发现并剔除数据集中的异常观测值，提高数据的准确性和可靠性。通过深度学习技术在数据质量评估过程中，建立端到端的模型，对医疗数据的质量进行评估。如利用深度神经网络对医疗图像进行分类和识别，可以评估医疗图像的清晰度和准确度，建立源于医疗图像的患者治疗数据，从而为患者疾病早期诊断和决策提供参考依据。

应用数据挖掘技术和多维模型分析可以帮助医院和医生了解并分析患者全病程数据和疾病医疗质量问题。从医院排名靠前的多发病种中挖掘死亡患者数据的完整度和准确性，从中找出死亡率最高的几类病种，应用数据挖掘技术分析死亡率高的原因，如患者自身原因、诊断和治疗方面原因及医生原因等，从医疗行为所涉及的人、事、物等关系中找出与死亡率指标相关的，从而分析每个问题的根源，分析每个过程中的预警值，规范医院各个环节人员的医疗行为，改善该病种在院内，甚至区域内的整体诊治水平，提高医院运转效率和经济效益。

应用可视化技术，可以将健康医疗活动中各类业务数据全面完整地展示，发现数据完整性、准确性与及时性问题，提示医生在临床实践管理及业务执行工作的盲点与痛点，从而及时保障医疗数据质量。在患者疾病诊断和治疗过程中也能可视化显示患者生命体征数据，分析患者病情，为医生提供透明可视的医疗数据。利用数据模型和可视化技术，医生和患者可以根据自己的需求对数据进行过滤、排序和组合，以发现更有价值的多维数据展示。

2023 年 11 月 25 日，中国信息通信研究院等二十多家单位发布了《健康医疗数据价值评估标准体系》，从数据估值、数据资源管理、数据权益管理、数据合规管理、数据交易管理五大方向提出重塑健康医疗场景全生命周期流转规范，提供健康医疗数据服务价值依据，夯实健康医疗数据流通基础，为医疗数据价值评估与价值转化作出有益探索。

价值转化方面，国内部分互联网医疗平台和大数据公司利用高质量医疗数据进行用户画像分析和精准营销，为医疗机构提供更高效和个性化的服务，探索医疗数据的商业转化与应用。同时，部分医院和研究机构也在探索如何将海量医疗数据进行高质量、高水平治理和管理，将其转化为公共卫生和社会服务的数据资源，以更好地应用于智慧医疗产业和患者健康服务。

在国外，美国基于先进的科学技术和成熟的医疗管理水平，对于医疗数据质量评估和价值转化给予越来越多的关注。比如以医疗数据为基础建立医院比较评估体系。该体系是由美国政府主导的医疗质量评估体系，其数据全部来自美国老年和救助保险用户。该体系经过多次改革和调整，目前由六大部分组成，包括及时有效的医疗服务、重新入院、并发症及死亡率、门诊患者合理使用医学影像、平均费用、患者数量及医院消费者对医疗提供者与系统的评价。ChatGPT（chat generative pre-trained transformer）是美国人工智能研究实验室 OpenAI 新推出的一种人工智能技术驱动的自然语言处理工具，于 2022 年 11 月 30 日发布。在医疗健康领域尤其是医学领域，ChatGPT 模型已涵盖多个应用场景，充分展示了其在医学领域的潜力和创新，包括医学咨询和信息查询、医学文献总结、医学教育、药物用途副作用信息和用法建议、辅助临床诊断、病历报告和医学文本、个性化的治疗建议、医学知识解答、医学教育和培训、医疗信息管理和记录、患者交流和沟通等。基于其特性和其他领域的成功应用，预计 ChatGPT 在医疗数据模型和价值转化中具有广泛的潜力，可以支持多个工作方面，将深度融入临床治疗与诊断、临床科研工作之中，为临床医生和医学研究人员提供全面、高效、准确的支持，助力方案制订、质量管理、临床决策、科研转化和患者服务。

### 2.4.3　监管与法规

我国监管机构对于医疗信息化建设、医疗数据标准、医疗质量评估方面均提出不少法律法规和指导原则，以此规范医疗健康活动中的数据采集、数据治理、数据质控和数据价值开发，从而保证健康医疗行为的合规性和医疗数据的高质量特性。自 2016 年以来出台一系列法规如表 2-2 所示。

表 2-2　2016 年以来我国医疗数据相关法规

| 施行日期 | 监管机构 | 监管政策 | 说明 |
| --- | --- | --- | --- |
| 2016 年 6 月 24 日 | 国务院 | 关于促进和规范健康医疗大数据应用发展的指导意见 | 提出建立统一的疾病诊断编码、临床医学术语、检查检验规范、药品应用编码、信息数据接口和传输协议等相关标准，医疗数据标准化与医疗数据质量评估的遵循依据 |
| 2017 年 12 月 13 日 | 国家卫计委 | 医院信息化建设应用技术指引（2017 年版） | 明确数据质量与数据质量评价适用于多场景与信息化平台 |
| 2018 年 1 月 1 日 | 中华人民共和国第十二届全国人民代表大会 | 中华人民共和国标准化法 | 医疗健康活动与医疗健康数据质量评估的重要依据 |

| 施行日期 | 监管机构 | 监管政策 | 说明 |
| --- | --- | --- | --- |
| 2018 年 4 月 25 日 | 国务院 | 关于促进"互联网＋医疗健康"发展的意见 | 提出全面推进病案首页书写规范、疾病分类与代码、手术操作分类与代码、医学名词术语"四统一",医疗数据标准化与医疗数据质量评估的遵循依据 |
| 2018 年 4 月 13 日 | 国家卫健委 | 全国医院信息化建设标准与规范(试行) | 提出医院信息化建设中,应用可视化工具和新兴技术,进行数据质量评价和分析 |
| 2019 年 4 月 28 日 | 国家卫健委 | 全国基层医疗卫生机构信息化建设标准与规范(试行) | 提出全国基层医院信息化建设中,应用可视化工具和新兴技术,进行数据质量评价和分析 |
| 2020 年 12 月 14 日 | 国家卫健委、国家中医药管理局 | 全国公共卫生信息化建设标准与规范 | 全面提出数据质量控制、数据质量规则、数据质量分析、数据质量评价等要求,及时性、准确率、完整率为数据质量指标 |
| 2020 年 4 月 27 日 | 国家卫健委、国家药监局 | 药物临床试验质量管理规范(GCP) | 药物临床试验过程中,对电子数据采集系统、数据采集、数据质量标准和数据质量控制提出指导意见 |
| 2021 年 10 月 1 日 | 国家卫健委 | 医疗卫生机构开展研究者发起的临床研究管理办法(试行) | 对医院发起的临床研究过程中的数据采集、数据质量和数据管理提出意见 |
| 2021 年 12 月 1 日 | 国家药监局 | 药物警戒质量管理规范(GVP) | 药物警戒活动中,对数据采集、数据质量提出指导意见 |
| 2022 年 5 月 1 日 | 国家卫健委、国家药监局 | 医疗器械临床试验质量管理规范 | 医疗器械临床试验过程中,对数据采集、数据质量标准和数据质量控制提出指导意见 |
| 2022 年 8 月 31 日 | 国家卫健委 | 电子病历分级评价数据质量评估具体要求(2022 年修订) | 对基础数据统计要求、数据质量评估内容、数据质量实际统计方法这三大方面内容进行说明 |

美国、欧洲、日本及多个国际组织对于医疗健康活动中的医疗数据标准化均形成一定的规范和指导原则,详见表 2-3。

表 2-3　国际部分国家或地区医疗数据相关规范

| 监管机构 | 指导原则及规范 | 说明 |
| --- | --- | --- |
| WHO | 国际疾病分类 ICD,又称疾病和有关健康问题的国际统计分类 | 国际统一的疾病分类方法 |
| ICH | 监管活动医学词典 MedDRA | 各国监管机构认可的、生物制药行业使用的、临床试验方面的国际医学术语集 |

| 监管机构 | 指导原则及规范 | 说明 |
|---|---|---|
| WHO | 世界卫生组织药物词典 WHO Drug | 各国监管机构认可的、生物制药行业使用的、临床试验方面的药学术语集 |
| 美国 FDA | FDA CFR Part 11 | 确保医疗设备（计算机软件）的安全性和有效性，其中可能涉及数据质量 |
| 美国 CMS | 医疗保险和医疗补助服务中心发布的质量倡议 | 质量改进组织（QIO）计划要求医疗机构提交标准化、高质量数据以进行评估 |
| 美国 CDC | 疾病控制中心发布的数据质量指南 | 强调数据质量的重要性，并提供工具和资源帮助公共卫生机构提高数据质量 |
| 欧盟 | 通用数据保护条例 GDPR | 规定个人数据的处理（包括收集、存储、使用、共享等）标准 |
| 欧盟 | eHealth 行动计划和相关指令 | 要求成员国采取措施，确保电子健康记录的质量互操作性和安全性 |

在信息化和人工智能技术应用于医疗数据质量评估和管理方面，美国部分医疗机构采用先进的技术手段，如数据挖掘和机器学习等，对医疗数据进行自动化清洗和校验，提高数据处理的效率和准确性。美国鼓励第三方机构对医疗数据质量进行评估和认证。这些第三方机构通常是独立的、专业的，且具有相关资质和认证。它们通过对医疗机构的数据质量进行评估和审核，为医疗机构提供客观、公正的评价结果，帮助医疗机构发现数据质量方面的问题并提出改进建议。另外，美国联邦政府及各州通过鼓励患者参与数据采集和评估过程，收集患者的意见和建议，了解患者对医疗数据质量的真实感受和需求。同时，还通过建立患者满意度调查等机制，收集患者对医疗机构和医疗服务的评价，为医疗数据质量评估提供重要的参考依据。

欧盟通过制定评估标准和指标、建立数据质量框架、进行数据质量审计和检查、采用清洗软件、数据挖掘算法、自动化校验工具等评估工具和技术、促进数据共享和互操作性、加强培训课程、研讨会和在线资源等方式数据质量教育和培训，以及鼓励患者参与和反馈等多种方式进行医疗数据质量评估，推动各成员国、医疗机构和相关公司从业人员强化各健康活动中医疗数据的准确性、可靠性、一致性和可用性。

### 2.4.4 应用案例代表

当前，大部分医疗数据产生和存储于多个医疗信息化系统，如 HIS 系统、LIS 系统、CIS 系统等，这些海量数据通过信息化和人工智能技术处理后完成数据质量评估，对于提高健康医疗活动运营、医疗业务收入，改善医疗质量，降低患者投诉率等方面具有巨大的价值。本节将列举如下五个典型场景加以说明。

1. 基于深度学习技术的医疗图像质量控制

医疗图像是医生在疾病诊断、治疗和研究中重要的信息来源和参考依据，因此医疗图像质量的提高对于提升医疗影像学的准确性和可靠性具有重要意义。传统的医学图像通常受到成像设备的限制，导致图像的空间分辨率较低。以深度学习技术，如卷积神经网络和生成对抗网络（GAN）为基础，通过大规模的医疗图像数据集的训练，深度学习模型可以学习到图像中的复杂结构和纹理信息，并将其应用于低分辨率图像的辨别与优化，完成图像超分辨率重建。此外，还可以通过引入感知损失函数和自监督学习等技术提高图像重建结果的视觉质量。技术应用步骤为：

1）数据准备

包括原始医疗图像数据集的收集、清洗和预处理。采用合适的深度学习模型，对医疗数据进行规范化和降噪处理，确保数据的可靠性和一致性。

2）模型构建

根据医疗图像数据的特点和需求，选择合适的深度学习模型进行建模。如卷积神经网络和生成对抗网络用于医疗图像分类，递归神经网络用于时序数据挖掘等。

3）模型训练

利用标注好的医疗图像数据集，对所选的深度学习模型进行训练。采用适当的损失函数和优化方法，通过迭代更新和优化模型参数，提高模型的预测准确性。

4）数据质量控制

通过训练好的深度学习模型，对新的医疗图像数据进行质量控制。根据模型的预测结果，对新场景下的图像数据进行筛选、修正或标记，提高医疗图像数据的质量和可用性。

5）数据质量评估

利用已建立的深度学习模型，对医疗图像数据的质量进行评估。通过计算模型的预测精度、召回率等指标，综合评价数据的准确性和可信度。

深度学习技术已被应用于全国 50 多家三甲医院医疗图像质量控制和评估中，但具体实践中仍有许多挑战，仍有待进一步研究。首先，由于医学图像数据的获取成本较高，数据集规模有限，导致模型的泛化能力不足。因此，如何充分利用有限的医疗图像数据资源，并通过数据文本增强和迁移学习等方法解决数据稀缺性问题是非常关键的。其次，医疗图像超分辨率重建的算法效率也是一个需要考虑的问题。医学影像通常包含大量的数据，传统的图像超分辨率重建方法需要耗费大量的计算资源和时间。为了实现实时的图像重建，需要设计高效的网络结构和算法，并结合硬件加速技术来优化计算效率。最后，医疗图像超分辨率重建的结果应该是可解释的，能够得到合理的生物学解释。在模型设计中考虑医学领域的先期经验知识和规则约束，可以帮

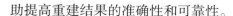

助提高重建结果的准确性和可靠性。

2. 数据挖掘技术在电子病历数据质量评估中的应用

电子病历作为医疗信息的主要载体，在医疗数据中占据着重要地位。其记录患者从入院到出院的疾病发生、发展和转归的全过程，为医疗管理及临床研究等提供丰富的信息。而实际工作中，电子病历数据却因各种原因存在着多样性、动态性、错误无效、不完整、一致性差等问题，相应的质量定量评估及治理措施又相对匮乏，严重影响其在医疗管理和临床科研中的二次利用和有效挖掘。通过数据挖掘技术对电子病历数据进行分析，可识别发现电子病历数据质量问题，并辅助完成数据质量评估。技术应用步骤为：

1）数据挖掘目标设定

数据挖掘需要计算机技术、数学等方向专业人才与医疗机构明确数据挖掘的电子病历数据对象和所期望得到的相关结果。

2）数据采集与目标数据库生成

根据对目标的分解和电子病历数据的理解采集相关数据，并根据不同的目标组织生成对应的数据库。例如需要获取和优化某疾病的诊疗方案，在目标数据库组织的时候就需要包含一定比例的成功病历和失败病历作为数据挖掘的训练例和对比例，以便最终能获取令人信服的结果。

3）数据清洗

主要处理缺失值、异常值、重复数据等问题。对于缺失值，可以采用插值、删除或填充等方法处理；对于异常值，可以采用统计方法、聚类方法或基于规则的方法进行处理；对于重复数据，可以采用基于规则或聚类的方法进行去重。

4）数据约简和投影

对清理后的数据进行约简与投影，主要包括选定具有代表性的属性子集，通过降低维度或变换格式的方法来减少有效数据变量，可以减少数据处理的时间和复杂性。

5）应用数据挖掘算法

根据数据挖掘的目标选取合适的数据挖掘算法，并将该算法应用于经过处理的数据上。例如，可以使用分类、聚类、关联规则等算法技术来发现电子病历多维数据之间的模式和关系。

6）评估和使用挖掘结果

由于医疗机构和医生对数据模型进行有效性和新颖性评价，利用发现的有用模式对数据质量进行评估，优化医生的诊疗流程或提供辅助决策支持，提高疾病诊疗效率。

集合统计学、计算机技术、数学等知识的数据挖掘技术已用于国内 110 多家医院的电子病历数据质量控制与评估，对于其他医疗信息数据的质控也具有一定参考价值。但电子病历数据作为医疗数据的重要组成部分，其数据质量不仅影响医疗数据治理的整体效果，还可能影响医疗质量管理，开展真实世界医学研究等临床科研的可行性与科学性。

3. 可视化技术在医院运营数据管理中的应用

传统医疗数据分析通常只会选择简单的几项数据进行统计与分析，其他数据的价值往往无法挖掘和体现出来。随着可视化技术的不断成熟和应用，有些医院决定放弃传统的数据分析形式（如人工整理、报表式软件），选择数据分析与可视化平台，从商业智能入手重新审视数据质量，化解数据分析与可视化问题，同时也为医院的临床业务和科研管理精细化运营带来支撑。其技术应用步骤为：

1）数据梳理

对医院的相关医疗系统数据进行梳理，明确数据类型、数据量大小、非结构化数据占比等关键问题，将脏数据和不完整数据过滤掉，解决数据质量参差不齐的问题，根据业务需要通过多种算法和计算程序实现聚合，从而构建统一的数据仓库。

2）可视化目标设定

医院业务部门和数据分析专家经过探讨，并最终确定数据分析与可视化项目的目标：对于医院业务进行全面、及时的分析；通过图表直观地反映医院医疗质量如何；对医疗物资或项目进行数据可视化管理；对入院患者进行360°用户画像设定和筛查。

3）可视化展现

医院在业务数据可视化分析信息化平台上建立看板，直接生成营收数据分析（包括医院月度总收入、环比增长率、门诊各科目收入、住院各科目收入等），门诊分析（包括门诊类型、挂号方式、患者类型、门诊数量等），住院分析（包括实时住院人数、床位使用率、诊疗结果等），数据会以图表的方式直观、自动呈现。

4）可视化视图应用

医院不断根据业务需要，进一步构建数据质量规则知识库、作业任务调度执行、数据质量报告、报告消息推送、数据质量问题处理等环节的数据质量闭环管理，形成数据质量改进治理流程，实现医院实时业务数据的全覆盖、全自动、全流程监管。

4. 可视化技术在临床研究数据质量评估中的应用

根据国内外有关临床试验的相关法规和指导原则，临床研究数据与源医疗数据相比在数据完整性、准确性、一致性和时效性方面拥有更高的标准和要求。我国药企、医疗器械、合同研究组织（CRO）、医院和科研机构发起或参与的疾病临床研究数据质量评估过程中，可视化技术针对临床研究一体化、数字化系统收集和汇总的多项目、多类型临床数据，通过数据集成、数据融合、数据审阅、数据转化和数据分析各个环节，分别从项目总览、入组进度、中心管理、受试者分析、AE/SAE 分析等多个维度帮助临床研究参与人员准确掌握临床研究数据质量，并评估临床研究数据质量对于项目运行和临床研究结果的影响程度，大幅提高了疾病临床研究的运行效率和管理水平。其技术应用步骤为：

1）数据集成

利用 ETL（extract-transform-load）技术对于 MySQL、Hadoop、Oracle 等源数据库进行分析，了解数据源的类型、结构、数据量等信息，完成数据提取和初步可视化展现，通过数据清洗完成数据的转换、清洗、映射和融合。

2）数据建模

根据数据可视化展现要求，对集成后数据从实体、属性、关系等多维度进行抽象和组织，形成适合标准化可视化、定制化可视化的数据结构。

3）数据展现

根据数据模型的特点和可视化需求，选择合适的数据存储方式，去除重复数据、填充缺失值、处理异常值等，将数据从原始格式转换为适合可视化展示的格式，将数据映射到相应的可视化图表和组件，最终形成可供评价临床数据质量的表格、图形、图像等。

如可视化技术应用于项目总览可以实现对项目进度、完成延期、项目入组和中心入组整体数据的全部掌握；用于项目进度则可以实现对单个临床研究项目在中心进度、患者入组、访视管理、项目监查、PD（方案违背）情况等多个数据指标与质量进行统一展现；用于受试者分析则可以从受试者多个指标按访视／采集时间线展现数据质量情况，也可从时间轴查看单个受试者治疗历程；用于 AE/SAE 分析，则统一展现 AE/SAE 的发生时间、发生频率、持续时间及其他可能与其相关的描述，用于更大证据范围内讨论 AE/SAE 的结果。

5. 统计分析技术在流行病数据质量评估和统计分析中的应用

流行病数据统计有助于卫生机构和科研机构认识某类流行性疾病发生、流行的规律性及对居民健康和劳动力的影响程度，可以全面地反映人口的健康水平。因此流行病数据质量对于编制国家保健计划、评价防治措施效果具有十分重要的意义。统计分析技术在我国卫生管理部门、医院、科研机构流行病数据质量评估及流行病数据统计中已得到广泛认可，部分信息化公司将多种统计分析技术集成至数字化平台，已可以在线一键智能化完成流行病数据的统计分析。比较典型的应用如下：

1）描述性统计

最基础的统计分析方法，包括数据的频数分析、集中趋势分析（如平均值、中位数、众数）、离散程度分析（如方差、标准差）及数据的分布形态（如偏度、峰度）。统计量可以帮助初步了解流行病数据的分布和特征，从而评估流行病数据的合理性和可靠性。

2）探索性数据分析（EDA）

一种更为深入的数据分析方法，主要通过绘制各种统计图形（如直方图、散点图、箱线图等）发现数据中的模式、异常值和关联。EDA 可以帮助更直观地理解数据，并发现可能的数据质量问题。

3）假设检验

一种基于样本数据对总体做出推断的统计方法。在数据质量评估中，可以使用假设检验判断样本数据是否符合预期的分布或特征，从而评估数据的准确性和一致性。

4）回归分析

一种用于研究变量之间关系的统计方法。在数据质量评估中，可以使用回归分析探索数据中的潜在关系，并预测未来的趋势。如果回归模型能够很好地拟合数据，那么可以被认为数据质量较高。

## 2.4.5 展望

目前，由于医疗数据繁多且存储于多类不同介质，数据隐私和安全保障属于重要考量因素，数据互联互通与数据管理能力薄弱，严重制约了人工智能、大数据等新兴技术在医疗数据质量评估中的应用，严重影响医疗数据在临床诊疗、患者康复、药械临床研究、疾病临床科研等多领域的价值转化。具体如下：

1）数据质量难以保证

由于临床诊疗是临床数据的主要数据来源，其目前信息化水平与数据质量对临床数据的价值开发与应用产生了许多挑战。一方面，目前不同医院和地域所采用的医疗信息系统在数据录入、编码、格式等标准难以统一，再将其清洗、整合的过程中需耗费大量时间和人力成本，且数据孤岛现象严重，无法实现互联互通。另一方面，国内不同地区医院的信息化水平差异较大，临床医生日常诊疗所占用的时间较多，缺乏足够的时间和动力完善患者病历记录及其他相关数据，使得原始数据存在重复、缺失、错漏、不一致等不同程度的数据质量问题。

2）信息化和新兴技术应用少

与数据在其他行业的应用不同，对医疗数据质量评估和价值深度挖掘，不仅需要医疗机构与从业人员遵循统一规范对数据进行标准化采集和管理，更需要依靠创新的信息化和新兴技术快速应用，贯通医疗数据的关联性和因果性，进而才能具备数据分析和价值转化的基础。

3）相关监管规范有待明确

国家卫健委已在最新发布的办法中明确，"各级各类医疗卫生机构和相关企业事业单位"是医疗健康大数据安全和应用管理的责任单位，但在多类型医疗数据如何授权、如何保证数据安全性、如何在不同层级医疗机构进行数据质量评价、如何科学地执行不同应用场景下的数据质控等问题仍有待明确。

4）数据价值与商业模式不确定

上述挑战进一步使得临床应用面临数据要素转化和商业模式上的不确定性，尤其是医疗数据应用，需要各方共同探讨形成从数据采集、存储、整合、分析到应用的完整闭环。然而，诊疗数据主要来自医生个性化诊疗行为，可能使得采集后的数据难以匹配数据应用的需求。而临床数据应用催生出新的生产和组织形式，可能对传统业态已经形成的利益格局造成影响。若无法平衡新旧利益的冲突，其应用在推广过程中也可能遇到阻碍。

在未来，国内外监管机构将出台更多、更明确的法律法规和指导原则，也会有更多医院、研究机构、医疗大数据公司等形成细致的分工合作，新兴技术创新与管理模式创新将共同推动医疗数据质量评估和价值转化。

1）政策支持力度将持续加强

随着国家对健康医疗大数据行业的重视和支持，特别是在"十四五"规划的实施和数字经济战略的深入推进中，将有更多有利于医疗数据整合应用和价值转化的政策文件和规划方案出台。这不仅将为医疗数据评估提供更为指导性的数据质量体系建设和数据质量管理支撑，而且将加速医疗数据在多个应用场景下商业价值转化的进程。

2）技术创新能力将不断提升

新兴技术的不断发展和成熟，如人工智能、云计算、物联网等，将在健康医疗领域催生更多的技术创新和应用示范。这些技术创新将极大地提升健康医疗大数据的价值挖掘能力和应用效果，从而进一步推动医疗数据质量评估与价值转化的发展。

3）医疗数据垂直细分领域的发展

随着健康医疗大数据市场的不断扩大，可以预见该领域将逐渐向更垂直、更细分的方向发展。例如，消费级健康数据、蛋白组数据、基因数据等不同类型的数据应用领域将得到进一步的发展。这不仅将为医疗数据质量评估提供更多元化的评估标准，同时也将为数据的价值转化提供更丰富的应用场景。

4）更加注重个性化需求的满足

在精准医疗需求的驱动下，未来的医疗数据质量评估将更加注重满足医疗机构和从业人员的个性化需求，需要根据不同场景、不同患者的个性化需求，支撑以高价值医疗数据为驱动力的更加精准、个性化疾病诊治和患者服务。

总之，随着信息化、人工智能技术和大数据技术在医疗健康领域的进一步深化，通过深度学习技术、数据挖掘技术、自然语言技术、机器学习等新兴技术推动医疗数据在不同地区、不同医院、不同场景下的数据标准化和集成化，必将推动高质量医疗数据在卫生监管决策、医院管理改革、数字诊疗创新、药械产品研发、医生临床科研、患者健康服务等多领域实现经济价值、社会价值和商业价值的持续性转化和应用。

（庄永龙　高秋军　李庆虹　杨心溥　编写，孙　新　审校）

## 参考文献

［1］陈敏，刘宁 . 医疗健康大数据发展现状研究 [J]. 中国医院管理，2017, 37(2): 3.

［2］董家鸿，杨爱平，冯晓彬，等 . 健康医疗大数据创新应用 [M]. 北京：清华大学出版社，2023.

［3］惠华强，郑萍，张云宏 . 医疗大数据研究面临的机遇与发展趋势 [J]. 中国卫生质量管理，2016, 23(2): 3.

［4］浪潮软件集团有限公司，中国信息通信研究院，中南大学湘雅医学院，等 . 基于数据要素的健康医疗数据交易模式研究 [EB/OL]. (2023-12-01)[2024-06-19]. https://flbook.com.cn/c/VCjxI6qsY6.

［5］刘辉，叶荔姗 . 基于分布式存储与计算技术的健康医疗数据共享应用实践 [J]. 中国卫生信息管理杂志，2021(1): 143-146.

［6］清华大学金融科技研究院 . 数据要素化 100 问：可控可计量与流通交易 [M]. 北京：人民日报出版社，2023.

［7］史丹，何辉，薛钦源 . 数据分类分级制度与数据要素市场化：作用机制、现实困境和推进策略 [J]. 福建论坛（人文社会科学版），2024(4): 58–76.

［8］王艳红，孔玲，付艳艳，等 . 隐私计算技术标准化路径分析与建议 [J]. 信息通信技术与政策，2024, 50(1): 32-36.

［9］王哲，邓勇 . 医院数据安全合规利用分析 [J]. 中国医院院长，2023, 19(2): 77-81.

［10］周佳琳，韩傲雪，刘毓炜，等 . 医疗健康行业数据安全研究 [J]. 中国卫生事业管理，2021, 38(12): 916-917, 921.

［11］周午凡，董宏伟，张丽霞 . 国外隐私计算最新进展及对我国的启示 [J]. 通信世界，2022(5): 32-35.

［12］朱庆华，王晰，赵宇翔 . 数据要素在医疗健康领域的内涵、价值与应用 [J]. 图书情报知识，2024, 41(2): 13–17.

［13］RODRíGUEZ-BARROSO N, STIPCICH G, JIMéNEZ-LóPEZ D, et al. Federated Learning and Differential Privacy: software tools analysis, the Sherpa.ai FL framework and methodological guidelines for preserving data privacy[J].Information Fusion, 2020, 64: 270-292.

# 第3章

## 数字医疗产品的评价方法

## 3.1 数据来源、安全和标注

一款优秀的数字医疗产品应具备可靠、多样的数据来源，强大的安全性能，以及高质量的标注。评价时应全面考虑这些因素，以确保产品的实际效果和用户体验。

### 3.1.1 数据来源评价

医疗数据来源评价的理论基础包括数据科学、统计学、医学信息学等学科知识。这些理论为评价数据的可靠性、准确性和完整性提供了指导。评价医疗数据来源时可以采用多种模型，如数据质量评估模型、数据安全性评估模型等。这些模型可以根据实际需求进行选择和调整，以确保评价结果的客观性和准确性。

在评价一款数字医疗产品时，首先需要关注其数据来源的可靠性、多样性和合规性。可靠的数据是数字医疗产品的基础，决定了产品的准确性和有效性。医疗数据来源评价是确保医疗数据质量和安全性的重要环节。实际应用中需要根据具体场景和需求进行方案的设计和调整，以确保评价结果的客观性和准确性。

1. 可靠性

产品的数据来源是否经过了严格的筛选和验证，以保证数据的质量和准确性？有无多来源的数据融合技术，以提高数据的可靠性？可靠性理论是评估数据可靠性的基础。它主要关注数据在一段时间内的一致性和稳定性，以及数据是否准确地反映了患者的真实情况。常见的可靠性评价模型包括克隆巴赫系数、重测信度法、折半信度法等。这些模型可以根据数据类型和评价目的进行选择。例如，克隆巴赫系数常用于评估问卷类数据的内部一致性，而重测信度法则用于评估数据在不同时间点的稳定性。

数据收集可靠性：需要确保数据的来源清晰、收集方法标准、收集过程规范，以减少数据误差和失真。

数据处理可靠性：需要对数据进行清洗、去重、归一化等处理，以确保数据的质量和准确性。

数据分析可靠性：需要采用适当的统计分析方法，对数据进行深入挖掘，以评估数据的可靠性和准确性。

2. 多样性

数据是否涵盖了各类患者群体和多种疾病类型？多样性的数据有助于提高产品的适应性和泛化能力。数据多样性理论是评估数据多样性的基础，主要关注数据的离散程度和分布情况。在医疗领域，数据的多样性可以反映患者的不同特征和疾病状况，对于提高诊断准确性和治疗效果具有重要意义。常见的医疗数据多样性评价模型包括熵值法、层次分析法、模糊综合评价法等。这些模型可以根据数据的特点和评价目的进行选择，通过不同的指标和方法来评估数据的多样性。

数据来源评估：需要了解数据的采集途径和来源，以确保数据的真实性和可信度。

数据类型评估：需要分析数据的类型和格式，如文本、图像、数值等，以确定数据的可利用价值和多样性。

数据维度评估：需要从时间、空间、特征等多个维度对数据进行评估，以了解数据的变化趋势和分布情况。

特征提取与评估：需要采用特征提取技术，从数据中提取有意义的特征，以反映数据的多样性和差异性。

3. 合规性

数据的收集和处理是否符合相关的法律法规，如隐私保护法、健康信息保护法等？是否取得了患者的知情同意？医疗数据合规性的理论基础主要包括法律法规、伦理原则和标准规范等方面。这些理论为医疗数据的合规性提供了指导和约束，确保数据的合法、合规和安全。常见的医疗数据合规性评价模型包括《健康信息安全管理体系认证证书》（ISO 27799）、《健康保险可携带性和责任法案》（HIPAA）、《经济和临床健康信息技术法案》（HITECH）、《通用数据保护条例》（GDPR）等。这些模型提供了对医疗数据合规性的全面评估，包括数据安全、隐私保护、风险管理等方面。

建立合规性管理体系：医疗机构需要建立完善的合规性管理体系，明确数据的收集、存储、使用、加工、公开等全流程的管理要求和操作规范。

制定合规性审查机制：医疗机构需要对数据的合规性进行定期审查，确保数据的合法、合规和安全。同时，需要建立应急预案和风险应对机制，以应对可能出现的合规性问题。

加强员工培训和意识提升：医疗机构对员工需要加强合规性的培训和意识提升，确保员工了解并遵守相关法律法规、标准规范和伦理原则的要求。

建立第三方审计机制：医疗机构可以建立第三方审计机制，对数据的合规性进行审计和评估，确保数据的合法、合规和安全。

### 3.1.2　安全性能评价

随着数字医疗的发展，数据安全和隐私保护问题越来越受到关注。因此，产品的安全性能也是评价的重要一环。在评估医疗数据安全性时，需要确保数据的安全性和隐私保护。可以采用加密技术、访问控制等方式来保护数据的安全性和隐私性。医疗数据安全性能评价的理论基础包括信息安全管理、网络安全、密码学等学科知识，这些理论为评价医疗数据的安全性能提供了指导。

1. 数据加密

产品是否采用了足够强度的加密技术，以防止数据被非授权访问？医疗数据安全加密的理论基础主要包括密码学和数据安全传输技术。密码学提供了数据加密和解密的算法和机制，而数据安全传输技术则保证了加密数据在互联网上的安全传输。常见的医疗数据安全加密评价模型包括加密算法的强度、密钥管理机制、加密数据的存储和传输等方面。这些模型可以对医疗数据的加密安全性进行全面评估。

密钥管理：建立完善的密钥管理机制，确保密钥的安全存储和传输。

加密数据的存储：对加密后的数据进行安全存储，采取合理的备份和恢复措施，确保数据的可靠性和可用性。

加密数据的传输：确保加密数据在互联网上的安全传输，采取有效的传输加密技术和协议。

加密性能评估：对加密算法的性能进行评估，确保加密处理不会对医疗数据的处理和分析造成影响。

2. 访问控制

是否有完善的数据访问控制机制，确保只有经过授权的人员才能访问相关数据？医疗数据安全访问控制的理论基础主要包括访问控制和身份认证。访问控制技术可以限制对医疗数据的访问权限，而身份认证技术可以确保访问者是经过授权的合法用户。常见的医疗数据安全访问控制评价模型包括访问控制策略的制定和执行、身份认证机制的可靠性、审计和监控机制的有效性等方面。这些模型可以对医疗数据的访问控制安全性进行全面评估。

访问控制策略：制定合理的访问控制策略，根据用户角色和权限限制对医疗数据的访问。

身份认证机制：建立多层次的身份认证机制，包括用户名密码、动态令牌、生物识别等技术，确保用户身份的合法性和真实性。

数据泄露应对措施：建立完善的数据泄露应对措施，包括数据备份、应急响应和事件处置等，以应对可能发生的数据泄露事件。

### 3. 数据备份与恢复

是否有可靠的数据备份和恢复机制，以应对数据丢失或损坏的情况？医疗数据安全和数据备份与恢复评价的理论基础主要包括数据备份与恢复技术、数据冗余与可用性原理等。这些理论为评价医疗数据备份与恢复的安全性和可靠性提供了指导。常见的医疗数据安全和数据备份与恢复评价模型包括备份数据的完整性、可恢复性、备份策略的有效性等方面。这些模型可以对医疗数据的备份与恢复安全性进行全面评估。

备份数据完整性：确保备份数据与原始数据一致，没有缺失或损坏。可以采用校验等方式验证备份数据的完整性。

可恢复性：备份数据应具有良好的可恢复性，可以在需要时迅速还原数据。应定期测试备份数据的可恢复性，确保恢复流程的可靠性和有效性。

备份策略有效性：评估现有备份策略是否合理，包括备份周期、备份方式、存储介质等，确保备份数据的覆盖面和可用性。

数据冗余性：评估数据冗余程度，确保数据的可用性和可靠性。根据实际情况，可以考虑采用多副本、分布式存储等技术提高数据的冗余性。

备份中心安全性：确保备份数据存储在安全可靠的环境中，防止未经授权的访问和篡改。可以采用加密技术对备份数据进行加密保护。

灾难恢复计划：建立完善的灾难恢复计划，包括应急响应、数据重构、系统恢复等方面的流程和措施，确保在重大事故发生时能够迅速恢复正常运营。

培训和意识提升：加强相关人员的培训和意识提升，使其了解并掌握医疗数据备份与恢复的相关知识和技能，提高整体的安全意识和风险意识。

### 4. 隐私保护

产品是否采用了匿名化、去标识化等手段，以保护患者的隐私？医疗数据安全隐私保护评价的理论基础主要包括隐私保护和信息安全。隐私保护关注如何合理地收集、使用和共享医疗数据，确保患者的隐私权益不受侵犯；信息安全则关注如何采取有效的技术和管理措施，防止医疗数据被未经授权的访问者获取或篡改。常见的医疗数据安全隐私保护评价模型包括匿名化处理、差分隐私、泛化技术等。这些模型提供了对医疗数据隐私保护的全面评估，包括数据脱敏、加密、匿名化等方面。

数据脱敏：对敏感的医疗数据进行脱敏处理，如删除或遮盖敏感信息，使用假名或匿名标识等，以减少数据泄露的风险。

加密技术：采用加密技术对医疗数据进行加密处理，确保数据在存储和传输过程中的保密性和完整性。

匿名化处理：通过匿名化技术将医疗数据中的个人标识信息隐藏或删除，以保护患者隐私。常见的匿名化处理方法包括 k- 匿名和 l- 多样性等。

访问控制和身份认证：建立完善的访问控制和身份认证机制，限制对医疗数据的访问权限，并确保访问者是经过授权的合法用户。这可以通过使用多层次的身份认证机制和强密码策略来实现。

安全管理制度：建立完善的安全管理制度，包括数据安全政策、操作规程、应急预案等，确保医疗数据的安全保密得到有效管理和控制。

安全培训和意识提升：加强员工的安全培训和意识提升，使其了解并遵守医疗数据安全隐私保护的相关规定和操作要求，提高整体的安全意识和风险意识。

### 3.1.3 标注质量评价

对于大多数机器学习模型而言，标注数据的质量直接决定了模型的效果。因此，标注质量的评价同样重要。在评估医疗数据质量时，可以从数据完整性、准确性、一致性等方面进行评价。可以采用自动化工具或人工审核方式进行数据清洗和校验，以确保数据的可靠性。

1. 标注准确性

数据的标注是否准确？有无进行标注质量的审核或校验？标注准确性关注标注结果与真实值之间的差异。通过对标注结果进行分析和评估，可以得出标注质量的评价结果。

定义标注精度，明确标注精度的定义和计算方法，以便对标注结果进行准确评估。

2. 标注完整性

数据是否覆盖了所有需要标注的场景和情况？有无遗漏？医疗数据标注完整性评价的理论基础主要是数据完整性评估。数据完整性关注数据的完备性和一致性，即数据是否全面、准确、无遗漏地反映了真实情况。在医疗数据标注中，完整性评价关注标注内容是否覆盖了数据集的所有方面，没有遗漏任何重要信息。基于规则的模型通过预设规则对标注内容进行检查，判断是否遗漏了某些重要信息。

3. 标注一致性

不同标注者之间的标注结果是否一致？是否存在标注偏差？医疗数据标注一致性评价的理论基础主要是数据一致性评估。数据一致性关注不同标注人员对同一数据集的标注结果是否一致，即标注结果是否具有可靠性和准确性。在医疗数据标注中，一致性评价关注不同标注人员对同一病例或数据的标注结果是否相同或相似，利用机器学习算法对标注结果进行训练和学习，评估标注结果的一致性和准确性。

### 4. 标注效率

标注的流程是否高效？有无降低标注效率的冗余步骤？理论上，医疗数据标注效率评价的理论基础主要是项目管理、生产效率和资源优化等方面的理论。这些理论关注如何在有限的时间和资源内实现最大的效益和产出。在医疗数据标注中，效率评价关注如何提高标注过程的效率，减少时间、人力和资源的消耗。基于时间的模型通过分析标注过程所需的时间来评估效率；基于成本的模型通过分析标注过程的成本来评估效率；基于产出的模型通过分析标注过程的产出质量、数量和速度来评估效率。

定义标注效率：明确标注效率的定义和度量标准，以便对标注过程进行准确评估。

分析标注过程：对标注过程进行详细分析，了解标注所需的时间、人力和资源消耗。

制订改进措施：根据分析结果，制订改进措施，包括优化标注流程、提高标注技能和采用自动化工具等。

实施改进措施：实施改进措施，并持续监控标注过程的效率。

评估改进效果：对改进措施的效果进行评估，并根据评估结果进行调整和优化。

建立反馈机制：及时将评估结果和改进建议反馈给相关人员，以便持续改进和提高标注效率。

培训和指导：对标注人员进行培训和指导，提高其标注技能和效率。

持续改进和优化：持续改进和优化标注过程，提高标注效率和质量。

## 3.1.4 典型案例

### 1. 皮肤病互联网医院平台

1）产品介绍

湘雅医院皮肤病互联网医院平台是一个线上线下一体化的医疗服务体系。该平台基于健康医疗大数据，汇集湘雅医院的各种数据，并利用这些数据为患者提供全面的皮肤病诊疗服务。主要利用大数据分析、云计算和人工智能等技术，对医院的数据进行深度挖掘和分析，为患者提供个性化、精准的医疗服务。该平台的预期用途是为患者提供在线咨询、在线复诊、线上处方、药品配送、患者管理、慢病续方、远程会诊转诊等核心服务，同时为医生提供健康档案、健康画像、检验检查结果互认、完善健康档案、智能辅助诊疗等功能，提升医疗服务的效率和质量。该平台适用于所有需要皮肤病诊疗服务的人群，特别是那些需要长期管理和随访的患者。

2）获批及文献发表情况

该平台已经获得了相关部门的批准，并已经在多个学术期刊上发表了相关的研究成果。这些成果证明了该平台在提高医疗服务效率和质量方面的有效性。

3）临床使用情况

目前，该平台已经为数万名患者提供了服务，关注用户 165 万人、实名认证患者 34 万人、注册医师 46 人、线上服务 26 万人次。其中包括在线咨询、在线复诊、线上处方等服务。同时，该平台也已经有成熟的商业模式，并得到了医疗保险的覆盖。

4）讨论

如何进一步提高服务的精准性和个性化程度，以满足患者的不同需求，也是该平台未来需要关注和解决的问题。最后，如何扩大服务范围，将该平台的服务推广到更多的地区和人群，也是该平台需要思考和解决的问题。

2. 功能性电刺激康复系统

1）产品介绍

功能性电刺激（functional electrical stimulation，FES）康复系统（型号：BM-FES-001）利用低强度的脉冲电流刺激神经，从而诱发肌肉运动或模拟肌肉自主运动，以达到改善或恢复被刺激肌肉或肌群功能的目的，是帮助患者重建神经肌肉运动功能的重要手段。该系统由英国索尔福德大学高级研究员、济南大学教授团队开发，依托工信部人工智能创新医疗器械揭榜挂帅项目开展，产品创造性设计了模块化电刺激激发器，实现了中枢神经损伤患者的上肢运动功能精细化重建，解决了上肢多自由度复杂运动控制难题。在临床中有助于改善患者肌力、维持关节活动度、改善患者综合运动功能、促进患者运动功能恢复。产品面向因中枢神经损伤造成的肢体运动功能障碍患者，适用于神经内科、神经外科及康复医学科使用。

2）获批及文献发表情况

*Medical Engineering & Physics* 上发表"A novel method of using accelerometry for upper limb FES control"，*Frontiers in Neuroscience* 上发表"FES-UPP：a flexible functional electrical stimulation system to support upper limb functional activity practice"，*Frontiers in Neurology* 上发表"A three-site clinical feasibility study of a flexible functional electrical stimulation system to support functional task practice for upper limb recovery in people with stroke"等，该产品已经完成医疗器械产品型式检验，获批二类有源医疗器械注册证（鲁械注准：20222090686），证明了该系统在康复医学方面的先进性和有效性。

3）临床使用情况

目前该产品已经被广泛应用于康复医疗领域，帮助患者实现肢体动作的精细化重建，如帮助患者实现如拿杯子喝水、倒水、开关控制、足下垂等复杂训练任务，同时可适用于与四肢联动设备开展联合治疗。该产品目前在山东省千佛山医院、山东省立三院、山东第一医科大学附属中心医院、上海中医药大学附属曙光医院、英国南安普顿大学、复旦大学、南京信息工程大学等 30 余家三甲医疗机构和中外高校科研机构采用。

4）讨论

尽管功能性电刺激康复系统是目前国内唯一一款利用功能性电刺激技术帮助患者实现复杂运动功能重建的产品，但一些技术仍待提高。如帮助患者实现手势控制或手指精确控制问题一直是我们关注的前沿领域研究。下一步，产品将基于矩阵式电极技术完成产品迭代，帮助患者实现手势控制或手指精确控制。

3. 医共体信息平台

1）产品介绍

医共体信息平台是专为紧密型县域医共体和市域医联体设计的综合解决方案，它深度集成了大数据和人工智能技术，以推动资源共享、业务协同、人财物统一管理，同时提供"互联网＋便民惠民"服务，并助力智慧基层医疗建设。该平台功能丰富，覆盖"现场－院前－院中"急救、云诊室服务、慢病管理、重点人群健康监测、健康风险预警和中西医结合等多个应用场景，确保了医疗服务的全面性与高效性。数据管理方面，平台的数据来源经过严格筛选和验证，确保其准确性和可靠性，同时数据的多样性来自医疗机构、科研院校、政府部门等，形成了全面的数据体系。平台严格遵守相关法律法规，保障数据的合规性。安全性能方面，平台采用先进的数据加密技术，实施严格的访问控制策略，并建立完善的数据备份和恢复机制，同时严格遵循隐私保护原则，确保患者和医务人员的个人信息得到严格保护。数据标注方面，平台注重标注的准确性、完整性和一致性，通过优化标注流程和工具，提高标注效率，为数据分析提供了高质量的数据基础。

2）获批及文献发表情况

基于大数据的紧密型县域医共体信息平台于 2023 年 12 月 7 日通过山东省信息技术与信息化科技成果评价，标志着县域医共体领域达到了国内领先水平。在《中国医院管理》上发表《整体性治理下我国县域医共体信息化建设现状分析》等成果。

3）临床使用情况

黑龙江省绥化市兰西县医共体平台建设，实现医防融合、数智赋能，为医共体建设注入"数字动能"。兰西县是以县中医院牵头，联合 16 个乡镇卫生院或社区卫生服务中心，建设紧密型县域医共体。信息化方面建设了基于大数据的医共体平台，实现县、乡、村三级医疗数据汇聚、治理形成主题库。通过区域影像中心、区域检验中心、双向转诊平台实现基层到中医院、省医院等协同业务，通过人事、物资系统实现兰西人事、物资的统一管理，通过健康兰西系统，居民可以实现预约挂号、远程问诊、智能导诊、个人健康档案查询。

4）讨论

医共体信息平台在数据管理、安全性能和标注质量方面均展现出了卓越的能力。这些优势不仅为医疗服务提供了全面且高效的支撑，也为医疗行业的数字化转型和升级提供了有力的支持。

4.国家健康医疗大数据中心

1）产品介绍

国家健康医疗大数据中心（北方），简称"北方中心"，是在国家卫生健康委员会和山东省人民政府的双重领导下，由山东健康医疗大数据管理中心负责日常管理的国家级大数据综合服务平台。该平台以推动"健康中国"战略为己任，不仅作为新型关键基础设施驱动新旧动能转换，更是黄河流域生态保护和高质量发展的核心支撑。它融合人工智能、区块链、隐私计算等前沿技术，构建"一湖三台"的统一规范、统一标准、统一服务的大数据架构，形成包括数据湖、数据中台、业务中台、开放应用平台在内的综合能力体系，全面服务于健康医疗领域的数据处理、分析挖掘及应用需求，加速医疗信息技术的创新发展。在数据管理方面，"北方中心"展现出了卓越的可靠性、多样性和合规性，严格遵循标准收集数据，确保数据的准确性和可靠性；同时，广泛的数据来源和严格的合规管理，保障了数据的多元化和合规性。在安全性能方面，"北方中心"采用基于国产商用密码的六维安全防御体系，覆盖数据全生命周期，运用数据加密、访问控制、数据备份与恢复等技术，确保数据传输和存储的安全性，并有效保护患者隐私。在数据标注方面，"北方中心"注重标注的准确、完整、一致和高效，通过优化流程和工具，确保标注结果真实反映数据特征，提高标注效率，降低成本。

2）获批及文献发表情况

"北方中心"已经获得国家卫生健康委员会的正式批复，并得到了学术界和业界的广泛关注。在《中华疾病控制杂志》上发表了《国家健康医疗大数据中心（北方）》，为健康医疗大数据领域的研究和应用提供了宝贵的经验和参考。

3）临床使用情况

"北方中心"在临床应用中取得了显著成效。通过深度治理超 1 亿人口的健康医疗数据，平台为临床研究和决策提供了有力的数据支持。同时，平台还具备智能编码映射、电子病历非结构化、条件随机场变量智能提取等人工智能组件，能够进一步提高数据处理和分析的效率和准确性。未来，"北方中心"将继续深化与临床应用的结合，推动健康医疗大数据在更多领域的应用和发展。

4）讨论

"北方中心"在数据源管理、安全性能及数据标注质量方面均展现出卓越的性能。这不仅为健康医疗领域的数据处理、分析挖掘及应用服务提供了有力支持，也为我国新旧动能转换和健康中国建设作出了积极贡献。未来，我们期待"北方中心"能够继续发挥其独特优势，为我国健康医疗大数据的发展和应用作出更大贡献。

（李　新　韩成轩　李向阳　秦　垚　编写，郭薇薇　审校）

## 3.2 科研伦理

### 3.2.1 国内外数字医疗伦理

近年来，以人工智能医疗为主力军的数字医疗领域快速崛起，为传统医疗行业带来了革命性的变革，本节以人工智能医疗为例，概述数字医疗在国内外的情况。

1. 欧盟

欧盟对于人工智能的监管采用立法的形式，走在了对人工智能立法监管的国际前列。2023 年 6 月，欧洲议会全体会议通过《人工智能法案》授权草案，成为世界第一份关于规范人工智能的统一立法，展现出欧盟为人工智能设定全球标准的意图。该法案的突出特点是将人工智能风险划分为不可接受风险、高风险、有限风险、极小风险或无风险四个等级，以确保人工智能系统的稳定和安全。

2. 美国

美国对人工智能的监管主要以审慎监管为主，监管力度相对宽松，重在激励与促进人工智能的创新与发展。2017 年 1 月在美国加利福尼亚州阿西洛马召开的"有益的人工智能"（Beneficial AI）会议上提出了"阿西洛马人工智能原则"，包括安全性、故障透明、判决透明、职责、价值观一致、人类价值观、个人隐私、自由与隐私、共享利益、共享繁荣、人类控制、非颠覆、人工智能军备竞赛等。电气与电子工程师协会（Institute of Electrical and Electronics Engineers，IEEE）于 2017 年 12 月发布了第 2 版《以伦理为基准的设计：人工智能及自主系统以人类福祉为先的愿景》，并提出五个核心伦理原则：人权、福祉、问责、透明、慎用。2023 年美国发布的第 1 版《人工智能风险管理框架》属自愿适用的指导性文件，为鼓励人工智能的创新与发展，美国政府更倾向于放松监管，提出对特定人工智能领域可以采取非监管措施。

3. 英国

英国对于数据驱动的健康和护理技术采取了支持创新的态度，并确定了人工智能开发和使用需要遵守的五项伦理原则，形成了跨部门人工智能伦理初步框架。2021 年 1 月，英国卫生和社会保健部发布了《数据驱动的健康和护理技术行为准则》，探讨了国家医疗服务系统和健康和护理系统中使用数据驱动技术出现的伦理挑战。2023年 3 月，英国发布《促进创新的人工智能监管方法》白皮书，提出人工智能在各部门的开发和使用中都应遵守的五项跨部门伦理原则，根据具体情况发布指南，形成跨部门人工智能伦理初步框架。

4. 韩国

韩国先进科学技术研究院于 2018 年 4 月 4 日发布了《人工智能伦理规范》，其中一条原则是"人工智能应遵循显性和隐性人类意图"。然而，在执行前，人工智能应要求人们确认其隐性意图（如果涉及多人，且他们的意图不同，人工智能应该遵循优先级最高或关系最密切的人的意图），该条原则与平等地分享、访问、使用人工智能技术的要求相冲突，更加强化其权利地位关系。

## 3.2.2　数字医疗应用伦理挑战

随着数字医疗热度提升及越来越广泛的应用，在其相关领域中存在的问题也逐渐显现出来。尽管数字医疗在提高医疗效率、降低医疗成本及改善患者体验等方面具有显著优势，但在实际应用中也面临着诸如数据隐私安全、算法透明、结果可信及医学人文等方面的挑战。

1. 数据隐私安全

数据隐私安全是数字医疗领域面临的重大问题。数字医疗领域的研发与应用需要收集和使用大量的个人及群体诊疗信息，特别是在生成式人工智能领域及个体化的健康管理领域，这些信息均属于个人信息乃至敏感个人信息，如何确保这些数据在存储、传输和处理过程中不被泄露或滥用，是业界需要关注的焦点。同时，在数字化过程中，患者的医疗记录、病史等信息可能会被广泛传播，如何确保这些信息不被滥用或泄露，保护患者的隐私权，也是业界需要深入研究的课题。上述信息一旦被泄露，将可能导致个人隐私权、家族隐私权及群体隐私权被侵害并产生严重的后果。例如，ChatGPT开源库曾出现漏洞，使部分用户能看到其他用户的对话内容、姓名、电子邮件地址甚至支付信息。

此外，医疗数据还可能受到黑客攻击，导致数据丢失或被恶意利用，给患者和医疗机构带来严重后果。

2. 算法与人群歧视问题

数字医疗可能会产生主观和客观上的人群歧视的风险。主观层面，数字医疗的程序有可能在设计者的层面就存在偏见与歧视，目前从事数字医疗程序设计的人员多为男性、白人、青年人群，在算法编程中可能存在对于女性、黑人和老年或幼年人群的歧视，且单一的语言和人群训练数据将导致模型产生代表性偏差；客观层面，由于自主学习算法的不透明性，系统经过深度学习后习得了偏见与歧视，这种有意或者无意的偏见与歧视会导致不公平，或者对某些特定群体不利。有学者提出"数字社会与人类社会实际上是一种镜像关系，即人类社会无法避免的歧视问题，在数字社会也同样无法避免，甚至在数字空间中愈演愈烈"。

3. 可信度与可解释性问题

医疗行业使用的专业术语有别于其他通用类行业语言，医疗行业的数据通常有其特殊性。数字医疗基于算法对数据进行训练，但算法本身无法对训练数据进行标注与核实，常常可能生成看似准确但本质错误的误导性内容，产生"幻觉"。算法黑箱及算法不透明可能会严重影响社会群体利益，甚至有可能通过辅助决策与执行影响公共政策。例如，ChatGPT 算法使用了复杂的神经网络模型进行学习和推理，需要大量输入数据以训练模型，但却很难直接解释模型在决策时所依据的因素，从而使得决策过程难以被了解、审查或者验证。

4. 失控风险

数字医疗的不断发展需借助大数据来实现模型在深度学习方面的"自主性"，特别是在人工智能模型的训练中，其基于海量数据和超强计算能力而超越人类，"智能算法基于其不透明性和自主性逐渐脱离了工具化的范畴"而逐步占据主导地位，从而形成人工智能算法与人类之间的技术主导关系。鉴于人工智能在其深度学习后而产生的自主性和主导性，应加强防范其对数字医疗系统可能造成的失控风险。

5. 责任认定问题

在数字医疗服务中有两个关键角色，一个是医生，另一个是"机器"，如果在数字医疗服务中出现医疗损害，如何界定医疗损害责任问题是数字医疗领域，特别是人工智能医疗领域一直以来的困境。从一款数字医疗产品研发至应用的阶段，存在多个环节，是产品研发阶段的问题？还是产品生产过程的问题？还是医生应用不当的问题？还是人工智能算法"自主决策"的问题？

### 3.2.3 数字医疗的伦理考量

科学与信息技术的迅猛发展及大数据时代的到来，加速了数字技术与医疗健康行业的深度融合，促推传统医疗向数字医疗转型，特别在 ChatGPT、谷歌 Bard、Adobe Firefly 等生成式人工智能模型发布后，数字医疗领域呈现前所未有的繁荣景象。

然而，尽管数字医疗领域的发展为传统医疗带来了革命性的变革，但同时也面临诸多挑战。数字医疗技术的迭代更新与广泛应用，也引发了以人工智能为代表的数字医疗领域的伦理困境及其治理等问题的广泛讨论。数字医疗除了需遵循传统经典的伦理原则外，还应结合数字医疗的特点而遵循其特定的伦理原则，特别是在数字医疗产品研发阶段（包括设计、测试、运行、优化等环节）融入伦理考量极为必要，从而加强数字医疗研发的伦理治理，发展负责任的数字医疗。

国家卫健康印发的《涉及人的生命科学和医学研究伦理审查办法》提出"涉及人的生命科学和医学研究应当尊重研究参与者，遵循有益、不伤害、公正的原则，保护隐私权及个人信息"的伦理原则。数字医疗基于其海量数据为基础、信息技术为支撑、学科交叉为核心、人机交互为媒介等特点，对于数字医疗产品及治疗方法等相关研究的伦理考量需将数字医疗的特点与伦理原则有机结合。

### 1. 科学性

不科学的研究设计必定是不符合伦理原则的。对于企业发起的临床试验，《药物临床试验质量管理规范》和《医疗器械临床试验质量管理规范》中均提出"伦理委员会应当对临床试验的科学性和伦理性进行审查"；对于研究者发起的临床研究，《医疗卫生机构开展研究者发起的临床研究管理办法（试行）》中也强调"所有的临床研究均应通过科学性审查和伦理审查"。同时，《涉及人的生命科学和医学研究伦理审查办法》中也提出了要对项目初始伦理审查提供"科学性论证意见"，并在第十九条中强调伦理审查的重点内容之一是"研究方案是否科学、具有社会价值，并符合伦理原则的要求"。综上所述，尽管在项目管理层面上应建立独立的科学性审查机制，但在伦理审查中对研究设计的科学性审查仍是必不可少的，伦理审查的要素中包括但不限于科学依据与科学价值。

基于伦理视角的科学性审查考量因素包括研究背景和目的、研究方法和研究对象等。数字医疗领域研究通常涉及数据、算法、算力等有别于传统医学研究的技术壁垒，因此，在科学性审查中更应注重对于技术层面的考量。

#### 1）研究背景和目的

研究目的应该是明确且重要的，有助于增进人类福祉与知识、促进资源公平分配、改善生活质量或者解决实际问题和满足社会需求，坚持公共利益优先，共建人类命运共同体。

如果研究背景不充分或研究目的不明确、不合理，那么研究就可能被认为不合理而无法得到伦理辩护。在数字医疗领域，研究可能涉及大量患者数据，因此明确、合理的研究目的是防止数据滥用的先决条件。

#### 2）研究方法

在数字医疗领域，研究方法可能包括数据挖掘、机器学习、深度学习等，要加强对算法要素和算法程序的透明性审查。研究方法应该经过严格的科学验证，确保其科学性、安全性及可靠性，充分考虑是否存在其他更安全、更有效的研究方法，同时关注方法的适用性、准确性和可重复性，确保研究结果的可信度。如果研究方法存在缺陷，则研究结果不可信，甚至可能对研究对象造成不必要的风险。

3）研究对象

研究对象应该是合适的，以确保其代表性和广泛性。在数字医疗领域，研究对象可能需要包括不同年龄、性别、疾病状况的患者，避免因研究对象选取不合适而产生数字医疗应用的数字鸿沟。数字医疗产品研究还需考虑其预期用途、使用场景和核心功能等选取合适研究人群。同时关注研究对象的选择标准和样本量，以确保研究结果的普遍性和实用性。如果研究对象选择不当，那么研究结果就可能不适用于目标人群，甚至可能会造成不必要的风险。

2. 合理的风险与受益

合理的风险与受益比是评估研究开展的先决条件，同时也是获得伦理辩护的基础。在研究开展前，需要考虑诸多因素来权衡可能的风险和预期受益，以确保研究的合理性和伦理性，保障研究参与者的安全和福祉。在伦理审查中应全面评估研究所有可能面临的各种风险，包括直接风险和间接风险，这也是确保研究质量和伦理责任的重要环节。

1）直接风险

直接风险主要是对研究参与者的身体、心理、社会等方面的潜在影响。以脑机接口技术研究为例，由于技术本身及辅助设备的复杂性可能出现新的治疗方法对研究参与者身体造成负面影响；同样，在上述研究中，设备将采集研究参与者的神经信号进行处理和输出，如果无差别采集和处理神经信号，研究参与者的意识活动将完全暴露而使得脑隐私透明化，这将可能对研究参与者造成极大的负担和对心理健康产生影响；同时，研究参与者的社会地位、人际关系等也可能会受到试验的影响。

2）间接风险

间接风险则是指研究对社会道德、伦理及秩序等方面的影响，包括如数据隐私泄露、医疗信息滥用、影响社会公平秩序等。这些间接的风险通常不会在第一时间显现出来，但一旦发生此类风险将造成严重后果。

数字医疗是基于海量数据，利用先进的数据分析和机器学习技术，对医疗数据进行深度挖掘和智能分析，从而为患者提供更精确、高效的医疗服务。在数字医疗领域，研究可能涉及大量敏感的医疗数据，因此需要确保数据来源的合法性及隐私保护措施的充分性，以保护患者隐私和数据安全。特别是在使用生成式人工智能执行任务时，往往需要用户提供其相关的信息用以解决问题，这些内容可能被用于模型的训练、学习和优化，进而被置于公共领域，一方面，这不仅可能侵犯用户个人隐私，也可能会泄露他人信息；另一方面，对于数据的真实性、准确性和倾向性也可能会导致模型生成内容存在误导和负面倾向性。例如，脑机接口技术因其算法独特性、不透明性及不确定性可能导致信息解码的误读和误导，也可能造成人类对信息决策丧失主动权。此外，伦理审查也应关注数字医疗应用的公平性与普适性问题，避免数字医疗应用所引起的资源分配不均和稀缺现象的出现，例如在不发达地区可能由于设备落后和技术人员缺乏等问题使数字医疗应用和普及受到限制，或因数字医疗价格昂贵而使得其仅有少数人负担得起，从而加剧地区间、人群间的医疗资源分配不平衡。

因此，对于数字医疗的伦理审查应更加充分关注在研究过程中潜在的风险，确保研究成果不会被滥用。

3）风险防控与预期受益

研究应制定有效的风险控制措施，确保在研究过程中尽可能降低风险。数字医疗技术具有系统复杂性，在一定程度上可能存在着"技术黑洞"从而引发技术本身乃至技术背后隐匿的未知风险，更应注意对隐匿风险的评估与控制，避免因技术缺陷而导致的研究风险；同时，加强对于潜在可能引起的社会风险的评估与控制，以维护公众利益和社会稳定。在研究过程中，应遵循伦理原则，确保受试者权益得到充分保障，并采取措施防止研究结果的误用。

预期受益包括研究可能带来的各种预期受益，包括直接受益（如在身体健康、生活质量等方面的改善）和间接受益（如在科学进步、知识技能及疾病诊治等方面的提升）。权衡时，需要确保预期受益大于研究风险，以保证研究的合理性和伦理性。

3. 知情同意

数字医疗研发的基础数据通常来源于医疗卫生机构的常规诊疗的各类医疗数据，根据《个人信息保护法》的规定，健康信息属于敏感个人信息，而对于处理敏感个人信息应当取得个人的单独同意（个人信息的处理包括个人信息的收集、存储、使用、加工、传输、提供、公开、删除等），因此，对于数字医疗研发数据处理的知情同意是必不可少的。然而，对于数字医疗领域的研发，特别是人工智能类大模型的训练，往往需要海量数据支撑，对于数据挖掘的知情同意模式和内容是伦理审查的核心要点。

1）知情同意模式

在医学研究领域，知情同意的模式可概括为具体知情同意（specific consent）、泛知情同意（broad consent）、动态知情同意（dynamic informed consent）及选择退出同意（out-put）等模式。不同的知情同意模式存在相应的优缺点：具体知情同意能够较充分地告知研究内容，但实际执行困难重重；泛知情同意可以较方便地操作，但告知内容往往受限；动态知情同意因研究过程中可能存在的不确定性而需要再次知情而较难操作；选择退出同意则采用默示同意的方式未能充分征得个人同意。

综上所述，不同的知情同意模式各有优缺点，伦理审查应依据研究类型而选择可行的、合适的知情同意模式，但需注意，无论采取何种知情同意模式均应遵循知情同意原则。

此外，因数字医疗领域的特殊性，应特别注重考虑知情同意内容是否有效被告知及避免捆绑式知情同意。通常一款数字产品在使用前均有"隐私政策或使用条款声明页面"内容告知，需由用户授权点击阅读同意后方可使用，然而尽管设置了最短阅读时长，但基于声明内容极其冗长及字体较小等原因，通常很难完整阅读；另外，如点击"不同意"则将不能使用此类数字产品，对于这种捆绑式知情有悖于用户的选择权和公平权。这种捆绑式知情同意的做法，不仅让用户感到无奈，也引发了关于隐私保护和数据安全的担忧。在数字化时代，个人信息已经成为一种宝贵的资源，而各种数字产品背后的公司往往通过各种手段收集用户的个人信息，以实现精准营销和个性化服务。然而，这种捆绑式知情同意的做法，却让用户在使用数字产品时不得不放弃自己的隐私权和选择权。

2）知情同意内容

《涉及人的生命科学和医学研究伦理审查办法》第三十六条明确提出知情同意书应当告知的12项内容，这12项内容是研究知情同意书普适性的告知要求，但就数字医疗领域而言，因其有别于传统医学研究而应额外注重其特殊性，以下是针对数字医疗领域，在知情同意书中应额外注重的几个方面。

（1）数据隐私保护：由于数字医疗研究涉及大量的个人健康数据，研究参与者应被告知他们将被采集哪些数据及这些数据将被如何存储、处理和共享，研究将采取哪些措施来保护数据的安全和隐私；对于未来研究，应告知研究参与者其被采集的这些数据将有可能用于哪些领域的研究，是否会再次征得研究参与者的同意；同时也应告知研究参与者，如果数据发生泄露将对其本人及与其相关联人的影响。

（2）研究技术风险：数字医疗研究可能涉及新兴技术和设备，其涉及行业知识壁垒，应注意尽量避免使用专业术语或"行话"，并使用通俗易懂的方式向研究参与者解释研究的内容。同时，研究参与者也应被告知这些技术或设备的潜在风险和局限性，与现有的治疗方式的区别和优缺点，以及可能出现的未知风险及副作用。

（3）研究间接风险：如前所述，数字医疗因其研究的特点可能涉及潜在的间接风险，对于此类风险的告知应更加全面，特别是对于参加研究可能引起的未知的对研究参与者本人、家庭及人群的风险，从而使研究参与者能够更全面地衡量是否参与研究。

（4）研究结果反馈：研究参与者应被告知将如何获取研究结果，以及结果可能对他们的健康产生什么影响。

（5）退出研究机制：研究参与者应被告知他们拥有随时退出研究的权利及该如何操作，退出研究可能对他们产生的影响，特别是已经收集和处理的个人数据将会如何处理。

### 3.2.4 应对数字医疗伦理挑战的建议

数字医疗作为现代医疗领域的一种新兴技术，给我国医疗行业带来了前所未有的变革。与此同时，数字医疗在伦理、隐私、安全等方面也带来了一系列挑战。面对这些挑战，我国必须高度重视并尽快完善数字医疗的伦理审查机制，以确保这项技术在充分发挥其优势的同时最大限度地保护患者的权益。

1. 制定数字医疗伦理规范指南

数字医疗正逐渐崛起并在全球范围内引发广泛关注，未来将有望成为推动全球医疗体系变革的重要力量。数字医疗的应用范围广泛，涵盖了医疗信息化、远程医疗、智能医疗设备、医疗大数据等多个领域。数字医疗因其跨学科、技术复杂及不确定性等特点而不同于传统医学研究，因此，应为数字医疗研发与应用量身制定其伦理规范指南，为相关的领域及行业提供依据与标准，在数字医疗产品及治疗方法研发阶段接入伦理价值研判和伦理价值对齐，对于"数字产品"与"人"的共情能力的差异要重点关注，从源头评估产品研发符合伦理原则，有益于人类社会进步。

2. 完善数字医疗伦理审查机制

设立数字医疗专业伦理审查委员会，加强伦理审查与其他领域的密切合作，共同应对数字医疗技术带来的风险，如在伦理委员会委员构架中增设人工智能及算法、信息安全等领域的专家合作，提高技术安全性能，审查底层算法的伦理性，应重点关注技术的潜在风险，如数据隐私泄露、算法偏见等，并采取相应措施进行风险控制，从而确保研究设计的风险最小化，保证对人类社会发展有益。同时，建立审查评价指标体系和质量管理体系，采用包容审慎的态度对数字医疗技术进行监管，完善相关法律法规，明确数字医疗技术的研发、应用和推广等方面的规定，保障患者的权益和数据安全。

3. 制定技术标准，促进数字医疗向善发展

根据《"健康中国 2030"规划纲要》和《关于促进和规范健康医疗大数据应用发展的指导意见》的战略部署要求，应根据行业发展现状和人民健康需求制定对数字医疗产品的准入、运行、应用等一系列技术标准，保护患者隐私和数据安全，促进医疗资源的均衡分配，共同推动数字医疗在基层医疗卫生服务中的普及。倡导多方参与协作，政府应该制定有利于数字医疗发展的政策，医疗机构应该积极引入和推广数字医疗技术，科技公司应该提供创新且安全的数字医疗解决方案，患者应该积极参与并反馈自己的需求，共同推动数字医疗向善发展。

**（张　钰　编写，陈亚红　审校）**

## 3.3 临床疗效评价

### 3.3.1 评估指标

临床疗效评价是指对医疗干预措施的效果进行评估和判断的过程。通过科学的评价方法，可以客观地衡量医疗干预措施的疗效，对于改善患者的健康状况，提高医疗质量具有重要意义。

评估医疗产品有效性常用的指标包括生存率、症状缓解率、疾病复发率等。对于数字医疗产品，在传统指标的基础上还需关注特定的指标，确保其在数字化环境中的性能和价值。以下是一些常用的评估指标。

1. 常规医疗产品评估指标

生存率（survival rate）：生存率是指接受某种治疗的患者或患某种疾病的人中，经若干年随访（通常为 1、3、5 年）后，尚存活的人数所占的比例。生存率是测量疾病严重程度和考核治疗措施效果的指标，可用于评价治疗的远期疗效。

治愈率（cure rate）和有效率（effective rate）：是指治愈人数 / 治疗有效人数占接受治疗总人数的比例。常用于病程较短而不易引起死亡的疾病。

症状缓解率（symptom relief rate）：患者症状缓解或消失的百分比。用于评估治疗是否有效缓解患者的症状，常见于疼痛、恶心等症状的治疗评估。

疾病复发率（disease recurrence rate）：患者在治疗后疾病再次出现的百分比。适用于评估治疗后疾病是否存在复发风险，常见于癌症等慢性疾病。

不良事件率（adverse event rate）：由治疗引起的不良事件的百分比。医疗不良事件是指临床诊疗活动中及医院运行过程中，任何可能影响患者的诊疗结果、增加患者的痛苦和负担并可能引发医疗纠纷或医疗事故，以及影响医疗工作的正常运行和医务人员人身安全的因素和事件。不良事件率常用于评估药物治疗的安全性。

需要治疗的人数（number needed to treat，NNT）：为了挽救一个患者免于发生严重不良结局事件，需要治疗的患者数。NNT 能充分显示不同防治措施的效果大小和临床意义。NNT 数量越小，治疗措施的实施意义越大。

患者报告的结局指标（patient reported outcomes，PRO）：是一组由患者对治疗效果进行评价的软指标，由患者本人报告或由调查者记录患者本人的回答。PRO可以用于评估患者的主观感受、自觉症状及与治疗措施密切相关的患者满意度，通常包括生存质量和健康状况两方面的内容，如评估患者的疼痛、疲乏、情绪改变、患者的满意度和工作恢复能力等。PRO 通常使用量表进行评价，如诺丁汉健康量表（Nottingham health profile，NHP）、生存质量指数（quality of wellbeing index，QWI）、疾病影响量表（sickness impact profile，SIP）等。

2. 数字医疗产品评估指标

数据精确性（precision）：是指数字医疗产品对同一对象的观测数据在重复测量时数据的接近程度。数据精确性主要表现为以下两个方面。①粒度精确性：主要指属性值的细化和综合程度，即数据字段值的范围是否合适。②计算精确性：字段值的精度是否符合标准要求。精确性更关注数据本身的离散或重合程度。

数据准确性和可靠性（accuracy and reliability）：指数字医疗产品输出结果的准确性和可靠性，即数据的正确程度。可用于评估数字诊断、监测等产品的性能，确保其结果能够可靠地支持医疗决策。

用户黏性或依从性（engagement or compliance）：指用户持续使用数字医疗产品的频率和患者对药物或治疗手段的接受程度和遵守情况。用户黏性是用户使用产品时产生的持续使用意愿，是无论外部环境如何变化或营销如何努力，用户仍然坚持重复访问和使用同一产品的特性。

临床疗效评价：是评估医疗干预措施效果的重要方法。合理有效的评价方法可以帮助医生判断治疗效果，选择最佳的治疗方案，提高医疗质量，改善患者的健康状况。在未来的研究中，需要进一步完善和创新临床疗效评价方法，提高评价结果的准确性和科学性。在评估过程中，重要的是根据具体的产品类型和应用场景选择合适的指标，并综合考虑这些指标的结果，以综合评估数字医疗产品的全面表现。

## 3.3.2　临床试验设计

临床疗效研究通常采用临床试验设计，既可以是实验性研究也可以是观察性研究。数字医疗产品在临床试验中的设计方法通常取决于产品的类型、目的及所针对的疾病或健康状况。依据临床疗效研究的常用设计方案和数字医疗产品的实际应用情况，下面介绍常见的数字医疗产品临床试验设计的一般原则。

1. 研究类型

随机对照试验：目前数字医疗产品的临床试验大多采用随机对照试验，以评估数字医疗产品的效果。其目的是进行数字产品或数字疗法与常规医疗方法的对比，或新出现的数字产品与以往数字产品的对比，在疼痛、精神心理、康复治疗等方面应用广泛。

非随机对照试验：数字医疗产品的非随机对照试验大多采用自身前后对照试验设计，主要应用于通过游戏、学习或锻炼等方法进行干预的数字医疗产品。急诊科疼痛评分＞ 3 分的患者中，使用身临其境的虚拟现实体验（virtual reality，VR）20 min 即可减轻患者之前的疼痛、愤怒和焦虑水平。

队列研究：常包括回顾性队列研究和前瞻性队列研究。回顾性队列研究大多以真实世界数据为基础，探求已被临床应用的数字医疗产品的最佳方式或应用效果。一项针对处方数字疗法 pDTx 商业用户的真实世界数据的回顾性队列研究，纳入了 2020 年 7 月 1 日—2021 年 12 月 31 日开始使用的所有年龄 ≥ 18 岁且诊断为尿失禁的女性患者。pDTx 由一个阴道内运动传感器和一个基于应用程序的软件程序组成，可指导运动锻炼和次数，监测症状和结果，并提供健康教育。使用 pDTx 的患者可以在手机的软件程序上查看结果，以帮助其遵守盆底肌肉训练，并每月向临床医生进行报告，以促进对治疗依从性和症状变化的监测。结果显示，使用 pDTx 患者的泌尿生殖系统窘迫量表评分显著下降，且患者在 8 周内实现了统计学和临床症状的显著改善。前瞻性队列研究适用于对患者进行长期的观察，评估慢性病的数字监测和干预产品，如慢性疾病的追踪、管理与治疗，以了解数字医疗产品对疾病发展的长期影响。

横断面研究：用于数字医疗产品的准确性判断，如诊断准确性和治疗正确性。例如 307 名具有泌尿系统症状的 50 岁以上女性患者到数字医疗保健或实体医疗机构就诊（数字组 278 例，实体组 40 例）。与实体医疗机构就诊患者相比，在数字医疗保健就诊的患者，其疾病的诊断依据更加详细，拥有两种及以上诊断依据的患者比例更高。

交叉设计试验：参与者在试验期间接受多个干预，以评估数字医疗产品的短期效果，如改善特定症状的应用。

2. 研究对象

数字医疗产品的临床试验设计与传统临床研究一样，均需要制定研究对象的纳入与排除标准，以保护受试者的安全并确定研究人群的特征。由于部分数字医疗产品的功能为监测和追踪，其研究对象的纳入与排除标准可较为宽泛。

1）一般人群

描述：对一般人群进行研究，以了解数字医疗产品在整个人群中的应用效果。

应用：适用于面向广大群体的数字健康监测和促进产品。

2）高危人群

描述：研究面向高危人群，以评估数字医疗产品对高危患者的干预效果。

应用：适用于数字医疗产品在早期干预或高危患者管理方面的情况。

3）特定疾病患者群体

描述：针对某一特定疾病的患者进行研究，以评估数字医疗产品在这个特定群体中的效果。

应用：适用于数字医疗产品专注于特定疾病管理或治疗的情况。

3. 结局指标

合适的结局指标能反映患者、医师和其他决策者所关心的临床问题及所得证据决策的预期用途。结局指标通常设置一个主要终点，若一个主要终点不足以说明治疗效果，可采用双终点或共同终点。次要终点可根据研究目的设定多个。

4. 样本量

样本量具体计算方法根据研究设计类型、主要结局指标和参数估计等的不同而各异。样本量一般依据主要终点估计，同时也取决于干预措施预期作用的大小，研究所期望达到的精确度，灵敏度，Ⅰ、Ⅱ类统计错误的概率，以及研究的分组数。

5. 干预措施

1）数字监测和追踪

描述：使用数字技术收集和监测患者的生理指标、行为或症状。

应用：适用于评估数字医疗产品在疾病监测和追踪方面的效果。

例如，美国的一家数字疗法公司开发了一种 AI 患者交互机器人，它运用 AI 技术，通过监测患者服用药物的时间和方式来提供药物依从性帮助。该系统包含不同算法输入，可以通过其在患者家中与患者的接触，学习其特定的行为和偏好，更好地为患者提供服务。

2）数字治疗和干预

描述：利用数字技术提供特定的医疗治疗或干预。

应用：适用于评估数字医疗产品在疾病治疗和干预方面的效果。

例如，交互式智能手机应用程序（HERB digital hypertension 1，HERB-DH1）可以评估高血压患者的个性与行为特征及高血压决定因素，帮助用户结合经医学验证的非药物干预措施（包括限制盐摄入、控制体重、定期锻炼和限制酒精摄入）促进生活方式的改变。在未使用抗高血压药物的情况下，与常规生活方式干预相比，HERB-DH1 联合常规生活方式能明显降低 24 h 动态血压、家庭自测血压和诊室血压。

3）行为干预

描述：通过应用提供健康教育、促进健康行为等的信息数字手段影响患者的行为。

应用：适用于数字医疗产品，旨在通过改变行为促进健康的情况。

例如，Somryst 是一款经过 FDA 审批，适用于 22 岁及以上人群治疗慢性失眠的数字处方。用户可以通过智能手机或者平板电脑下载 Somryst，里面包含 6 ~ 9 周的个性化课程和活动计划，通过训练用户的大脑以获得更好的睡眠。Somryst 把临床上推荐的睡眠认知行为疗法（cognitive behavioral therapy for insomnia，CBT-I）整合成一种可以用智能手机学习的课程，用户可以在家学习并通过互联网与医生沟通治疗效果。

数字医疗产品相对于传统临床试验在设计上具有以下特殊性。①实时数据监测和分析：数字医疗产品可以实时收集和监测患者的健康数据，如心率、血糖水平等，这使得临床试验可以基于更及时、更全面的数据进行分析和决策。②远程参与和监测：数字医疗产品可以支持患者在家中或日常生活环境中参与临床试验，通过远程监测设备收集数据。这种设计不仅可以扩大临床试验的参与者范围，还能减少患者到访医疗机构的频率，增加患者依从性，降低试验成本。③快速迭代和优化：数字医疗产品的另一个特点是能够快速迭代更新。在临床试验过程中，根据中间结果和反馈，产品功能和算法可以迅速调整优化，以提高治疗效果。而传统临床试验通常在试验设计确定后很难做出大的修改。

总之，数字医疗产品的临床试验设计在实时性、远程监测、快速迭代等方面，都显示出与传统临床试验不同的特点和优势。在设计数字医疗产品的临床试验时，关键是选择适当的研究设计、目标人群和干预措施，以确保研究的科学性和可靠性。同时，需遵循伦理规范和法规，确保试验的安全性和合规性。

### 3.3.3 数据收集分析

数据是数字医疗中基础的生产资料，其来源众多，如医院相关健康医疗数据，互联网相关的健康医疗数据，生物科技相关的健康医疗数据，药企研发、生产及商业化的数据，保险业务相关的健康医疗数据等。其中，真实世界数据（real-world data，RWD）是来源于日常收集的各种与患者健康状况、诊疗和保健有关的数据。更广泛的定义中，除了传统临床试验以外的数据都可以作为 RWD。在研究中，RWD 分为常规收集的健康医疗数据、基于研究目的主动收集的数据及混合数据。常规收集的健康医疗数据是指常规工作、基于规范管理而收集的数据；基于研究目的主动收集的数据同字面意思，因特定的研究目的而收集的数据。而真实世界证据（real-world evidence，RWE）是指通过对适用的 RWD 进行恰当和充分分析所获得的关于干预，如药物使用的潜在获益 – 风险的临床证据，是干预有效性和安全性评价证据链的重要组成部分。收集真实世界数据是真实世界研究的关键环节，也是数字医疗进行临床试验中的重要环节。RWD 现广泛存在于医疗和卫生多个领域，可用于医疗产品的评估和政策制定、疾病临床研究、辅助疾病管理和临床决策等。

在实际数据收集过程中，可能会遇到流程缺乏严格管控及数据的可追溯性差等问题，影响后续数据的有效使用。因此，电子化数据采集平台在数字医疗产品中起着不可或缺的作用，其数据库结构化程度高，数据便于挖掘、管理，电子化系统能够为临床试验研究过程提供透明、精准的数据管理，保证数据的真实可靠。电子采集平台可以实现多个功能，例如能全面采集患者多方面的数据，真实反映患者的诊疗环境。常规的临床研究在收集患者数据中，专业人员评估记录一部分数据，另一部分来源于患者的自我感受反馈，部分数据可能会有遗漏，导致数据的不可靠。电子采集平台通过多维度的数据收集，可以提供更为全面的数据。电子数据采集平台包括了软件结构、数据库以及功能模板等部分。

数字医疗产品进行临床试验时，收集的数据形式多样，其存储的数据体量也是远远多于普通临床试验数据，可以涵盖多个地点、多个时期、多种形式的临床数据。通常临床试验研究获取和收集到研究对象的临床资料，需要将信息转移到病例报告表中，最后转移到数据库中进行统计分析和评价。在数字医疗产品中，各类技术不断进步，临床研究数据库的构建形式和软件正在发生着变化，主要体现在两条技术路线的产生。一条是与临床信息化改造结合，将临床信息库转变为临床研究数据库，直接利用信息库资料进行研究；另一条是使用临床研究网络数据库，将各个中心的病例资料形成临床研究网络数据库，包括临床资料的上传、存储、整理、研究实施过程中的管理等功能，并可以完成对随访信息进一步追踪、通知。数据存储后，可分为结构化数据、非结构化数据和半结构化数据。

结构化数据，也称定量数据，一般是指高度组织和整齐格式化的数据，使用关系型数据库表示和储存。结构化数据以行为单位，每一行的数据属性相同，表示同一个实体信息；能够用数据或统一结构加以表示，也能够用二维表结构来逻辑表达实现，包含属性和元组。这类数据的储存和排列具有规律，易于搜索、操作、分析等。在数字医疗产品中，结构化数据主要包含患者记录、保险记录、药品记录等。

半结构化数据是结构化数据的一种形式，介于完全结构化数据和完全无结构数据之间，它具有结构的数据，但结构变化很大，不能简单地组织成一个文件按照非结构化数据处理，也不能简单地建立一个表与它相对应。半结构化数据一般是自描述的，数据的结构和内容混在一起，没有明显区分，最具代表性的就是 XML 文档。

非结构化数据是指无固定结构的数据，包括所有格式的办公文档、文本、图片、各类图像、音频、视频等。一般直接整体进行储存，储存为二进制数据格式。有统计资料显示，结构化数据仅占到全部数据量的 20%，其余 80% 都是以文件形式存在的非结构数据和半结构化数据。非结构数据产生速度快、体量大，占用存储空间大，使用和处理操作困难，不能将其标准化，缺乏有效技术对其进行处理和分析，导致非结构化数据无法发挥最大程度价值。因此，需要更加智能化系统存储、查询、更新及使用非结构化数据。在临床研究中，非结构化数据主要表现在研究对象的影像结果、各种组织细胞图像结果及其他文本信息。

数据的收集存储完成后，应根据研究问题及研究目的采取特定的方法对数据进行定量的整理、分析和总结，即数据分析。一般数据分析包括两个方面：统计描述和统计推断。通过对智能应用领域所使用的典型算法进行归纳总结，数字医疗产品的分析方法可分为 3 部分：①根据明确的数据特征选择相对应的分析方法，包括分类、回归、聚类、关联规则、神经网络、Web 数据挖掘、深度学习、集成算法等。在数字医疗产品中，可以通过发现隐藏在数据的关联性和相关性，选择适宜的分析方法将数据处理成符合应用算法的数据，并根据应用目标进行优选；②根据实际情况选择具体的分析算法进行分析，包括决策树、支持向量机等；③根据相应需求选择适合的分析工具进行数据结果可视化展示。

### 3.3.4 结果解读推广

一款数字医疗产品完成临床研究试验的设计、数据收集与分析，得到一定的研究结果，还需要对结果进行解释，并评估结果的外推性。解释结果就是对结果的实践意义进行解读，注重的是结果的应用价值；评估外推性就是对结果是否可以外推及外推的对象和条件进行的预测和评估。

临床试验进行疗效评价时，疗效的结局指标是衡量治疗价值和疗效意义的基础，如症状缓解率、疾病复发率等，往往一项治疗能改变的结局决定了它对患者的重要性，它是决策者和患者判断治疗意义的基础，也是决策过程的依据。解读临床疗效试验结果至少包括 4 个方面：结果大小、95% 可信区间、对照组的性质和特殊结果。疗效试验中，解读结果应考虑治疗措施是否有效、效果的大小，需要对疗效进行定量的描述，可以帮助做出更加准确的临床决策。疗效指标可以是反映疾病变化的临床终点事件（心肌梗死、骨折等），也可以是评价社会参与能力（残疾）、临床症状、病理生化等指标。评估疗效大小时必须同时考虑结果的可信区间，能够反映效果估计的精确度，也能更好地指导决策。可信区间越窄，说明估计得越精确，更有利于决策。解释研究结果时，还应说明对照组的性质及比较的意义，有助于进一步了解研究的目的及意义，帮助临床决策，使其更符合临床的实际需要。特殊结果主要是指剂量 – 反应关系和交互作用。特殊结果能作为因果关系存在的支持证据，也可进一步促进其实践意义。

对于数字医疗产品，除上述的 4 个方面外，考虑到产品本身的特性，还应解读数据结果准确性、可靠性、真实性，以便后续实践过程中能更加精准定位应用，促进对数字医疗产品的提升和推广。例如，数据的可靠性主要是关于数字医疗产品的结果数据的准确程度，能够评估数字诊断、检测等产品的性能，能更可靠地支持医疗决策；同时，精确应用数据，数字医疗产品将结果与诊疗过程紧密结合，贴合临床实践。进入互联网医疗时代，数字医疗伴随新一代数字技术加速发展，发展出多种形式的数字医疗产品。在临床试验中，应利用数字医疗产品新技术的领域优势，创新性、高效性地传播临床试验结果，最终取得好的推广效果，结果被人所熟知，再被应用于实际临床实践过程中。

医学实践中，外推性是指研究结果是否能在不同人群和环境中得到重复和再现的可能，包含两种含义，一种是定性外推，另一种是定量外推。在临床疗效研究结果中，定性外推是考虑实际患者或医疗环境下，治疗措施是否对研究对象有效；定量外推是指研究得到的效果大小能否在实际患者或医疗环境中重复，即有效的结果能在实际过程中重复出现。

临床决策是指在形成诊断或治疗方案的过程中，基于患者的病历信息及各项指标，考虑患者的选择偏好和意愿，结合现有的最佳临床证据、专业临床经验知识做出最佳决策。数字医疗产品在临床决策中主要应用于疾病诊断、风险预测、疾病管理等方面。临床决策过程中，数字医疗产品通过信息化和数字化的建设，建立庞大的数据库，在人工智能等技术对数据进行深度理解和算法建立，为使用者提供一定数量的信息，在临床决策环节有着大数据的辅助。因此，对于试验结果的实际推广，数字医疗产品首先应明确目标受众和推广的范围。研究结果都是在特定条件下产生的，尤其是对于临床疗效的研究，研究因素在其他人群中是否还有效，是否会产生其他不良反应事件，都是在推广过程中需要考虑的问题。

## 3.3.5　安全性评估

数字医疗产品的临床疗效评价是一个关键而复杂的过程，其中安全性评估尤为重要。安全性评估包括副作用监测、风险评估及与其他医疗设备或药物的相互作用。

1. 不良反应监测：保障患者安全

不良反应监测在数字医疗产品的临床应用中扮演着确保患者安全的重要角色。建立系统的不良反应报告机制是保障患者安全的关键环节。这一机制不仅有助于及时获取患者的反馈，还能监测潜在的不良反应，从而使医疗团队能够快速、准确地应对可能出现的问题。高效的数据收集和分析系统对医护人员及时了解患者的状况至关重要。通过这些系统，医护人员能够迅速识别出患者可能出现的不良反应，从而及时采取必要的干预措施，确保患者的安全和健康。除了医护人员的监测，患者的自我报告和主动参与也是不良反应监测不可或缺的部分。鼓励患者积极参与有助于医疗团队更全面、准确地评估数字医疗产品的影响。患者可以通过报告自身的感受和体验，提供宝贵的信息，帮助医疗团队更好地了解产品的实际效果和潜在风险。

建立完善的不良反应监测系统不仅仅是对患者安全的保障，更为数字医疗产品的不断改进提供了宝贵的数据支持。通过持续地收集和分析不良反应数据，医疗团队能够及时发现问题并加以解决，从而不断提升产品的安全性和有效性，为患者提供更加可靠的医疗服务。

2. 风险评估：减少潜在风险的关键手段

风险评估是确保数字医疗产品安全性的关键手段之一。细致地制订风险管理计划，可以有效减少产品设计和使用过程中的潜在风险。这个过程包括对产品使用环境、患者群体及可能的急性或慢性风险进行全面考量。系统性的风险评估有助于确定可能出现的问题，并建立相应的预防和干预策略。这些策略包括及时的培训和教育，确保医护人员能够妥善处理潜在的风险情境。通过建立紧密的监测系统，可以及早发现并纠正潜在问题，从而有效地预防风险的发生。定期的风险评估是确保数字医疗产品安全性的关键步骤。在不断变化的医疗环境中，具有强大适应性的风险评估机制能够更及时地识别和解决新兴的问题。通过定期审查和更新风险管理计划，数字医疗产品能够在保持安全性的同时对新挑战保持敏感，从而保障患者和医护人员的利益，确保医疗服务的可靠性和安全性。

3. 与其他医疗手段的相互作用：协同工作的挑战

与其他医疗手段的相互作用是数字医疗产品面临的重要挑战之一。这些产品通常与其他医疗设备或药物相互关联，这种复杂的交互关系需要深入研究和管理。当前数字医疗产品与网络密切相关，尽管提升了医疗服务的便利性，但也带来了数据泄露的风险。患者敏感个人信息的泄露及未经授权的远程操控可能威胁到患者的生命安全，这些问题需要高度关注和有效的防范措施。另外，不同治疗手段之间的相互作用可能导致不可预测的结果。为了减少潜在的冲突和负面影响，需要深入研究不同治疗手段之间的兼容性。实验室研究、临床试验及数据分析等方法能够帮助全面了解数字医疗产品与其他医疗手段之间的协同作用机制，从而为医护人员提供更准确的指导和决策依据。

因此，有效管理数字医疗产品与其他医疗手段的相互作用至关重要。这需要跨学科的合作和持续的监测与改进，以确保患者的安全和医疗服务的质量不受影响。只有通过全面的研究和合理的管理措施，数字医疗产品才能更好地融入医疗实践，为患者提供更安全、更可靠的医疗体验。

4. 未来趋势：建设更安全的数字医疗产品

未来建设更安全的数字医疗产品将是医疗科技领域的重要目标之一。为实现这一目标，需要将不良反应监测、风险评估和相互作用研究有机地结合起来，形成全方位的安全性评估体系。这种综合考虑不同方面的安全性因素的做法，有助于更全面地洞察数字医疗产品的潜在风险和挑战。

人工智能技术将成为数字医疗产品安全性的重要推动力。基于人工智能的监测系统能够更迅速、准确地识别潜在的不良反应，使医疗团队能够更及时地采取必要的干预措施。这种智能化的监测系统将大大提高数字医疗产品的安全性和效率。

同时，更全面的风险预测模型也将成为数字医疗产品安全性评估的创新方向。这些模型将整合各类数据，通过先进的算法和分析技术，更准确地预测潜在的风险，并制定相应的管理策略。这种数据驱动的方法将为医疗团队提供更为可靠的决策支持，从而进一步提升数字医疗产品的安全性和质量。

这些新技术和趋势共同描绘了数字医疗产品安全性未来的发展方向。通过不断改进评估方法和引入创新技术，有望更好地满足患者和医护人员对数字医疗产品安全性的日益增长的需求。这将推动数字医疗产品在医疗实践中更广泛的应用，为患者提供更为安全、可靠的医疗体验，进一步促进医疗科技的发展和进步。

### 3.3.6　临床实践指南与政策建议

临床实践指南是基于严格评价的证据，同时考虑患者的意愿和偏好及资源消耗等各方面要素，通过规范科学的方法制定的临床实践指引，是为临床诊疗决策提供参考和指导的重要文件，是循证医学的最高级别证据。通过科学严谨的方法制定的指南对于规范医疗行为、提高服务质量、科学配置医药资源和保障患者权益等起着重要作用。

数字医疗产品的使用和推广，离不开临床实践指南的支持，数字医疗产品转化为临床实践的应用指南，需要经过一系列临床试验设计的有效性验证及安全性评估。例如，在《中国 2 型糖尿病防治指南（2020 版）》中，数字医疗产品胰岛素泵作为Ⅰ级水平的证据推荐给 T1DM 患者、需要胰岛素泵治疗的 T2DM 及其他类型糖尿病患者，使用数字医疗产品胰岛素泵进行治疗是胰岛素强化治疗的重要手段之一，它可以最大程度地模拟人体胰岛素的生理性分泌模式，更好地实现糖尿病患者的血糖管理。在《中国胰岛素泵治疗指南（2021 版）》中详细介绍了数字医疗产品胰岛素泵疗效的临床证据、治疗的优势和临床获益、短期胰岛素泵、长期胰岛素泵治疗的适应证以及不适合胰岛素泵治疗的人群及禁忌证，不仅突出了新型和经典胰岛素泵治疗的操作技术，还较为全面地涵盖了与胰岛素泵治疗密切相关的问题，包括胰岛素泵治疗期间的饮食与运动管理、血糖监测、血糖控制质量评估、低血糖对策、胰岛素泵的安装、院内外管理和维护等。

数字医疗产品的使用适应证涵盖了各种医疗保健情境和疾病条件。这些产品的设计目的是改善医疗服务的效率、质量和患者护理体验。如数字医疗产品胰岛素泵短期治疗的常见适应证包括：所有需要胰岛素强化治疗的糖尿病患者的住院期间；需要短期胰岛素强化治疗的新诊断或已诊断的 T2DM 患者；T2DM 患者伴应激状态；妊娠糖尿病、糖尿病合并妊娠、糖尿病患者孕前准备；糖尿病患者的围术期血糖控制。在生活中，具体的数字医疗产品使用适应证会根据产品的特性、设计和技术功能而有所不同。医生在选择和应用数字医疗产品时，应充分考虑产品的适应证、安全性、有效性及与患者和医疗团队的整合程度，确保患者获得最佳的治疗效果，并最大限度地减少不良反应的风险。此外，数字医疗产品的使用也需要符合相关的法规和伦理标准。

数字医疗产品的禁忌证是指在特定情况下，由于患者的特定健康状况、产品的技术限制、患者安全风险等因素，使用该医疗产品可能产生负面影响或不适当的情况。如不适合胰岛素泵治疗的人群及禁忌证：不需要胰岛素治疗的糖尿病患者；糖尿病酮症酸中毒急性期、高渗性昏迷急性期；伴有严重循环障碍的高血糖患者；对皮下输液管或胶布过敏的糖尿病患者；不愿长期皮下埋置输液管或长期佩戴泵；心理上不接受胰岛素泵治疗的患者；患者及其家属缺乏相关知识，接受培训后仍无法正确掌握使用者；有严重的心理障碍或精神异常的糖尿病患者；生活无法自理且无监护人的年幼或年长的糖尿病患者；没有自我血糖监测条件或不接受家庭自我血糖监测的糖尿病患者。某些数字医疗产品可能不适用于特定的健康状况或疾病，或使用不当可能对患者造成安全风险，涉及患者隐私保护或医疗数据存储的数字医疗产品需要符合严格的法规标准。此外医疗团队应通过临床判断和专业知识综合考虑患者的整体情况来确定患者是否适合使用特定的数字医疗产品。未来的数字医疗产品在研发后仍然需要加强临床研究评价，确保数字医疗产品的有效性大于安全性，并在进入临床实践后继续收集使用数据，以完成再评价，持续产生研究证据，制定相关指南推荐意见并在需要时更新推荐意见。

数字医疗产品在临床实践中的应用和发展可以提高医疗保健的效率、为患者提供更便捷的医疗服务、改善患者的就医体验以及加强医生和患者之间的沟通交流等。然而，在发展的同时也面临与其发展相关的数据隐私和安全性、标准化、法规合规等问题的挑战，数字医疗产品在指南中可能会推荐一系列方案，以促进数字医疗产品的发展、使用和监管。

制定数字医疗产品监管法规：在临床实践指南中建立针对数字医疗产品的监管法规，明确产品的注册、审批、监管和追踪责任，以确保产品的质量和安全。

促进标准化和认证体系建设：在临床实践指南中制定数字医疗产品的技术标准和质量认证体系，以确保产品的稳定性和可靠性，同时鼓励产品开发者遵循标准化要求。

加强数据隐私和安全保护：在临床实践指南中建立严格的数据隐私法规，保护患者健康数据的隐私和安全，明确数据收集、使用和存储的规范，并规定对违规行为的处罚。

这些政策旨在促进数字医疗产品的发展和应用，同时保护患者的权益，确保医疗质量和安全性。在考虑科技的迅速发展、医疗体系的特点和患者的需求下制定政策，更好地发挥数字医疗产品在医疗健康中的最大潜力。

（孔媛媛　靳英辉　编写，孔媛媛　审校）

## 3.4　卫生经济学与支付

### 3.4.1　国内外研究现状

数字医疗产品不仅改变了人们接受医疗的方式，更为公共卫生问题的解决开创了新的可能。随着科技的飞速发展，数字医疗产品的研究与应用已经引起了全球的普遍关注。在繁荣的数字健康市场环境下，针对这类产品的评价则显得至关重要。尤其是当评价观点从效果安全性逐步转向价值评估时，"卫生经济学"无疑为我们治疗新型公共卫生问题提供了一个宝贵的视角。卫生经济学作为一项重要的方法，在此过程中用于评估数字健康技术在医疗保健领域的经济效益和价值，不仅有助于数字医疗在卫生领域获得决策支持和资源分配，从而科学地决定这些产品能否被更有效地使用，而且还有助于评估其新技术和创新的潜在价值。通过分析成本和效益，基于卫生经济学对数字医疗进行评估，还能够促进医疗保健质量和效率的改进，提高医疗保健系统的整体效能。此外，这种评估还可以促进医疗保健领域的可持续发展，通过优化资源利用，降低成本，同时提高健康成果，以满足未来人口健康需求的增长。

随着数字医疗的不断发展，它们在提高医疗保健的安全性、有效性和质量，降低医疗保健成本方面具有巨大潜力。尽管有这些前提，但关于数字医疗工具 / 产品在健康领域的成本和效果方面的证据仍然稀缺和有限。某研究通过在 PubMed、Scopus 和 Web of Science 数据库中检索 2016 年 1 月 1 日—2020 年 12 月 31 日发表的有关数字健康技术的经济评估的英文文章，其中共有来自不同的国家或地区的多种干预措施类型、实施方法和报告视角的 35 篇文章，包括：①十七项关于新视频监控服务系统的研究；②五项有关短信干预措施的研究；③五项有关网络平台和数字健康门户的研究；④两项有关电话支持的研究；⑤三项有关新移动电话系统和应用程序的研究；⑥三项有关数字技术和创新的研究。

有关数字干预措施成本效益的研究结果显示出越来越多的证据，并表明在成本和健康结果方面通常呈现出良好的效果。然而，由于研究方法的异质性，不同干预措施之间的比较仍然存在困难。

在国内，随着数字医疗技术的广泛应用，数字医疗卫生经济学评估也逐渐受到关注。在这一领域，研究人员开始着眼于数字医疗技术的成本 – 效益，希望通过评估这些技术在我国医疗保健系统中的应用，为决策者提供科学依据。某些研究关注数字健康平台、远程医疗服务、医疗健康大数据分析等方面，试图评估它们对我国医疗保健系统的成本和效果带来的影响。然而，需要指出的是，目前国内数字医疗卫生经济学评估的研究相对较少，且大部分还处于初步阶段。

尽管如此，随着数字医疗技术的不断创新和发展，数字医疗卫生经济学评估将继续成为国内外研究的热点领域。未来的研究需要进一步探索不同数字医疗技术的成本效益，加强方法学的规范，提高研究质量，以促进数字医疗技术在医疗保健领域的更广泛应用。同时，还需要加强国际合作，借鉴和吸收国外经验，为我国数字医疗卫生经济学评估的研究和实践提供参考和支持。

### 3.4.2 国外应用情况及研究案例代表

数字医疗在近些年取得了显著的发展，在国内外监管机构的支持和监督下，很多产品的标准和监管政策相继出台，这些都助力于数字医疗领域的健康可持续发展。数字医疗产品在预防、诊断、治疗、康复等方面均有应用。

1. 利用卫生经济学评估预防类的数字医疗产品

就预防方面而言，数字医疗在国内外的应用主要集中在慢性病预防和管理上。例如，国家药品监督管理局批准了一款针对糖尿病患者的远程医疗平台和高血压患者的数字化监测系统。通过实时监测患者的生理参数，提供个性化的健康管理方案，有助于降低患者的住院率和医疗费用，提高治疗效果，从而在经济上产生积极的效益。在国外，类似的数字化慢性病管理平台也得到了美国 FDA 和欧洲 CE 认证的批准，并在临床实践中取得了显著的成果。

尽管数字技术辅助的糖尿病预防方案（DPPs）已被证明可以改善血糖控制和体重减轻，但有关其成本及其成本–效益性的信息仍然有限。为此，在利用卫生经济学评估数字化糖尿病预防方案时，评估者通过开展一项回顾性的临床研究比较了一个数字化的糖尿病预防计划（d-DPP）和小组教育（SGE）在为期 1 年的研究期间的效果，并进行成本和成本–效益分析（CEA）。成本总结为直接医疗成本、直接非医疗成本（即参与者参与干预活动所花费的时间）和间接成本（即失去的工作生产力成本）。CEA 是通过增量成本–效益比（ICER）来衡量的，并采用非参数自助法进行了敏感性分析。1 年时间里，d-DPP 组每位参与者的直接医疗成本、直接非医疗成本和间接成本分别为 4556 美元、1595 美元和 6942 美元，而 SGE 组分别为 4177 美元、1350 美元和 9204 美元。CEA 结果显示，从社会角度来看，相对于 SGE，d-DPP 节约了成本。对于 d-DPP，以私人支付者的视角，以获得额外的 HbA1c（%）和体重（kg）减少的单位，ICER 分别为 4739 美元和 114 美元，而相比 SGE，每额外获得一单位的质量调整生命年（QALY）的成本为 19 955 美元。从社会角度来看，自助法分析结果表明，在愿意支付 50 000 美元 /QALY 和 100 000 美元 /QALY 的情况下，d-DPP 成本效益性的概率分别为 39% 和 69%。d-DPP 是具有成本–效益的，并且由于其方案特点和交付方式，具有高度可扩展性和可持续性的前景，可以轻松转化到其他环境中。

2. 利用卫生经济学评估诊断类的数字医疗产品

从诊断角度来看，数字医疗也在国内外取得了重要进展。以阻塞性睡眠呼吸暂停（OSA）为例，近年来许多数字化的诊断工具和远程监测系统已经在临床实践中得到了广泛应用。这些系统通过智能化的传感器和算法，能够准确地检测患者的睡眠呼吸情况，帮助医生进行远程诊断和治疗指导。这种数字化诊断方法不仅提高了诊断的准确性和效率，还降低了医疗资源的浪费，对于提高医疗保健的效率和质量具有重要意义。国内也在诊断方面有许多产品进入了临床应用阶段，并且还获得了相关政策支持，比如国家药品监督管理局于 2022 年 6 月 2 日发布的《糖尿病视网膜病变眼底图像辅助诊断软件注册审查指导原则》。

以下介绍一个利用卫生经济学评估异步远程专家咨询数字医疗产品的案例。

利用超声波及时检测先天性异常可改善新生儿护理。由于专业超声波检查师通常地理分散，有时需要他们通过远程专家咨询提供第二意见。在对远程专家辅助诊断这个数字化医疗产品进行卫生技术评估时，评估者比较了异步远程专家咨询和面对面咨询在私人医疗实践中产生的产科超声护理的经济影响。该评估采用决策树建模进行成本最小化分析，以确定在等效产前诊断方面，异步远程专家咨询还是面对面咨询的成本最低。成本从社会角度进行衡量。该研究建模的基础情形数据来自于法国进行了 4 年异步远程专家咨询的临床实践的回顾性分析，包括 2016 年 1 月—2020 年 1 月由医生和助产士提出的 322 个关于专家意见的请求的 260 位患者。对于患者来说，异步远程专家咨询的预期平均总成本为 74.45 欧元（95% CI：66.36 ~ 82.54 欧元），而传统的面对面策略的平均总成本为 195.02 欧元（95% CI：183.90 ~ 206.14 欧元）。因此，使用异步远程专家咨询导致每位患者平均总成本的显著减少，减少了 120.57 欧元。敏感性分析证实了模型的稳健性。该研究的结果强调了远程专家咨询的效率，并突出了相关的经济效益。

3. 利用卫生经济学评估治疗类的数字医疗产品

在治疗方面，数字医疗也发挥着重要作用。比如数字化的心衰管理平台通过远程监测患者的心脏功能和药物使用情况，可以及时调整治疗方案，减少不必要的住院和急诊，降低医疗费用，提高患者的生活质量。在国内外，许多类似的数字化心衰管理平台已经得到了监管机构的认可，并在临床实践中取得了显著的临床和经济效益。

一个经典的利用卫生经济学评估治疗类数字医疗产品的案例来自于评估数字化治疗方案与标准治疗方案对 OSA 管理的影响和价值。

OSA 是一种常见的睡眠障碍，持续气道正压通气（CPAP）是目前治疗该病最常用的方法。然而，患者往往难以坚持使用 CPAP 设备，导致疗效不佳，同时治疗费用也颇为昂贵。为此，评估者采用基于时间驱动的活动成本核算方法，在 1 年内对标准和数字化路径下的 OSA 管理进行了比较。标准治疗方案包括诊断时的面对面预约，随后每 1 ~ 3 个月 1 次面对面预约，然后每 6 个月 1 次。数字化治疗方案减少了面对面预约次数，采用远程监测技术。该研究进行了成本分析，以确定数字化治疗方案下每位患者的医疗专业人员（HCP）成本是否与标准治疗方案相比更低。

结果显示，与标准治疗方案相比，数字化治疗方案将等待时间从 18 个月减少到 2 个月，整体治疗周期从 12 个月缩短至 6 个月。每位患者的 HCP 成本从 95.11 欧元降至 84.60 欧元，其中医生成本降低 5.63 欧元、护士成本降低 4 欧元、管理成本降低 0.88 欧元，每位患者的医院预约次数从 6 次减少到 3.1 次。此外，CPAP 设备使用时间从 5.7 h/ 夜增加到 6.3 h/ 夜，患者治疗依从性显著提高，坚持治疗的患者比例从 79% 增加到 91%。

因此，利用现有技术实施数字化治疗方案可显著减少医疗专业人员的时间和成本，并提高患者对 CPAP 的依从性。更广泛地采用数字化治疗方案可能改善患者对治疗的获取，实现个性化管理，并促进更好的临床治疗效果。这一研究结果对医疗保健政策的制定具有重要意义，可以为推广数字化医疗手段在 OSA 管理中的应用提供依据。

4. 利用卫生经济学评估康复类的数字医疗产品

在康复方面，数字医疗也发挥着重要作用。针对康复阶段的远程康复监测系统可以帮助患者及时调整康复计划，监测康复效果，减少并发症的发生及康复时间和成本。这种数字化的康复监测系统不仅提高了康复的效率，还提高了患者的康复质量，降低了医疗费用，对于推动康复医学的发展具有重要意义。

一个值得探究的案例是奥地利的学者在通过药物经济学评估心力衰竭（HF）患者远程医疗辅助出院后管理计划——HerzMobil Tirol（HMT）的成本 – 效益情况。通过对 HMT 组的 251 名患者和常规护理（UC）组的 257 名患者进行倾向评分匹配，并进行为期 1 年的随访，该研究得出了一系列重要的结果。

首先，该研究发现随访期间，相比于 UC，参与 HMT 的患者平均每年可减少 42 个住院日、增加 40 个额外的生存日，且平均可减少 0.12 次住院。这意味着 HMT 在减少住院次数、提高生存质量等方面带来了显著的效益。

其次，该研究对成本进行了详细的分析。结果显示，HMT 的平均再入院成本为 5551 欧元，而常规护理的平均再入院成本为 6943 欧元。尽管 HMT 初始成本较高，但由于能够有效减少再入院次数、缩短住院日，所以 HMT 最终能够实现较高的成本效益——增加 1 年寿命（而且是在院外度过的 1 年）需花费 4773 欧元。在敏感性分析中，将 DMP 相关的"非 HF 相关成本"替换为平均成本时，发现 HMT 实际上是成本节约的，这进一步验证了 HMT 在成本效益方面的优势。

卫生经济评估结果强有力地支持了 HerzMobil Tirol 作为 HF 患者远程医疗辅助出院后管理的有效性和成本 – 效益性。这些结果为广泛采用远程医疗辅助的 DMP 提供了有力的证据，有望为 HF 患者提供更好的医疗护理，并在社会成本和患者福祉方面带来积极影响。

### 3.4.3　国内卫生经济学评价文献与应用案例

#### 1. 卫生经济学评价文献

近年来，随着数字技术的迅猛发展，国内数字医疗领域也呈现蓬勃的增长态势。数字医疗产品作为创新的医疗手段，通过为患者提供个性化、便捷的医疗服务，得到了广泛的关注，也逐渐获得了患者和医生的认可。然而，随着其应用范围的不断扩大，专家们也开始关注其在卫生经济学方面的评估工作。由于数字医疗的卫生经济学评估涉及 IT 技术、医学、经济等多个领域，其影响因素复杂多样，评估工作可能存在一定的不确定性和挑战。因此，专家们呼吁在开展评估工作时，需要综合考虑各种因素，并采取科学合理的方法和模型对其成本和效益进行分析。例如：数字医疗产品的开发、维护和升级的过程与传统医疗产品有较大差异。成本需要进行详细分析，包括技术开发、平台建设、人员培训等方面的支出。同时，数字医疗带来的潜在效益，包括降低医疗费用、提高治疗效果、改善患者生活质量等方面的影响也需要更加适宜的评估手段。

尽管数字医疗的卫生经济学评估存在一定的挑战，但随着国内数字医疗的快速发展，近年来国内陆续发表了在数字健康产品方面的卫生经济学评价文献。

#### 2. 应用案例

与此同时，一些企业已经开始在数字疗法的经济评估方面进行探索和实践，通过与医疗机构、研究机构等合作，积极开展数字医疗产品的成本 – 效益分析，为数字医疗在医疗实践中的应用提供了一定的参考和支持。

一个具体的案例来自于北京橘兮科技公司为一款通过面部视频和声音对心衰患者进行远程诊断 App 所进行的卫生技术评估。传统医疗系统中，心衰患者出院后需要定时去医院进行面对面的复诊，预约、交通、等候和各类检查都需要一定的时间，而且对医生的专业技能有较高要求。使用"心衰患者远程诊断 App"，用户只需要在家中拍摄面部视频、呼吸和说话声音，并将病史和既往检查结果上传到 App 进行诊断。该应用程序使用人工智能技术，通过综合分析患者的症状、病史、实验室结果和当前的状态，向医生提供可能的心衰复发的诊断和复查的建议。这个过程大大节省了交通成本、就诊时间，同时一定程度上缓解了医生的工作压力。

橘兮科技公司使用卫生经济学方法来评估该 App 的效益。主要的评估框架是分析其诊断效果上能达到或者超越传统手段的水平从而提高效益，同时是否能降低诊断的总体成本。作为一款数字疗法产品，与传统的医疗产品相比，其效益表现在以下几方面。

减少误诊率：智能诊断助手的使用可能会减少由于医生错误诊断而导致的医疗事故和不必要的治疗，从而减少了医疗费用的支出。

提高诊断速度：使用数字疗法可以加快临床诊断的速度，从而减少了等待诊断结果的时间和患者的不适，提高了医疗资源的利用效率。

增加诊断准确性：人工智能技术可以帮助医生更准确地诊断疾病，从而减少了治疗失败和复发的可能性。

改善患者满意度：提供更快速和准确的诊断结果可以提高患者对医疗服务的满意度，提高了医院的声誉和患者信任度。

持续优化：通过对患者数据和确诊结果的增强学习，持续提高诊断的准确性。

然而，作为一款数字疗法产品，与传统的医疗产品相比也具有一定的独特风险，尤其是本产品涉及患者面部的影像，需要额外考虑对患者隐私的保护。

通过经济学模型，橘兮科技公司对上述的效益和风险进行了量化，并与成本进行比较，确定了该 App 的成本 – 效益比，且因为有了这项评估结果，该产品才得以加入医院诊疗项目列表，并由医生开展临床应用。同时该产品使用这项评估结果，也在推动商业保险公司将其纳入保险产品中。

### 3.4.4 展望

随着数字医疗领域的迅速发展，数字医疗的卫生经济学评估也日益受到重视。许多专家指出，数字医疗的卫生经济学评估可能需要与传统的卫生经济学评估有所区别，因为数字医疗所体现的价值范围可能更为广泛。最新的一项研究以面对慢性疾病管理的数字医疗价值评估为例，试图开发一种全面的价值评估框架，该框架吸纳了各种利益相关者的观点，提出了 34 个指标，涵盖了 6 个价值领域：健康不平等（3 个）、数据权利和治理（6 个）、技术和安全特性（6 个）、临床特性（7 个）、经济特性（9个）和用户偏好（3 个）。

研究结果显示，虽然有一些指标达成了共识，但仍然存在一些指标的不稳定性和分歧。这表明对于提供者面向的数字健康技术的价值评估仍然存在一些挑战，尤其是在新兴概念如数据权利的情况下。此外，不同利益相关者之间对于不同方面的评估存在不确定性，尤其是在临床医生和政策专家之间。

因此，这项研究提示了进一步开展数字医疗卫生经济学方面工作的必要性，以确保各利益相关者对数字健康技术的潜在影响有清晰的理解。这包括进一步完善评估框架，吸纳更多利益相关者的观点，并探索如何解决新兴概念的挑战，例如数据权利和治理。通过这些努力，我们可以更好地评估和利用数字医疗卫生技术，从而为未来的医疗保健提供更多的价值。

（佟崴嵬　章湖洋　编写，佟崴嵬　审校）

## 3.5 健康公平

数字医疗技术的创新已显示出提高医疗质量和患者安全性、提升患者体验和健康水平的潜力，包括可穿戴设备、传感器使用、远程患者监测及人工智能等，是为弱势群体和经常服务不足的人群提供干预措施的有希望的方法。然而，随着数字医疗服务数量的不断增加，许多人仍未享受到相关服务，获得参与这些技术的平等机会成为目前科学界的一个挑战。造成这些不平等的因素包括交通不便、排他性、数字红线等。数字医疗技术的创新需要公平分配，以避免扩大现有差距，从而改善总体人口健康和心理健康。

### 3.5.1 健康的数字决定因素

健康干预措施常常会导致不平等，因为它们的实施通常并不均衡，导致差异人群滞后。数字健康尤其容易受到这种影响，因为数字干预可能会不成比例地使那些更有优势获得金钱、权力和知识的人受益。数字健康引领者和开发人员必须了解可能扩大差距方面的因素及所发挥的作用。

社会人口、经济和政治因素影响了个人与数字医疗系统的互动，被称为健康的社会决定因素（social determinants of health，SDOH）；在 2020 年《柳叶刀》和《金融时报》委员会报告中，专家小组提到了推动和决定医疗保健数字化转型的因素，此后，世界卫生组织承认了"健康的数字决定因素"（digital determinants of health，DDOH）这一术语。DDOH 除了在多个层面上与 SDOH 相互作用之外，还可以复杂地相互关联。

数字决定因素是影响社会人口差异、健康不平等、护理可及性、负担能力和质量结果方面挑战的技术固有因素，包括易用性、有用性、交互性、数字素养、数字可访问性、数字可用性、数字负担能力、算法基础、技术个性化及信息不对称等方面。DDOH 包含个人、社区和系统层面的因素。个人因素是个人对数字健康技术的体验，包括使用模式和习惯（例如互联网使用频率、屏幕时间）及数字技能（包括数字健康素养、数字信心和数字自我效能）；社会和社区因素包括文化信仰、社区态度（信任、隐私、安全以及技术偏见或歧视的经历等）、数字环境（基础设施、服务等）；系统因素是影响或强化社会弱势群体与技术互动的社会政策、实践和信仰，包括种族主义和技术偏见等。

数字决定因素强调了新技术的引入如何影响医疗保健的获取和使用，并且在某些情况下会加剧现有的社会不平等，进一步影响健康结果。

1. 数字健康素养

数字健康素养（digital health literacy，DHL）是指个人与数字技术有效对接和交互的能力，涵盖他们从电子来源查找、理解、评估和应用健康信息所需的所有技能。

个人的 DHL 会影响数字健康的普及。拥有更好技术技能的个人在使用数字应用程序、设备、平台和远程医疗管理自己的健康方面拥有更多信息和权力，这反过来又与更好地寻求健康、促进健康的行为、健康知识和态度呈正相关。因此，DHL 较低的个体与较差的健康结果相关。例如，教育程度或收入水平较低的老年人通常拥有较低的 DHL，此外，老年人可能会因反应性降低或功能状态下降或缺乏学习新技术的动力而陷入困境，并且不太可能参与数字健康。这一趋势也存在地域梯度，美国40% 的老年人使用互联网，而在中国这一比例为 22.5%。同样，妇女会受到社会分工和社会身份的影响，阻碍其参与数字健康。

收入水平不仅决定了数字医疗的可及性，还决定了互动的质量。受健康不平等影响最严重的个人 DHL 往往较低，因此最容易因无法有效使用数字技术而受到影响。了解这些因素对于抵消 DHL 不平等的相关趋势非常重要，并将有助于制订有针对性的干预措施。

2. 远程医疗

身体或精神残疾影响对互联网的接入。此外，大多数远程医疗平台并不是为了迎合有听力、视觉或认知障碍的人而设计的，这需要定制的解决方案，以确保残疾人获得平等的机会。尽管如此，远程医疗对于残疾患者仍有几个优点：较低的交通成本、更好的药物协调沟通及减少接触传染病的机会。通过考虑这些患者群体所经历障碍的定制电子格式，远程医疗时代有可能产生比预期更切实的积极影响。

3. 人工智能

人工智能已应用于放射学、组织病理学和皮肤病学等领域的图像分析。它是许多已在医疗保健服务中使用的临床决策支持工具的基础，例如症状检查器、患者监视器或可穿戴设备。人工智能的应用还包括后勤支持，例如组织后台任务的自动化工具，安排员工时间、预测诊所就诊结果及优化诊所内的时段以减少患者的等待时间。这与其他形式的技术一样，每个阶段都容易受到健康不平等的影响。一些报告已经承认在人工智能技术的设计和部署中存在偏差，这反映了社会中根深蒂固的偏见。

鉴于人工智能的输出依赖于其所构建的数据库，因此在多个方面都可能存在偏差。①数据集本身可能代表性不足或基于代表性数据开发但应用于非预期的少数群体；②使用的数据可能存在社会历史偏差；③所使用的数据可能无法解释社会类别和预期结果的决定因素。基于以上偏差的数据集构建的模型将导致输出无法应用于通常不符合模式且已经受到健康差异影响的患者。

社会或经济地位较高的个人或国家更有可能采用新技术。一些人工智能工具是根据最终用户输入的数据进行修改的，如果没有少数群体的用户数据，开发人员可能无法生产迎合少数群体的升级版本。因此，需要更加明确如何衡量与种族公平相关的人工智能的部署、利用及患者和临床结果。

4. 技术在不同群体中的适用性

除了可访问性之外，还存在适用性问题。由于大多数技术都是一刀切的形式，在不适合的人群中使用通用技术可能会导致进一步的伤害。例如，在 COVID-19 大流行期间，脉搏血氧计是一项重大发展，因为其提供了一种非侵入性、廉价的方法来测量血氧饱和度并能够早期检测缺氧。然而，鉴于脉搏血氧测定法通过测量含氧血液和脱氧血液之间的光吸收差异来工作，因此相同的参考区间不能用于不同肤色的患者，不同的脉搏血氧计高估了深色皮肤个体缺氧期间的血氧饱和度。

5. 数据贫困和信息不对称

健康数据贫困是指由于缺乏足够代表性的数据，个人或群体无法从发现或创新中受益。健康数据是与人的身体或心理健康相关的任何信息，包括患者的任何临床、生化、放射学、分子和病理信息。此类信息越来越多地以电子格式存储，可以用作生成技术的基础。这些数据集还可用于回答研究问题、为医疗保健政策提供信息及开发新的治疗方法。然而，与任何汇总数据集一样，它们很容易受到偏差的影响，主要是少数群体的代表性不足，忽略了那些不使用医疗服务的人，使用这些数据集开发和验证的各种技术不能推广到更广泛的人群，例如儿童、少数民族、老年人和残疾患者。这既可能加剧现有的健康不平等，也可能对少数民族患者造成伤害，从而引发其他相关的道德问题。这些技术非但没有缩小健康差距，反而通过不对称数据集造成的健康数据匮乏扩大了数字鸿沟。

## 3.5.2　如何推进数字健康公平

数字健康技术有可能缩短或加剧健康差距。正如 WHO 在《2020—2025 年数字健康全球战略》中指出："数字健康应该成为健康优先事项的一个必须组成部分，并以符合伦理的、安全、可靠、公平和可持续的方式造福于人们"，这需要强调透明度、可访问性、可扩展性、隐私、安全性和保密性等关键原则，这有助于数字健康工具的公平设计、开发、使用并产生影响。与此同时，支持数字健康创新的行业本身必须更加具有多样化、公平性和包容性，以便开发出既有效又能有效减少差距的产品和工具。因此，数字健康工具必须努力做到：公平地改善健康结果；缓和或积极减少普遍的数字不平等；公平设计、开发和实施。

为了实现这一目标，数字健康技术生态中需要考虑公平的目标领域有：数字健康工具本身，包括设计、技术开发、医疗保健环境中的部署和评估；该技术在各个层面与个人最终用户、所有者（例如数字健康公司、设计团队和开发人员）及更大的医疗保健系统的关系；对健康和健康决定因素结果的影响。这些对促进健康公平来说是机遇也是挑战，既可以有选择地进行干预，也可以纳入更大的促进公平或减轻不平等的战略中。

1. 构建公平的数字健康工具

以人为本的设计（human-centered design，HCD）并兼顾最终用户（例如患者、家属、临床医生、护理人员）的需求和偏好有利于公平的数字健康产品的设计和开发。软件开发和迭代的每个阶段都要审查软件或产品需求，为利益相关者和最终用户生成部分可交付成果，并让利益相关者积极参与从开始到实施的开发过程。重要的是要认识到使用这些战略的人需要明确承诺优先考虑公平、包容性和代表性，并确保社会弱势群体和代表性不足的群体的观点被纳入其中。

将参与性的以人为本的设计与来自经历健康差异的人群的用户结合起来，有助于促进参与并减少意想不到的技术造成的不平等。使用来自目标用户的反馈，使我们能够与目标用户携手合作，创建人们想要参与的用户友好且相关的干预措施。这种方法将焦点从"专家"或"为"用户专业驱动的设计理念转移到"与"用户协作设计。协同设计可以通过让弱势社区的人们参与决策以减少潜在的伤害或滥用，使来自边缘化声音的当地知识和专业知识能够为开发更具文化相关性、值得信赖的解决方案提供信息。

数字医疗工具开发出来后，将其发布到医疗保健系统的实时环境中，是为评估和解决对健康不公平影响的关键时刻。目前尚缺乏对数字卫生技术对健康差异影响的系统性长期评估，并且缺乏关于持续评估、验证和（或）补救的具体要求。评估数字健康技术对健康差异和（或）公平的影响的方法可以有效地适应现有的临床、研究或行业模型。无论采用何种方法，制订一项将公平纳入数字健康工具的实施和评估的计划都有助于确保这些技术不会造成健康差距。

2. 让利益相关者参与公平的数字健康创新

数字医疗技术开发的主要利益相关者包括个人最终用户、数字医疗技术的预期客户或接收者；技术团队包括所有者（例如公司创始人、知识产权所有者、专利持有者）、技术人员、设计师和开发人员及更大的医疗保健系统中的参与者。

在个人层面，利用研究和消费者的参与式设计框架，在制订健康干预措施的过程中积极识别、纳入和赋予弱势利益相关者权利，确保数字健康工具在各个领域有效、适当和公平。考虑用户的多样性，注意确保弱势群体的代表在技术开发流程的每个步骤中得到适当的认可、纳入和支持，定期征求反馈并体现在数字医疗产品的变化中。

全球科技行业越来越多地因缺乏多样性和公平性而受到批评，其中经济欠发达地区居民和女性的代表性严重不足。为了解决数字健康技术团队（例如初创公司、公司或非营利组织）层面的公平问题，需要对具有多样性、公平性和包容性的工作进行有意义的投资；促进多元化员工的代表性和选举权；批判性地评估团队开发数字健康技术（包括企业文化）所使用的流程；制订明确以公平为中心、解决偏见和减轻潜在危害的程序。

医疗保健系统是数字医疗最大的一个关键利益相关者，它推动了数字医疗技术的特定用例（例如，用于放射学实践的人工智能），并且可以支持或阻碍数字医疗工具的有效广泛使用。医疗保健系统支持数字健康公平的优先领域包括：以那些在健康数据和技术应用处于非优势的人群为中心，开发数据集成、互操作性和分析的基础设施。此外，除了个人医疗保健系统之外，还有健康政策、付款人环境和监管实践网络，这些网络与数字健康工具相互作用，创造医疗健康体验，推动健康公平。

3. 使用数字健康工具改善健康结果

对健康差异和健康公平的衡量也在不断发展。临床有效性只是衡量干预措施影响的一种方法，还可以通过多种方式跨各种指标、优先事项和目标以及在多个时间点来定义和评估公平性。

目前缺乏评估数字医疗技术对健康结果以外的健康差异影响的具体测量工具。美国数字医疗措施的具体例子，包括医疗保险的基于价值的购买（value based purchasing，VBP）计划，旨在通过增值服务、患者参与活动和采用最佳实践来提高质量结果；用于评估组织满足国家CLAS标准情况的衡量框架；国家质量论坛（national quality forum，NQF）差异 – 敏感测量评估，将现有的质量指标付诸实践，专门用于门诊护理环境中的健康差异工作；以及医疗保险受益人的CAHPS和HEDIS数据。这些措施捕获了健康结果之外的重要医疗保健指标，可用于评估社会弱势群体中的差异并优先考虑数字健康干预措施。然而，还需要做更多的工作来严格定义、捕获和分析健康公平结果，这样将有助于指导更有效、更有针对性以公平为重点的数字健康创新的发展。

总之，注重健康公平的数字健康方法，积极致力于减少健康差距并改善多元化、边缘化和代表性不足的患者群体的医疗保健体验，有助于确保医疗健康中数字技术的设计、开发、部署有效和公平的方式。构建和实施公平的数字健康工具的解决方案体现在数字健康生态系统的各个方面，包括数字工具的设计、技术开发、发布、评估及其与各种利益相关者、健康结果，以及社会和数字决定因素的关系。行业、研究和临床实践中要优先考虑确定健康公平及行业本身的多样性、公平性和包容性的策略。需要更多的研究来开发经过验证的流程和措施，以识别、预防和减轻数字健康领域的不平等现象。数字健康企业、倡导团体、监管和政策机构及患者本身的积极参与对于创造数字健康的未来至关重要，以支持那些最有可能从更公平和公正的医疗保健系统中受益的人。

（李庆虹　曲建慧　编写，张　凯　审校）

## 参考文献

［1］陈昕，吴寰宇 . 转变模式，创新发展：构建超大城市现代化传染病综合监测体系 [J]. 上海预防医学 , 2022, 34(1): 1-6.

［2］董慧婷，王向辉，苗青，等 . 经互联网开展远程皮肤病会诊的经验 [J]. 中华皮肤科杂志 , 2007, 40(5): 1.

［3］郭佳楠，赵姗 . 东亚人工智能伦理研究现状与发展趋势探析 [J]. 社会科学论坛 , 2024, (1): 196-211.

［4］国家人工智能标准化总体组 . 人工智能伦理风险分析报告 [R]. 北京：2019.

［5］和军，杨慧 . ChatGPT 类生成式人工智能监管的国际比较与借鉴 [J]. 湖南科技大学学报 ( 社会科学版 ), 2023, 26(6): 119-128.

［6］胡可慧，陈校云，宋杨杨，等 . 美国、欧盟、英国、日本和中国医疗人工智能相关政策分析 [J]. 中国数字医学 , 2019, 14(7): 34-38.

［7］胡鹏，赖永贤，钱羽茜，等 . 皮肤病专科互联网医院探索 [J]. 解放军医院管理杂志 , 2021, 28(2): 3.

［8］李东洋，刘秦民 . 论 ChatGPT 在医学领域可能带来的伦理风险与防范路径 [J]. 中国医学伦理学 , 2023, 36(10): 1067-1073, 1096.

［9］石颖 . 算法歧视的发生逻辑与法律规制 [J]. 理论探索 , 2022(3): 122-128.

［10］汤学军，李宁，周力，等 . 紧密型县域医共体信息支撑体系建设现状与发展研究 [J]. 中国卫生信息管理杂志 , 2020, 17(1): 6.

［11］王海星，杨志清，郭燕青，等 . 基于大数据的传染病检测预警方法及应用 [J]. 预防医学论坛 , 2020, 26(10): 796-798.

［12］王梦莹，张文丽，高玥，等 . 基于大数据的医院真实场景传染病预警系统研究 [J]. 中国医院管理 , 2022, 42(3): 1-5.

［13］吴凡 . 上海市创新传染病检测模式的时间和思考 [J]. 中华流行病学杂志 , 2019, 40(8): 880-882.

［14］肖红军，李书苑，阳镇 . 数字科技伦理监管的政策布局与实践模式：来自英国的考察 [J]. 经济体制改革 , 2023(5): 156-166.

［15］谢小萍, 何晓波, 张玲希, 等. 涉及医学人工智能研究的伦理审查要点分析 [J]. 中国医学伦理学, 2021, 34(7): 844-850.

［16］严晓博. 全国首家皮肤专科互联网医院正式启动 [J]. 中华医学信息导报, 2018, 33(21): 1.

［17］杨维中, 兰亚佳, 吕炜, 等. 建立我国传染病智慧化预警多点触发机制和多渠道监测预警机制 [J]. 中华流行病学杂志, 2020, 41(11): 1753-1757.

［18］张凌寒. 算法权力的兴起、异化及法律规制 [J]. 法商研究, 2019, 36(4): 63-75.

［19］支振锋. 生成式人工智能大模型的信息内容治理 [J]. 政法论坛, 2023, 41(4): 34-48.

［20］中华医学会内分泌学分会, 中华医学会糖尿病学分会, 中国医师协会内分泌代谢科医师分会. 中国胰岛素泵治疗指南 (2021 年版 )[J]. 中华内分泌代谢杂志, 2021, 37(8): 679-701.

［21］中华医学会糖尿病学分会. 中国 2 型糖尿病防治指南 (2020 年版 )[J]. 中华糖尿病杂志, 2021, 13(4): 315-409.

［22］Al-SAADI J, GRöNHOLDT KlEIN M, ILICKI J J, et al. Comparison of physical and digital treatment and documentation of uncomplicated cystitis[J]. Cureus. 2021, 13(8): 17342.

［23］BARNETT I, TOROUS J, STAPLES P, et al. Beyond smartphones and sensors: choosing appropriate statistical methods for the analysis of longitudinal data[J]. J Am Med Inform Assoc, 2018, 25(12): 1669-1674.

［24］BELDJERD M, QUARELLO E, LAFOUGE A, et al. A cost minimization analysis comparing asynchronous tele-expertise with face-to-face consultation for prenatal diagnosis in france[J]. J Telemed Telecare, 2023, 1357633x231151713.

［25］BROADBENT E, GARRETT J, JEPSEN N, et al. Using robots at home to support patients with chronic obstructive pulmonary disease: pilot randomized controlled trial[J]. J Med Internet Res, 2018, 20(2): e45.

［26］CAPOBIANCO E. Data-driven clinical decision processes: it's time[J]. J Transl Med, 2019, 17(1): 44.

［27］CORREIA S, GONZALEZ M, DEGER M, et al. The value of implementing a digital approach in the obstructive sleep apnoea patient pathway: a spanish example[J]. Open Respir Arch, 2024, 6(1): 100289.

［28］EGELSEER-BRUENDL T, JAHN B, ARVANDI M, et al. Cost-effectiveness of a multidimensional post-discharge disease management program for heart failure patients-economic evaluation along a one-year observation period[J]. Clin Res Cardiol, 2024, 113(8): 1232-1241.

［29］ELBERSKIRCHh L, BINDER K, RIEFLER N, et al. Digital research data: from analysis of existing standards to a scientific foundation for a modular metadata schema in nanosafety[J]. Part Fibre Toxicol, 2022, 19(1): 1.

［30］FEINER J R, SEVERINGHAUS J W, BICKLER P E. Dark skin decreases the accuracy of pulse oximeters at low oxygen saturation: the effects of oximeter probe type and gender[J]. Anesth Analg, 2007, 105(6): 18-23.

［31］GENTILI A, FAILLA G, MELNYK A, et al. The cost-effectiveness of digital health interventions: a systematic review of the literature[J]. Front Public Health, 2022, 10: 787135.

［32］HOWLETT O A, LANNIN N A, ADA L, et al. Functional electrical stimulation improves activity after stroke: a systematic review with meta-analysis[J].Archives of Physical Medicine and Rehabilitation, 2015, 96(5): 934-943.

[33] ISLAM M M. Social determinants of health and related inequalities: confusion and implications[J]. Front Public Health, 2019, 7: 11.

[34] JAIN D. Regulation of digital healthcare in india: ethical and legal challenges[J]. Healthcare (Basel), 2023, 11(6): 911.

[35] KARIO K, NOMURA A, HARADA N, et al. Efficacy of a digital therapeutics system in the management of essential hypertension: the HERB-DH1 pivotal trial[J]. Eur Heart J, 2021, 42(40): 4111-4122.

[36] KHAN B, FATIMA H, QURESHI A, et al, Drawbacks of artificial intelligence and their potential solutions in the healthcare sector[J]. Biomed Mater Devices, 2023: 1-8.

[37] KOHANE I S, Drazen J M, Campion E W. A glimpse of the next 100 years in medicine[J]. N Engl J Med, 2012, 367(26): 2538-2539.

[38] LEE T T, KESSELHEIM A S. U.S. Food and drug administration precertification pilot program for digital health software: weighing the benefits and risks[J]. Ann Intern Med, 2018, 168(10): 730-732.

[39] LI R, YANG Z, ZHANG Y, et al. Cost-effectiveness and cost-utility of traditional and telemedicine combined population-based age-related macular degeneration and diabetic retinopathy screening in rural and urban china[J]. Lancet Reg Health West Pac, 2022, 23: 100435.

[40] LIN S, MA Y, XU Y, et al. Artificial intelligence in community-based diabetic retinopathy telemedicine screening in urban china: cost-effectiveness and cost-utility analyses with real-world data[J]. JMIR Public Health Surveill, 2023, 9: e41624.

[41] LIU T, TANG Z, CAI C, et al. Cost-effectiveness analysis of digital therapeutics for home-based cardiac rehabilitation for patients with atrial fibrillation after catheter ablation[J]. Digit Health, 2023, 9: 20552076231211548.

[42] LUO X, XU W, MING W K, et al. Cost-effectiveness of mobile health-based integrated care for atrial fibrillation: model development and data Analysis[J]. J Med Internet Res, 2022, 24(4): e29408.

[43] MAHENDRAN M, LIZOTTE D, BAUER G R. Describing intersectional health outcomes: an evaluation of data analysis methods[J]. Epidemiology, 2022, 33(3): 395-405.

[44] MAIN C, HAIG M, CHAVEZ D, et al. Assessing the value of provider-facing digital health technologies used in chronic disease management: toward a value framework based on multistakeholder perceptions[J]. Med Decis Making, 2024, 44(1): 28-41.

[45] MICHAUD T L, WILSON K E, KATULA J A, et al. Cost and cost-effectiveness analysis of a digital diabetes prevention program: results from the predicts trial[J]. Transl Behav Med, 2023, 13(7): 501-510.

[46] MORIN C M. Profile of somryst prescription digital therapeutic for chronic insomnia: overview of safety and efficacy[J]. Expert Rev Med Devices, 2020, 17(12): 1239-1248.

[47] OPEN A I, "March 20 ChatGPT outage: Here's what happened." 24 March 2023[OL].Available: https://openai. com/blog/march-20-chatgpt-outage.

[48] POLEVIKOV S. Advancing AI in healthcare: a comprehensive review of best practices[J]. Clin

Chim Acta, 2023, 548: 117519.

［49］RONQUILLO J G, ZUUCKERMAN D M. Software-related recalls of health information technology and other medical devices: implications for FDA regulation of digital health[J]. Milbank Q, 2017, 95(3): 535-553.

［50］SIKKA N, SHU L, RITCHIE B, et al. Virtual reality-assisted pain, anxiety, and anger management in the emergency department[J]. Telemed J E Health. 2019, 25(12): 1207-1215.

［51］SKAF Y, LAUBENBACHER R. Topological data analysis in biomedicine: a review[J]. J Biomed Inform, 2022, 130: 104082.

［52］STERN A D, BRöNNEKE J, DEBATIN J F, et al. Advancing digital health applications: priorities for innovation in real-world evidence generation[J]. Lancet Digit Health, 2022, 4(3): e200-e216.

［53］The Lancet Digital Health. Digital technologies: a new determinant of health[J]. Lancet Digit Health, 2021, 3(11): e684.

［54］THORNDIKE F P, BERRY R B, GERWIEN R, et al. Protocol for digital real-world evidence trial for adults with insomnia treated via mobile (DREAM): an open-label trial of a prescription digital therapeutic for treating patients with chronic insomnia[J]. J Comp Eff Res, 2021, 10(7): 569-581.

［55］VOKINGER K N, GASSER U. Regulating AI in medicine in the United States and Europe[J]. Nat Mach Intell, 2021, 3(9): 738-739.

［56］YEUNG A W K, TORKAMANI A, BUTTE A J, et al. The promise of digital healthcare technologies[J]. Front Public Health, 2023, 11: 1196596.

［57］YUAN B. Towards a clinical efficacy evaluation system adapted for personalized medicine[J]. Pharmgenomics Pers Med, 2021, 14: 487-496.

# 第 4 章
# 临床专科数字医疗创新

## 4.1 临床专科创新

### 4.1.1 心血管科

#### 1. 国内外研究现状

心脑血管疾病已成为影响我国国民健康的头号杀手，是致残、致死的第一大疾病，带来沉重的社会和经济负担。要降低心脑血管疾病的危害，须加强心血管危险因素的预防与控制，建立"预防 – 干预 – 急救 – 治疗 – 康复"的闭环管理模式，降低心血管病发病率、提高急救效率、促进患者康复并改善预后。准确评估心血管功能变化、识别风险因素对于降低住院率和死亡率至关重要。数字医疗作为一种新型的现代化医疗方式，可在心血管疾病检测、辅助患者诊断治疗、确保护理康复的连续性及管理个人健康信息等发挥重要作用。尤其是数字医疗在院外心脏骤停（OHCA）、智能影像精准评估、心血管康复（CR）和可穿戴设备心律失常识别、干预等技术研究领域取得了显著的进步，已成为医学健康领域的一项重要的变革性技术之一。

1）基于人工智能技术的心血管辅助检查新型数字诊断技术

人工智能 AI 包括监督学习、非监督学习和深度学习等方法。其中，监督学习是利用人工标记的数据集来预测临床转归（clinical outcomes）。在心血管领域，监督学习广泛应用于处理电子病历文本、心电图结果判读、识别心律失常、急性心肌梗死特异心电信号分类、缺血性心肌病影像数据分析、冠状动脉 CT 图像数据处理等。这些应用有助于心血管疾病的风险分层、急性事件预测和临床治疗决策，为提高诊疗效果和患者预后提供了重要支持。

深度学习包括循环神经网络、卷积神经网络和深度神经网络，这些方法具有强大的图像识别和处理噪声的能力，能够以更高的时空分辨率处理实时心血管图像。在冠脉 CTA（计算机断层成像）中，深度学习可以实现自动识别和勾画血管边界，标识血管各分段，并完成血管狭窄、斑块性质和血流储备分数、心肌梗死后修复程度的评估。这为斑块风险和急性心血管事件的预测提供了建议，同时大大缩短了人工后处理和重建的时间，提高了诊断效率和冠心病诊断的标准化。在心脏超声分析方面，深度学习通过整合斑点追踪超声数据，能够帮助识别运动员的生理性和病理性心肌肥厚，并实现对无症状左心室功能障碍（ALVD）的早期预警。这些应用显著提升了心血管疾病的诊断和预防水平。

基于 PubMed 统计，人工智能在心血管领域的应用研究文献数量如图 4-1 所示。近 10 年来，相关文献的发表数量呈现出明显的上升趋势。从 2017 年的 311 篇增加到 2023 年的 1975 篇，整体增加了超过 6 倍。这一增长反映了人工智能在心血管医学研究和临床应用中的重要性和广泛应用前景。

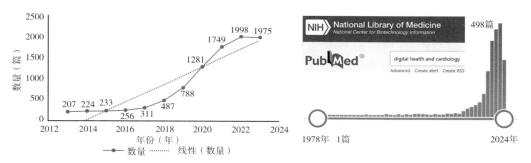

图 4-1　人工智能在心血管数字健康领域研究论文的增长情况

利用机器学习技术来实现对超声、CT、MRI 等多模图像或视频内容中特定目标的识别，对图片、视频、文本等数据进行分析和处理，以获得疾病相关的更多信息，在心血管事件的早期预测和诊断、个性化治疗和降低医疗成本等方面具有重要意义和广阔前景。目前临床上常用的冠脉 CTA（图 4-2）基于深度学习技术自动识别、勾画血管边界，标识血管各分段，完成管腔结构狭窄、斑块成分性质、血流动力学和血管周围组织炎症的同步评估，为斑块风险和急性心血管事件预测提供建议，大大缩短了需要人工后处理和重建的时间，提高了诊断效率和冠心病诊断的标准化。还可对常规的心电图和超声心动图进行神经网络训练，实现对 ALVD 的早期预警。可将心电图作为一种无创的、成本低廉的 ALVD 筛查工具。

2）心脏植入式电子设备

心脏植入式电子设备（CIEDs）包括起搏器、植入式除颤器和心脏再同步装置等，可用于治疗心律失常、心衰等疾病，通过微创手术植入皮下，可持续监测患者心律，

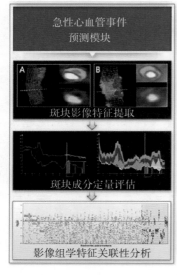
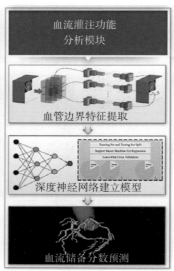
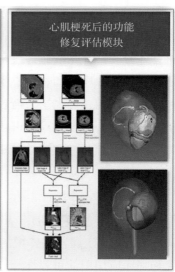

图 4-2　心血管疾病智能影像分析

一旦发生心脏骤停可以在 1 分钟内发放除颤电击挽救患者生命。此外，CIEDs 本身存储或持续监测到的数据，如房性快速心律失常（房颤负荷及房颤时心室率）、心率变化（静息、昼夜心率及变异性）、肺水肿（通过测试经胸阻抗）等，可通过程控分析仪或远程无线网络获得，将心衰患者的治疗提升到能主动监测病情、主动治疗的管理阶段。近年来，出现了一些创新的心脏电子植入设备，如 CardioMEMS Pulmonary Artery Sensor 和 V-LAP Atrial Pressure Monitor。将其植入肺动脉和心房，实时监测肺动脉压力和心房压力，为医生提供更为精准的血流动力学等生理数据，尤其是在心力衰竭患者的管理方面。这些设备能够实时传输压力数据，为制订个性化治疗方案提供关键信息，显著提升患者的生活质量。新一代的 MyCareLink 远程随访系统等体现了"数字智慧"思想。在正常情况下，只发送数据报告给医生。而当发生危险事件，比如 ICD 进行了一次除颤工作，MyCarelink 就会立刻给医生发送报警提醒关注患者情况，使得医护人员能够与患者保持更紧密的联系，为患者提供更加全面、及时的治疗决策支持。

3）基于移动数字健康监测技术辅助心血管疾病二级预防

这是一个涵盖风险因素测量和个体健康行为干预的广泛领域，聚焦于利用移动健康技术，通过创新的手段影响个体的健康行为，从而实现心血管疾病的二级预防。干预的方法诸如体育活动、健康生活方式等。在这个领域中，通过各种移动健康技术，可以有效地测量个体的危险因素。这些技术不仅包括传统的生理参数测量，还包括了对日常活动、运动习惯及其他生活方式因素的监测。通过这些测量手段，医疗专业人员能够更全面地了解患者的生活方式，通过使用手机短信干预来改善心血管危险因素，如血脂、血压和 BMI 的控制、体育活动以及烟草摄入量等，有针对性地评估其心血管健康风险，实现冠心病的二级预防。

4）智能可穿戴技术

智能可穿戴技术是一种将多媒体、传感器与无线通信技术嵌入衣物与配件中的技术。这项技术具有轻松操作、便捷的使用方式和无线数据传输等优势，能够以非侵入性或微创的手段来探测个体的生物特性，进而检测不同时间点的微小生理变化。近年来，智能手表、臂带和追踪器等可穿戴设备非常流行，促进了个性化医疗的发展。

可穿戴心电设备通常为智能手环式、手持式、贴片式和医疗级多导式。主要通过心电描记法（electrocardiography，ECG）和光电容积描记法（photo plethysmography，PPG）两种收集信号技术。其中 ECG 利用在人体皮肤表面贴上的电极，可以侦测心脏的电位传动，通过捕捉生物电信号再经过数字化处理，生成心电图，输出准确、详细的心脏健康信息。PPG 通过监测心跳导致的血流压力和血管直径的动态变化的生物电信号，获取血管弹性和动脉硬化等方面的信息，为动脉硬化的风险评估提供重要数据。世界上部分心电设备公司简介见表 4-1。

表 4-1 心电设备部分公司简介

| 名称 | 介绍 |
| --- | --- |
| 通用电气公司（General Electric Company） | 全球领先的医疗设备制造商之一，提供先进的心电图设备和解决方案，致力于提升医疗诊断的准确性和效率 |
| 飞利浦（Koninklijke Philips N.V.） | 国际知名的医疗技术公司，其心电图设备被广泛应用于医院和诊所，为心血管疾病的早期诊断和管理提供支持 |
| 日本光电公司（NIHON KOHDEN CORPORATION） | 专注于医疗电子设备的研发和生产，其心电图设备以高质量和可靠性著称，被广泛应用于全球医疗机构 |
| Schiller AG | 瑞士医疗技术公司，提供创新的心电图解决方案，其产品以先进的技术和精确的测量见长，帮助医疗专业人员更好地进行心血管疾病诊断 |
| Spacelabs Healthcare | 致力于提供综合医疗解决方案的公司，其心电图设备设计先进，功能强大，被广泛应用于临床监测和诊断 |
| AliveCor，Inc | 专注于开发移动医疗技术，其便携式心电图设备允许用户在任何时间、任何地点进行心电监测，为心血管疾病的早期发现和管理提供了便捷的解决方案 |
| 深圳迈瑞生物医疗电子股份有限公司（Shenzhen Mindray Bio-Medical Electronics Co.，Ltd.） | 中国领先的医疗设备制造商，其心电图设备以高性价比和稳定性能广受欢迎，出口到全球多个国家和地区 |
| Hill-Rom Services，Inc | 提供医疗技术和服务的公司，其心电图设备被广泛应用于医院和诊所，为患者提供高质量的心血管诊断和护理 |

续表

| 名称 | 介绍 |
|------|------|
| BPL Medical Technologies | 印度医疗设备公司，提供全面的心电图解决方案，其产品在本地市场和国际市场上均表现出色，为心血管疾病的诊断和治疗提供了有力支持 |
| ACS Diagnostics | 专注于心电监测设备的公司，其创新的心电图产品和服务为医疗专业人员提供了可靠的数据和分析，帮助他们更好地管理和治疗心血管病 |
| Allengers | 印度医疗设备制造商，提供多样化的心电图解决方案，其产品以高质量和可靠性著称，被广泛应用于全球医疗市场 |

智能可穿戴设备不仅可以监测健康参数还可以提供个性化的健康建议，预警潜在的健康问题，增强用户的健康意识和生活质量。可穿戴设备分类如表 4-2 所示，根据穿戴式可分为服装式、束带式、头戴式、贴片式、手套式、手环式、指环式和其他穿戴式；根据智能方式可分为智能交互式和非智能式。智能心电衣兼具专业的心电数据分析平台和 AI 云智能平台，可统计分析心电、呼吸、睡眠等 62 种参数，穿戴人员在日常生活、运动和工作中，均可检测动态心电图，且同步显示 12 通道心电波形，可有效检出心律失常、心肌缺血等心电异常，更能准确预警急性心梗等高危心血管事件。

表 4-2　可穿戴设备分类表

| 以穿戴方式分类 | | 以智能方式分类 | |
|------|------|------|------|
| 主要类型 | 特点 | 主要类型 | 特点 |
| 服装式健康监测设备 | 设计舒适，与常规服装相似，适合长时间佩戴 | 智能交互式健康监测设备 | 1. 数据分析<br>2. 个性化建议<br>3. 提醒功能<br>4. 远程监护 |
| 束带式健康监测设备 | 轻便小巧的健康监测设备，可佩戴在脚踝、手臂或腰部等 | | |
| 头戴式健康监测设备 | 佩戴在头部的健康监测设备 | | |
| 贴片式健康监测设备 | 贴附在身体特定部位，外观小巧、可随时携带、佩戴隐蔽 | | |
| 手套式健康监测设备 | 智能手套形状的健康监测设备 | 非智能式健康监测设备 | 1. 数据采集<br>2. 简单功能<br>3. 基础提醒<br>4. 单向传输 |
| 手环式健康监测设备 | 佩戴在手腕上，轻巧舒适 | | |
| 指环式健康监测设备 | 佩戴在手指上，体积小巧，佩戴不引人注意，方便携带 | | |
| 其他穿戴式健康监测设备 | 其他佩戴方式所设计形成的健康监测设备 | | |

5）虚拟现实心脏康复技术

虚拟现实和机器人技术通过提供仿真环境和有趣的康复活动，积极促进脑卒中患者的运动康复。患者在虚拟环境中进行日常活动模拟，通过游戏化方式使康复过程更富互动性。机器人辅助康复设备则提供个性化训练计划，监测运动进展，为患者提供实时反馈。这些技术的综合运用使脑卒中康复更富创新和个性化，为患者提供更有效和愉悦的康复体验。这些创新将推动心脏康复领域不断进步，提升患者的康复效果。

6）急诊心血管护理

院外心脏骤停（OHCA）的护理和管理在新兴数字技术影响下正在不断发展。例如，可穿戴的生命检测技术可以提高生存率，通过无人机将自动体外除颤器送到事故现场，以及利用移动应用程序向旁观者提供实时急救指导。

各个研究焦点处于不同的发展阶段，心脏康复和院外心脏骤停等领域的研究活动呈现新兴和增强的趋势。在数字化慢病管理、远程心电监测、智慧血压管理和心脏虚拟现实等研究领域一直有高水平研究论文的发表。可穿戴设备（智能手表、身体传感器等）和用于心血管护理的活动追踪，以及电子病历应用（eMRs）的研究目前显示出减缓迹象。近期，澳大利亚悉尼大学 Clara C. Zwack 学者团队发表在 *NPJ Digital Medicine* 上的文章，对数字健康的发展历程做了回顾，按引用计数排名的指标，列出了与心血管特定主题相关的有影响力的文章。围绕心力衰竭、远程监控和 CIEDs 的研究、评论和指南在引用的前 10 篇文章中占据主导地位。

总之，数字健康技术在心血管医学中的研究呈现出明显的发展趋势，从过去对特定疾病或手术的关注，逐渐转向更综合和现代的主题，如心脏康复、活动追踪、放射学应用等。这反映了数字健康技术在促进心血管护理方面的不断演进和不断涌现的新兴领域。

2. 国内外应用情况

数字医疗技术的应用为心血管疾病的诊断和治疗提供了诸多便利，已显示出对心血管疾病（CVD）发病率和死亡率结果的改善。具体而言，数字医疗技术可以应用于以下几个方面。

1）院内心血管临床、影像数据的数字化管理创新

心电图系统可以通过运用数字技术对心电图进行分析和处理，快速准确地确定患者的心电图异常情况。该系统还可以为医生提供多种工具，帮助进行心电图诊断和疾病分类。医学影像系统为医生提供高清晰度影像图像，将医学影像信息进行数字化存储，并提供对数字影像进行分析、处理和管理的多项技术。对心血管疾病患者进行CT、磁共振等医学影像检查，能够更加清晰地查看患者的心脏结构和功能，为医生提供更加准确的疾病诊断。医学数据分析系统可以对患者的医学数据进行处理，从而

为医生提供科学合理的治疗建议。

2）可穿戴设备在心血管疾病防控中的应用

可穿戴设备在心血管病管理中发挥着越来越重要的角色。智能手表、健康追踪器等设备可以实时监测患者的活动水平、睡眠质量和生理参数。这些设备不仅有助于患者更好地了解自己的健康状况，还能提供实时反馈，激励患者采取积极的生活方式。对心血管疾病管理包括心力衰竭、房颤、冠心病、高血压等发挥实时监控和事件预警作用，如体力活动水平、心率和 HRV，可用于风险分层，也有助于预测心衰患者对心脏再同步化治疗的反应。在已确诊的房颤患者中，可穿戴设备生成的无创、连续的心率数据有可能将房颤的定义标准从传统的分类定义转变为连续和可量化的定义标准，为抗凝和心率控制的治疗开辟新的治疗思路。在心血管疾病康复过程中，可穿戴设备也能够记录患者的运动数据，为医疗团队提供个性化的康复建议。远程康复方案提高了患者治疗的参与度、依从性，大大增加了传统心脏康复为患者带来的益处。智能可穿戴设备在血压管理中的应用通过国际标准验证的智能可穿戴血压测量设备，在高血压管理中具有广泛的应用前景。根据《中国老年高血压管理指南 2023》，动态血压监测（HBPM）可有效鉴别白大衣性高血压及隐蔽性高血压，提高对高血压患者预后（尤其是脑卒中）判断的准确性。

3）远程监测与心血管健康

研究调查显示，80% 的老年人群至少患有 1 种慢性疾病，50% 的老年人群患有 2 种慢性疾病。其中以高血压、糖尿病、冠心病尤为显著，慢性病患者所需的医疗护理需求远远超出了医院的供给，且慢性病的增加导致的中国高龄老人的残疾负担加重，改善预防和管理慢性病的卫生保健系统十分有必要。在此背景下，接受专科医生远程医疗辅助下的家庭照护是慢性病患者的必然选择。

随着远程监测技术的不断创新，患者可以在离开医院的情况下持续监测居家心血管健康状况。这对于慢性心血管病的患者而言尤为重要。远程监测技术通过植入式设备、可穿戴设备或传感器，实时收集关键的生理数据，如心率、血压和心电图。这些数据通过云端技术传输到医生或医疗团队，使其能够实时监测患者的病情，提前发现潜在问题，采取相应的干预措施。这种个性化、实时的监测有助于提高患者的生活质量，并减少不必要的医院就诊。医生与患者之间通过辅助性实时视频远程医疗增加了患者的就诊渠道，并能扩大已建立的患者与医生之间的关系。临床医生通过电话直接与患者沟通，还可以通过患者门户、安全电子邮件、数字医疗平台等与患者联系，这些途径较灵活，不受时间、地点的限制，应用广泛，能及时掌握患者病情变化，并对获得的医疗数据进行监测、随访、提取及分析，从而提供临床建议或支持。

4）心脏康复的数字化转型

心脏康复是一种综合性的治疗方案，旨在帮助心血管病患者恢复身体功能，提高生活质量。心脏康复目前面临的困境包括在心脏疾病急性期及亚急性期过后，患者能否获得个体化的心脏康复方案；患者在社区及家庭中的长期康复能否有效进行。数字医疗技术为心脏康复带来了革命性的改变，以往的心脏康复主要依赖于医疗专业人员的指导和监督，但数字技术的介入改变了这一格局。利用人工智能将传统危险因素与临床和实验室检测、影像资料相结合，进行心血管疾病康复方案的风险评估。虚拟现实技术为心血管病患者提供了全新的康复体验，通过虚拟现实眼镜，患者可以参与模拟的康复活动，提高身体的功能和心理状态。

3. 研究案例代表

1）人脸识别深度学习诊断冠心病

研究表明，脱发、白发、面部皱纹、耳垂皱褶、黄斑瘤和角膜弓等脸部特征可能与冠心病风险增加和心血管不良事件相关，有助于冠心病的辅助诊断和筛查。中国医学科学院阜外医院郑哲教授联合全国 9 家医院与清华大学自动化系季向阳教授团队开发并验证了一种基于人脸照片的深度学习算法，在脸部特征方面，主要采集额秃（发际线后移）、头顶秃（地中海）、耳垂折痕、耳前折痕、眼袋深（卧蚕）、鱼尾纹深、额头皱纹深、眼眶周围有皱纹、鼻沟、鼻唇沟（法令纹）深、老年斑、口唇苍白等可能与冠心病关联显著的特征。利用深卷积神经网络对冠脉造影、冠脉 CTA 和人脸特征进行深度学习从而诊断冠心病（至少一支冠脉狭窄 ≥ 50%）。该算法的敏感性和特异性就分别达到了 0.80 和 0.61，AUC 为 0.757（95% CI：0.710 ~ 0.805）。研究证实基于脸部照片的深度学习算法可以帮助冠心病检测，这项技术可应用于门诊冠心病的风险评估和社区冠心病患者的筛查。

2）人工智能（AI）赋能冠脉 CTA 提高诊治精准性

首先，传统冠脉 CTA 在图像后处理中面临较大挑战，例如图像易受到心脏运动和钙化斑块引起伪影的影响，管腔狭窄判断不准确等，影响临床医生准确诊断。其次后处理环节复杂，对技师的人力需求很大，花费时间长，并且各医疗中心之间标准化程度受限。血管 AI 算法在大量临床训练数据支撑下，利用深度学习算法对血管组织进行提取和分割，抓取 CT 影像特征进行分类，实现冠脉病变狭窄、斑块性质和血流储备分数的无创分析。

基于冠脉 CT 的中国老年人群动脉粥样斑块进展的队列研究（ChiCTR 2100046469），由中国人民解放军总医院 CCTA 影像智能分析核心实验室分析并获取斑块的解剖学特征（管腔狭窄、斑块体积）、成分组成（坏死核心、斑块钙化比例）和血流动力学参数（CT-FFR）等 27 个关键指标。利用 SHAP（shapley additive explanations）进行斑块影像多维特征交叉分析，发现斑块内钙化成分、坏死核心、CT-FFR 等动态变化所占权重最高（importance score：0.143、0.096、0.088 和 0.080）。利用机器学习 XGboost 建立急性不良心血管事件的预测模型，其预测效能（AUC：0.918）明显高于传统模型（AUC：0.864）。

CT 有助于指导慢性完全闭塞（chronic total occlusion，CTO）的经皮冠状动脉介入治疗成功率存在挑战。北京安贞医院医学影像科徐磊教授团队开发一种基于冠脉 CT 深度学习的预测模型，预测 CTO 病变导丝通过成功率和 PCI 结果。共纳入 534 名参与者的 565 处 CTO 病变。DL 模型节省了 85.0% 的人工计算评分重建和分析时间，并且在预测 30 min 内导丝通过方面比人工计算评分具有更高的准确性（DL：91.0%；慢性完全闭塞血运重建的 CT 注册评分：61.9%；韩国 KCCT 评分 68.3%；日本 J-CTO 评分：68.8%；$P < 0.05$）和 PCI 成功率（DL，93.7%；KCCT，74.6%；J-CTO，75.1%；$P < 0.05$）。

3）人工智能助力心血管药物反应预测

斯坦福大学的研究团队开发了一种卷积神经网络分类器，用于评估药物致心律失常风险。通过使用人工诱导多能干细胞来源的心肌细胞（hiPSC-CMs）进行动作电位记录，并通过 CNN 分类器分析这些数据，研究人员成功预测了药物诱导的心律失常风险。这项研究展示了深度学习在药物安全性评估中的潜力，并揭示了遗传因素对药物反应的影响，这对于个体化药物治疗具有重要意义。加州大学戴维斯分校的研究团队开发了一种多尺度计算模型，从原子到心律层面预测药物的心脏毒性。通过模拟药物与离子通道的相互作用，这种模型能够预测药物对心脏节律的影响，研究结果表明，该多尺度模型可以有效揭示药物引起心律失常的机制，并通过临床数据验证其准确性。

此外，有研究团队利用机器学习技术分析了 2134 种上市药物的体外靶向药理学数据，开发了随机森林模型来预测药物不良反应（ADR）。通过分析药物与不同靶点的相互作用，能够识别与 ADR 相关的药物靶点，并预测特定药物的不良反应风险。该研究发现了一些新颖的药物靶点与 ADR 的关联，为个性化药物治疗提供了宝贵的数据支持。

4. 应用案例代表

1）智能可穿戴设备优化心血管疾病预警新模式

我国房颤的管理还存在挑战和薄弱环节，主要问题在于：①既往对房颤的检测主要依靠常规心电图和动态心电图检查，不能长期动态监测患者心律情况；②患者的某些不良嗜好没有纳入辅助治疗决策。这些问题往往导致房颤相关脑卒中的复发率、致残率和致死率较高，进而加重病情，预后不良。

智能可穿戴设备的发展使得房颤的筛查及危险因素控制成为可能，并能对不同药物治疗方案进行更加精确细致的评价。我国华为心脏健康研究成果显示，在纳入的 187 912 名华为手表使用者中，有 424 名收到了心律失常警告，其中 20 ~ 39 岁和 40 ~ 54 岁的青中年分别占 19.1% 和 32.1%。与常规管理相比，使用房颤管理应用软件平台显著降低了房颤患者的缺血性脑卒中、死亡及再住院的复合终点事件风险 61%（95% CI：33% ~ 78%，$P < 0.001$），且在年龄 < 75 岁人群中效果更显著。由中国人民解放军总医院和天津工业大学联合研究的便携式动态心电记录仪，通过对标准 12 导联心电电极位置进行映射，得到了便捷式心电采集设备，可连续动态地监测患者的 12 导联心电图，包括静止状态下的心电图和非剧烈运动状态下的心电图。通过采集到的心电图信息，可以有效判别出房颤、期前收缩等症状。智能可穿戴设备的应用不仅为房颤的早期筛查和诊断提供了新的途径，也显著提升了心血管疾病的管理水平。

苹果公司与斯坦福大学医学院联合开展的全球规模最大的前瞻性单臂研究，旨在评估 Apple Watch 的 PPG 技术对房颤的识别和后续临床评价的能力。2017 年 11 月—2018 年 7 月共纳入 419 297 人。入选标准包括拥有 Apple Watch（1 代、2 代或 3 代）和兼容的 iPhone（iPhone 5S 或更高版本），年龄 ≥ 22 岁且是美国居民。排除标准包括有房颤 / 房扑病史、正在接受抗凝治疗。心律异常通知的触发条件是传感器在 48 h 内检测到 6 次不规则脉冲（或转速表）中的 5 次。研究结果显示，佩戴 Apple Watch 与 ECG 贴片时，Apple Watch 的脉搏监控算法的阳性预测值（positive predictive value，PPV）为 71%，误报率为 29%。若已被 Apple Watch 视为心律不齐的用户再收到一次通知，其准确度则会提高到 84%。

2）数字疗法改善原发性高血压控制水平

数字医疗可通过医患交互数据查询、在线血压监测、实时风险提醒与预警优化高血压的管理。来自日本川崎医学院的 Kazuomi Kario 教授团队研发了新的交互式智能手机应用程序（HERB-DH1），并在日本的 12 个医疗中心开展前瞻性、开放标签、随机对照研究，评估每个高血压患者的个性与行为特征及高血压决定因素，帮助用户结合经医学验证的非药物干预措施（包括限制盐摄入、控制体重、定期锻炼和限制酒精摄入）促进生活方式的改变。主要疗效评价终点是从基线到 12 周的 24 h 动态收缩压的平均变化，关键的次要疗效终点是从基线到 12 周的办公室和家庭血压（BP）的平均变化。2019 年 12 月—2020 年 6 月，共有 390 名患者被随机分配到数字治疗组（$n=199$）或对照组（$n=191$）。结果显示，数字疗法组依从性良好；与对照组相比，数字疗法组在第 12 周时 24 h 动态血压、家庭自测血压和诊室血压均明显下降。截至 24 周，未发生与计划相关的重大安全事件。HERB-DH1 研究表明，在没有降压药物的情况下，与单独改变标准生活方式相比，数字疗法在减少 24 h 门诊、家庭和办公室血压方面具有优势。

3）手机短信关注生活方式对冠心病患者改变危险因素的影响

TEXT ME 临床研究旨在探讨通过手机短信的生活方式建议为重点的半个性化支持计划对冠心病患者心血管危险因素的影响。这项名为烟草、锻炼和饮食信息的研究招募了 710 名冠心病患者，平均年龄为 58 岁，其中 82% 为男性，53% 为吸烟者。研究在悉尼的一家大型三甲医院于 2011 年 9 月—2013 年 11 月进行。研究中干预组接收了为期 6 个月的每周 4 条短信，内容包括建议、激励提醒和支持，以促使患者改变不良生活方式，而对照组则接受了常规护理。主要终点是在 6 个月时测量的低密度脂蛋白胆固醇（LDL-C）水平，次要终点包括收缩压、体重指数（BMI）、体育活动和吸烟状况。研究结果表明，在 6 个月时，干预组的 LDL-C 水平显著降低，同时伴随着收缩压、BMI 的降低，体育活动的增加及吸烟率的显著降低。此外，大多数参与者认为这个短信计划是有用的、易于理解的，并且在频率上是适当的。总体而言，该研究结果表明，采用生活方式建议为重点的短信服务对冠心病患者相较于常规护理，可以在 LDL-C 水平上取得适度改善，并在其他心血管疾病危险因素上取得更大改善。然而，文章也强调了这些效果的持续时间及其是否导致改善的临床结果仍需进一步研究。

5. 展望

随着科技的飞速发展，数字医疗技术在心血管病领域正迎来前所未有的发展机遇。未来，这些技术将在预防、诊断和治疗心血管疾病方面发挥越来越重要的作用，为患者提供更全面、个性化的医疗服务。个性化治疗的崛起、智能诊断和监测系统的创新、无缝整合的健康管理平台、虚拟和增强现实在康复中的应用、患者参与和自我管理的强化、大数据分析和科研创新及数字健康平等的实现，都是这一趋势的具体体现。基因测序技术的不断进步使个性化治疗成为可能，通过了解患者的遗传信息，医生可以制订更精准的治疗方案，预测药物反应，并避免不必要的治疗试错；智能化的诊断和监测系统利用人工智能和机器学习算法，可以快速、准确地分析心血管影像、监测生理参数，并提供实时反馈；无缝整合的健康管理平台通过移动应用和云端技术，实现对患者生活方式、药物依从性和生理参数的监测，医疗团队能够实时获取患者数据，及时调整治疗方案，达到更精准的健康管理。

同时，虚拟和增强现实技术在心血管康复中的应用，通过沉浸式体验，让患者进行有针对性的康复训练，增强运动能力和心肺功能；数字医疗技术还强化了患者在治疗过程中的参与和自我管理能力，患者可以通过移动应用获取健康信息、与医疗团队实时沟通，并参与制订个性化的治疗计划；大数据分析将积累大量健康数据，为心血管病科研提供丰富资源，促进对心血管疾病的深入理解，推动医学创新；智能手机和便携式设备的普及，有望实现数字健康平等，让更多患者享受到先进的医疗服务，缩小健康差距。随着技术的不断创新，未来将见证更多令人瞩目的数字医疗应用，为心血管患者带来更好的医疗体验和治疗效果，开启心血管医学的新篇章，迎接更健康的未来。

（曹　丰　王亚斌　王慧泉　苗冯博　王雨嘉　编写，刘　亮　审校）

### 4.1.2 呼吸科

1. 国内外研究现状

呼吸疾病是一种常见且严重的健康问题，对人们的生活质量和寿命产生了重大影响。为了应对这一挑战，国内外研究和医疗机构都在积极探索数字医疗创新在呼吸疾病领域的应用。

1）数字医疗在呼吸疾病诊断中的研究

一些智能医疗设备和应用程序正在被广泛应用于呼吸疾病的康复训练和管理。Spathis 和 Vlamos 尝试将机器学习法用于哮喘和慢性阻塞性肺疾病（COPD）的诊断，并检测其在呼吸系统疾病（如哮喘和 COPD）的预防、诊断和治疗临床决策支持中的作用。为了进一步验证专家系统（ES）对于 COPD 的诊断价值，Braido 等开发了一个 ES，并在 241 例患者中进行诊断能力验证，结果显示 ES 对于 COPD 的诊断准确率为 97.5%；即使在基层单位，ES 对 COPD 的诊断也同样安全有效。另一项相似的研究显示，应用临床决策支持系统评估 323 例 COPD 患者的症状，敏感度为 96%，特异度为 90%。Gurbeta 等研制了一种可用于诊断哮喘和 COPD 的自动诊断遥控系统。为了评价该系统的诊断效能，他们对 3 个偏远的初级健康照护单位、Bosniabos 的一家医院和 Herzegovina 健康照护系统进行预实验，在为期 6 个月的研究中，对 780 例患者进行评估，发现诊断准确率达 97%，所采用的设备简便、方法简单，特别适用于偏远农村和孤立的社团患者会诊，以及用于年龄大、活动不便患者的诊断。

2）数字医疗在呼吸疾病预后及病因预测中的研究

改善呼吸系统疾病患者健康结局的一个主要策略是减少病情恶化和疾病并发症。通过收集患者在生理学、药物依从性模式、缓解剂使用趋势和污染环境暴露等方面的数据，可以识别出有助于预测未来病情恶化的"数字生物标志物"。利用更新的数据挖掘和分析技术，有希望从大型数据集中提取有用的信息，使用现有的大型和综合数据库作为开发预测工具的"训练集"。随着技术的进步，数据分析和风险分层工具有望在病情恶化发生之前提出建议措施来预防。Russell AM 等一项监测特发性肺纤维化患者肺功能的研究显示，在 3 个月时测量的 FVC 下降率对结局和随后的死亡率具有高度预测性，从而证明肺功能测量作为识别不同疾病轨迹的一种方法的价值。为了找到一项可预测哮喘患者住院倾向的指标，Luo 等采用空气污染资料、天气资料及既往住院资料等，应用机器学习技术预测哮喘患者的住院情况，结果证实应用上述早期预测指标，检验组曲线下面积可达 0.832，因而认为这些指标可作为预测未来哮喘患者住院的预测因子。

利用大数据和人工智能技术，分析庞大的健康数据集和生物标志物，发现一些新的呼吸疾病风险因素和预测模型，这些研究为呼吸疾病的早期干预提供了重要的科学依据，不仅提高了患者的生活质量，还减轻了医疗系统的压力，提高了医疗资源的利用效率。

2. 国内外应用情况

1）基于数字技术的吸入药物管理

哮喘、COPD 等慢性呼吸系统疾病的药物依从性差是一个重要的问题。针对哮喘和 COPD 患者的复杂治疗方案，包括治疗急性症状的药物和混合设备类型的长期维持药物，是依从性的障碍之一。此外，最佳的自我管理通常除了需要坚持外，还需要多个因素，如测量肺功能和记录症状，这对患者而言并不容易维持。为了解决呼吸系统疾病患者坚持用药的需求，已经开发了一些数字技术，如电子吸入器、短信提醒，以及自我管理工具（如基于网络和移动应用程序记录症状和监测肺功能）。随着技术的迅速发展，监控依从性的策略也在进步。在囊性纤维化患者中，芯片喷雾器可以提供客观的日期和时间戳的依从性数据。吸入器和吸入器附加组件（与现有吸入器相连的数字设备）也可用于测量和评估吸入器技术 / 吸入质量，这有助于识别和克服无意的依从性差的问题。智能吸入器也被开发出来，可以将吸入器使用数据直接无线发送到移动健康平台或网站。这些平台提供了几个优势，包括测量的可视化和集成到更广泛的数据集，例如包含在患者的电子病历中的数据集。这些技术还可以远程监测生理参数，包括蓝牙连接的设备和移动应用程序，以测量峰值流量、呼出的一氧化氮分数、身体活动和环境污染。这些数据可以将依从性管理与患者自我管理的其他方面联系起来，并可用于提供适当的信息，促进健康行为（如警告个人环境污染的变化，可能需要他们使用预防治疗和携带缓解治疗）。综上所述，针对依从性的数字方法和疾病生理监测的进展为理解依从性差的原因和后果提供了一系列可能性，从而为提供有效的依从性管理提供了一种合理的方法。

2）在肺功能检查中的应用

肺功能检查是呼吸系统疾病的重要检查手段之一，主要用于检查肺通气功能和弥散功能等。在肺及气道疾病的早期诊断、疾病严重程度评估、预后判断、药物疗效判断及手术耐受力评估等方面具有重要的临床价值。实验室大型肺功能检测仪器庞大笨重、价格昂贵、操作复杂，这种传统的肺功能测定一般需在二级及以上医院进行，导致基层医院和社区肺功能检查率严重不足，而造成大量呼吸慢病漏诊。近年来便携式肺功能仪器的出现补充和改善了实验室肺功能仪的不足，便携式肺功能仪具有小型、便携、操作简便和造价低廉的优势。它可作为实验室肺功能仪的补充，适用于社区、基层等卫生机构。但其仍需要进一步发展，未来发展趋势如下。

（1）呼吸大数据、AI 智能分析：便携式肺功能仪可实时将数据上传至云数据库，这些信息可以作为患者病情跟踪、更新治疗计划的重要参考。

（2）物联网化：便携式肺功能仪与物联网技术的有机结合，有助于动态监测患者的呼吸功能，利用大数据、云计算等技术，可实现对呼吸慢病的实时监测、远程管理。

（3）多功能化：便携式肺功能仪逐步开发一些附加功能，如气道压力检测、吸入用药量化评估、呼吸问卷、肺康复等，这些相应的功能有助于从肺功能出发，达到疾病评估、诊疗、康复的一站式解决方案的实施。

3）在呼吸系统放射影像辅助诊断中的应用

由于人工智能技术在影像自动分割和测量等方面的突破性进展，其在肺部异常结构的检出、识别等方面奠定了良好的基础，驱动了医学影像诊断方法的创新和改革。AI 能帮助医生快速发现肺部的肿瘤等异常病变，同时也发现小结节影像，提高了病变检出的敏感性和时效性。AI 能在数秒钟内完成对异常图形的测量，从数量到形态、区域分布、定量参数等，结合对标注的标准片进行学习计算，可帮助医生快速完成对肺小结节与结核的诊断与鉴别诊断：一方面大大缩短了放射影像科医师和呼吸科医师阅片读片的时间；另一方面可快速获得准确的测量参数并进行统计学计算，提高了阅片的精度和广度，为避免遗漏、准确决策提供了数据依据，在肺炎、肺部肿瘤、肺结核、肺纤维化实变、肺部血管栓塞等疾病诊断中都发挥了重要的作用。但是，由于肺部影像的复杂性和多样性，同时缺乏与病理检查结果相匹配的队列研究结果，目前肺部影像的智能诊断还无法独立给出诊断，只能做到提供监测参数供临床医师诊断参考。

3. 研究案例代表

1）研发呼吸动力学图用于 COPD、肺气肿的早期诊断

（1）概述：COPD 是一种严重危害人类健康的常见病。COPD 前期患者的肺功能正常或轻度异常（但仍不符合 COPD 诊断标准），但常常存在肺气肿或功能限制等结构异常。目前大多数关于 COPD 的研究都依赖于 CT 和肺功能检测，然而，肺功能检测对轻度肺气肿、COPD 前期等早期病变识别的灵敏度有限，而 CT 又面临辐射、成本高、无法院外应用等缺点，且肺功能和 CT 都无法良好反映患者运动过程中的持续气流的变化。目前仍缺乏方便评价肺动态过度充气和肺气肿的方法，缺乏院外应用的肺功能持续监测方法，特别是无负荷或低负荷的检测方法，以及呼吸系统疾病家庭

监测缺乏有效的急性加重预测手段。本研究利用动态学习／确定学习生成呼吸动力学图，为 COPD、肺气肿的早期诊断和评估提供新方法。

（2）研究方法："动态学习"是近年来提出的一种适用于动态环境的机器学习新方法。山东大学控制科学与工程学院王聪教授团队致力于动态环境机器学习（确定学习）、动态模式识别、振动故障诊断、基于模式的智能控制，以及在心脏疾病、骨科疾病、航空发动机领域的应用研究。针对产生周期或回归轨迹的非线性动态系统，动态学习可以实现对其未知系统动态的局部准确建模。

基本要素包括：①使用径向基函数（radial basis function，RBF）神经网络；②对于周期（或回归）状态轨迹满足部分持续激励（persistent excitation，PE）条件；③在周期（或回归）轨迹的邻域内实现对非线性系统动态的局部准确神经网络逼近（局部准确建模）。呼吸信号本质上是由呼吸系统这一复杂非线性动态系统产生的非平稳信号，具有周期或回归特性。经采样得到的呼吸信号采样数据序列，利用动态学习算法可对其进行动力学建模。通过对 COPD 患者呼吸信号采集及呼吸动力学图生成，探究其呼吸动力学图特征。

（3）研究结论：对于肺功能正常或轻度异常（但仍不符合 COPD 诊断标准）而 CT 显示存在肺气肿的患者，其呼吸动力学图不同于正常人的左右翼对称，而是出现了明显的左翼缺损，这体现了呼吸动力学图较肺功能检查的敏感性，同时呼吸动力学图又具备经济便捷、无辐射等优点，可部分替代 CT 检查，为早期诊断 COPD 及 COPD 前期提供了可能。对于不同程度的 COPD 患者，呼吸动力学图均存在左翼缺损。对于轻度阻塞性通气功能障碍更敏感，临床应用价值更高。对于中至中重度阻塞性通气功能障碍患者，在左翼缺损基础上，运动过程中呼吸动力学图可出现右翼缺损。

（4）讨论：由于运动带来的通气需求和呼吸频率增加，患者用力呼气会导致气道内的等压点向外迁移。这将导致呼气时气道过早压缩和关闭，缩短呼气时间并加剧空气滞留。因此，COPD 或肺气肿的患者在呼气时大多会经历气流受限，主要表现为运动期间的呼气性呼吸困难。其呼吸动力学图中大部分患者出现了明显的左翼缺损，且左翼缺损持续存在，并逐渐加重，表明 COPD 患者存在的阻塞性通气障碍，并且随着运动，动态过度充气逐渐加重。呼吸动力学图可识别出肺功能正常，但 CT 可明确诊断肺气肿的患者，比肺功能检查更加敏感，替代部分 CT 检查确诊 COPD 前期。对于轻度阻塞性通气功能障碍更敏感，临床应用价值更高；通过本研究的确定学习方法生成的呼吸动力图，使平静呼吸波形（包括非定量呼吸波形）诊断 COPD 成为可能；通过确定学习，自由呼吸波来源的呼吸动力学图可以达到用力肺活量、分钟通气量获得的肺动态过度充气有效评价。

2）研发呼吸动力学图用于哮喘患者的诊断

（1）概述：哮喘的主要特征是气道对多种刺激呈现的高反应性和可变的可逆性气流受限，目前常用的气流受限客观检查包括支气管舒张试验、支气管激发试验、呼气流量峰值（peak expiratory flow, PEF）及其变异率测定。各检查均存在一定的局限性，其中，支气管舒张试验需在试验前停用支气管扩张剂、激素等药物，测定患者基本肺功能，之后吸入支气管扩张剂，并在舒张剂生效时再次进行肺功能的测定，整个过程需多次测定肺功能，且需要患者配合度高。支气管激发试验只适用于非哮喘发作期、FEV1 在正常预计值 70% 以上患者的检查。PEF 测定所需峰值电流仪携带方便、操作简单，但也有易出现操作不规范，读数不准确的缺点。

本研究利用确定学习生成哮喘患者的呼吸动力学图并与 COPD 患者呼吸动力学图进行比较，其差异性有助于临床诊断及鉴别诊断。

（2）研究方法：受试者佩戴睡眠监测仪，进行 6 min 步行试验，采集实验过程中受试者的呼吸鼻气流信号；使用高增益观测器，将 1 维呼吸信号转换为 2 维信号；利用动态学习算法将 2 维信号系统动态进行局部准确神经网络建模，获得关于该 2 维信号的动力学特征；将建模结果可视化表示，得到呼吸动力学图，形似蝶翼，分为左翼和右翼，左翼代表呼气相，右翼代表吸气相，可直观反映左右翼缺损情况。

（3）研究结论：通过呼吸气流信号生成的呼吸动力学图，表现出右翼缺损的特点，有助于临床诊断和评估，且支气管哮喘患者和咳嗽变异性哮喘患者的肺功能图像表现出一定差异，为咳嗽变异性哮喘的诊断提供了便捷无创的筛查手段，尽早识别出咳嗽变异性哮喘等明确相关诊断，有助于患者病情的早期干预和控制。

（4）讨论：哮喘和 COPD 有着不同的图形特点，有助于鉴别诊断。为咳嗽变异性哮喘的诊断提供便捷无创的筛查手段；呼吸动力学图使家庭监测信息依靠时间序列数据完成医用设备才能获得的信息，为呼吸系统疾病家庭监测及急性加重预测提供了新思路；动态学习算法得到了美国贝尔实验室 Debasis Mitra 教授在 ResearchGate 上具名推荐。基于动态学习的呼吸动力学图实现了医学信息维度切换效果，时间维度信息完成了呼吸力度变化提供的信息，有助于边界肺功能的鉴别评价。

3）利用数字孪生技术指导 COPD 患者药物吸入方法

（1）概述：针对 COPD 吸入药物治疗，建立 COPD 患者的人体呼吸道数字孪生模型。通过在不同条件下的数值仿真，分析人体呼吸道内的流体力学特征，对 COPD 病情发展做出预测，形成物理空间到虚拟空间的动态映射。同时改进现有的药物吸入装置以达到更优的颗粒沉积效果，并进行呼吸道颗粒沉积实验验证数值仿真的科学性和准确性，实现 COPD 治疗药物吸入的体外模拟，以提高吸入治疗的疗效。

（2）研究方法：根据 CT 图像建立真实呼吸道模型重建流程，包括导入图像、模型计算、模型优化、区域划分，得到具有高保真度的人体呼吸道三维模型。流场与颗粒沉积仿真流程大体包括网格划分、网格无关性验证、连续相参数设置、离散相参数设置、边界条件设置、数据处理等步骤。采用易纳器作为干粉吸入装置，药物为乌美溴铵维兰特罗吸入粉雾剂（欧乐欣），设计并搭建呼吸道颗粒沉积实验平台，探究人体在以恒定流速吸入药物时的颗粒沉积情况。实验步骤大体包括分段呼吸道物理模型制作、颗粒沉积实验平台搭建、药品物理性质检测、开展实验、超高效液相色谱分析。

（3）研究结论：通过呼吸道颗粒沉积实验验证，对比仿真结果与实验结果发现，两者差异无统计学意义，验证了数值仿真的科学性和准确性。

（4）讨论：通过雾化器或喷雾装置产生药物颗粒的气态悬浮物，患者通过口腔或鼻腔吸入这些微小的药物颗粒，使药物能够沉积在呼吸道和肺泡内部，实现治疗效果，相较于口服药物或注射，气溶胶给药直接作用于病变部位，能够加快治疗效果，减少药物的剂量和不良反应。基于数字孪生的人体呼吸道数字孪生模型构建，指导了COPD患者药物吸入方法并提高其依从性，改良了COPD患者吸入药物装置。

4）研发基于5G技术面向$ECCO_2R$的高性能控制系统

（1）概述：体外二氧化碳清除（extracorporeal carbon dioxide removal，$ECCO_2R$）通过血液气体交换弥补肺通气功能，使用创面小，可大大降低院内感染率，避免呼吸机相关肺炎，是替代有创呼吸机的最优选择，是治疗COPD、ARDS和重症哮喘等肺疾病的有效手段。利用机器学习、5G技术等研发面向$ECCO_2R$的高性能控制系统，可实现低时延下的设备远程可视化监测和操控，提高其临床应用效能。

（2）研究方法：建立患者生理监测大数据的传输与存储，完成云-边协同$ECCO_2R$控制参数决策，研发基于5G技术满足远程协助的$ECCO_2R$控制器。

（3）研究结论：对患者呼吸状态、心电数据及其他生理参数和$ECCO_2R$中设备血路进行实时监测感知，形成多维时序数据库，包括呼吸波、容积波等数据。通过机器学习技术探明病程、临床生理参数的隐性映射关系，将所得数据预处理、存储、多源融合，并基于大数据技术进行特征识别和病患状态预测。针对治疗过程中不用应用模式下动脉氧分压、$CO_2$交换等判断决策，预测患者氧债偿还期、氧代谢平衡期、储备恢复期，实现脱机时间的预测评估；感知$ECCO_2R$状态变化，预测气体交换器使用寿命；基于感知数据结合云端服务器中的人工智能算法，驱动边缘端$ECCO_2R$控制参数优化和智能控制决策。

（4）讨论：研究基于5G技术的$ECCO_2R$控制器，支持多协议智能交互协议，包括异构多协议解析方法，可实现多医疗监护设备协议的解析和转换，资源动态调度与自适应配置优化方法，实现面向远程控制需求的通讯资源快速优化配置，实现了低时延下的设备远程可视化监测和操控。

5）研发具有 $CO_2$ 监测功能的远程管理无创呼吸机

（1）概述：COPD 患者治疗过程中，呼气末 $CO_2$ 比氧饱和度更敏感地反映通气状态。无创呼吸机由于自然漏气，呼气末 $CO_2$ 监测难题多年未解决，设计、研发具有 $CO_2$ 监测功能的远程管理无创呼吸机很有必要。

（2）研究方法：设计了与 $CO_2$ 监测功能相对应的远程管理系统。该管理系统使治疗数据可通过无线传输盒自动上传至云平台数据库，不仅患者能够随时查询自己的治疗数据和呼吸机使用报告，医护人员及工作人员也能随时监控治疗情况，对了解患者呼吸机的使用状况与提高服务质量具有重要的意义。但传统的管理平台仅可以监测并记录常规的呼吸参数，为此针对呼气末 $CO_2$ 数据部分，进行了新的设计与改进，来实现呼气末 $CO_2$ 数据的上传与处理。

（3）研究结果：实现了远程管理云平台系统，进而对所监测的 $CO_2$ 数据通过浏览器访问和分析，医护人员随时监控治疗情况，对所监测的 $CO_2$ 数据通过浏览器端实现实时上传与历史数据的简单分析，实时呼气末 $CO_2$ 的数据对患者的病情判断与无创呼吸机的通气治疗选择提供了更准确的参考。

（4）讨论：通过远程管理云平台系统的设计与实现，为患者的病情判断无创呼吸机的通气治疗选择提供了更准确的参考。通过呼吸物联网远程管理平台，可提高患者依从性、及时判断病情变化、实现疾病监测预警，以及实时调整设备参数，可提高患者治疗疗效，促进康复和节约花费。

4.应用案例代表

1）呼吸系统疾病管理平台

呼吸系统疾病管理平台（Propeller Health）是一个呼吸系统疾病管理平台。Propeller 吸入器传感器与智能手机应用程序配对，可以自动跟踪药物使用情况并提供有助于管理和减轻症状的个人见解。医疗保健专业人员可以通过门户网站或 API 访问数据。可以提高患者药物依从性，减少吸入器使用频率，降低医疗保健利用率，识别高危 COPD 患者，提高患者满意度。适应于哮喘和 COPD 患者。

Propeller Health 在多项研究中证明了其临床结果。据其官网显示，哮喘患者在为期 6 个月的随机对照试验中，使用 Propeller 的患者药物依从性提高了 58%；根据传感器所收集的数据显示，患者的总用药率从 66% 提高到 82%。临床环境中，患者平均每天的吸入器使用量在 12 个月内减少了 84%。对于 COPD 患者，Propeller 的数字疗法同样能减少其对吸入器的使用。研究显示，通过 12 个月的使用，患者的无症状天数增加 34%，每天平均吸入器使用量减少 63%，夜间吸入器使用量减少 73%。

Propeller Health 是数字医疗将互联网设备和数据科学、患者体验和服务相结合的典型案例，可以为用户提供更好的服务，也能够帮助企业在竞争激烈的市场中树立品牌。

2）Hailie 数字健康平台

Hailie 数字健康平台是一个哮喘药物治疗依从性解决方案，它将药物吸入器设备与移动应用程序相结合，可以帮助患者追踪和管理吸入器的使用，并帮助减少医疗成本。Hailie 由一家国际呼吸电子健康公司 Adherium 开发，该公司专注于患者依从性、远程监测和数据管理解决方案。预期用于监测吸入药物的依从性和及时干预的依从性，有助于降低急性加重的严重程度和频率，减少相关住院次数，改善患者结局和生活质量，同时减少管理这些患者的资源负担和医疗系统成本。适应于慢性哮喘患者，于 2018 年获得 FDA 认证。

Hailie 的临床使用涉及超过 13 000 例患者。研究数据显示，使用 Hailie 的儿童和成人对预防性药物治疗的依从性分别提高 180% 和 59%，成人的重度发作减少 61%，显著提高慢性哮喘患者的生活质量。

Hailie 数字健康平台是一项领先的技术创新，致力于提高慢性呼吸疾病患者的治疗效果和生活质量。该平台结合了智能传感器、数据分析和移动应用程序，为患者提供个性化的治疗方案和实时监测服务。未来，Hailie 平台有望在多个方面实现突破。①将进一步推动慢性呼吸疾病管理的个性化和精准化：通过收集患者的生理数据和用药情况，并结合人工智能和机器学习算法进行分析，医生可以更好地了解患者的病情变化和治疗效果，从而调整治疗方案，提高治疗效果。② Hailie 平台将促进医患之间更紧密地合作和沟通：患者可以通过移动应用程序随时随地上传健康数据，并与医生进行实时交流。这种互动式的医疗模式有助于医生更好地了解患者的需求和挑战，提供更为个性化的建议和支持。③ Hailie 数字健康平台还将为临床研究和新药开发提供宝贵的数据资源：通过收集大规模的患者数据并进行分析，研究人员可以发现慢性呼吸疾病的发病机制、影响因素和潜在治疗靶点，从而推动新药的研发和临床应用。

3）Archimedes® 虚拟支气管镜导航（VBN）

电磁导航支气管镜（electromagnetic navigation bronchoscopy，ENB）是一种以电磁定位技术为基础的新型支气管镜技术，应用 CT 三维重建和传感器定位技术，实时引导可转向的内镜探头到达肺周围病变部位，提高了可弯曲支气管镜对肺外周病变的诊断效率。ENB 可通过计算机图像处理，生成虚拟支气管镜，找到病变与邻近支气管的关系，建立到达病变的支气管通路，并实时引导定位导管到达病变部位，增加活检的精确度。Archimedes® VBN 系统结合了融合透视、实时支气管镜检查和虚拟支气管镜导航，可提供肺部任何部位结节的三维视图和抵达术，并能够通过血管映射避开主要血管。Archimedes® VBN 独特地支持 BTPNA 采样方法，使外科医生能够在病变不与气道相邻时通过气道精确快速地接近病变。可用于指导周边肺部病变采样，适应于肺占位性病变、肺结节患者。

Respirology 在线发表了一项全球多中心研究，这项对 104 名患者进行的前瞻性、单臂、多中心研究对利用 Archimedes® VBN 系统引导支气管镜经肺实质结节抵达术（BTPNA）和经支气管针吸活检术（TBNA）的活检率［活检钳和（或）针］、采样率（包括细胞学采样）和诊断率进行了研究。美国、德国、中国等多个国家医疗机构参与，展示了 Archimedes® VBN 系统在指导周边肺部病变采样方面的有效性。

临床应用方面，Archimedes® VBN 技术已经取得了令人瞩目的成就。①简化了支气管镜检查的操作流程，减少了对医生操作技能的要求，提高了检查的效率和舒适度。② Archimedes® 还可以帮助医生实时监测支气管内部的情况，准确定位病变部位，从而更精确地进行病变切除或活检，减少了手术的创伤和并发症发生率。③ Archimedes® 技术还具有很强的教育和培训价值。通过虚拟现实技术，医学学生和医生可以在模拟环境中进行支气管镜检查的训练，提高其操作技能和诊断能力，从而为未来的临床实践做好准备。

4）睡眠呼吸监测（眠云 Sara）

眠云 Sara 通过记录并分析用户的睡眠呼吸，统计用户睡眠中的鼾声次数和呼吸暂停次数，结合用户提交的问卷情况，分析用户的睡眠质量及睡眠呼吸状况，并给出建议。预期用于睡眠呼吸暂停高危患者筛选。适用于打鼾人群。

梁瑞玲等对 130 名患者进行整夜眠云软件及 PSG 监测，评价智能手机鼾声分析软件眠云 Sara 在中国成人 OSA 筛查中的价值。眠云 Sara 利用手机内置麦克风获得环境声音，对环境噪声自动过滤后对鼾声或呼吸声进行判断，得到 AHI。结果发现，在 AHI ≥ 5 次 /h 时眠云 Sara 诊断 OSAHA 的灵敏度为 83.8%，特异度可达 92.0%，但在 AHI ≥ 30 次 /h 时灵敏度偏低，为 64.9%，而特异度较高，这可能与音频信号处理、算法不同等有关。2019 年，眠云 Sleep And Respiration Analysis（SARA，革新的睡眠呼吸自测 App）正式上市。

作为非侵入式鼾声初筛软件，对比其他基于呼吸、血氧、运动等专门用于 OSA 患者初筛的设备，眠云 Sara 具有良好的特异性，不会干扰用户睡眠习惯。尽管眠云 Sara 对重度 OSAHS 患者 AHI 的预测有所不足，但其不需要额外的传感器，容易规模化，可以成为大量潜在患者的低成本替代筛查方案，为临床反馈准确的数据。

5）Cohero Health 哮喘管理

Cohero Health 基于传感器的专利技术，集成了一个吸入传感器和移动肺活量计与以患者为中心的移动应用程序。这个以患者为中心的应用程序叫 AsthmaHero，能够自动跟踪、提醒，具有吸引人的奖励和游戏化患者接口。Cohero 的集成解决方案提供了双向与 EPIC EMR 系统 HIPAA 标准的融合为患者和供应商提供了无缝化哮喘管理。预期用于改善慢性呼吸系统疾病患者的护理和用药，适用于哮喘患者。2015年，其研发的可与手机连接的肺功能仪获 FDA 批准。

Cohero Health 已与 25 个医疗研究系统、医院系统、医疗支付方、制药商、药品保险金理财方等形成了战略伙伴关系。Cohero Health 为患有慢性哮喘的儿童设计 AsthmaHero 应用软件，能进行实时跟踪，配备了以患者为中心的移动式呼吸测量计，能自动跟踪、提醒、并通过游戏方式激励用户持续使用。

5. 展望

随着大数据和人工智能技术的发展，数字医疗应用将能够更准确地监测和分析患者的呼吸状况，并根据个体的特点提供个性化的治疗方案，这将有助于提高治疗效果和患者的生活质量。对于患者、临床医生和研究人员来说，数字技术为推进呼吸系统疾病患者的个性化护理提供了机会。

智能医疗设备和可穿戴技术将成为呼吸疾病管理的重要工具。例如，智能呼吸器可以提供更精确的治疗控制和监测功能，可穿戴设备可以实时监测患者的呼吸参数，并提供及时的警示和建议。

数字医疗技术将进一步推动远程监测和远程医疗的发展。患者可以通过远程监测设备将呼吸数据传输给医生，医生可以根据数据进行远程诊断和治疗建议，减少患者的就诊频率和医疗资源的消耗。

呼吸疾病的管理涉及多个学科的合作，包括呼吸科、心脏科、康复医学等。数字医疗技术将促进不同学科之间的信息共享和协作，提供更全面和综合的呼吸疾病管理方案，将有助于推动呼吸疾病的健康管理和预防工作。通过数据分析和预测模型，可以进行早期筛查和风险评估，从而采取相应的干预措施，预防呼吸疾病的发生和发展。

目前存在的问题如下。①数据隐私安全性：数字医疗应用涉及大量的个人健康数据，如呼吸监测数据、病历记录等。因此确保这些数据的隐私和安全性是一个重要的挑战。②技术准入和互操作性：数字医疗应用通常由不同的开发商开发，可能存在技术准入和互操作性方面的差异。这可能导致不同设备和应用之间的数据无法互通和共享，限制了其整体效能。③精准度和准确性：数字医疗技术在呼吸疾病领域的应用，如预测模型和风险评估工具，需要具备高度的精准度和准确性。然而，目前仍然存在一定误差和不确定性，需要进一步的改进和验证。④用户接受度和可用性：对于一些患者和医生来说，使用数字医疗应用可能需要一定的学习和适应过程。因此，提高用户接受度和提供易用性的应用界面是一个重要的挑战。⑤法律和监管问题：数字医疗领域涉及隐私、数据使用和责任等法律和监管问题，需要制定相应的政策和规范来保障患者权益和确保安全性。

这些问题和挑战需要在技术、政策和实践层面进行综合考虑和解决，以推动数字医疗在呼吸疾病领域应用的进一步发展。

总之，数字医疗在呼吸疾病领域的应用将不断发展和创新，为患者提供更精准、个体化的治疗方案，提高患者的生活质量，并减轻医疗系统的负担。然而，要实现这些发展，需要在技术、政策和实践层面的共同努力与合作。

（马德东　陈亚红　编写，马德东　审校）

### 4.1.3 神经科

1. 国内外研究现状

1）临床决策支持

神经科学专科领域中，临床决策支持系统（clinical decision support system，CDSS）已经成为一个备受关注的研究方向。预防方面，临床决策支持系统可以根据患者的基本信息、家族史、个人习惯等因素，对其患上神经疾病的风险进行评估，如美国杜克大学 Hong 等利用大型回顾性队列构建了脑卒中特异性风险预测模型。诊断方面，临床决策支持系统可以为医生提供诊断建议，中国科学院心理研究所行为科学重点实验室朱廷劭等利用 Kinect 采集的步态数据训练了多个用于检测抑郁症的机器学习模型。治疗方面，临床决策支持系统可以根据患者的具体情况，为医生提供个性化的治疗方案。Chouraki 等构建了遗传风险评分系统（genetic risk score，GRS），研究表明包含 APOE ε4 位点以外常见遗传变异的风险评分有助于预防试验的风险分层。康复方面，临床决策支持系统可以根据患者的康复情况，为医生提供康复建议。针对脑损伤患者，可以通过应用机器学习算法，预测患者的康复进程，并指导医生制订更加有效的康复计划。

2）医学影像

数字技术被应用到神经科学领域影像工作流程中，能够进行可重复和准确的影像学评估，已被广泛应用于病灶检测、病灶分割、肿瘤分型和疗效预测等方面。针对临床工作中获得的大量影像，英国伦敦大学学院医学影像计算中心 Billot 等开发了一款人工智能分割套件，可对异构临床数据集进行稳健分析。除全脑分割外，还能进行皮层分割、颅内容积估算及自动检测错误分割（主要由扫描质量极低造成），对改变神经成像研究和释放定量形态测量的潜力具有重要的价值。美国麻省总医院 Lee 等报告了一种可理解的深度学习系统，该系统可监测急性颅内出血并从未增强的头部 CT 影像中对 5 种急性颅内出血亚型进行分类，取得了与放射科专家相似的性能。清华大学脑与认知科学研究院 Guo 等提出了一种新颖的基于深度学习的系统，该系统只需要诊断报告中的弱注释，就能从 CT 扫描中准确、普遍地检测出多种头部疾病，包括缺血、出血、肿瘤和颅骨骨折，在回顾性队列上准确性达到 0.976，显示出优异的性能。

3）数字疗法

数字疗法（digital therapeutics，DTx）是数字健康的一个分支，代表了医疗保健和健康行业的技术、产品和服务的集合。近年来，数字疗法与脑科学、认知神经科学交叉融合领域研究受到了众多学者关注，在睡眠障碍、脑卒中康复、帕金森病、抑郁症等相关脑神经疾病治疗领域开展了积极的探索。克利夫兰凯斯西储大学 Fu 等研究人员报告了用于脑卒中的数字疗法，可通过促进神经可塑性在大脑内形成新的连接来恢复患者功能，并可进行远程社交互动。英国布莱顿及苏塞克斯医学院研究表明，数字疗法可以为脑卒中康复中的患者提供高质量、高成本效益的解决方案。经过训练后，患者的无聊感和孤独感有所减轻，满意度也有所提高，提高了患者的积极性和参与度。基于数字技术的数字疗法能够协调患者、医生、医疗设备、药物和干预措施之间的交互作用。这种新型治疗方法能够最大限度以患者为中心，成为患者和医生共同参与治疗神经科学相关疾病的重要工具。

4）脑机接口

脑机接口技术通过对大脑信号的直接获取、分析和理解，在大脑与外部物理环境之间建立直接信息交互通路，是脑科学和类脑研究的重要工具。多国政府将脑机接口技术视为国家重点研究技术，提出本国的脑科学发展计划。美国于 2014 年发布了《BRAIN 计划 2025：科学愿景》。日本"Brain/MINDS"计划于 2014 年正式启动，项目研究主要集中在利用脑机接口技术开展对绒猴大脑的研究、开发脑图绘制技术、描绘人类脑图谱。我国于 2016 年提出"中国脑计划"，并于"十三五"规划中明确脑与认知、脑机智能、脑的健康三个核心问题，而脑机接口技术是实现脑机智能和脑健康的核心技术和手段。相比于美国和欧洲，我国在脑机接口领域起步较晚，对于所需的核心智能芯片与系统尚依赖于进口，但是近年来，随着我国对集成电路、生物医学与人工智能等领域的重点布局，面向多通道脑机接口的智能芯片与系统也得到了快速的发展。

5）手术机器人

机器人辅助手术作为一种新兴的脑出血微创手术方式，在降低再出血率、颅内感染率和促进神经功能改善等方面均优于传统微创手术方式。但目前现有的穿刺机器人功能相对单一，多用于穿刺过程的辅助定位，缺少对颅内环境的实时感知与监测手段，穿刺和血肿抽吸仍需手动完成，治疗效果严重依赖医生临床经验。在精准定位的基础上突破机器人颅内环境多模态感知技术，实现人机共融的大数据临床治疗方案智能决策及抽吸过程精准控制，是脑出血微创手术未来的发展方向。

2. 国内外应用情况

1）临床决策支持

CDSS 是一类可以辅助医务工作者、患者及其他潜在用户智能化地获取或筛选临床病症数据和知识，进行专向问题的辅助判断，达到改善医疗服务和提高医疗质量目的的系统。中国科学院心理研究所的研究团队利用机器学习算法对抑郁症患者进行了风险预测，取得了良好的效果。此外，国内的一些科研机构也在积极开展神经科学领域的风险预测研究。另外，美国国立卫生研究院资助了许多与神经科学相关的研究项目，其中就包括临床决策支持系统的开发和应用。此外，一些国际知名的科技公司也在积极开发相关产品和服务，如 IBM Watson 健康平台、谷歌 DeepMind 等。总之，临床决策支持和风险预测在神经科学领域的应用情况在国内外都得到了广泛的关注和发展。未来随着技术的不断发展和完善，这些产品将会更加广泛地被应用于临床实践中，为患者提供更加精准、高效的医疗服务。

2）医学影像

面对大量的多模态的神经学数据，尤其是神经学相关的医学影像，医生和科研人员往往需要数字技术来提供参考，可以自动识别脑部结构和异常信号，从而辅助医生进行诊断和治疗。数字技术基于计算机交互系统，提供计算量化模型，帮助医生分析影像数据，从而提高诊断效率。在脑肿瘤治疗领域，AI 主要应用于肿瘤分子生物学表达、病灶分割、靶区勾画、患者生存和疾病进展预测等方面。Lu 等根据 214 例胶质瘤患者的数据建立了一个基于多模态 MRI 影像组学的机器学习模型来分类胶质瘤，并在一个独立数据集上验证该模型，结果表明，影像组学和机器学习方法可无创分类胶质瘤的不同病理状态。数字医疗在脑肿瘤放疗医学影像领域的研究主要集中于放射靶区的勾画、危及器官的勾画、肿瘤假进展与复发的鉴别等方面，但在面向不同肿瘤区域的个性化精准靶区放射剂量计算，以及肿瘤放疗后的假进展与复发一直是临床诊断的难点。

3）数字疗法

2020 年 4 月，美国 FDA 发布了用于治疗心理疾病的数字疗法的紧急审批指南，大大加快了 DTx 产品的审批和上市速度。我国国家药品监督管理局也于 2020 年开启了数字疗法审批通道。数字疗法从产品形态上来说，核心是软件，在特殊场景下可以搭配相应的硬件使用。目前，许多精神病和神经系统疾病在临床上仍以药物治疗和心理疗法为主，但这些传统治疗方法有着效率低、依从性差等诸多局限。在神经科学领域，数字疗法的应用主要集中在以下几个方面：①通过将人的大脑与计算机连接起来，实现对大脑活动的监测和控制，这种技术可以用于治疗帕金森病、癫痫等神经系统疾病。②利用计算机生成的虚拟环境来模拟真实世界，帮助患者进行康复训练。这种技术可以用于治疗脑卒中、脑损伤等神经系统疾病。③通过监测患者的生理指标，如心率、血压等，帮助患者控制自己的生理反应，可以用于治疗焦虑症、抑郁症等精神障碍。

4）脑机接口

脑机接口技术在国内外的应用情况十分广泛，涵盖神经科学研究、医学康复等多个领域。在神经科学研究方面，神经信号的记录、检测尤为重要。由美国珍利亚研究院、英国伦敦大学学院、欧洲微电子中心组成的研究团队在 2017 年的 *Nature* 上报道了一款 CMOS 全集成的神经信号探针 Neuropixels，可同时记录 128 条通道的神经元信号；该研究团队于 2021 年在 *Science* 上报道了升级版的 Neoropixels2.0 神经探针，记录通道数增加至 384 条，而体积则显著减小。2023 年，国内复旦大学在 ISCAS 上报道了支持 32 条通道神经信号高精度分类检测的处理器，首次采用内存计算技术实现对神经信号的高能效处理。医学康复方面，脑机接口可以帮助因瘫痪而无法说话或打字的患者恢复交流能力。美国加州大学旧金山分校张复伦团队所研发的新型脑机接口，可以高性能、实时将因脑卒中而严重瘫痪的患者的大脑信号同时转化为三种输出形式：文字、语音和一个头像，从而帮助严重瘫痪者恢复沟通能力。

5）手术机器人

Medtech 公司研发的 ROSA 机器人将导航功能、机器人辅助定位和操作系统整合于一体，可根据手术对精度的需求选择合适的标记模式。约翰霍普金斯大学研发的 Neuromate 机器人混合了导航系统、六维力觉感知机械臂和控制系统，被运用于电极植入、立体脑电图、内镜、活检等。北京航空航天大学、清华大学和中国人民解放军海军总医院合作研发了"黎元"机器人系统，北京柏慧维康科技有限公司研制了"睿米"手术机器人，华科精准医疗科技有限公司研发了 Sinovation 神经外科手术机器人等。它们大多集成了手术路径规划、自主控制、视觉定位等功能；"黎元"机器人系统还实现了远程交互功能。以上机器人技术大多着眼于立体定位与路径规划，穿刺和血肿抽吸仍需手动执行，导致精准度和一致性不足。

3. 研究案例代表

1）临床决策支持

在神经科学专科领域，临床决策支持系统在数字医疗中发挥着重要作用。上海市精神卫生中心研究人员通过采集患者的音频、视频、脑电、眼动及生理学数据，建立抑郁障碍多模态信息库，进而通过深度学习进行特征提取，建立多模态融合预测和诊断模型。这些数字科技可以辅助临床对抑郁障碍进行诊断。此外，他们还构建了基于脑电信号的人工智能风险预警模型，对精神疾病的生物预测准确度可以达到 90%，人工智能模型可以帮助寻找精神疾病发展中的多种生物标志物，便携式脑电测量设备也有助于医生对精神疾病的发展进行动态评估。基于多模态磁共振影像开发了一个主要针对常见脑肿瘤的 I-Doctor 临床决策支持系统。它一方面提供了数据的自动解析和预处理功能，另一方面针对 3 种儿童后颅窝脑肿瘤（室管膜瘤、髓母细胞瘤、星形细胞瘤）和 5 种成人脑肿瘤（弥漫性星形细胞瘤、少突胶质细胞瘤、间变性星形细胞瘤、间变型少突胶质细胞瘤、胶质母细胞瘤）提供了预分类功能。本课题的主要研究工作包括，基于多模态磁共振影像的临床数据收集，建立自动特征提取和显示模块，针对 3 种儿童脑肿瘤和 5 种成人脑肿瘤设计自动分类算法，在多功能模块功能集成的基础上，对分类结果和其他序列参数以智能化报告的形式呈现，同时更新群体统计学参数，并提供模块化组件快速更新的方法，以实现知识的更新反馈。系统旨在结合脑肿瘤的解剖学结构和生理代谢参数，构建一个多模态磁共振影像的脑肿瘤 I-Doctor 临床决策支持系统，协助医生临床诊断和科研人员研究工作，为医生的临床诊断和研究人员的研究工作提供一个智能脑肿瘤辅助诊断系统。美国 NIH 资助了许多与神经科学相关的研究项目，其中就包括临床决策支持系统的开发和应用。一项由 NIH 资助的研究项目旨在开发一种基于脑成像技术的早期阿尔茨海默病诊断工具，该工具可以通过分析大脑结构和功能的变化来预测患者未来的认知衰退风险。

　　2）医学影像

　　医学影像智能诊断在神经科学领域得到了广泛应用。美国的许多医疗机构和研究机构都在积极开展医学影像智能诊断技术的研究。克利夫兰诊所利用深度学习算法对脑卒中患者进行自动识别和分类，从而提高了诊断的准确性和效率。欧洲的一些国家和地区也在积极探索医学影像智能诊断技术在神经科学领域的应用。例如，英国的剑桥大学研究团队开发了一种基于深度学习的算法，可以自动识别帕金森病患者的运动障碍症状。德国的马克斯·普朗克研究所也在开展关于神经退行性疾病和精神疾病的影像学研究。加拿大的一些医疗机构和研究机构也在关注医学影像智能诊断技术在神经科学领域的应用。多伦多大学的研究人员开发了一种基于深度学习的算法，可以自动识别自闭症患者的大脑结构和功能异常。此外，加拿大国家研究委员会也在资助一系列关于神经影像学和人工智能的研究项目。日本的东京大学研究团队利用机器学习算法对阿尔茨海默病患者的大脑结构进行分析，从而为早期诊断提供依据。此外，日本的国立精神神经医疗研究中心也在开展关于精神疾病影像学的研究。中国科学院自动化研究所的研究人员利用深度学习技术对脑卒中患者进行自动识别和分类，从而提高了诊断的准确性和效率。此外，他们还开发了一种基于深度学习的算法，帮助自动识别帕金森病患者的运动障碍症状，从而达到及时干预的目的。清华大学的研究团队利用机器学习算法，通过对阿尔茨海默病患者的大脑结构进行分析，为疾病早期诊断提供依据。另外，他们还开展了关于精神疾病影像学的研究，利用深度学习技术自动识别精神疾病患者的大脑结构和功能异常。北京大学的研究团队利用深度学习技术对自闭症患者的大脑结构和功能进行分析，从而为早期诊断和干预提供依据，还开展了关于多发性硬化症等神经退行性疾病的影像学研究。

3）数字疗法

针对数字疗法对神经类疾病的干预，在国内外均有较为典型的案例。在国内，极智虚拟现实康复训练系统是一款基于自由沉浸式 VR 环境下的脑功能认知与主被动运动协同的科研评定与康复训练系统，虚拟可控环境下认知与 ADL 运动协同训练。系统集认知训练、运动训练、运动评测为一体，通过实时、非实时定量数据分析，指导高效康复训练。干预重点是康复管理。它主要针对颅脑损伤、脑卒中、帕金森病、脊髓损伤、多发性硬化、运动创伤的康复、自闭症、脑瘫、注意缺陷多动障碍、创伤后应激障碍康复等神经疾病。Stanza 是一种以接纳与承诺疗法（acceptance and commitment therapy，ACT）为核心的认知行为疗法（cognitive behavior therapy，CBT），旨在帮助成年患者管理与纤维肌痛相关的心理症状，包括焦虑、抑郁和失眠。美国 Swing Therapeutics 公司公布了其用于管理纤维肌痛的处方数字疗法 Stanza 的一项前瞻性单臂临床试验的早期结果。临床试验结果显示，患有纤维肌痛的受试者在所有测量项目中均获得了改善。84% 的受试者表示在接受 Stanza 治疗后，纤维肌痛状况有所改善，并且有 47% 的人表示改善的程度很大或非常大。Med Rhythms 数字治疗平台主要针对脑卒中、帕金森病或多发性硬化等神经系统疾病。该平台使用节奏听觉刺激（rhythmic auditory stimulation，RAS）音乐治疗技术，提供有节奏的听觉提示（如节拍）以帮助改善患者的行走动作。它包括一个惯性传感器（用于监测患者的实时步行节奏）、移动应用程序和网络应用程序。这些程序与患者的鞋相关联，收集患者的行走数据，分析患者的步行步态并将数据反馈到设备算法中，该算法可实时调整程序中的音乐和主要旋律，改善患者行走步伐。近年来，计算机技术在失语症康复领域中的研究和应用越来越多，在临床或家庭环境中使用 DTx 可促进脑卒中患者失语症的康复。Step By Step（Steps Consulting Ltd.，South Gloucestershire，UK）是一种可以提供语言训练的计算机程序。一项关于研究自我管理的计算机治疗对慢性 PSA 患者疗效的试验表明，与接受标准语言治疗的患者（对照组）相比，接受 Step By Step 训练的患者（干预组）在命名能力上表现出了更大的提高。平均治疗 5 个月后，干预组的命名能力显著高于对照组，两组命名能力与基线的变化百分率差异为 19.8%，干预组优于对照组，并且治疗结束后 3 个月有维持治疗效果的趋势。

4）脑机接口

清华大学的研究人员提出了基于耳内生物电子学的耳内视觉和听觉脑机接口，并进行了实验验证。研究人员提出了一种耳内的柔性三维附壁攀爬神经电子器件 Spiral E，并开展了基于稳态视觉诱发电位（steady-state visual evoked potential，SSVEP）和"鸡尾酒会"效应的视觉及听觉脑机接口研究。Spiral E 的主要组件包括由电热驱动层和 EEG 检测层嵌入的双层形状记忆聚合物。3D 螺旋状态的外层由导电金线和绝缘聚酰亚胺组成。高模量的材料提供了足够的支撑，减少了由运动伪影引起的 EEG 监测的不稳定性。同时，该设备以螺旋形状支撑在耳道上完成耳内 EEG 记录，进一步减少了设备与耳道的磨损和摩擦，提高舒适性与数据记录的准确性。研究团队提出了由 SSVEP-BCI 和听觉 BCI 组成的耳内脑机接口范式。

实验结果表明，在无标定的 40 个目标稳态视觉诱发电位在线拼写实验中，参与者在 9 个目标的稳态视觉诱发电位、BCI 分类和目标短语的离线正确率达到 95%，信息传输速率达到（36.86 ± 15.53）bit/min，证明了基于 SpiralE 构建高效脑机接口的潜力。在"鸡尾酒会"实验中，自然语音听觉分类准确率可达 84%。

通过视觉和听觉脑机接口范例，研究人员证实了所提出的 Spiral E 可以实现可靠的脑电传感，从而支持可穿戴和离散的脑机接口控制。该脑机接口消除现有笨重设备的限制，并有效地促进灵活可穿戴脑机接口系统的开发，增强功能和用户体验。因此，展望所提出的基于螺旋的耳内脑机接口可以帮助在现实世界中对用户友好的生物医学工程和神经科学应用的发展。

5）手术机器人

法国 Medtech 公司研发的脑部手术机器人 ROSA Brain 应用最为广泛，其已获得 CE Mark 认证、美国 FDA 批准和中国药监局批准，目前已在国内外多家医院使用。该机器人的优点在于整合了导航功能、机器人辅助器械定位和操作系统，同时可根据手术对精度的需求选择合适的标记模式。相较于立体定向框架辅助手术组，ROSA 机器人辅助手术组的手术时间和术后拔管时间缩短，脑出血患者术后再出血发生率、感染率及病死率降低。ROSA 等同类手术机器人，为脑出血的治疗带来了新方向，但其仍仅仅着眼于立体定位与路径规划，局限于血肿和颅骨影像的分割重建，对穿刺过程中可能存在的危险因素（功能区、血管分布）估计不足，缺乏快速、安全、有效的术中实时三维定位方法，术中难以对颅内生理环境展开实时感知与监测，无法实现临床可靠、高效安全的术中实时定位，而结合术前三维影像、术中光学导航、微型内镜技术的多源影像融合定位方法是未来脑出血血肿微创清除技术的发展方向。

4. 应用案例代表

1）临床决策支持

PsyMuKb 全国首个专注于精神疾病精准医学的科研与临床决策支持平台。目前，已有大量研究发现，遗传基因的致病性对不同精神疾病的致病性贡献在 20% ~ 80% 不等。新发变异可以与蛋白功能、代谢和免疫等改变产生功能性联动，所以可以整体化地探索疾病的发生和发展。在精神卫生领域，PsyMuKb 可以做到以精神疾病的新发变异为起点，多维度层层递进，联合转录本、基因、蛋白等关联知识，搭建一个检索、分析及疾病风险因子等级评估的云平台知识库。PsyMuKb还可以筛选出治疗的靶点，为精准治疗提供有力依据。所以平台开通1年已经累积了5000多的使用量，覆盖了40多个国家。PsyMuKb是从技术层面来构建现代精准医疗的平台，而且是从数据库建立、智能化平台建设和优质应用服务三个层面来实现的。在临床诊疗中会产生海量数据，这些数据并不能直接应用，只有转变成相互关联、适应动态发展的大数据，才能更有意义，这就是"数据为先"。大数据要进行提炼，形成可用于临床的知识库，最后对这个知识库进行"打磨"，以满足用户需求，也就是医生可用，患者可直接获益，这样才能构建一条完整的"生产链"，并且最后的产品一定是优质产品。因此，PsyMuKb在精神医学精准诊疗中迈出重要一步，并有望将疾病诊断、服药建议、康复、预防等内容整合，产生更大的链接效应。当前，PsyMuKb当前版本已涵盖70多万个新发变异，25种不同神经精神及发育障碍相关疾病，其中包括孤独症谱系障碍、双相情感障碍、发育迟缓、智力障碍、强迫症、精神分裂症、注意缺陷多动障碍、抽动秽语障碍、癫痫、早发型阿尔茨海默病、先天型心脏病等。提供一站式服务，从技术层面来构建现代精准医疗的平台。此应用采用高度简洁、便利的可视化展示方式，为临床用户提供个性化的疾病风险评估和解释，搭建起从数据到结论，从研究到临床的桥梁，最终能够让精神疾病精准医疗落地开花，从而服务社会。

2）医学影像

医学图像在神经科学专科领域中有广泛的应用。MRI相较于CT的扫描时间较长，脑部扫描一般需要30 min，为了缩短MRI扫描时间，MRI医学影像设备大厂亦尝试导入人工智能，加快MRI影像临床扫描上任何部位的扫描，技术原理为介入MRI原始讯号转换成影像讯号的过程，通过人工智能将原始讯号噪声滤除，仅重组脑实质扫描讯号为影像，进而达到加速影像重组的目的。开发该类型AI的设备大厂，皆在最新MRI机型中内建边缘AI，例如Siemens Healthnieers MRI机型MAGNETOM Free.Max的AI算法Deep Resolve、GE MRI机型SIGNA™ Hero的AI算法AIR™ Recon DL，以及Philips MRI机型MR 5300的AI算法Smart Speed，以最新发布的Philips MRI SmartSpeed算法为例，导入的结果可以减少50%的扫描时间，应用在脑部退化性疾病扫描上，能够快速完成脑部MRI扫描并减少移动造成的假影，例如对因帕金森病造成四肢无法静止的患者进行MRI扫描时，可快速完成扫描以减少移动造成的假影。以色列新创公司Aidoc致力于开发计算机断层CT扫描的AI分析软件，临床适应证包括脑出血、脑部血管阻塞造成的脑卒中。当Aidoc开发的软件医材产品侦测脑部CT影像扫描中有脑出血或脑阻塞的特征时，会实时通知医师即刻进行临床处置，避免患者病情进一步恶化，发生生命危险。MRI具有软组织成像优势，因此经常被用于神经网络走向、大脑功能认知性、疾病进程、早期诊断及预后评估的脑部扫描影像，进而诊断脑部退化性疾病。可用于神经影像诊断，通过 CT、MRI、PET-CT 等技术获取的人体神经系统结构、功能等方面的图像。利用深度学习算法对神经影像和脑电图进行诊断，可以提高诊断准确率和效率；进行脑电图分析，记录脑电活动的技术，可以用于诊断癫痫、脑功能异常等疾病。神经干细胞在神经修复和再生中具有重要的作用。对神经干细胞图像进行分析，可以帮助了解其生长、分化等过程；脑功能成像技术包括 PET-CT、功能磁共振成像（fMRI）等，可以用于研究脑部活动和功能。利用深度学习算法对脑功能成像数据进行分析，可以帮助了解脑部活动模式、疾病机制等方面的信息。

3）数字疗法

数字疗法是一种新的、不同的疾病管理方式。它能够显著提高治疗质量，尤其是能在医院以外的环境中发挥作用，确保人们受到持续的护理，并能高频率反馈关键指标，还能主动替患者呼叫医生。Akili Interactive Labs 正致力于建立一个平台，开发以创意性的动作类视频游戏为形式的数字疗法。他们设计的游戏既非常有趣，令人爱不释手，又能满足医学目的。Akili Interactive Labs 最令人印象深刻的项目是 AKL-T01，可治疗注意力缺陷障碍和多动症。患有注意力缺陷障碍的儿童在进入这款游戏后，会穿过一个虚拟的冬季仙境或者一段熔岩流，完成特定的任务，并获得奖励。AKL-T01 所有必要的临床试验已经完成，可能很快成为一种受医学界认可的数字疗法。目前这款产品正在接受美国 FDA 的认证审核。如果该申请得到批准，AKL-T01 将与其他获批的治疗方法具有相同的地位，任何医生将能像开具药物一样，开具这款疗法。除了 AKL-T01 外，Akili Interactive Labs 正在开发适用于孤独症、抑郁症和多发性硬化症的数字疗法。目前还缺少确凿的证据来证明虚拟现实是一种有效的治疗工具。2017 年，大量研究调查了虚拟现实在治疗疼痛、进食障碍焦虑症和其他心理疾病等方面的有效性。这些研究表明，虽然对这类运用虚拟现实技术实施干预措施的认可程度非常高，临床研究也证明了其有效性，但是单个研究的范围和质量具有很高的异质性，需要进一步进行大规模的临床研究才能得出最终的结论。Meru Health 是一家位于芬兰赫尔辛基市和美国加利福尼罗州帕洛阿尔托市（Palo Alto）的公司，它致力于治疗抑郁症和焦虑症。公司的技术核心是一个聊天机器人，它是一个虚拟的大师级沟通教练，它将正念练习和行为治疗等常见的治疗模块融合起来，创造了一个全新的综合疗法。公司的虚拟教练每天会设定新的任务和新的练习，并向患者提出新的见解。而真人教练则会通过电话与患者沟通，以强化虚拟教练的作用。此外，患者还可以与其他患者进行匿名交流。Meru Health 持续收集的数据表明，这一疗法是有效的。完成该计划的所有患者中，有 75% 在 12 周后将抑郁症筛查量表（PHO-9，衡量抑郁症严重程度的行业标准）的评分降低了至少 20%，患者讲述的经历更清楚地证明了它的效果。

4）脑机接口

脑机接口注意力训练系统，预期改善或提升注意能力和核心执行功能。适用于 4～12 岁有注意力缺陷多动障碍（即多动症）、有注意力或执行功能问题，或者其他有注意力、执行功能提升需求的儿童。

神经反馈训练的干预模式是使用便携式脑电数据采集器，在用户前额叶采集与注意力问题相关联的脑电波频段。系统通过自主研发的算法判断用户实时的注意状态，再将其通过实时的视听觉反馈传达给到用户，形成训练闭环。用户在训练过程中可以根据视听觉反馈对目标脑神经活动进行自主调节和改善，修复对应的脑功能，从而改善大脑底层的注意能力和核心执行功能，达到提高生活、学习和社交能力的目的。

训练所用可穿戴式脑机设备取得浙江省二类医疗器械认证，软件 App 已提交浙江省二类医疗器械证认证申请。产品已获得 40 余项发明专利。目前正在与大型三甲医院合作进行临床对照试验。

5）手术机器人

华科精准 Q300 系列微型机器人导航系统由华科精准医疗与清华大学及多家医院联合研发，产品为国内首创，成功进入并通过了国家药监局《创新医疗器械特别审查程序》并成功上市。于 2023 年 10 月获得了国家高性能医疗器械创新中心、中国医疗器械行业协会颁发的"2023 十大自主创新医疗器械产品奖"，主要适用证为颅内或颅底肿瘤切除、脑内血肿清除、脑活检、内镜辅助手术、三叉神经痛微球囊穿刺术等各类神经外科术式，尤其适用于脑深部病变、边界不清的病变，以及各类高风险手术的实时导航及定位。目前首都医科大学附属北京天坛医院、北京大学第三医院、北京三博脑科医院、首都儿科研究所附属儿童医院等近 50 家医疗机构采用了此系统开展了脑出血血肿清除、肿瘤及立体定位活检、脑深部电极植入 DBS 等临床诊疗，且部分地区已按照"神经外科手术导航"等项目纳入了医保范畴。

华科精准 Q300 系列微型机器人导航系统定位精度达到了亚毫米级，定位精准。其红外光学追踪定位系统，可辅助提高定位精度、扩大导航视野范围，术中具有抗环境光干扰、抗金属器械及电磁干扰能力。该系统具备方便快捷的激光面扫描注册技术，无需术前安放标记点，无需加扫术前定位影像即可完成快速注册，简化了操作流程，节约了时间成本。该系统配备了直型探针、平面型探针、孔型适配器、钳型适配器、激光定位器等导航手术配件，可有效辅助医生开展颅内肿瘤切除、颅底外科手术、颅内血肿引流、三叉神经痛微球囊穿刺、神经内镜辅助等各类术式。其多模态影像融合技术具有一键导入 CT/MRI/PET/PCA/DSA/BOLD 等影像数据，全自动、高精度影像融合，一键式操作、自定义感兴趣区域进行融合配准，支持 DICOM、NIFTI 原始影像数据处理等功能，内置 SinoPlan™ 神经外科手术计划软件，可将不同类型的医学影像融合、分割、重建后整合，辅助制订手术计划。

未来，机器人导航系统应通过融入更多的人工智能图像算法及多源颅内信息感知能力，从而不断升级。

5. 展望

1）临床决策支持

临床决策支持系统在神经科学专科领域中的研究成果表明，通过利用大数据、人工智能和机器学习等技术手段，这些系统可以为医生提供更准确的诊断、个性化的治疗方案及有效的康复管理，从而提高患者的治疗效果和生活质量。尽管临床决策支持和风险预测在神经科学领域的研究取得了一些进展，但仍面临一些挑战，包括人工智能模型还无法达到人类医生的准确度、缺少大量标注的高质量数据及模型的可解释性低等。未来随着技术的不断发展和完善，临床决策支持系统将会更加智能化和个性化，能够更好地理解患者的病情和病史，提供更加精准的治疗方案和建议。

2）医学影像

医学图像在神经科学专科领域中有着广泛的应用，利用深度学习等人工智能技术对医学图像进行分析，可以提高诊断的准确率和效率，帮助了解疾病机制、寻找新的治疗方法等，给医疗实践带来巨大变化，但是现阶段尚存在一些问题影响其在临床的广泛应用。临床上产生大量影像数据，但不同医疗单位的、不同型号设备的数据采集的参数不同，数据均一性差，造成大量数据的浪费，今后需要多单位合作及影像医学联盟来解决这个问题。影像自动分割模型和疾病风险评估模型的准确性与用于训练模型的数据质量密切相关。低质量的影像数据和不恰当的数据标注会导致不正确分类和预测结果。因此，必须加强质量控制，严格把握图像标注的质量，提高模型的泛化性。

3）数字疗法

现有研究表明，数字疗法可用于支持多种神经系统疾病的治疗，然而还存在一些问题有待解决，包括患者自主权和医生指导权的平衡、缺乏标准化干预方案及缺乏监管和报销政策支持等。在推进神经病学的数字疗法方面还有很多工作要做，因为到目前为止，神经病学研究仅占数字疗法临床试验的 8%。随着技术的不断进步，数字疗法在神经科学领域的应用将更加广泛和深入。无论是针对阿尔茨海默病、失眠、焦虑、抑郁症、孤独症还是多动症，数字疗法都可以让患者在家里接受大量的干预，帮助患者进行康复训练。

4）脑机接口

展望未来，我们将迎来更多脑机接口技术的创新应用，脑机接口技术有望成为推动人类社会发展的重要力量，实现大脑对设备的直接操控。可以预见，脑机接口技术将在医学领域取得突破性进展，包括疾病治疗及设计智能假肢等。此外，脑机接口技术也将为认知神经科学研究提供强有力的工具，有望深入揭示大脑神经元活动与认知功能之间的关系。在工程和计算机科学领域，脑机接口技术将推动人机交互界面的革新，实现更直观、高效的人机交互体验。因此，脑机接口技术的未来发展将受益于跨学科合作，同时也需要解决伦理和安全等方面的挑战，以确保其应用的可持续和社会可接受性。

5）手术机器人

通过将机器人技术、人工智能影像技术与脑出血手术需求相结合，攻克多功能刚柔软耦合脑出血手术机器人系统感控一体化设计及建模、多源影像引导下机器人穿刺路径自主规划与实时自律控制、人 – 机共融的颅内环境实时感知与血肿抽吸智能决策等多项关键技术，是研发新一代脑出血微创手术机器人系统的前进方向，从而实现以医生为决策核心，将机器人与微创血肿抽吸治疗过程深度融合，实现机器人在血肿穿刺、抽吸引流全过程的介入，通过人 – 机深度共融，推动脑出血微创手术的标准化、定量化、精准化、个体化，革新脑出血微创手术治疗方式，提高脑出血微创手术的指南推荐级别，显著降低脑出血致残率。

**（唐洲平　陈妍妍　叶　庆　张　萍　潘　超　编写，唐洲平　审校）**

## 4.1.4 矫形与创伤外科

矫形与创伤外科数字医疗创新是指在矫形与创伤外科领域中，通过应用先进的数字化技术进行诊断、治疗和康复等方面的创新，从而为患者提供更准确、高效和个性化的医疗服务。这种创新医疗模式的发展，旨在提高患者的治疗效果和体验，以及提升整个医疗行业的水平。矫形与创伤外科数字医疗创新的核心在于数字化技术的广泛应用。这些技术包括但不限于三维重建、人工智能、机器学习、虚拟现实、增强现实、远程医疗和移动健康等。这些技术为矫形与创伤外科医生和患者提供了丰富的工具和平台，使其能够在矫形与创伤外科的各个环节更好地开展工作。

1. 国内外研究现状

根据国内外文献报道，数字医疗创新在肌骨疾病领域有着丰富的应用前景和案例，尤其是在肌骨疾病的筛查、诊断、治疗和康复方面有着重要进展。数字化技术可以帮助医生更快速地进行肌骨疾病的筛查和评估。使用数字化工具，医生可以快速获取和分析患者的相关数据，如 X 线、CT、MRI 等。这些数字化工具帮助医生检测和分析微小的异常或变化，从而更早地发现疾病或病变。国内外有大量团队通过构建神经网络，分析患者的背部信息，获取脊柱的形态信息，再在此基础上计算 Cobb 角，从而实现脊柱侧凸的快速筛查。3D 深度感受器和超声设备也在脊柱侧凸筛查中起到了重要作用。相关研究团队采用 3D 深度感受器获取背部图像，再利用卷积神经网络进行回归估计 Cobb 角以完成筛查。但需要注意的是，尽管数字化技术、人工智能技术在肌骨疾病的院外筛查中具有潜在的应用，但目前仍需要医生的确认和进一步的检查来确定诊断。

在诊断方面，数字化技术可以帮助医生获得更准确和全面的肌骨疾病诊断信息。例如，三维重建技术可以利用医学影像数据（如 X 线、CT、MRI 等）生成患者肌骨结构的高精度三维模型，使医生能够更清晰地观察病变部位，从而做出更准确的诊断。骨科脊柱疾病是最常见的疾病之一，对脊柱形态进行精准的三维重建能够有效地提升诊断效率。生成对抗网络架构可以使三维脊柱重建更加准确和高效，其结合卷积神经网络和自注意力机制，能有效地整合骨骼表面信息和脊柱结构信息。人工智能技术在矫形与创伤外科的诊断中发挥着重要的作用。通过训练深度学习模型，可以实现自动化的病症检测和诊断。这些模型可以通过分析医学影像、病历数据和临床指标来提供快速而准确的诊断结果。除了根据医学影像进行 3D 建模外，直接利用深度学习模型对影像进行诊断也是当前研究热点之一。深度学习网络读取骨盆 X 线片进行诊断，并自动将结果可视化。该方案涵盖股骨头检测、检查视图识别、侧位分类、诊断和临床记录生成等任务。除了采用 X 线进行股骨头坏死的诊断外，中日友好医院团队还采用了深度学习方法在磁共振数据上对早期股骨头坏死进行了检测。2016 年 1 月—2019 年 12 月，298 名患者在中日友好医院接受了磁共振检查并被诊断为股骨头坏死，其中 110 例早期患者被纳入研究。该研究所提出的早期股骨头坏死诊断模型的 AUC 为 0.97，平均灵敏度为 0.95，可以比骨科专家更快地检测到早期股骨头坏死病灶。随着数字医疗技术的不断发展，这些创新技术和方法都可以为医生提供更准确、快速、个体化的诊断服务，同时也能够改善患者的治疗体验和治疗效果。

在治疗方面，使用三维可视化软件工具设计脊柱支架成为目前的热点研究之一。蒙特利尔大学医学院的研究人员评估了使用三维可视化软件工具设计的脊柱支架与传统方法在一组患有青少年特发性脊柱侧弯的受试者的脊柱矫正效果。结果表明，实验组和对照组胸椎和腰椎的矫正在统计学和临床上均有显著改善，但使用三维可视化软件工具设计的脊柱支架对脊柱畸形的改善明显更大。此外，数字化技术为矫形与创伤外科医生提供了更个性化和精确的治疗方案。例如，虚拟现实技术可以帮助医生在虚拟环境中模拟手术操作，提前熟悉手术过程和患者解剖结构，从而降低手术风险。

同时，增强现实技术可以在手术过程中实时为医生提供导航和辅助信息，提高手术的精确性和安全性。然而，在手术开始之前，将虚拟医学影像与患者解剖结合观察进行术前手术规划是有难度的。香港中文大学骨科与创伤学系将混合现实技术融入手术规划中。混合现实技术是一种融合真实世界和虚拟世界的沉浸式技术，医生可以实时与数字骨模型进行交互。通过头戴式显示器，外科医生可以直接可视化叠加在肿瘤患者上的全息模型，有助于精确实施手术规划。

在康复方面，矫形与创伤外科数字医疗创新通过应用远程医疗和移动健康技术，为患者提供更便捷和个性化的康复方案。远程医疗技术使医生能够通过视频通话、在线咨询等方式与患者进行远程沟通和监测，及时了解患者的康复情况，并根据需要进行调整和指导。此外，移动健康技术（如智能手环、手机应用等）可以帮助患者记录和管理康复过程中的运动和生活习惯，提供实时反馈和提醒，促进患者的主动参与和积极性。

2. 国内外应用现状

数字医疗创新在肌骨疾病领域的应用正迅速发展，国内外均展现出显著的进步。在全球范围内，数字医疗技术包括人工智能、机器学习、虚拟现实、增强现实、3D打印和远程医疗，正在重塑肌骨疾病的诊断、治疗和康复方式。人工智能和机器学习通过分析大量医学影像数据，提高了疾病的早期诊断率和精确性。例如，斯坦福大学的研究人员开发了一种基于深度学习的算法，能够准确检测 X 线片中的骨折，并且诊断精度与专业放射科医生相当。这一技术已经在一些医院试点应用，显著提高了诊断效率和准确性。虚拟现实和增强现实技术为患者提供沉浸式的康复训练，提升了治疗的效果和患者的依从性。例如，英国的一家初创公司 Developing Solutions 开发了一种虚拟现实系统，可以帮助脑卒中后康复的患者进行物理治疗。这一系统利用虚拟环境来模拟实际场景，使患者能够在虚拟世界中练习行走、抓握和其他动作，从而加速康复过程。这种技术不仅提高了康复效果，还增加了患者的参与感和积极性。3D 打印技术则被用于定制化假体和矫正器械的制造，提高了患者的舒适度和康复效率。美国一家名为 3D Systems 的公司利用 3D 打印技术，为肌骨疾病患者定制化生产假肢和矫正器械。这些器械不仅符合患者的具体需求，还能通过数据分析进行不断优化，从而提高患者的使用体验和康复效果。远程医疗的普及使得患者能够在家中获得专业的医疗建议和康复指导，尤其在疫情期间，其重要性更加凸显。例如，美国的 Teladoc Health 公司通过其远程医疗平台，为肌骨疾病患者提供在线诊疗和康复指导。患者可以通过视频会议与医生进行咨询，并获取个性化的康复方案。这种模式不仅减少了患者的出行负担，还提高了医疗资源的利用效率。

在国内，数字医疗的应用也在迅速扩展。中国的医疗科技公司积极开发和推广各类数字医疗产品，并与医院合作，推动技术的临床应用。例如，腾讯开发的"腾讯觅影"AI 医疗系统，能够通过深度学习技术分析医学影像，辅助医生进行骨折、骨肿瘤等肌骨疾病的诊断。目前，该系统已在全国多家三甲医院应用，显著提高了诊断效率和准确性。同时，国内的远程医疗平台也在不断完善，通过互联网医院和在线诊疗服务，偏远地区的患者能够获得高质量的医疗服务。阿里巴巴旗下的阿里健康平台，通过与各大医院合作，推出了"在线问诊"和"远程会诊"服务。患者可以通过手机 App，与医生进行视频咨询，获取治疗建议和康复指导。这一服务特别受偏远地区患者的欢迎，因为它打破了地域限制，让更多患者享受到优质医疗资源。此外，国内的科研机构和企业也在不断探索新的数字医疗技术应用。例如，华中科技大学的科研团队利用大数据和云计算技术，开发了一种肌骨疾病的预测模型和健康管理平台。这一平台能够整合患者的健康数据，进行风险评估和预测，帮助医生制订个性化的治疗和康复方案。这种基于数据驱动的医疗模式，不仅提高了诊疗的精确性，还推动了个性化医疗的发展。在实际应用案例中，北京积水潭医院与百度合作开发了一种基于 AI 的骨科手术导航系统。该系统利用机器学习算法，通过分析患者的 CT 和 MRI 影像，生成三维模型，辅助医生进行手术规划和实施。系统的精准导航大大提高了手术的成功率和安全性，减少了术后并发症的发生。在康复治疗方面，国内的公司也在积极探索数字技术的应用。初创公司长风医疗开发了一种智能康复训练系统，利用传感器和 AI 技术，实时监测患者的训练情况，并提供个性化的康复建议。该系统不仅提高了康复训练的效果，还能通过数据分析帮助医生优化康复方案。

　　总之，数字医疗创新在肌骨疾病的应用不仅提高了医疗服务的质量和效率，还推动了个性化医疗的发展，改善了患者的治疗体验。未来，随着技术的进一步发展和推广，数字医疗在肌骨疾病领域的应用将会更加广泛和深入，为更多患者带来福音。国内外的成功案例表明，数字医疗技术的潜力巨大，通过不断创新和应用推广，这一领域有望迎来更为广阔的发展前景。

　　3. 研究案例代表

　　1）利用人工智能进行青少年脊柱侧凸筛查

　　（1）概述：青少年特发性脊柱侧凸是青少年中最常见的脊柱疾病，全球患病率为 0.5% ~ 5.2%。传统的脊柱侧凸筛查方法由于其低阳性预测值，可能需要进行不必要的转诊和放射线检查。深度学习算法的应用有望减少脊柱侧凸筛查中不必要的转诊和检查。中山大学研究团队开发并验证了使用裸露背部图像进行自动脊柱侧凸筛查的深度学习算法。与人类专家相比，该算法在检测脊柱侧凸、检测曲线 ≥ 20° 的病例，以及对二分类和四分类的严重程度分级方面具有更高的准确性。该方法可以在无需放射线照射的情况下，潜在地应用于常规脊柱侧凸筛查和治疗前病例的定期随访。

（2）研究方法：该研究通过开发卷积神经网络对脊柱侧凸进行筛查。训练数据集包括来自 3 个机构数据库的 3240 名患者（其中男性 1029 名，女性 2211 名）的背部图像和全脊柱站立后前位 X 线图像或超声图像。这些数据包含了约 120 万名接受筛查的学生，其中有 6500 名接受保守治疗的脊柱侧凸患者和 2000 名接受手术治疗的患者。在这些图像中，2495 张来自脊柱侧凸患者，745 张来自正常对照组。所有受试者均为中国人，年龄为 10～20 岁。排除了非真性脊柱侧凸（如因疼痛或腿部差异等引起的脊柱侧凸）、其他脊柱疾病或其他背部异常（如软组织肿块、胸廓疾病等）的受试者。用于外部验证的数据集包括 400 名个体的数据，其中包括 100 例正常病例和 300 例脊柱侧凸病例。为了验证模型的有效性，研究采用了敏感性、特异性、准确性和受试者工作特征曲线下的面积。同时，统计了真阳性、真阴性、假阳性和假阴性病例的数量，并计算了相应的阳性预测值和阴性预测值。

（3）研究结论：该研究表明，深度学习算法可以通过训练来检测脊柱侧凸、识别曲线 $\geq 20°$ 的病例，并使用裸露背部图像进行严重程度分级，其准确性、敏感性、特异性和阳性预测值均高于或与人类专家相当。因此，该算法可以降低传统脊柱侧凸筛查所需的转诊率、成本和时间。此外，由于深度学习算法不涉及放射线暴露，它有潜力作为一种定期随访工具来监测病情进展，以避免过多的 X 线暴露。

（4）讨论：该研究存在一些局限性：①深度学习算法筛查出的患者可能存在混合病因，如先天性脊柱侧凸、马方综合征或神经肌肉型脊柱侧凸，而并不是所关注的特发性脊柱侧凸。②由于缺乏健康人群的大量 X 线图像数据，该研究使用全脊柱超声图像代替健康人群的全脊柱 X 线（Cobb 角 < 10°），以避免辐射暴露。③算法的准确性需要通过更多的训练数据进行提高，深度学习算法平台的应用需要在多中心试验中进一步验证。

2）智能可穿戴设备在骨质疏松症管理中的应用

（1）概述：智能可穿戴设备通过整合多种传感器和无线通信技术，可以实现对患者骨密度、活动模式和药物依从性的实时监测，从而优化管理策略，预防骨质疏松相关并发症。Cummings 等评估了智能可穿戴设备在骨质疏松症管理中的有效性和可行性，该研究成果发布在了 *The Lancet*。

（2）研究方法：研究纳入了 200 名骨质疏松症患者，随机分为两组：一组使用智能可穿戴设备进行监测（智能组），另一组接受常规管理（对照组）。智能组患者佩戴包含加速度计、陀螺仪和 GPS 模块的智能手环，实时记录其活动数据，并通过蓝牙传输到云平台进行分析。研究持续 12 个月，主要评估指标包括骨密度（通过双能 X 线吸收法测量）、跌倒次数、药物依从性和患者满意度。数据分析采用描述统计、*t* 检验和多变量回归分析。

（3）研究结论：结果显示，智能组患者的骨密度显著高于对照组（$P < 0.05$），跌倒次数减少了 40%，药物依从性提高了 20%。此外，智能组患者对管理方案的满意度也显著提高，报告更高的生活质量和自我效能感。这表明，智能可穿戴设备在骨质疏松症管理中具有显著优势，可以有效监测并提高患者的依从性和安全性。

（4）讨论：该研究证明了智能可穿戴设备在骨质疏松症管理中的应用前景。设备的实时监测功能和数据分析能力，可以提供个性化的管理建议，显著改善患者的治疗效果。然而，设备的成本和技术复杂性可能限制其广泛应用。未来研究应关注降低成本、优化用户体验，并进一步验证其在不同人群中的适用性。此外，数据隐私和安全问题也是需要解决的重要方面。随着技术的发展，未来可能会出现更多集成生物传感器的可穿戴设备，以进一步提升疾病管理的精确性和效果。伦理和隐私问题也是 AI 在医疗领域应用需要解决的重要方面。

3）全自动深度学习模型检测早期股骨头坏死

（1）概述：早期股骨头坏死可能因缺乏症状而难以检测。磁共振成像对于检测股骨头坏死具有足够的敏感性，然而，诊断早期股骨头坏死需要医生丰富的临床经验且耗时较长。针对这个问题，中日友好医院团队开发了一个全自动深度学习模型，用于检测磁共振影像上的早期股骨头坏死。

（2）研究方法：该研究是一项单中心回顾性研究。2016 年 1 月—2019 年 12 月，共有 298 名患者接受了磁共振检查，并被诊断为股骨头坏死。在这些患者中，110 例为早期股骨头坏死。研究人员以 7∶3 的比例随机将其分为训练和测试数据集。3640 个影像片段被专业医生进行了标记。该研究通过受试者工作特征曲线下面积和豪斯多夫距离来分析模型的诊断性能，并使用皮尔逊相关和布兰德－奥特曼图评估预测结果与标签之间的差异。

（3）研究结论：研究所提出的深度学习模型的受试者工作特征曲线下的面积为 0.97，平均灵敏度为 0.95，特异度为 0.97。模型预测与专业医生的标注具有非常相似的结果，平均豪斯多夫距离为 1.491，皮尔逊相关系数为 0.84。布兰德－奥特曼分析的偏倚为 1.4 像素。这表明该研究设计的深度学习模型能够在比专家更短的时间内检测出早期股骨头坏死病变。

（4）讨论：尽管该研究取得了显著成果，但仍存在一些局限性，需要在未来的研究中加以克服和改进。模型在现有数据集上表现优异，但数据集的规模较小，可能无法全面代表各种复杂情况和多样化的病变形态。未来需要更大规模的多中心数据集来验证模型的泛化能力和稳定性。本研究的数据可能仅来自于一个或少数几个中心，这可能导致模型在不同医院或地区的应用效果存在差异。多中心研究有助于验证模型在不同环境和人群中的适用性和一致性。虽然布兰德－奥特曼分析表明模型的偏倚为 1.4 像素，但误差范围较大。这表明在某些情况下模型的预测可能存在较大偏差，影响临床决策的准确性。尽管模型能够比专家更快地检测出早期股骨头坏死病变，但模型在不同早期病变阶段的表现可能不尽相同，需要进一步研究以评估模型在各种早期病变阶段的检测能力。当前研究主要基于横断面数据，缺乏对患者随访和纵向数据的分析。纵向研究可以提供关于模型长期预测能力和实际临床效果的更多信息。综上所述，尽管本研究展现了强大的潜力和优异的性能，但仍需通过多中心、大规模和纵向研究来验证和改进模型，以确保其在实际临床应用中的可靠性和有效性。

4）混合现实在骨肿瘤手术中的应用研究

（1）概述：在骨科肿瘤学中，计算机导航和 3D 打印导板仅在手术暴露后才能实现精确的截骨。然而，在手术开始前，将虚拟医学图像与患者解剖结构叠加进行术前手术规划是具有挑战性的。混合现实是一种融合了真实世界和虚拟世界的沉浸式技术，用户可以实时与数字对象交互。通过头戴式显示器，外科医生可以直接可视化叠加在肿瘤患者身上的全息模型。香港中文大学提出的这项技术能够在皮肤切开之前进行手术规划。

（2）研究方法：该团队在 2021 年 7 月—2022 年 12 月共纳入 9 例骨肿瘤患者。其中包括 6 例原发性骨肉瘤、2 例良性骨肿瘤和 1 例修复骨盆假体的患者。使用患者的术前医学影像创建了混合现实应用。外科医生通过常规的 2D 影像查看方法和通过头戴式显示器查看混合现实影像，对每位患者进行了临床检查。研究人员还使用李克特量表问卷和美国国家航空航天局任务负荷指数评分对两种方法在手术规划的有效性及外科医生的临床认知工作负荷进行了评估和比较。

（3）研究结论：李克特量表问卷的定性调查显示，混合现实组在肿瘤的空间认知上优于常规组，并且被认为作为术前规划工具更为有效。根据美国国家航空航天局任务负荷指数评分，混合现实 3D 全息图组在术前临床评估中的整体认知负荷低于 2D 组。使用头戴式显示器的混合现实技术时，外科医生没有报告任何不适。混合现实技术可能改善患者解剖结构中骨肿瘤的 3D 可视化和空间认知，并可能在骨科肿瘤手术中在皮肤切开前进行手术规划。

（4）讨论：结果表明，混合现实技术能够显著改善骨肿瘤患者解剖结构中的 3D 可视化和空间认知，从而进行术前规划。这种技术不仅可以提高手术的准确性，还可以减少外科医生的认知负荷，使其能够更专注于手术任务和患者的管理。虽然这项研究显示了混合现实技术在术前规划中的潜力，但样本量较小，仅包含 9 例患者。因此，进一步的大规模研究和临床试验是必要的，以验证混合现实技术在骨科肿瘤手术中的有效性和安全性。此外，还需要研究混合现实技术对实际临床结果的影响，包括手术时间、并发症发生率和患者的长期预后。

5）髋部手术的虚拟术前规划和模拟

（1）概述：Handels 等开发了一款用于骨科手术虚拟术前规划和模拟的虚拟操作规划系统（VIRTOPS 系统）。该系统用于模拟髋关节置换术中的假体重建，包括半骨盆置换，并支持在骨肿瘤手术中设计解剖结构适应性强的模块化假体。手术的虚拟规划和个性化植入物的构建由虚拟现实技术支持。手术规划过程的核心步骤是根据肿瘤的位置在髋骨中放置切割平面。为了在髋骨中可视化肿瘤的位置，研究人员对 MRI 和 CT 数据中的肿瘤和骨骼进行分割，并对 MRI 和 CT 图像序列进行融合。

（2）研究方法：研究团队基于 CT 影像数据生成患者髋关节的三维模型。该团队开发的分割算法能够在多光谱磁共振影像序列中分离出骨肿瘤，并利用分割结果开发了一种特殊的配准方法，将 CT 和 MRI 数据统一到一个共同的坐标系中。在三维规划过程中，外科医生可以模拟手术并确定定制假体的位置和几何形状。研究团队开发了一种特殊的可视化技术，结合纹理映射、定量参数的颜色编码和透明度支持，来帮助确定假体的正确位置和几何形状。

（3）研究结论：VIRTOPS 系统实现了髋关节手术及假体重建的完整虚拟规划，并优化了假体的放置和设计。在对 CT 和磁共振数据进行配准和分割后，生成了骨骼内肿瘤的三维可视化图，以支持外科医生的手术规划。在虚拟规划环境中，医生可以构建个性化适配的假体，而无需生成昂贵的实体三维模型辅助手术。此外，虚拟手术规划过程中生成的三维图像和数字影像都可用于案例记录和患者信息记录。

（4）讨论：VIRTOPS 系统的研究展示了虚拟现实技术在髋关节手术术前规划中的创新应用。通过结合 CT 和 MRI 数据，该系统能够生成精准的三维模型，帮助外科医生在手术前清晰地了解肿瘤在骨骼中的位置和形态。与传统方法相比，VIRTOPS 系统在几个方面显示出显著优势。① VIRTOPS 系统通过 ROI 分割算法和特殊的配准方法，成功地将 CT 和 MRI 数据融合在一个统一的坐标系中。这种整合提高了影像数据的利用效率，确保了术前规划的精确性和可靠性。②虚拟规划环境允许外科医生模拟手术过程，并根据患者的具体解剖特征设计定制假体。无需生成昂贵的实体三维模型，这不仅节约了成本，还加快了规划过程。③外科医生可以在虚拟环境中轻松比较不同的手术策略，从而选择最优方案。④ VIRTOPS 系统生成的三维图像和数字影片，不仅有助于手术规划和执行，还可以用于术后案例记录和患者教育。这种直观的可视化工具能够提高患者对手术过程的理解和信任，有助于术前沟通和术后恢复。然而，该系统仍需进一步验证其在实际临床应用中的效果。未来的研究应集中于大规模临床试验，评估 VIRTOPS 系统对手术时间、并发症发生率和患者预后的影响。此外，用户体验和技术稳定性也是需要关注的重要方面。

4. 应用案例代表

1）智能脊柱疾病治疗规划系统

智能脊柱疾病治疗规划系统（mskalign®）通过提供系统评估、非手术治疗和追踪、肌骨运动与术后随访管理线上线下一体化服务实现"用户 – 专家联盟"和高品质专科服务普惠千家万户。2023 年开始市场推广以来，mskalign® 获得临床专家的广泛好评，现已有约 400 多名国内外知名的骨科专家注册 mskalign®，并积极反馈。mskalign® 在多中心临床科研也有着广泛的影响，并支持了土耳其、马来西亚等教学医院的多中心临床研究，对手术前后效果对比进行高精度大批量的评估。

mskalign® 患者管理模块为专业机构提供对日常积累用户的统一管理；结合其搭载的人工智能模型与算法，为患者提供全病程管理一站式服务；提供丰富的健康科普和患教服务，提升患者的依从性

mskalign® 影像管理模块基于 AI 脊柱分析模型和算法，实现青少年脊柱侧弯、脊柱退行性病变等脊柱疾病的精确诊断、治疗规划、随访分析。

mskalign® 系统和设备包括影像处理系统，三维光学序列分析工作台和专家移动工作台，因此可自动同步医学影像，三维光学影像和专家审核结果，并通过加密同步给患者端促进进一步治疗和随访。人工智能模型可以自动对三维光学脊柱分析工作台拍摄的背部三维光学影像中的关键点进行准确定位，并进一步对多种临床参数进行自动量化分析，实现对脊柱侧凸的自动风险评估。

mskalign® 搭搭载的基于 10 年随访大数据库开发的人工智能模型可以实现对脊柱 X 线影像中 74 个解剖关键点进行准确定位，并进一步对 10 余种脊柱序列参数进行精准测量。临床医生可以基于影像和量化分析结果编辑诊断、治疗意见。测量结果经过医生确认后，mskalign® 可以生成结构化的全面脊柱序列分析报告。

mskalign® 智能方案管理基于先进的生成式模型，针对患者的疾病状态，实现个性化治疗方案设计；通过治疗进度跟踪与评估与互动教育提升患者的依从性与治疗效果；mskalign® 搭载的治疗处方数据库实现了与患者治疗相关的大数据分析，为方案设计提供量化依据。

通过人工智能、软件开发、大规模数据库等技术的应用，医生和患者可以通过 mskalign® 获得更精确、个性化的诊断和治疗方案，提高手术的成功率和康复效果。这些创新不仅提升了医疗质量，也为患者带来了更好的治疗体验和生活质量。

2）远程数字康复系统

康复方面，矫形与创伤外科数字医疗创新通过应用远程医疗和移动健康技术，为患者提供更便捷和个性化的康复方案。远程医疗技术使医生能够通过视频通话、在线咨询等方式与患者进行远程沟通和监测，及时了解患者的康复情况，并根据需要进行

调整和指导。此外，移动健康技术（如智能手环、手机应用等）可以帮助患者记录和管理康复过程中的运动和生活习惯，提供实时反馈和提醒，促进患者的主动参与和积极性。

JOYMOTION 悦行动 ™ 数字疗法产品是肌骨数字医疗创新在康复环节应用的典型案例。JOYMOTION 悦行动 ™ 数字疗法产品由患者端 App、医生端管理后台以及可穿戴传感器套装组成，可覆盖骨科和运动医学科的患者，实现对上肢、下肢、脊柱等部位骨科疾病与运动损伤的康复治疗。患者在线下医疗机构、互联网医院等医疗场景咨询、就诊 / 复诊，医生根据患者实际情况开具处方。回到家庭场景，患者穿戴传感器通过 App 完成评估，AI 系统处理患者信息，匹配模型预设方案，医生线上复核方案，确定最终康复计划，推送至患者端 App。在收到康复计划之后，患者佩戴传感器按 App 指导进行康复训练，训练数据实时回传，并记录在云端。患者完成一个治疗周期后，可直接在系统内完成评估，并选择相应的模块继续训练。最后，医生、康复师、心理支持专家通过云端可随时查看患者康复记录及进程，也可进行视频问诊，快速解决患者在康复过程中遇到的问题。

JOYMOTION 悦行动 ™ 数字疗法已在三甲医院开展临床测试，覆盖患者 230 余例。其中膝关节运动损伤术后约 142 例，腰背疼痛和膝关节慢性疼痛患者约 88 例。患者总满意度评分（NPS 评分 0 ~ 10 分）9.4 分。JOYMOTION 悦行动 ™ 数字疗法采用多种 AI 分类算法，针对每个用户在评估中采集到的多维度数据，给出推荐的康复方案，再由专科医生最终确认后，给到用户进行康复训练，在临床测试中，AI 算法推荐康复方案与三甲医院专家医生方案吻合率达到 95% 以上。

JOYMOTION 悦行动 ™ 数字疗法产品帮助医生进行全周期患者管理，诊疗全周期数字化，形成多病种数据库，助力医生临床课题研究，并为患者的康复带来了新的可能性。通过虚拟现实和增强现实技术，患者可以在仿真环境中进行康复训练，增强肌肉力量和关节灵活性，提高康复效果。同时，数字化康复方案也可以根据患者的个体差异进行定制，提高康复计划的针对性和个性化程度。

矫形与创伤外科数字医疗创新在康复环节的应用，不仅提高了康复效果，也为患者带来了更好的康复体验和心理支持。矫形与创伤外科数字医疗创新在康复领域的应用将越来越广泛，为患者的康复带来更多的帮助和改善。

3）运动疗法远程诊疗系统

运动疗法远程诊疗系统是一款集康复、辅助诊断与治疗于一体的产品。该系统通过数字疗法，利用高精度传感器和运动医学分析引擎，实现软硬件一体化的标准化锚定。基于此锚定，形成数字化治疗设备，与人工治疗相结合，提高治疗效率、降低治疗成本、扩大治疗规模。

系统首先通过主动康复形成诊疗闭环，解决康复治疗的标准化、个性化需求及可溯源、透明化等管理问题。使用流程如下：治疗设备载入运动疗法处方建议，患者佩戴设备并根据建议进行运动疗法训练。设备实时监测患者的运动情况，提示训练的准确性，并监测关节活动度。医生远程调整患者的运动疗法动作类型、频率、时长、强度和角度区间等。整个康复流程透明化。对于患者来说，该系统提升了康复效率和可及性，使患者能够在家中进行专业、针对性的康复训练，降低了就医成本。对于医生和康复师而言，数字化技术和智能设备的结合，确保了医生处方在实际康复过程中的还原度，同时降低了康复师的工作强度，并通过放量提升了医生和康复师的收入。对于医院和康复机构，该系统降低了医疗服务成本，不增加人力和场地的情况下，通过标准化诊疗流程扩大服务规模，提升康复科室的综合水平，助力科室创收。

4）肌肉骨骼疾病的预防和治疗平台

Hinge Health 是一家领先的数字健康公司，专注于肌肉骨骼疾病的预防和治疗，其核心产品是一个综合的数字平台，旨在为用户提供个性化的运动疗法计划。用户通过佩戴公司的传感器设备，可以在移动应用上接收到这些定制化的计划。平台还包括教育内容、实时反馈和进度跟踪功能，使得整个康复过程更加透明和高效。传感器技术是 Hinge Health 平台的重要组成部分，这些设备能够监测用户的运动情况，并通过蓝牙连接到移动应用上，提供即时的运动反馈。这样，用户可以在训练过程中及时纠正姿势和动作，确保训练的有效性和安全性。Hinge Health 的定制化运动疗法是由专业的物理治疗师根据每位用户的具体健康状况和康复需求制订的。这些计划不仅考虑到用户的当前症状，还会动态调整，以适应用户的康复进展。通过这种方式，Hinge Health 确保每个用户都能获得最适合自己的治疗方案。此外，平台还提供丰富的教育内容，帮助用户了解自己的病情和康复过程，增强他们的参与感和主动性。

专业的临床支持是 Hinge Health 服务的另一个重要方面。用户可以通过平台与物理治疗师进行远程咨询和互动，得到个性化的指导和支持。这种混合模式的服务结合了数字技术和人类专业知识，提供了全面的健康管理解决方案。物理治疗师不仅会根据用户的反馈调整运动疗法计划，还会提供心理支持，帮助用户克服康复过程中可能遇到的挑战。

Hinge Health 主要面向企业和医疗保险提供商，为其员工和客户提供肌肉骨骼健康管理服务。通过帮助用户预防和治疗肌肉骨骼问题，大大降低了企业的医疗成本，提高了员工的健康水平和工作效率。这种模式不仅为企业带来了直接的经济效益，还提升了员工的整体幸福感和工作满意度。

5）慢性疼痛数字医疗应用程序

Kaia Health 数字治疗应用程序主要针对慢性疼痛、肌骨疾病和 COPD 患者，利用人工智能技术，根据用户的具体症状、健康数据和反馈，提供个性化的治疗计划。这些计划包括运动疗法、认知行为疗法和呼吸练习，帮助患者有效管理疼痛和改善身体功能。应用程序内置的计算机视觉技术可以通过智能手机摄像头实时监测用户的运动情况。该技术能够评估用户的运动姿势和动作，并提供即时反馈，帮助用户纠正不当动作，确保锻炼的有效性和安全性。Kaia Health 不仅提供物理运动疗法，还整合了认知行为疗法和教育内容。认知行为疗法帮助患者应对与慢性疼痛相关的心理问题，教育内容则提高患者对自身病情和治疗过程的理解，增强其主动参与治疗的积极性。Kaia Health 应用程序会收集用户在治疗过程中的数据，包括运动完成情况、疼痛变化和用户反馈等。通过这些数据，AI 系统能够不断优化和调整治疗计划，以适应用户的康复进展。

Kaia Health 的数字治疗方案经过多项临床研究验证，证明其在缓解疼痛和改善功能方面的有效性。例如，一项在《自然》发表的研究显示，使用 Kaia Health 应用程序的患者在疼痛缓解和生活质量改善方面显著优于传统治疗方法的患者。这些研究成果为 Kaia Health 赢得了医学界的认可，也增强了其在数字健康市场的竞争力。Kaia Health 主要面向企业和保险公司，通过 B2B 模式提供服务。企业可以为其员工提供 Kaia Health 的应用程序，帮助员工管理慢性病，提升工作效率和生活质量。保险公司则可以将 Kaia Health 的解决方案整合到其健康管理计划中，降低医疗成本，提升客户满意度。此外，Kaia Health 与多家医疗机构和研究机构合作，推动数字健康技术的进一步发展。例如，公司与美国和欧洲的顶级医院合作，进行临床试验和研究，以验证和改进其治疗方案。

5. 展望

矫形与创伤外科数字医疗领域正处于快速发展的关键时期，未来充满着令人振奋的创新前景。随着科技的不断进步和医疗模式的转变，数字化技术将在肌骨疾病的预防、诊断和治疗方面发挥越来越重要的作用，为患者提供更加个性化、高效的医疗服务。

①个性化治疗方案将成为未来矫形与创伤外科数字医疗的重要发展方向：随着人工智能技术的不断成熟和应用，其医疗数据的积累和分析能力不断增强。未来的数字医疗系统将能够根据患者的基因组信息、病史、生活方式和健康数据，通过智能算法快速生成个性化的治疗方案，从而实现更加精准的医疗服务。②远程医疗服务将成为矫形与创伤外科治疗的重要组成部分：随着互联网和移动技术的普及，远程医疗服务将进一步普及和发展。患者可以通过手机应用或在线平台与医疗专家进行远程咨询、诊断和康复指导，无需前往医院或诊所。这种便捷的医疗服务模式将大大节省患者的时间和成本，提高医疗资源的利用效率，缓解医疗资源不足的问题。③虚拟现实技术

的应用也将为矫形与创伤外科治疗带来革命性的改变：通过虚拟现实设备，患者可以进行沉浸式的康复训练，模拟各种日常活动和运动，帮助患者恢复肌肉力量和关节灵活性。④虚拟现实技术还可以用于术前规划和手术模拟，提高手术的准确性和安全性：智能穿戴设备也将成为矫形与创伤外科数字医疗的重要创新方向。这些设备可以实时监测患者的运动情况、生理参数和治疗进展，为医疗团队提供更加全面和准确的数据，帮助优化治疗方案和调整治疗进度。通过智能穿戴设备，医疗团队可以更加及时地了解患者的健康状况，提供个性化的康复指导。

随着社会老龄化趋势的加剧和健康意识的提升，肌骨疾病的发病率和治疗需求也将持续增加。数字化技术的广泛应用将有助于满足不断增长的医疗需求，提高医疗资源的利用效率，缓解医疗资源短缺的问题。在未来的发展中，矫形与创伤外科数字医疗领域需要不断加强与医疗机构、科研机构和企业的合作，共同推动技术创新和医疗模式改革。同时，政府部门也应加大对数字医疗领域的政策支持和投入，为行业的健康发展提供良好的政策环境和政策支持。

**（张　腾　张　越　编写，张　腾　审校）**

### 4.1.5　肝胆科

#### 1. 国内外研究现状

在应对肝胆系统解剖结构复杂、个体差异大、手术风险高的疾病时，数字医疗不仅能提供更加精准和数字化的治疗方案，还能够针对每位患者的具体情况进行个性化调整。近年来，随着数字化硬件设备和智能化软件系统的集成应用，数字医疗在肝胆疾病的诊断和治疗过程中扮演着越来越重要的角色。这主要体现在以下几个方面：基于图像识别的肝胆疾病早期筛查、基于影像特征的肝胆疾病智能诊断与治疗、数字化手术规划与导航、个性化康复监测与疗效评估等。这些研究和技术革新也预示着未来肝胆疾病数字诊疗的发展方向。

1）基于影像特征的肝胆疾病智能诊治

通过深度学习大量肝胆疾病患者的影像数据（MRI、CT 和 PET 等），AI 超声不仅能够有效识别放射组学特征，还能精确进行影像识别与分割，从而更准确地区分肝脏、胆道及其相关病变区域，并预测疾病发展趋势。这极大程度上提高了诊断的准确性，为肝胆疾病的智能诊治提供了强有力的支持。

在肝胆疾病的早期癌症筛查中（尤其是小病灶早筛），这一技术的应用尤为重要。它使医生能够在更早的阶段识别并诊断肝脏肿瘤、肝硬化、胆结石等疾病，从而实现精准定位和早期干预，有力推动了肝胆疾病管理的科学化和精准化。德国弗劳恩霍夫实验室数字医学研究所的 Grzegorz Chlebus 教授研究团队开发了一种基于卷积神经网络的自动肝肿瘤分割方法。该方法结合了 2D 和 2.5D 的卷积神经网络模型，实现了全自动 CT 图像中的肝肿瘤分割，Dice 系数达到 0.69 ~ 0.72，可高精度地识别和自动分割较小的肿瘤病变（< 10 mm），显著提高了肝胆疾病早期癌症筛查的效果，并减少了 85% 的误报率，为肝胆外科领域提供了更为有效的诊断工具。

在我国，越来越多的临床医生正在开展基于影像特征的肝胆疾病诊疗工作。中山大学第三医院王劲教授等通过深度学习方法优化多期 CT 扫描，利用多相位 CT 图像和卷积神经网络（MP-CDN）对肝硬化病灶进行分类，实现了肝细胞癌（HCC）的准确区分，从而提高了 HCC 的诊断效果。中国人民解放军总医院的梁平教授开发了深度学习弹性成像放射组学（DLRE）技术，采用放射组学策略对二维剪切波弹性成像（2D-SWE）图像的异质性进行定量分析，评估肝纤维化阶段的性能。该技术在乙型肝炎病毒（HBV）感染者肝纤维化分期的无创准确诊断方面具有重要的实用价值。广州中医药大学的周武教授团队利用 MRI 检查的 DWI 图像结合 CNN 深度学习算法，实现术前高分化与低分化肝癌的准确预测。中山大学第三附属医院的杨瑾教授团队开发了基于影像组学特征、放射学特征和临床变量的 XGBoost 模型和三维卷积神经网络（3D-CNN），用于预测微血管侵犯（MVI）状态。研究结果显示，预测的 MVI 阴性组的平均无复发生存期（RFS）明显优于预测的 MVI 阳性组，这在术前识别 MVI 方面具有较好的效果。这些研究和技术进展表明，深度学习和放射组学在肝胆疾病的诊断和管理中具有巨大的潜力，为实现精准医学和数字化转型提供了有力支持，并极大地推动了肝胆疾病诊疗的精准化和个性化发展。

2）数字化手术规划导航

目前，肝胆手术的数字化可视导航系统多依赖于半自动化或手动控制，仍处于初步探索阶段。电磁导航技术以其高精度、快速响应和小型化的优势，可以实时跟踪手术器械的位置和姿态，提供相对位置信息，进一步提升手术的数字化导航精确度。西安交通大学吕毅教授团队提出了一种利用智能化图像识别与电磁导航定位结合的方式，匹配术前精准化三维重建模型，在术中自适应导航定位肿瘤位置，有效缩短手术时间，减少并发症发生。

南方医科大学珠江医院的方驰华教授团队对 36 例肝胆管结石患者进行了临床分析，采用三维可视化技术指导 3D 腹腔镜和胆道硬镜联合治疗，实现了肝胆管结石的解剖数字化、诊断程序化和手术微创化，使医生可以在术前全面了解患者的肝胆管解剖结构和结石位置，制订出最优的手术路径和方法。虚拟手术模拟和实时导航系统帮助外科医生在手术过程中实时调整和优化手术操作，提高手术的精准度和安全性。这种方法不仅提高了肝胆管结石治疗的效率和安全性，也推动了微创外科手术在肝胆疾病治疗中的发展和普及。

在肝胆肿瘤手术过程中，分子荧光成像等技术可用于精确导航，提供了对肿瘤定位和边界识别信息。这对于确保肿瘤的彻底切除，同时尽可能多地保留健康组织至关重要。此类技术的应用，标志着肝胆外科数字化导航向高级别自动化和精确性迈进的重要一步。中华医学会与中国医师协会等联合发布了《计算机辅助联合吲哚菁绿分子荧光影像技术在肝脏肿瘤诊断和手术导航中的应用指南》，为肝脏肿瘤的外科治疗提供了一种新的数字化外科诊疗技术。例如，中国科学院分子影像重点实验室的田捷教授及其团队表明，GPC3 特异性荧光探针与免疫组化检测肝细胞癌组织 GPC3 表达一致性好，验证了特异性探针荧光成像在肝细胞癌手术定位导航中的可行性。

3）个性化康复监测与药物智能研发

智能手表和健康监测手环等新型遥感和可穿戴设备通过实时记录心率、血压、活动水平进行连续的健康监控，尤其对慢性肝病患者和术后恢复期的患者极为有益。通过专门开发的移动应用程序，尤其在术后初期，这些工具帮助患者追踪康复过程中的症状变化、药物服用情况和生活方式的调整。通过软硬件结合的个性化康养设备，医生能够远程查看患者的状态，实现资源节约的同时提供定制化的康复支持。在提供个性化的康复指导和提醒的同时，还能及时发现潜在的并发症，有效减少不必要的医院复诊，支持患者进行有效的自我管理。加利福尼亚理工学院工程与应用科学部的医学工程系高伟教授团队开发了一种创新的可穿戴电化学生物传感器。这种传感器能够连续监测体内代谢物和营养素水平，这对术后肝细胞癌患者至关重要，特别是在进行微血管侵犯等重要危险因素的风险评估时，能够与组织病理学分析相结合，提供更全面的健康管理。

通过人工智能计算模拟，可以精确评估不同治疗策略对肝癌细胞的影响，从而优化肝癌患者疗效评估和药物开发流程。加州大学洛杉矶分校医学中心的 Richard S Finn 教授等研究者通过结合人工智能算法、下一代测序技术和 CRISPR/Cas9 基因编辑系统，实现了对肿瘤抗原的识别和预测，为设计肝癌疫苗提供了依据。此外，人工智能模拟技术的进步也在加速基因编辑和药物研发的进程，推动新型治疗方案的实现。这一系列技术的综合应用预示着肝胆疾病管理与治疗未来的发展趋势。

2. 国内外应用情况

作为计算机科学的重要分支，AI 已被广泛应用于医疗行业。AI 在医疗领域的革新应用标志着精准外科发展进入了一个新纪元。例如，IBM 公司开发的 Watson Oncology 智能诊断系统，利用大量的医学期刊、教科书及数千万患者的病历记录和医学文献，通过预训练的模型对患者数据进行深度分析，提供初步诊断，并根据推荐等级呈现多种治疗方案供医生参考。

数字化手术规划导航是肝胆疾病手术的关键创新之一。利用高级成像技术，如三维重建、虚拟手术和 3D 打印，医生可以提高术前评估的准确性，同时增强手术操作的可控性和安全性。这些技术使外科医生能够在计算机上模拟不同的手术策略，选择最佳的手术路径和方法。这种方法不仅有助于预测并规避潜在的风险和并发症，还可以根据肿瘤的具体位置和大小定制最适合的手术或放疗计划。例如，湖南省肿瘤医院的石磊教授及其团队利用磁共振数据在手术开始前创建提供肝脏解剖结构及肿瘤具体位置的 3D 模型，并结合 HoloLens 眼镜与虚拟现实技术进行术前 3D 建模、手术规划及实时导航。这一系统在手术过程中实现与目标器官的直接匹配，显著提升了术前评估和术中精确匹配的效果。2019 年，中国人民解放军总医院成功进行了世界首例 5G 远程操控颅脑手术。2023 年，浙江大学医学院附属邵逸夫医院普外科的蔡秀军教授团队完成了中国首例 5G 超远程国产机器人肝胆手术，为新疆阿拉尔的一位患者成功实施了胆囊切除术。这些进展展示了数字化手术规划导航在提升手术精确性和安全性方面的巨大潜力。

人工智能技术在医疗辅助诊断、疾病预测和患者预后评估方面的应用日益增长，展现出了其在多模态病理识别领域的显著能力。斯坦福大学医学和影像人工智能中心的 Jeanne Shen 团队开发的 HCC-SurvNet 深度学习系统是一个突破性的例子。该系统利用肝细胞癌患者肝脏切除术后的苏木精 – 伊红染色的数字全玻片图像来提供疾病复发的风险评分，其在内部和外部测试队列上的一致性指数分别达到 0.724 和 0.683，这些表现优于传统的肿瘤 – 淋巴结 – 转移分类系统，有助于优化肝细胞癌初次切除患者的临床管理。复旦大学的高强教授团队采用可解释、弱监督的深度学习框架，分析 1125 名肝细胞癌患者的病理全幻灯片图像，并建立了"肿瘤风险评分"（TRS），用于评估患者的预后。海军军医大学第三附属医院的沈锋教授团队携手国内其他顶尖医院团队建立并验证了 ASAP 风险预测模型，训练队列的曲线下面积为 0.922，灵敏度和特异度分别为 88.3% 和 85.1%；验证队列的 AUC 为 0.902，灵敏度和特异度分别为 87.8% 和 81.0%。由于其对中国临床实践的突出贡献，ASAP 模型于 2023 年 6 月荣获"UNIVANTS 卓越医疗奖"。这些进展不仅提升了医疗诊断的精确性，也为肝癌的治疗提供了更为个性化和优化的管理策略。

韩国仁川大学计算机科学与工程系的 Jaegyoon Ahn 教授开发了一款基于基因表达谱和化学结构信息的 RefDNN 深度学习模型，该模型能够精确预测抗癌药物的反应，并识别出导致药物耐药性的基因组生物标志物，并且有效预测未经训练的药物和癌症类型的耐药性。这些技术的应用不仅加速了肝胆抗癌药物的发现和优化过程，而且支持了个性化康复指导，有助于及时发现并发症，并减少医院的复诊次数。这些成果提升了患者自我管理的能力，推动了精准医疗在肝胆疾病治疗中的发展。

电子健康记录系统通过数字化存储和分析患者的医疗信息，包括手术详情、治疗过程及康复进展，极大地促进了医疗团队间的协作与信息共享，使医生能够更便捷地访问和共享患者资料，从而提升治疗的效率和协调性。西安交通大学吕毅教授团队自2016年起，在国内率先牵头发布手术图文记录专家共识，并构建了肝胆外科手术患者影像记录与分析系统，分别应用于手术患者影像记录、术中影像辅助识别与定位导航、术中数字穿雾去噪、术后图文病历生成等多个模块，为肝胆外科手术患者全链条数据获取与分析提供有力保障，以患者数据驱动减轻医生负担、提高手术患者的远期生存率与生活质量、提升医患信任度、加速临床医生培养，并旨在建立标准化手术质控体系与医患沟通平台。

在肝胆疾病的诊治领域，数字化技术的应用正逐渐深入。这些技术通过综合分析患者的遗传信息、生活方式和疾病特征，能够提供更加精准和个性化的治疗方案。尤其是在诊断如肝癌、胆管癌和胰腺癌等早期肝胆疾病方面，这些疾病的早期诊断历来具有一定难度。借助人工智能和机器学习算法，结合先进的基因组学和蛋白质组学数据，这些技术显著提高了早期诊断的准确性，并能有效预测治疗反应。随着技术的不断进步，未来在肝胆疾病管理和治疗领域，预计将实现更多的创新和突破。

3. 研究案例代表

1）基于图像识别的胰腺癌筛查模型

（1）概述：由于胰腺癌的变异位置隐匿且在常规CT扫描图像中往往无明显特征，阿里达摩院与全球多家顶尖医疗机构合作，应用人工智能技术在体检中心及医院中进行无症状人群的胰腺癌早期筛查。

（2）研究方法：本研究成功构建了迄今为止最大的胰腺肿瘤CT图像训练集，并开发了一种先进的深度学习架构，能够放大并识别平扫CT图像中肉眼难以辨认的细微病理特征。通过构建的分割网络（U-Net）精准定位胰腺，采用多任务网络进行异常检测，并利用双通道Transformer分类识别胰腺病变的类型，组合成为胰腺癌早期检测模型PANDA。

（3）研究结论：PANDA模型实现了高效且安全的胰腺癌早期筛查，克服了传统筛查中假阳性率高的问题。该模型在全球多家医院的多中心验证中，显示出92.9%的灵敏度和99.9%的特异度。在覆盖2万多名患者的回顾性试验中，成功识别出31例临床上未检出的病变，其中2例早期胰腺癌患者已通过手术治愈。

（4）讨论：迄今为止该技术已在超过50万次的医疗应用中被证实有效，平均每1000次应用中只有1次假阳性结果。这一成果标志着人类首次具备了使用"平扫CT+AI"进行大规模早期胰腺癌检测的能力，显著提高了疾病检出率，同时不增加患者的辐射暴露和经济负担。

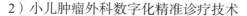

2）小儿肿瘤外科数字化精准诊疗技术

（1）概述：青岛大学附属医院董蒨教授团队进行了相关设备和平台的开发，构建了精准手术治疗体系。

（2）研究方法：通过研发计算机辅助手术系统及其他医疗设备，建立了数字器官三维重建云服务和全球最大的人类数字肝脏数据库开放平台。此外，探讨了肿瘤的微结构及其侵袭转移机制，开展了针对小儿恶性实体肿瘤的精准手术及相关数字医学的跨学科研究，推动了"基于小儿肝胆胰计算机辅助手术系统研发、临床应用及产业化"的研究成果。

（3）研究结论：2017年11月，董蒨教授团队正式发布了基于数字肝脏及其血管的大数据分析，提出了包含四种类型的新数字肝脏分段体系。该体系已被纳入我国肝胆外科临床应用的专家共识，验证了肝脏血管结构的复杂性及进行个体化精准手术的必要性。团队还首次提出了覆盖从新生儿到老年人的活体肝脏体积数据，为手术切除后功能性残肝体积评估提供了重要依据。

（4）讨论：该研究成果在小儿肝脏手术中具有重要的实际应用价值，尤其在肝切除和肝移植手术的风险评估与手术指导方面，提供了精准的数据支持。这些成果不仅优化了手术策略，也显著提高了手术安全性和成功率，为小儿肿瘤外科领域的发展贡献了关键技术和方法。

3）肝胆胰腹腔镜和机器人技术体系

（1）概述：中国人民解放军总医院肝胆胰外科刘荣教授率先在医疗领域探索人工智能的应用，并首次提出"智能医学"的概念。在其推动下，医院建成了世界最大的肝胆胰机器人手术中心，并建立了一套完整的肝胆胰腹腔镜和机器人技术体系。

（2）研究方法：开创了环血管切除技术和双低重建标准化技术链，显著降低了肝胆胰机器人手术的风险，并提高了治疗效果。创立了胰管修复外科技术，实现了胰腺中段切除后的生理重建，并提出肝脏流域学说，深入研究肝脏血流动态分布和结构功能的变化。

（3）研究结论：通过胰管修复外科技术的实施，胰腺良性肿瘤的手术模式得到了改变，显著提高了器官功能保留率。肝脏流域学说为提高可切除肝癌患者的预后提供了重要的理论依据。

（4）讨论：肝胆胰外科腹腔镜和机器人技术体系创新，不仅推动了医学技术的发展，更为患者提供了更安全有效的治疗选项。

4）应用于肝胆胰外科疾病的三维可视化系统

（1）概述：南方医科大学珠江医院肝胆外科方驰华教授牵头建立了具有自主知识产权的三维可视化系统（MI-3DVS），应用于肝胆胰外科疾病的诊断和治疗，将三维重建和仿真手术技术融入腹部医学图像系统中。

（2）研究方法：MI-3DVS 系统能对肝胆管结石、扩张和狭窄胆管进行分割和个体化三维重建。通过术前在 3D 模型中调整透明度来立体显示结石的具体位置、大小、形态、分布及胆管的狭窄程度，为医生提供分型诊断、仿真手术演练，从而设计合理的手术方案并指导精细手术操作。

（3）研究结论：MI-3DVS 可以让外科医生直观地看到肝胆胰脾脏器的三维立体病变，并有助于让患者看到正常的肝胆胰脾脏器，以便医患交流沟通。该系统有助于制订合理手术方案并指导实际精细手术，将肝胆管结石残石率从 30% ~ 90% 降低到 1.0% 以下，并利用智能化诊疗实现肝癌的早期追踪，相比于传统 CT 筛查，使肝脏肿瘤可切除率提高了 7.0%。

（4）讨论：相关研究攻克了三维可视化、三维腹腔镜手术场景和 ICG 分子荧光多模异构图像实时融合与交互的难题，在国际上首次将增强现实导航联合吲哚菁绿荧光成像技术应用在中央型肝癌腹腔镜手术、腹腔镜胰十二指肠，避免术中意外血管和组织损伤，同时帮助外科医生精准规划手术入路和保证肿瘤切缘，完成了从传统经验型手术、微创手术到数字智能化导航手术的重大转变。同时，制定和发表了《增强现实三维腹腔镜肝切除导航手术中国专家共识》，实现了肝胆胰外科手术的全面智能化诊疗。

5）基于深度学习的肝占位性病变超声诊断技术

（1）概述：法国学者 B-Schmaoch 采用深度学习技术和注意力机制，针对肝占位性病变（FLL）的特性进行特征提取和分类。这项研究主要通过超声图像诊断肝脏病变的良性与恶性，展示了深度学习在医学影像分析中的潜力。

（2）研究方法：该研究旨在开发一种算法，利用深度学习技术检测并表征肝脏的局灶性病变。研究数据集包括来自 367 个病例的 367 张二维超声图像，这些图像均由不同机构获取并由放射科医生注释。该算法集成了注意力机制来提高诊断的准确性，并在包含 177 名患者的新数据集上进行了验证。

（3）研究结论：在利用训练数据进行的三重交叉验证中，该模型在 FLL 检测方面的平均 ROC-AUC 得分达到了 0.935，而在 FLL 表征方面的得分为 0.916。在 177 名患者组成的新数据集上，模型在 7 项不同任务中达到了 0.891 的加权平均 ROC-AUC 分数，显示出高度的诊断有效性。

（4）讨论：这项研究展示了监督注意力机制在肝脏超声图像分析中的应用，特别是在检测和表征肝脏局灶性病变方面的潜力。此方法有望在更大规模的独立队列中得到进一步验证，将对提高超声诊断的准确性和效率方面产生显著影响。

4. 应用代表案例

国内外越来越多的智能化数字医疗产品应用到肝胆疾病诊疗工作中，在手术各阶段起到了重要的辅助决策作用。

1）术前诊断与手术规划

在术前诊断领域，国内外已经开发出许多成熟的产品和应用。例如，国际智能影像引导精准诊疗的高科技公司 EDDA 科技的 IQQA® 平台，可将患者的 CT 及磁共振（MR）影像数据高效应用于精准术前评估及规划。通过智能三维全定量重建技术，清晰、直观地显示并定量分析肝脏解剖结构，精准定位病灶及其与周围血管的空间毗邻关系，目前全球应用病例已超过 45000 例。国内也推出了 AI 肝脏三维重建系统，可在 1 ~ 2 min 内完成肝脏三维重建，进行肝段体积测算、流域分析、残肝比分析，辅助制订肝胆疾病术前计划，提高手术精准性。

2023 年，西安交通大学第一附属医院肝胆外科团队基于患者的 CT 增强图像，利用 AI 肝胆手术规划系统，通过自动三维重建功能，结合流域分析、残肝比计算、模拟手术刀等手术规划工具，在数分钟内完成了对患者肝脏的三维重建。该系统清晰呈现了肝实质、脉管结构等器官组织的立体视角，并展示了肿瘤与血管的位置关系，提供了肝段切除建议规划。后续医生通过荧光示踪技术，在术中进一步证实了 AI 门脉流域分析的有效性和准确性，成功完成了一例腹腔镜下的高难度微创肝脏切除手术。

2）肝癌介入术前规划

GE 医疗的 FlightPlan for Liver 产品为介入医生提供了重要支持，尤其在肝脏栓塞手术中。该产品能够自动分割从操作定义的起点到操作定义的感兴趣区域附近的血管，帮助识别通向肝脏富血管病变区域的动脉。这一功能辅助医生在栓塞手术期间评估肝动脉的解剖结构。FlightPlan for Liver 产品符合欧盟医疗器械法规 CE 认证，并于 2021 年获得了 FDA 医疗器械注册证。与单独使用 DSA 或 CBCT 相比，FlightPlan for Liver 在术前规划中显著提高了肿瘤供血血管识别的敏感性，最高可达 97%，并有效缩短了手术时间。该技术在肝细胞癌经动脉化疗栓塞术（TACE）中具有广阔的应用前景。

3）远程手术机器人

5G 远程手术机器人在国内也日趋成熟，突破了资源配置的时空限制，节约医生和患者的时间，降低经济成本，提高救治效率，拓展远程诊疗的应用边界，从而以数字化的方式解决当前医疗资源分配不均的难题。例如，微创医疗机器人集团开发的图迈（Toumai）腔镜手术机器人于 2022 年 1 月获批上市，成为中国企业研发并获准上市的第一款四臂腔镜手术机器人，标志着国产手术机器人在这一核心领域取得了重大突破。腔镜手术机器人因其系统复杂、技术难度高、临床与商业价值极大，被誉为

"医疗器械领域的航空母舰"，也是国家"十四五"规划中重点发展的高端医疗器械。2023年6月，浙江大学医学院附属邵逸夫医院利用手术机器人搭载中国电信5G定制网络，为相隔5000公里外的新疆兵团阿拉尔医院一名患者成功实施了肝脏切除手术，创造了全球首例5G超远程机器人肝脏切除手术的纪录。

4）术中可视化技术

在术中可视化方面，通过提升成像设备的影像清晰度和多种成像方式的融合，显著提升了外科医生的视野清晰度和手术环境感知。目前，改进主要集中在腹腔镜设备上，通过4K影像采集、三维成像及荧光成像或超声成像技术的融合，将高清4K影像转换为三维高清影像，并配合荧光成像或超声成像技术对图像进行增强，使肿瘤等组织的可视化效果更佳。这种新型可视化技术的应用，标志着术中影像技术的重大突破，不仅提高了手术的精准性和安全性，还降低了手术时间和患者的经济负担，进一步推动了现代外科手术的进步。

5）新一代医学成像技术

中国科学院自动化所分子影像院重点实验室田捷教授团队利用荧光探针吲哚菁绿（ICG）引领新一代医学成像技术，通过"数理＋AI"成像新方法，成功研发了新型近红外二区荧光成像系统及手术导航技术。近红外二区激光（NIR-Ⅱ，1000～1700 nm）操作简便，在活体组织中具有更少的组织吸收和散射及更低的组织自发荧光特性，可以大大提高组织穿透深度和空间分辨率，具有广阔的生物医学应用前景。在中山大学附属医院和西南医科大学附属医院进行的结肠癌肝转移和肝癌临床试验中，通过术中肝癌光学分子成像技术，成功识别出其他影像模态难以发现的肝癌微小病灶和转移灶，将术中监测的准确性提升了8.6%，术后5年生存率提高了15.2%。

未来，肝胆疾病的数字医疗将不仅限于静态医疗数据的智能化，还将涵盖手术过程中数据的融合与处理。2022年，美国FDA在《增强现实和虚拟现实医疗设备》患者参与咨询委员会会议的执行摘要中指出，AR和VR技术通过将计算机生成的文本、图像和声音与真实场景和声音叠加或融合，以高度身临其境和逼真的方式改进传统治疗方法。在外科领域，增强现实技术可以用于图像引导手术，其中外科医生的工具在手术区域中的位置被实时跟踪，并叠加在实时患者图像上，从而提供手术进展的精确图像。目前，国内外均在积极研发此类医疗器械产品。然而，由于手术的实时性和手术过程中各阶段的不可预测性，相关领域的技术开发距离实际大规模临床应用仍存在很大距离。在肝胆手术过程中产生的数据，不仅是临床治疗的重要信息，也是临床教学与医师培养的重要资料。如何对术中数据进行更好的保存和应用，将成为下一代肝胆数字医疗发展的重要方向。通过进一步整合和优化手术过程中的实时数据处理技术，未来的肝胆数字医疗将能够提供更精确和个性化的治疗方案。这不仅有助于提升

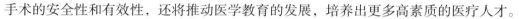

手术的安全性和有效性，还将推动医学教育的发展，培养出更多高素质的医疗人才。

5. 展望

在肝胆疾病治疗领域，数字医疗产品的发展已经取得了显著的创新性成果，在临床实践中为患者的诊断和治疗带来了新的可能。尽管如此，肝胆疾病的数字医疗在产品研发、临床应用和市场推广等方面仍面临着一系列挑战。

1）医疗数据整合困难

目前肝胆疾病领域不同来源和格式的医疗数据整合困难，极大程度上影响数据共享和分析的效率，需要推广标准化的电子健康记录（EHR）系统，建立数据共享平台，促进不同医疗机构间的数据互通。另外，高级数字医疗技术（如 AI、机器人手术系统）成本高昂，对资源的要求较大，政府和相关组织应提供政策支持和资金投入，鼓励技术创新和成本效益分析，以减少成本和提高可获得性，促进数字医疗技术的研发和应用。

2）数字医疗应用有待在临床进一步扩大

在应用层面，大量的临床前研究仍旧停留在科研阶段，在技术层面确保 AI 和机器学习模型的准确性和可靠性，尤其在复杂的临床场景中的应用至关重要。在这个过程中，医疗人员需要时间与必要的培训适应新技术。因此应当持续进行算法优化和验证，为医疗专业人员提供定期的技术培训和教育，鼓励医学、计算机科学、工程学等领域的专家进行合作，并建立多学科医工交叉合作团队，在临床问题导向的基础上共同解决技术和临床实践中的难题，确保技术与临床实践紧密结合，在此基础上建立开放式的创新平台，鼓励技术共享和协同创新。

3）数据保护与伦理监管有待完善

在进行相关研究期间要注重患者的隐私保护与数据安全，在各级伦理委员会监督下，加强数据加密技术，制定严格的数据保护政策和法规。建立健全的伦理和法律框架，确保技术的合理和安全应用。针对新技术需要经过严格的临床试验和验证，推动技术和认证流程标准化，以便更好地向各级医院推广应用，并在此期间提高公众对数字医疗技术的认识和接受度，让患者了解这些技术的好处，进一步推动这一领域的发展。

4）数字化技术临床精度有望进一步提高

微创手术技术在提升的同时，手术并发症发生率仍然居高不下，利用机器人辅助手术系统和增强现实技术，提高手术精准度，减少手术创伤和术后恢复时间，并在术后康复过程中利用可穿戴设备和遥感技术实时监测患者康复状态，结合 AI 分析疗效，及时调整康复方案。对于慢性肝病患者的长期管理和边远地区患者的医疗服务可以通过开发远程医疗平台，提供在线咨询、远程诊断和持续健康管理服务。

5）多模态信息整合有望进一步深化

在各类数据集成时代，应当结合数字技术，如 AI 和大数据，优化多模态治疗方案，提升治疗效果。综合利用多模态数据将手术、药物治疗和其他治疗方式的效果最大化。面对复杂病例时，通过开发基于人工智能的临床决策支持系统，提供基于证据的治疗建议和风险评估，辅助临床决策。上述研究和转化方向有潜力极大地改善肝胆疾病的诊断、治疗和管理，持续推动肝胆疾病医疗服务的革新。

（刘学民　牛　晨　彭子洋　王志博　编写，吕　毅　审校）

### 4.1.6 老年科

1. 国内外研究现状

我国老龄化进展加速，"十四五"期间全国老年人口预期将突破 3 亿人，根据世界银行的报告，预计到 2050 年，65 岁以上的人口将占中国人口的 26%，80 岁及以上的人口将占 5%。到 2030 年，由于人口老龄化问题，我国慢病负担至少增加 40%，而且还将随着深度老龄化进程而迅速加重。随着可穿戴设备、云计算、移动技术、物联网的兴起以及数字医疗的快速发展，这些数字技术在老年健康促进和疾病管理等方面显示出良好的应用前景，为应对老龄化健康问题提供了契机。

1）健康状态监测及疾病风险预警

随着传感器技术的发展，普通人群得以使用消费者级别的可穿戴设备来跟踪生命体征和运动状况。然而，当前不同设备检测能力缺乏评价标准，不同厂商检测的健康特征存在显著的异质性，已开发的高级的健康特性尚需临床验证。

中国人民解放军总医院研究团队开展了全球最大的主动健康管理研究，500 万人群使用自主研发的基于光电容积脉搏波技术（photo plethysmo graphy，PPG）的手环或手表监测心脏健康、150 万人群监测睡眠呼吸障碍综合征风险、80 万人群监测呼吸健康、30 万人群监测血压健康。同期，斯坦福大学医学院在 42 万例北美人群中开展 Apple Watch 筛查房颤，苹果心脏研究（Apple Heart Study）于 2017 年开始，并于 2019 年初完成数据收集，共纳入 419 297 名自我登记的受试者。这项研究使用了 Apple Watch 和心脏研究 iOS 应用程序配对，PPG 检测到重复的不规则脉搏会触发通知，让受试者联系研究医生，就进一步心律失常检查的必要性进行视频咨询。大约 0.5% 的受试者收到了疑似房颤的通知，其诊断房颤的阳性预测值为 84%。而且，麻省总医院与哈佛大学医学院联合在 45 万例北美成年人中开展 Fitbit 手环监测房颤，已显示出消费者主导房颤筛查管理的可行性。

移动健康亦能改善医疗机构内患者的监测和治疗。数字听诊器是选择不同的频率来单独听诊靶器官，听诊器从 20 ～ 420 Hz 的频率范围专门用于心音，而另一个从 350 ～ 1900 Hz 的频率范围用于肺听诊。手机超声在测量左心室射血分数和检测一些病理情况（如肾积水、胆结石、腹主动脉瘤和腹腔积液）方面显示出可靠的准确性。手机超声检查在农村环境中可能具有重要的实用性。局限性包括视野狭窄、穿透性差和对实体器官实质疾病的可视性差。

移动健康可穿戴设备和手持设备可以监测患者的生命体征。可穿戴生命体征监测的初步研究表明，与护理测量相比，患者认为生命体征测量增强了安全性，提高了准确性。然而，有限的入组并没有阐明住院时间或再入院率等主要结果的差异。此外，移动健康可穿戴设备通过持续监测患者，支持出院后管理的过渡。目前还需要更多的研究来评估移动医疗在卫生保健环境中使用的可靠性，特别是在极其重要的情况下的准确性、精确性和及时性。

2）专病管理及运动康复

移动技术等数字工具目前已经应用于老年心血管疾病、呼吸慢病、糖尿病、睡眠及运动康复。移动技术房颤筛查及整合管理（mobile heath technology for improving screening and integrated care in atrial fibrillation，mAFA）集群随机对照研究已有超过 40 家医院参与，该研究证实老年房颤患者使用房颤管理应用软件（mAFA），不仅降低"普通"房颤患者的全因死亡、脑卒中和血栓及再入院率复合终点事件，同时降低房颤合并糖尿病、心力衰竭患者的不良事件，在房颤一级、二级预防中获益。该研究证实的房颤综合管理路径被 2020 欧洲心脏病协会房颤管理指南引用并推荐。基于智能手环，推荐的运动方案降低早搏风险 21%，重度 OSA 风险 19%。

高血压领域，移动医疗技术包括连接到智能手机的血压监测设备、短信药物提醒及推广低盐饮食的应用程序。研究表明，对降低血压和改善药物依从性有不同的疗效。血压控制的改善被推测与吸烟和饮酒的减少有关，这表明这些干预措施可能促进生活行为方式的改变。

Kaur D 等证实个性化早期预警决策支持系统（COPDPredict™）通过远程实时监测，联合血液学生物标志物可以提高慢性阻塞性肺疾病（chronic obstructive pulmonary disease，COPD）急性发作预测的准确性，COPDPredict™ 可以早期识别 COPD 急性发作，为 COPD 患者提供安全、个性化的预防方案。而电话远程指导、居家踏车训练等远程康复策略可以降低 COPD 患者的住院率。

针对肥胖的移动健康技术包括个性化短信、步数通知、健康指导、饮食跟踪、社交激励。这些干预措施在短期内取得了成功，但在 12 个月后保持体重下降上则无效。研究显示，干预组和对照组在 3 个月后恢复正常。针对饮食行为的移动健康应用发现，在达到水果、蔬菜和饱和脂肪摄入量控制的饮食指南建议方面取得了持续的成功。移动医疗健康技术可以改善用户的运动习惯，增加用户的运动时长和强度，这些方面的改善将降低代谢性疾病发生的风险，但尚缺乏在老年机能衰退患者中的应用和效果评价。与自我报告相比，移动健康技术在测量身体活动方面表现出更高的准确性，具有个性化反馈的移动应用程序和可穿戴设备在增加每日步数和每周中等到高强度身体活动时长等方面取得了成功。mActive 试验表明，在活动跟踪和个性化短信干预下，每天的步数增加了，而单独进行活动跟踪时，每天的步数没有变化。

许多应用程序提供如免费戒烟热线和免费尼古丁替代疗法。使用认知行为疗法和接受与承诺疗法的应用程序显示，戒烟 6 个月的比例有所增加。此外，对烟草依赖程度较低的人成功戒烟的可能性更高。mActive-Smoke 研究发现，吸烟冲动评分与报告吸烟冲动前 30 ~ 120 min 采取的步骤成反比关系，因此，移动健康干预可能会改善多种心血管疾病危险因素。

3）赋能老年人群

老年人有能力使用智能技术管理共病，可以降低再入院率等临床不良事件。一项针对 2005—2022 年北美及欧洲老年人群应用数字工具进行健康管理及疾病预防的研究证实，老年人能够使用各种数据工具进行健康监测及疾病管理。然而，老年人使用智能技术受数字健康认知力的影响，尚需提高老年人数字认知能力、加强软件的适老化设计以及进一步降低使用成本。

4）促进卫生资源可及

目前包括亚太地区中低收入国家，已有成功地应用数字技术针对患者进行慢病管理的报道，展示出数字技术促进医疗资源可及、减轻医疗系统压力的前景。如在孟加拉国、巴基斯坦和斯里兰卡 30 个农村社区开展的集群随机对照研究证实医院 - 社区工作人员联动，使用数字血压监测技术，提供教育及药物治疗指导，2 年后平均降低收缩压 9 mmHg，血压控制达标率上升至 53%。尽管创新智能技术展示出促进健康服务的应用前景，但系统架构需要利益相关者共同参与和对健康服务方案和资源配置的进一步设计与优化。

2. 国内外应用情况

在国内，老年科数字医疗的应用虽起步稍晚，但发展势头迅猛。一方面，大多数数字医疗产品需要子女的深度参与，这反映了当前老年人群对新技术接受程度的一个现状。但另一方面，也有许多积极的实践案例。例如，社区卫生服务中心利用健康手环监测老年人的健康状况，实现了远程监控和预警，有效降低了突发病情的风险和医疗费用。此外，还有国内医院利用移动医疗App为老年人提供远程诊疗服务，方便快捷，减少了排队和看病的时间。

在国外，老年科数字医疗的应用则更为广泛和深入。美国是世界上最先开始智慧养老实践探索的国家。1999 年美国各州开始陆续建立老年人移动医联网，目前，该医联网已经覆盖美国 50 个州、1000 多个城市，包括 12 500 多个分支机构。微软的智能体感交互设备及网络应用程序，可以通过电脑远程分析老年人的锻炼动作，帮助老年人做康复训练，医生也可以利用该系统对老人进行远程医疗指导，提高医疗资源利用效率。一些企业供应商开发出为老年人提供远程慢性病监控的系统，并对老年人的住所进行智能化改造。在英国，主要依托社区建立智慧养老服务中心，为老年人提供丰富、快捷的养老服务。通过数字医疗和远程医疗，英国为老年人建立了全面详细的健康电子档案，并通过老年人穿戴的智能化设备连接医疗终端，评估老年人日常身体情况，从而监测老年人的健康状态。此外，日本和德国也在老年科数字医疗领域有着不俗的表现。日本通过实施"介护保险制度"和一系列法律法规，规范了智慧养老的发展。2007 年，德国制定并开始实施环境辅助生活系统计划，该系统是专为老年人设计的智能家居系统，通过现代化的感应传输装置，将智能仪器共同连通在一个具有扩展性的智能技术平台上，能够对老年人的身体状态和生活环境做出即时反映。利用环境辅助生活系统，老年人可以通过遥控操作房间内的大部分设施，如床自动升降、防跌传感器等。该系统还可以创建老人日常健康日志，家属和护理人员可以通过网络软件查询老人的身体情况。

总体来说，数字医疗在国内外的老年人群中的应用都呈现出蓬勃发展的态势。通过远程医疗、智能医疗设备、移动医疗应用等手段，数字医疗技术为老年人提供了更加便捷、高效、个性化的医疗服务。

3. 研究案例代表

1）房颤数字治疗

（1）概述：当前对房颤患者的管理受到房颤检出率低、不遵守指南及缺乏对患者偏好考虑的限制，因此强调需要一种更全面和综合的房颤管理方法。2016 年 3 月，中国人民解放军总医院发起 mAFA 研究，旨在研究与常规护理相比，移动健康技术支持的房颤综合管理策略是否能改善房颤管理的流程和减少房颤相关不良事件。

（2）研究方法：2017 年中国人民解放军总医院团队完成全球首个将移动医疗技术应用于房颤的随机对照研究（mAFA I 研究）。2018 年 mAFA 迭代房颤整合管理临床路径 ABC。A：脑卒中、血栓防治；B：更好的症状管理；C：心血管危险因素及合并疾病管理。mAFA 提供智能动态血栓、出血风险评估、肝肾功能自动监测、智能推荐抗凝药物调整，患者可使用 PPG 手环，监测房颤发作；同时提供形式丰富的患者教育，包括患者教育文章、在线直播及可回放的教育视频、寻找房颤诱因游戏、医患互动等，帮助患者认知疾病、辅助患者自我管理。同年，启动 mAFA II 研究。mAFA II 研究为两阶段设计，包括第一阶段房颤筛查队列研究及第二阶段整合管理集群随机对照研究。第一阶段人群房颤筛查出的房颤患者，确诊后可进入第二阶段集群随机对照，验证智能技术支持的房颤整合管理路径对心血管不良事件的影响。

（3）研究结论：mAFA Ⅰ研究显示，113 例房颤患者，平均年龄 67.4 岁，57.5% 为男性，平均随访 69 天。90% 房颤患者报告 mAFA App 使用友好，操作简单，对房颤管理有帮助。与对照组相比，mAFA App 使用组患者的房颤知识提高，药物依从性、抗凝满意度及生命健康质量评分均提高。2018 年 6 月—2019 年 8 月，1646 房颤患者随机分至 mAFA 使用组（平均年龄 67 岁，平均随访 262 天）及常规治疗组（平均年龄 70 岁，平均随访 291 天），mAFA 使用组房颤患者缺血性脑卒中和血栓、全因死亡及再入院率复合终点事件较对照组显著减少（1.9% vs. 6.0%；风险比，$HR$：0.39；95% CI：0.22 ～ 0.67；$P < 0.001$）。性别，年龄，房颤类型，合并共病等亚组分析显示 mAFA 使用组一级终点事件一致性降低（$P < 0.05$）。在 1261 例（平均年龄 67.0 岁，38.0% 女性）使用 mAFA 超过 1 年的房颤患者（平均随访 687 天，标准差，$SD$ 191 天），较 1212 例常规治疗组房颤患者，一级终点事件降低更为显著（$HR$ 0.18，95% CI：0.13 ～ 0.25，$P < 0.001$），次级终点事件，包括缺血性脑卒中，其他血栓事件，颅外出血事件，再发房颤，心衰等，均显著下降（$P < 0.001$）；并在全球首次报道应用智能技术房颤管理依从性及持久性评价，显示 70% 的 mAFA 使用患者持久性达 90%。

（4）讨论：mAFA 是第一个将房颤筛查与符合条件的患者进入结构化管理途径联系起来的综合项目。mAFA 研究证实智能技术的整合路径房颤管理的可靠性，在移动医疗技术的支持下，采用综合管理方法对房颤进行全面治疗，降低了临床不良事件的风险。

2）老年高血压患者健康行为数字干预

（1）概述：数字医疗干预是否可以改善高血压患者对健康行为的依从性，尚缺乏一致的证据。遵循行为改变轮（behavior change wheel，BCW）理论和数字微干预管理（digital micro-intervention care，DMIC）模型，建立基于智能健康促进系统和微信的高血压患者健康行为数字干预，并评估其控制血压和提高健康行为依从性的效果。

（2）研究方法：采用两组随机试验设计。将 68 名年龄 > 60 岁的高血压患者按 1:1 的比例随机分为对照组和实验组。数字化干预通过以下步骤建立：①开发数字健康教育材料，重点是遵守运动处方、高血压饮食（dietary approaches to stop hypertension，DASH）、处方药物和血压监测；②运用 BCW 理论选择行为改变技术；③以 DMIC 模型为指导，构建干预逻辑；④制作包含上述要素的干预手册。实验前，参与者在社区卫生服务中心的智能健康舱进行身体检查，并接受智能个性化健康建议。实验组通过微信进行为期 12 周的行为干预，对照组接受常规健康教育和自我管理手册。主要结局包括血压和依从性指标。

（3）研究结果：最终纳入 54 例患者（实验组 $n$=23，对照组 $n$=31），平均年龄 67.24（$SD$ 4.19）岁。实验组患者收缩压、运动时间、药物依从性、血压监测频率、学习成绩均有改善。两组均体重减轻。两组的日粮种类和数量（$P < 0.001$）及心肌供氧量和需氧量的可靠指标——心内膜下活力（subendocardial viability ratio，SEVR）（0.16，$P$=0.01）等指标之间均有显著差异。然而，在其他健康结果方面没有统计学上的显著变化。

（4）讨论：通过这种健康行为数字干预，对高血压患者的健康结果产生了不同程度的积极影响。干预对收缩压控制有显著效果。它也可能对改善 SEVR 有效（干预后两组之间观察到统计学差异）。然而，没有足够的证据表明基于微信的数字干预比传统干预更有效地改善体重。根据目前的结果，这两种干预措施似乎对减肥有积极的影响。在其他健康结果指标上未发现统计学上的显著差异。

3）糖尿病的数字预防

（1）概述：鉴于需要扩大临床证明的数字糖尿病预防计划（digital diabetes prevention programs，d-DPPs）的覆盖范围和可及性，以及对有效性的严格证据的需要，本研究旨在确定 d-DPPs 在改善糖尿病前期患者体重、糖化血红蛋白（HbA1c）和心血管危险因素方面的有效性，并与增强的标准护理加候补名单控制进行比较。

（2）研究方法：一项单盲随机对照试验，参与者存在罹患 2 型糖尿病的风险，随访 12 个月。主要通过电子医疗记录和初级保健实践招募了 599 名糖尿病前期患者志愿者。参与者被随机分配到 d-DPPs（$n$=299）或单次糖尿病预防教育小组（$n$=300），重点是减肥的行动计划。d-DPPs 包括 52 周的会议、生活方式指导、虚拟同伴支持和行为跟踪工具。使用意向治疗分析，主要结局是 HbA1c 从基线到 12 个月随访时的变化，次要结局包括体重和心血管疾病危险因素的变化。

（3）研究结果：599 名随机参与者（平均年龄 55.4 岁，61.4% 为女性）中，483 名（80%）完成了研究。在 12 个月时，d-DPPs 显著降低了 HbA1c 和体重变化的百分比。更大比例的 d-DPPs 组患者达到了临床显著的体重减轻 ≥ 5%（43% vs. 21%，$P < 0.001$），更多的参与者从糖尿病前期转移到正常的 HbA1c 范围（58% vs. 48%，$P$=0.04）。参与 d-DPPs 与改善 HbA1c 和体重减轻显著相关。

（4）讨论：本项研究是目前基于 DPP 的最大随机对照试验。研究结果表明，d-DPPs 能够显著降低 2 型糖尿病的危险因素。与既往研究相比，本研究的结果显示出该计划的优异性，但仍存在试验结果与入组人群代表性不足等局限性。DPP 的相对效用仍需商榷，未来需要进一步研究这个 d-DPPs 在更大范围实施和推广的可能性。具有广泛传播和影响的巨大潜力，特别是考虑到预防保健服务中对远程医疗日益增长的需求。

4）心力衰竭 – 植入式设备到可穿戴设备

（1）概述：远程监测的最大挑战之一是获取客观数据以评估患者状态或治疗反应的能力。使用心脏植入式电子设备（cardiac implantable electronics devices，CIED）远程监测体征、症状、体重和胸阻抗等生物标志物，指导心力衰竭治疗，即使将其纳入远程医疗系统，也未显示其能改善整体临床结果。这些技术的失败可能是由于所评估的数据的限制，而不是由于远程监测的概念。然而，最近一项非随机、多中心的 MultiSENSE（多传感器动态心力衰竭患者慢性评估）研究的结果支持了将设备检测数据与心音、呼吸、胸阻抗、心率和活动数据相结合的预后价值。具体来说，HeartLogic 算法计算出的每日指数与标准生物标志物相结合，显示出 CIED 患者的风险分层增加。然而，关于 HeartLogic 算法的前瞻性随机对照试验尚未完成。

（2）研究方法：植入式血流动力学监测的发展为实现这一转变铺平了道路。在 CHAMPION 试验中，应用 CardioMEMS 心脏传感器来监测压力以改善 NYHA Ⅲ 类心力衰竭患者的预后。另外，远程介质传感（remote dielectric sensing，Reds）系统包括一件可穿戴背心和 2 个传感器，可以对患者肺液含量进行无创测量。根据水（高）和空气（低）之间介电系数的差异，通过传感器反射肺液体积，发射和拦截低功率电磁信号。生成的信息自动保存到云端，允许临床医生根据液体积聚的早期信号来调整治疗。这项技术已被用于监测心衰患者的肺液含量。并且，设备分析也从传统的临床生理测量发展到人工智能（特别是深度学习技术）的应用，并进行持续分析，以达到风险分层的目的。LINK-HF 研究测试了一种带有 7 天一次性电池和可重复使用电子模块的低尺寸一次性黏性传感器贴片，该贴片通过蓝牙传输到与连续数据收集平台相连的智能手机上。该设备记录连续心电图、连续三轴加速度、皮肤阻抗、皮肤温度、心率、心率变异性、心律失常负担、呼吸、活动、睡眠、身体倾斜和身体姿势，以测量患者水平的变化。

（3）研究结论：在 CHAMPION 试验中，与安慰剂组相比，使用植入式装置远程监测心内和肺动脉压力可显著减少 28% 的 HF 住院率。这种益处被认为是由于临床医生能够在患者出现心衰恶化症状之前，以更频繁和有目的的方式，根据肺动压力调整治疗药物，从而减少住院治疗。各种植入式血流动力学装置测量左心房压或肺动脉压的临床开发目前正在进行中。而 RED 系统首次在一项针对 50 例急性失代偿性心衰住院患者的前瞻性单臂研究中进行了评估，结果表明，与历史对照组相比，Reds 引导管理可减少 87% 的再入院率。SMILE 研究评估了 268 例心衰患者的家庭使用情况，平均随访时间为（6.1 ± 3.4）个月，RED 引导的心衰管理与心衰再入院率降低 58% 相关。

而 LINK-HF 研究的患者监测系统能够在住院前 6.5 天（中位数）检测到脆弱性信号。这种个性化的风险分析可以提高诊断的准确性，并为干预和执行预防措施提供足够的滞后时间。

（4）讨论：不断出现的新证据继续支持数字智能技术在心衰疾病管理中的潜在作用，包括初级预防、早期发现、疾病管理和降低相关发病率。数字智能技术已经成为在研究和临床领域补充心衰护理的潜在有用工具，也越来越强调需要进行严格的调查来验证这些技术。随着数字技术在改变医疗保健服务方面继续发挥越来越大的作用，为其有效使用创建框架将是必要的，以确保数字健康应用持续改善结果并加强对心衰患者的管理。

5）睡眠呼吸暂停的智能监测

（1）概述：睡眠监测可穿戴设备在这类技术中得到了较为普遍的应用。睡眠监测设备与家庭使用兼容，减少了在医院环境中进行过程所需的措施，并最大限度地减少了"首夜偏差"的影响。这些数据可以传输到基于云的平台上，使其具有可访问性、便利性和成本效益。腕带睡眠设备可以记录每天的步数和一系列睡眠参数，包括心率、呼吸量、打鼾、深度睡眠和浅睡眠时间、睡眠持续时间和醒来持续时间。此外，利用 PPG 技术的可穿戴设备可以监测脉搏波数据，而轻便的可穿戴睡眠监测器可以帮助评估睡眠呼吸暂停和提高睡眠质量。

（2）研究方法：中国人民解放军总医院通过 20 例患者采用智能手表和多导睡眠描记术同时评估彻夜睡眠，82 例患者采用智能手表和家庭睡眠呼吸暂停测试同时评估彻夜睡眠。多导睡眠描记术或家庭睡眠呼吸暂停测试作为"金标准"，比较了在呼吸暂停低通气指数（AHI）≥ 5、AHI ≥ 15 和 AHI ≥ 30 三种水平下的准确性、敏感性、特异性、阴性预测值、阳性预测值和阳性似然比或阴性似然比。

（3）研究结果：与家庭睡眠呼吸暂停测试设备相比，基于 PPG 的智能手表预测中重度 OSA 患者（AHI ≥ 15）的准确性、敏感性和特异性分别为 87.9%、89.7% 和 86.0%。与多导睡眠描记术设备相比，基于 PPG 的智能手表预测患者（AHI ≥ 5）OSA 的准确性、敏感性和特异性分别为 81.1%、76.5% 和 100%。提示基于 PPG 的智能手表在监测睡眠呼吸暂停方面优于其他智能手表，然而，在大规模人群中进行验证是必要的。此外，类似头戴的可穿戴设备可以通过脑电图捕捉大脑活动。尽管取得了这些进步，可穿戴睡眠监测设备的准确性仍然有限，睡眠时间往往被高估。

（4）讨论：与同时在实验室使用的多导睡眠描记术或家庭睡眠呼吸暂停测试设备相比，基于 PPG 的智能手表在筛查疑似 OSA 病例方面更有效，尤其是在筛查中重度 OSA 患者方面。然而，需要进一步发展使用更大样本量的研究（即一般人群或集中在家庭使用设备和改进算法的诊断准确性，在夜间进行多次评估），以获得更可靠的评估。

4. 应用案例代表

1）mAFA 指导房颤抗凝

（1）产品介绍：mAFA 提供智能动态的血栓及出血风险评估，帮助患者优化抗凝治疗。同时，房颤是增龄性疾病，常合并多种疾病，智能技术在老年房颤，多共病患者中的应用及是否带来获益也是关注的焦点。

（2）获批及文献发表情况：本研究已在世界卫生组织国际临床试验注册平台注册，注册号为 ChiCTR-OOC-17014138。相关论文在 *JACC*、*Thromb Haemost*、*Thromb Haemost* 等杂志发表。

（3）临床使用情况：1793 例使用 mAFA 的房颤患者，观察基线，1、2、6、12 个月 HAS-BLED 评分情况。与基线相比，出血高危（HAS-BLED ≥ 3）患者下降（11.8% vs. 8.5%，$P$=0.008），其中，合并使用非甾体抗炎药物、肾功能不全，波动的治疗达标时间（INR）等可纠正的出血风险因素显著下降（$P < 0.001$）。mAFA 使用患者口服抗凝药物从基线 63.4% 增加至 70.2%。与对照组相比，mAFA 大出血事件减少（mAFA vs. 常规治疗组；2.1% vs. 4.3%，$P$=0.004）。研究显示，房颤患者使用 mAFA，获知动态出血风险，就诊可纠正的出血临床危险因素，改善抗凝药物依从性，降低出血风险。2021 年 mAFA Ⅱ多共病亚组分析包括 1890 例房颤合并 2 种以上共病患者（833 例 mAFA 使用组，平均年龄 72.0 岁；1057 例常规治疗组，平均年龄 72.8 岁），随访至 2021 年 4 月。与常规治疗组相比，mAFA 使用的多共病老年房颤患者脑卒中或血栓，全因死亡及再入院率一级复合终点事件显著减少（$HR$：0.37；95% CI：0.26 ~ 0.53；$P < 0.001$），再入院率也减少（$HR$：0.42；95% CI：0.27 ~ 0.64；$P < 0.001$）。合并多共病管理，如发生急性冠脉综合征，未控制高血压，心衰等亦显著下降（$P < 0.001$）。年龄、性病、既往脑卒中等亚组分析显示一致减少的一级终点事件及再入院事件（$P < 0.001$）。

（4）讨论：上述结果证实智能技术支持的整合管理路径 ABC（mAFA）有效帮助老年及多共病房颤患者自我管理，降低心血管不良事件。对中国房颤数字管理卫生经济学评价显示，智能技术支持房颤整合管理具有更优的成本效益，增量成本效果比（incremental cost-effectiveness ratio ICER，14 936 美元 / 质量调整寿命，US \$14 936 per QALY）低于（33 438 美元 / 质量调整寿命，US \$33 438 per QALY）支付门槛，是经济效益优先的治疗措施。

2）高血压与移动数字医疗

（1）产品介绍：2019 年 1 月 19 日，全国首个智慧化高血压诊疗中心（intelligent hypertension excellence center，iHEC）在瑞金医院成立以来，越来越多的基层医院相继加入 iHEC，这意味着我国的高血压管控进入了数字化医疗时代。无论医生还是患者，都可通过 iHEC 提供的信息化平台实现高血压的智慧化管理。

（2）获批及文献发表情况：iHEC 由上海市高血压研究所牵头立项，通过互联网、物联网与各种检测设备相连接，打造标准化的技术操作平台，使高血压的诊治规范化和信息化，实现高血压的智慧化管理。相关研究成果在第 18 届亚太高血压学术会议（APCH 2023）上进行了发表和交流。

（3）临床使用情况：iHEC 覆盖范围为全国二、三级医院及区域性医院。其主要由四部分构成：①规范化的诊室血压测量；②规范化的诊室外血压（动态血压和家庭血压）测量；③规范化的血管结构与功能检测和评估；④规范化的分型诊治。通过上述四部分工作，在整体上提升高血压管理水平。iHEC 通过信息化平台连接患者、医生、医院，从而使信息有效流转，实现信息的连接与融合。通过规范化的血压监测、血管功能检测及分型诊治，打造标准化的技术操作平台，使高血压诊治规范化，在信息化的基础上最终实现血压管理的智慧化。在 iHEC 平台中设置了血管功能检测项目，包括通过同步四肢血压测量获得的踝臂指数、脉搏波传导速度及血管内皮舒张功能等，旨在通过 iHEC 早发现、早干预靶器官损害，从而降低高血压并发症的发生，为患者带来长远获益。iHEC 中还设置了规范化的肾素、醛固酮检测，未来还将增加肾血管性高血压、睡眠呼吸暂停相关高血压等检测项目，从而为高血压分型诊治提供更丰富的科学依据。

（4）讨论：iHEC 的应用开创了高血压管理的新模式。临床方面：促使基层医生重视高血压筛查，推动双向转诊，深化分级诊疗，提高转诊质量，在整体上提高基层医生高血压管理的技能水平；实现高血压及并发症的早发现、早干预。科研方面：通过 iHEC 项目构建专业的临床科研平台，运用平台进行联合申报课题并撰写论文，从而提高医生、科室乃至医院的学术地位和影响力。经济效益方面：通过 iHEC 项目可及早发现高血压及并发症，降低医疗费用，节约医疗资源，有非常重要的社会和经济价值。

3）糖尿病的智能数字管理

（1）产品介绍："我的糖尿病教练"（my diabetes coach，MDC）App 是一个基于应用程序的交互式嵌入会话程序 Laura，旨在支持糖尿病患者在家庭环境中自我管理超过 12 个月。这项随机对照试验评估了 MDC 计划的实施和有效性。澳大利亚 2 型糖尿病成人患者被招募并随机分为干预组（MDC）或对照组（常规管理）。该计划的使用情况被跟踪了 12 个月。主要结局包括 HbA1c 和健康相关生活质量（health related quality of life，HRQoL）的变化。在基线、6 个月和 12 个月时评估数据，并使用线性混合效应回归模型进行分析。

（2）获批及文献发表情况：该试验是一项双臂、开放标签、随机对照试验，参与者于 2016 年 6 月—2017 年 4 月在澳大利亚招募。该试验在招募前已注册（澳大利亚新西兰临床试验注册 ID：ACTRN12614001229662）。墨尔本大学人类研究伦理委员会（伦理 ID：1442433）给予了完全的伦理批准。相关研究结果发表在了 *J Med Internet Res* 等杂志。

（3）临床使用情况：187 例成人 2 型糖尿病患者（平均 57 岁，SD 10 岁；41.7% 为女性）被招募并随机分配到干预组（$n$=93）和对照组（$n$=94）。MDC 程序用户（92/93 参与者）在 12 个月内与 Laura 完成了 1942 次聊天，平均每人 243 分钟（SD 212）。与基线相比，12 个月时两组的平均估计 HbA1c 均下降，但两组之间 HbA1c 变化的净差异无统计学意义。在 12 个月时，干预组的 HRQoL 效用评分与对照组相比有所改善。

（4）讨论：本研究是为数不多的、评估了基于移动应用程序的交互式嵌入会话程序的使用和有效性的随机对照试验之一。研究通过展示该程序在家庭环境中的使用，以及基于应用程序的交互式会话在支持糖尿病自我管理方面的有效性，为这一新兴领域增添了新的证据。MDC 项目是可行的，并且在改善参与者的 HRQoL 方面被证明是有效的。这些发现表明，有可能更广泛地实施基于技术的对话项目，以支持糖尿病的自我管理。未来的研究应侧重于维持方案使用和改善 HbA1c 的策略。

4）心力衰竭的监控

（1）产品介绍：近年来，柔性电子技术发展迅速，在健康管理、医疗保健、人机交互等方面显示出巨大的潜力。清华大学化学系、有机光电子与分子工程教育部重点实验室及北京大学第一医院心血管科联合研发，将高灵敏度应变传感器阵列与深度学习神经网络相结合，开发了一款可穿戴、用户友好、智能的健康监测系统，无须精确定位和专业知识，即可监测血压和心功能。

（2）获批及文献发表情况：目前该设备正在研发阶段，尚未进入临床应用，相关文章已经发表在 *Sci Adv* 等杂志上。

（3）临床使用情况：该传感器阵列包含 6 个高性能应变传感器，具有高线性度（决定系数 0.9996）、高灵敏度（测量因子 9.81）、快速响应（40 ms）和快速恢复（80 ms）、高各向同性等令人信服的参数。实验和仿真协同验证，只要阵列放置在手腕动脉附近，六个传感器中至少有一个可以获得高精度和特征丰富的脉冲波。在可穿戴传感器阵列的基础上，进一步开发了训练有素的深度学习模型，构建了血压和心脏状态持续监测的智能系统。功能丰富的脉搏数据与深度学习神经网络相结合，可以及时评估心血管功能。该系统具有较高的便携可穿戴精度和可靠性。此外，所获得的心功能参数也与专业医疗设备测量的结果一致。还构建了一个集成的可穿戴系统，并

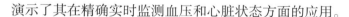

演示了其在精确实时监测血压和心脏状态方面的应用。

（4）讨论：电阻式应变传感器具有灵敏度高、精度高、数据采集方便、不需要预压、皮肤表面附着不可见等特点，具有较好的实际应用前景。然而，对于大多数没有专业知识的人来说，特别是脉搏波较弱的患者，要定位脉搏的精确位置以获得准确详细的信号并不容易。因此，传感器在皮肤表面的定位困难和不可避免的打滑是其实际应用的重大挑战。开发高灵敏度、易操作、智能化的可穿戴系统，实现对脉搏的精确长期监测及对心脏状态和心功能的实时进一步分析和评估，具有重要的应用价值。

5）COPD 与智能数字医疗

（1）产品介绍：我国 COPD 患者数量巨大，呼吸康复训练作为 COPD 患者稳定期管理的重要部分，可有效提高患者肺功能及生活质量，减少家庭及社会负担。采用远程医疗管理对老年中重度 COPD 稳定期患者进行呼吸康复，干预 3 ~ 6 个月后能有效改善该类患者肺功能，提高生活质量及生存质量。

（2）获批及文献发表情况：该项目获得四川省科学技术厅软科学项目（2021JDR0183）资助。

（3）临床使用情况：本研究为前瞻性随机对照研究，连续性纳入 2021 年 6 月—2022 年 6 月就诊于四川省第四人民医院及 5 个联合社区的 COPD 患者，将患者分为试验组（73 例）和对照组（72 例）。对照组接受传统的长期规律吸入支气管扩张剂及口服药物治疗，试验组在对照组治疗方案的基础上采用远程医疗管理。对两组患者进行为期 6 个月的研究，分别在基线时及干预 1、3、6 个月后记录患者的肺功能，博格评分（Borg 评分）、6 min 步行试验（6MWT）、QOL 评分。干预 1、3、6 个月后，试验组 FEV1%pred（第 1 秒用力呼气末容积占预计值百分比）、FEV1/FVC（第 1 秒用力呼气末容积与 FVC 的比值）、Borg 评分、6MWT、QOL 评分均优于对照组（$P < 0.05$）；干预 3、6 个月后，试验组 FEV1%pred、FEV1/FVC、Borg 评分、6MWT、QOL 评分优于干预后 1 个月时（$P < 0.05$）。

（4）讨论：该研究旨在通过一种全面的、基于诊疗的、可持续的、针对不同病情的 COPD 治疗方案，即通过视频通话、可携带的医学设备及远程肺功能检测仪的协助，建立一个完善的三级医院—社区—患者的闭合环，准确、可靠、覆盖面广、贴合中国国情、可根据病情不同调整，从而提供更加个体化的治疗效果，在 COPD 患者稳定期呼吸康复的管理中有一定优势。尽管该研究的样本量有限，对患者营养状况居住环境等因素的影响未考虑到，但是其仍然可以为临床医生提供有价值的信息。

5. 展望

尽管数字医疗展示出应用前景，老年人尤其可以从促进健康和预防疾病的干预措施中受益，但数字医疗在老年健康监测、老年疾病管理方案、数字医疗赋能老年人群、数据安全及隐私保护、卫生经济学评价、卫生政策策略的影响等方面存在尚待解决的问题与挑战。

监测设备及物联网数据系统：当前医疗级监测设备体积大、成本高、操作复杂。现有无扰式检测设备监测精度低，与医疗应用尚有差距。尚需突破微型化生理信息感知芯片、高精度医学传感器及多源（生理、行为、环境等）信息融合的智能分析算法，实现适合老年人群的居家健康监测。

老年疾病管理方案的突破：老年人群具有较年轻人群不一样的特点，老年慢病常伴有肥胖、活动减少、不合理饮食、睡眠障碍、高血压、高血脂等生活行为方式及代谢危险因素，发展成慢共病。老年慢共病患者服用多种药物，病情一旦发生变化可能导致多个脏器功能下降，针对老年患者多病共患、多病共治特点的疾病管理方案尚待突破，使用数字医疗技术，形成可操作的慢病管理方案。数字技术支持的干预措施的一个优势是有可能在家中独立使用这些技术。然而，运动和认知功能的下降可能会导致老年人使用数字技术时出现各种障碍。此外，老年人对数字能力的信任度普遍较低，比年轻人更不易获得数字卫生服务。

智能技术管理流程质控：建立智能技术健康领域应用需要监管标准，质控数据驱动的管理流程及效果质控。关于数字健康应用于疾病干预的现有数据，值得注意的重要问题是缺乏一致性。这包括评估的干预措施、标准治疗比较者的定义和研究结果缺乏一致性。由此产生的异质性，以及潜在的偏倚，使得很难得出关于总体干预措施有用性的结论，也很难确定数字健康策略的哪些方面可能对促进管理最重要。

可穿戴设备、移动医疗、人工智能等创新技术赋能老年人群健康管理：老年人生理改变、受教育文化差异，消费经济能力级健康应用功能设计等的影响，当前健康管理应用普遍存在老年人使用不友好，需解决电子健康认知力及健康管理应用适老化，释放数字医疗老年疾病管理的潜能。

数字医疗可能会加剧现有的医疗保健不平等：尽管数字干预可以使需要长期护理的慢性病老年人受益，但数字排斥仍然是一个重要问题。在中国，大约有 2 亿老年人无法上网，这限制了他们利用基于互联网的医疗服务的能力，这种数字鸿沟对老年人产生了负面影响。

数据安全及隐私保护：数字医疗院外多样化场景及个性化需求导致信息安全和个人隐私防护问题日益突出，挑战现有评价方法。尚需针对医疗健康信息系统和产品的信息安全防护需求进行医疗健康数据隐私安全性评价及效能评估。

数字医疗卫生经济学评价及对卫生政策的作用：传统医疗策略聚焦医疗成本、治疗效果、个体体验缺失，而数字医疗以患者为中心，如何建立科学全面的评价体系，客观评价数字医疗的卫生经济学价值及对卫生策略的影响，是面临的挑战。

数字医疗技术与疾病管理的成功结合面临着一些障碍，这些障碍可能因不同的利益相关者而异，包括患者和医疗提供者，以及医疗保健系统结构固有的挑战。值得注意的是，这些挑战大多与数字卫生技术的普及有关。

尽管老年人在数字公平方面存在障碍，但这些障碍并非不可逾越。①他们在获取数字卫生服务方面面临的挑战可以通过明确沟通数字医疗的利弊及提供补充支持和资源来缓解。②可以对数字卫生应用程序进行调整，以适应它们面临的限制。③可以主动教育他们如何使用智能手机、应用程序和在线医疗服务。④政府可以发挥作用，促进数字健康的优势，并扩大其在农村社区，特别是老年人中的覆盖范围。有证据表明，在鼓励老年人熟悉新技术的地区，数字公平差距正在缩小。随着数字医疗采用的增加，确保对其进行调整以满足这一群体的需求对于完全缩小差距并使所有人平等获得至关重要。

基于老年人群生理、病理、社会经济属性特点，老年慢病数字治疗的发展将更简便、更智能、更便宜、更有效。健康监测智能设备将向微型化、高精准感知；辅助诊断、智能分析及疾病风险预警将更便捷，方便老人使用；慢病治疗方案将突破单一疾病管理，更适合老年疾病发展特点；软件设计也将更加适老化，同时降低成本，提高效率；并建立针对数字技术健康管理评价的科学方法，评价数字治疗对卫生策略的影响。

（郭豫涛　王　浩　编写，刘　亮　审校）

## 4.1.7　儿科

### 1. 国内外研究现状

尽管国内外在儿科领域的数字医疗方面投入了大量资源，但相比于成人领域，资源投入还远远不够。因儿童在生理、生长发育、免疫系统、心理因素、治疗方法和康复方案等方面与成人有很大差异，在治疗儿童疾病时药物剂量、给药方式和治疗方案都需要进行相应的调整，儿童数字医疗疗效的评判也更加需要注重方法。相较于其他领域，儿童数字医疗技术在诊断、治疗和监测方面需具有更高的要求。目前，针对儿童领域的研究方向主要体现在以下几个方面。

1）儿童生长发育监测

数字医疗技术在儿童生长发育监测方面的应用日益受到关注。例如，通过可穿戴设备实时收集儿童生长发育相关数据，结合大数据、人工智能等技术，早期发现生长发育异常，为医生和家长提供有针对性的干预措施。

2）儿童营养健康管理

儿童和青少年营养不良可能会导致生长发育迟缓、体质下降，甚至影响智力发育。

儿童营养健康管理的数疗工具可以为医生和营养师提供更加智能化的诊断辅助工具，同时也可为家长提供更专业、方便的营养指导，提高儿童营养健康管理效率。

3）儿科疾病诊断和治疗

数字疗法可以通过对患儿的病情进行量化评估，减少人为因素对诊断结果的影响，提高诊断的准确性和效率。例如，在孤独症、注意缺陷多动障碍等神经发育障碍方面，数字疗法可以通过对孩子的行为和认知功能进行评估，帮助医生更准确地诊断病情。通过深度学习和大数据分析，AI可以在医学影像、基因测序等方面辅助医生更准确、快速地诊断儿童疾病，提高诊疗水平。

我国政府高度重视儿童健康，积极推动数字医疗在儿童领域的应用。近年来，陆续出台了一系列政策文件，国务院《健康中国 2030 规划纲要》，将儿童早期发展作为推动妇幼健康工作的一项重要内容正式纳入，并上升为国家战略。《中国儿童发展纲要（2021—2030 年）》明确儿童与健康 13 条主要目标，涉及儿童营养、儿童健康、体格发育、降低污染及减少伤害等多个方面。

技术方面，国内高校、科研院所和企业纷纷投入数字疗法技术研发，探索儿童疾病诊断、康复训练、心理干预等方面的应用。一些大型医疗机构开始尝试将数字医疗技术应用于儿童诊疗，如远程会诊、智能诊断等，以提高医疗服务质量和效率。部分企业致力于研发儿童专用的医疗设备和移动应用，如智能体温计、儿童健康监测手环等，为家长和孩子提供便捷的健康管理工具。

国外数字医疗在儿童领域的应用较早起步，在政策法规方面相比于国内也更加完善，这些法规为儿童数字医疗的应用提供了明确的规范和指导，确保了相关技术在儿童领域的安全可靠。国外的研究机构在技术方面也相对成熟，尤其在儿童疾病诊断、康复训练等方面取得显著成果。

总之，数字医疗在儿童领域的国内外研究现状表现为：政策支持、技术创新和市场逐步成熟。针对儿童领域的数疗产品在理论研究上已取得了一定的进展，但在实际临床应用中仍需更多的实践与验证。针对不同病种和临床环境，优化和完善这些数疗产品的应用效果将是未来研究的重点。

2. 国内外应用情况

1）儿童精神疾病

2014—2023 年，美国 FDA 已批准多款处方数字疗法产品，涵盖了 30 多种适应证。其中，精神科数字疗法在已获得审批的数字疗法中数量最多，涉及自闭症谱系障碍（autism spectrum disorder，ASD）、失眠、注意缺陷多动障碍（attention deficit/hyperactive disorder，ADHD）、创伤后应激障碍（post-traumatic stress disorder，PTSD）等多种精神类疾病。

（1）儿童多动症：多动症是在儿童中较为常见的一种精神类疾病，其患病率一般报道为 3% ～ 5%。美国 Akili Interactive Labs 公司的视频游戏数字处方疗法产品 EndeavorRx，基于神经科学原理，开发全球第一款也是唯一一款针对 ADHD 获得 FDA 授权的视频游戏数字疗法。通过随机对照试验发现游戏组有 47% 的患儿的注意力变量检测评分提高了 1.4 分以上，高于对照组的 32%。实验结束后，游戏组有 56% 的患儿家长反映孩子的注意力得到显著提高，高于对照组的 44%。

国内方面，数药智能治疗儿童 ADHD 的《注意力强化训练软件》，获得国家药品监督管理局二类医疗器械证。临床试验结果表明，患者在使用产品一个月后，无论是 ADHD-RS- Ⅳ 量表指标，还是在注意力功能客观测试指标方面，均有明显改善。

（2）儿童孤独症：据统计，我国 0 ～ 14 岁孤独症患者约 582.8 万人。研究表明，0 ～ 6 岁是儿童孤独症干预的黄金窗口期，一般儿童在 3 岁以前就会出现明显症状，早筛查、早诊断、早干预，对孤独症儿童成长过程中的行为、认知和情绪等方面的改善及提高有显著效果。

早在 2018 年，由美国 Cognoa 公司研发用于检测儿童自闭症的人工智能 App 就已经获得了 FDA 的批准。这个基于人工智能的设备是首个获得 FDA 批准的自闭症辅助诊断设备，旨在帮助医疗保健人员对表现出潜在自闭症症状的 18 个月至 5 岁儿童患者进行诊断。国内方面，2022 年，国家药品监督管理局（National Medical Products Administration，NMPA）正式通过了恩启的基于人工智能技术的 "儿童认知行为能力早期筛查与评估软件" 二类证审批。这是国内首个通过 NMPA 医疗器械二类证审批认证的儿童认知行为能力早筛软件产品。

2）儿童眼科疾病

2021 年我国儿童青少年近视患者人数为 1.2 亿人，临床需求巨大。眼科数字疗法领域是国内发展较为成熟的细分赛道，截至 2023 年 8 月，我国已经批准了 22 款眼科数字疗法产品，几乎占全部获批产品的一半。目前国内的眼科数字疗法产品主要集中在儿童斜弱视和青少年近视防控两个领域。

波克医疗研发的儿童斜弱视康复训练软件《快乐视界星球·视觉训练系统》已获得二类医疗器械注册证，临床试验结果表明，使用《快乐视界星球》后，普通屈光不正性的弱视患者 3 个月的治愈率达到 82.5%。其中，3 ～ 6 岁组别的弱视患者 3 个月的治愈率达到 100%。

3）儿童营养

儿童的营养状况是衡量人群营养状况的最敏感指标，也是人口素质的基础。来自联合国儿童基金会的最新报告，全球有超过 1.5 亿儿童处于营养不良状态，其中大多数是发展中国家的儿童。

任何被设计为儿科常规使用的工具都应具有良好的可重复性、较高的敏感性及特异性，这将关系到显著的健康转归、大规模的儿童营养支持及良好的可持续性管理。目前，全球很多国家对数字疗法提供政策支持。在国外，已经有不少涉及儿童营养健康管理的应用程序（App）问世，其中不乏有营养数字疗法系统的身影。Doctor on Demand 利用智能手机 App 链接患者和他们咨询的医生，为患者提供电脑或手机的远程医学访问。除内科和儿科治疗，该 App 还会提供一个 25 ~ 50 min 的心理学研讨会和哺乳咨询。Farewell 研发的产品主要是通过解决肥胖症来达到预防慢性疾病的目的。此前，由浙江大学医学院附属儿童医院牵头研发的儿童健康智能管理系统，将为儿童群体保健、疾病预防、科学膳食等工作提供智慧化管理手段。

4）医院儿科数字化建设

数字医疗为儿童健康信息提供统一权威、互联互通的平台支持。互联网医院和区块链技术的结合，使得儿童健康数据的安全共享和流通得到保障，确保了儿童全生命周期中的数据记录和共享。通过搭建多方参与的价值共创平台，可以实现患者病历和健康档案的数据化，就医流程的简化和就医体验的改善，从而提高医院疾病诊断和患者管理的效率。用云计算技术打造覆盖城乡地区的互联网＋儿科专科联盟，实现资源优化配置和协同服务，解决地区发展差异导致医疗资源分配不均的问题。

3. 研究案例代表

1）儿童多动症：注意力强化训练软件

（1）概述：2023 年 3 月 30 日，由上海数药智能科技有限公司（以下简称"数药智能"）自主研发的适用于 ADHD 儿童（6 ~ 12 岁）的辅助治疗和康复训练数字药物——注意力强化训练软件正式获得国家药监局颁发的医疗器械二类证书，成为该领域首款获批的"电子处方药"，填补了国内空白。

（2）研究方法：注意力强化训练软件是一款以功能性电子游戏为基础开发的，为儿童和青少年 ADHD 患者提供直接的、个性化治疗的数字药物。该药物借助电子游戏及时反馈的优势，通过特定的训练范式，选择性激活与执行功能密切相关的大脑区域，通过一段时间重复训练，使大脑产生稳定的生理变化。同时，依托自适应算法，该数字药物可以根据每个人的需求自动调整"剂量"，实现个性化治疗的体验，医生和护理人员可以持续监测和评估治疗效果。治疗过程包含了乐趣、深度参与和奖励机制。明亮轻快的色彩，营造轻松愉悦的数字治疗氛围，使患儿更容易感受到数字疗法的快乐并沉浸其中。通过创造性和身临其境的功能趣味视频体验，让患儿参与和沉浸于治疗中，产生积极配合的情绪。

（3）研究结果：注意力强化训练软件已在国内多家知名医院开展研究者发起的临床研究及药物临床试验，累计参与临床试验的患儿 300 余例。根据临床试验数据，治疗前后，ADHD 患儿的 ADHD-RS-Ⅳ量表评分和 TOVA API 均有显著改善（$P <$ 0.001），多个 ADHD 症状评估量表的多个细分评估项目也均有显著改善（$P < 0.05$）。上述结果表明，注意力强化训练软件数字药物的使用可以显著改善 ADHD 症状，特别是注意力有显著改善；同时，干预训练过程无明显不良反应。

（4）结论：相较传统药物治疗方法中易产生的抵触情绪和明显不良反应，此方法对于 ADHD 患者及家长来说更容易长期坚持下去，从而带来正向治疗效果的反馈，最终达到改善 ADHD 症状的目的。相关医学专业人士指出，注意力强化训练软件获批，有望为国内少儿 ADHD 的治疗带来全新的方式，也填补了国内在这一领域的空白。

2）无代码深度学习模型助力早产儿视网膜病变诊断

（1）概述：早产儿视网膜病变（retinopathy of prematarity，ROP）已成为儿童失明的主要原因之一。传统的 ROP 诊断依赖于专业眼科医生的定期筛查，但在早产儿存活率提高与眼科专家资源稀缺的背景下，这种方法的可持续性受到了挑战。一篇发表在顶级医学期刊 *Lancet Digital Health* 的研究，通过整合不同国家的数据成功开发出了一种基于深度学习技术的自动化诊断工具。这种工具的最大特点是采用了无代码深度学习模型（code-free deep learning，CFDL），使得不具备工程背景或数据科学背景的医生也能轻松应用深度学习技术进行 ROP 诊断。这一创新不仅提高了 ROP 诊断的效率和准确性，而且为医疗资源匮乏地区提供了一种有效的解决方案。

（2）研究方法：本研究采用回顾性队列研究设计，收集了 2008—2018 年英国 1370 名婴儿的视网膜图像。研究主要纳入了出生时孕周小于 32 周或出生体重低于 1501 g 的婴儿。研究者采集了这些婴儿的视网膜图像，并交由初级眼科医生和高级儿科眼科医生进行 ROP 的诊断。这些标注数据被用于训练 CFDL 模型。为了评估模型的性能，研究者们使用了内部验证集和来自美国、巴西、埃及的外部验证集，证明模型在不同种族人群中的应用价值。

（3）研究结论：研究结果显示，CFDL 在 ROP 诊断方面的性能达到了目前从事 ROP 筛查的高级临床医生的水平。模型在内部验证集和 3 个国际外部验证数据集上均表现良好，且具有较高的敏感性和特异性。这表明 CFDL 模型有望在实际临床中辅助专业医生进行 ROP 筛查。

（4）讨论：本研究为深度学习在 ROP 筛查中的应用提供了有力证据，为解决全球 ROP 诊断面临的挑战提供了新的思路。特别是对于医疗资源有限的环境，这些自动化诊断工具可能发挥重要作用。然而，目前这种模型对特定成像设备存在依赖，当应用于不同设备时，性能有所下降。因此，未来的研究需要进一步改进模型的鲁棒性，提高其在各种不同成像设备上的准确性。此外，还需要进一步评估模型在实际临床应用中的可行性和可靠性，确保其能够安全有效地应用于患者诊断。尽管如此，目前的诊断结果仍显示了自动化诊断 ROP 的巨大潜力。

3）基于自然语言处理深度学习临床医学知识图谱进行儿科疾病诊断

（1）概述：AI 在基于图像的诊断方面表现出强大的性能，但其对于海量的电子健康记录（electronic health record，EHR）的分析仍然面临挑战。一篇发表在 *Nature Medicine* 的研究首次在全球范围内利用人工智能深度学习临床医学知识图谱进行儿科疾病诊断。

（2）研究方法：本研究基于广州市妇女儿童医疗中心超 50 万名患者的百万级门诊就诊的电子健康记录。这些数据涵盖了 2016 年 1 月—2017 年 7 月的各种儿科亚专科电子健康记录。通过自然语言处理（natural language processing，NLP）技术，该模型将非结构化的电子健康记录转化为标准化的临床特征，以建立临床数据模式。在对电子健康记录进行注释后，模型利用逻辑回归分类器建立了基于器官系统的诊断系统，用于进行儿童疾病的初步诊断。

（3）研究结论：该研究成功开发了一个基于人工智能的自然语言处理模型，可以从电子健康记录中准确预测儿科患者的主要诊断。该模型通过深度学习技术自动化注释过程，能够处理超过 140 万名患者的就诊记录。该模型在常见和危险疾病的预测上均表现出色，并在多个器官系统和子系统疾病上达到了高准确性。与经验丰富的儿科医生相比，该模型在诊断常见儿童疾病方面具有相当的水平，尤其在急性上呼吸道感染和鼻窦炎的诊断方面表现更加出色。

（4）讨论：该诊断系统不仅简化了患者护理和分诊过程，而且具有广泛的应用前景。例如，在急诊护理中，可以将患者的生命体征、基本病史和体格检查录入系统，让算法生成预测诊断。这有助于医生更高效地关注最需要的患者，从而减少等待时间。通过更有效的分诊，急诊或紧急医疗的等待时间有望减少。此外，这种诊断方法还可以为远程医疗和在线医疗服务提供支持，特别是在医疗资源匮乏的地区。

4）儿童斜弱视：Luminopia One

（1）概述；就弱视治疗而言，目前主流的治疗方法是遮盖疗法，其痛点主要为患儿依从性较差、无法改善双眼视功能。另外对于一些传统的视功能训练方法，其主要集中在院内，治疗周期长、治疗过程较为枯燥，同样面临患者依从性差、影响治疗效果的痛点。多媒体视觉训练系统治疗效果明显优于传统治疗手段，特别是对轻度、中度弱视，以及对屈光不正性弱视和屈光参差性弱视的疗效较好。多媒体视觉训练系统疗效与弱视的年龄有相关性，对 3 ~ 6 岁患者治疗效果较好。

（2）研究方法：Luminopia One 是 FDA 于 2021 年 10 月批准的首个用于弱视儿童的数字疗法，它是通过 VR 眼镜观看电影或电视节目来治疗弱视的新疗法。其在 *Ophthalmology* 上发表的一篇文章，报道了 Luminopia One 的良好安全性和有效性。

双眼分视（dichoptic）治疗是一种旨在通过平衡双眼之间的视觉刺激来改善双眼视功能并减少视觉皮层中的抑制性交互作用的方法。研究人员将 105 名 4 ~ 7 岁的单眼弱视儿童随机分为对照组（54 名）或实验组（51 名）。研究共持续 12 周，对照组儿童仅全天佩戴足矫眼镜，而实验组儿童全体配戴足矫眼镜，并每天进行 1 h 的 VR 视频治疗。儿童在进行 VR 视频治疗时头戴 VR 头盔观看特制的电视节目和电影。接受治疗的儿童可以从视频内容库选择自己喜欢的内容，设备中的软件会将内容实时修改为治疗性视觉刺激，使较好眼接收到的图像对比度降低到 15%，以此来锻炼较差眼。VR 头盔向每只眼睛显示不同图像，并且双眼接收到的图像是互补的，这就使患儿需要双眼同时接收视觉信息才能感受视频的乐趣。

（3）研究结果：在 12 周治疗中，实验组儿童的较差眼视力提升好于对照组（1.8 行 vs. 0.8 行），且较差眼的最佳视力提高 2 行或以上的比例（62% vs. 33%）明显增加。研究期间，完全依从（达到规定时间）的儿童比例为 88.2%，而遮盖疗法的完全依从比例通常只有 50% 左右。由于患儿能够选择他们喜欢的视频内容，大部分曾经接受过传统遮盖治疗的实验组儿童都在问卷调查中表示他们更喜欢这种新疗法。

（4）结论：数字疗法相较于传统训练治疗方式，能在满足患者治疗效果需求的基础上依靠丰富的训练内容、更强的趣味性、更多样的训练模式，大幅度提高患儿的依从性和便捷性，并且还可实现患者视觉训练监督、个性化方案定制。

5）移动健康程序辅助儿童营养状况的监测

（1）概述：在全球范围内，儿童营养不良的问题尤其严重，特别是在中低收入国家。6 ~ 23 个月大的儿童正处于成长的关键阶段，因此，及时的营养补充至关重要。母亲在这方面的营养知识和喂养实践对孩子的营养状况产生决定性影响。然而，目前在中低收入国家中，哪种营养教育模式最为有效尚不明确。随着智能手机的普及，应用程序为提升营养教育效果提供了新的可能性。尽管如此，关于智能手机应用在儿童补充喂养中的效果研究仍然相对匮乏。在伊朗，儿童营养不良问题尤为严重，尤其是在西部地区。该研究选取伊朗乌尔米亚地区作为研究地点，旨在评估智能手机应用在儿童营养补充喂养中的效果，以期改善 3 岁以下营养不良儿童的营养状况。

（2）研究方法：研究采用随机对照试验设计，将 110 对符合条件的母子随机分配到干预组和对照组，每组各 55 对。干预组使用智能手机应用程序，该程序能指导母亲如何根据孩子的年龄进行正确的喂养，同时临床医生也能通过此程序回答母亲关于营养的问题。对照组则接受常规的儿童保健中心服务。研究的主要结局指标是消瘦状态（WHZ）的变化，次要结局指标包括消瘦病例的变化，以及母亲在营养关键知识、喂养态度和营养实践方面的营养素养的变化。在 6 个月的研究期间，主要结果包括消瘦状态、体重不足（WAZ）和发育迟缓状况（HAZ），次要结果包括母亲营养知识、喂养态度和营养实践的改变。

（3）研究结论：结果显示，相对于对照组，干预组儿童的消瘦状态、体重不足和发育迟缓的分数有明显提高。干预组儿童营养不良状况指标均显著优于对照组。干预组的母亲营养素养也有显著提高，具体来说，干预组母亲的营养知识、喂养态度和营养实践较对照组也分别提高了 6.50 分、9.38 分和 2.12 分。

（4）讨论：智能手机应用在儿童补充喂养中的效果显著。干预组儿童的营养不良状况指标及母亲营养素养得分均显著优于对照组。此外，智能手机应用程序简单易用，内容可靠，结合了咨询功能，使得干预效果更加显著。然而，该研究也存在一些局限性，例如样本量较小、随访时间较短等，需要进一步的研究来证实智能手机应用在儿童营养补充喂养中的长期效果。

4. 应用案例代表

1）人工智能助力孤独症早期筛查

在中国，有大约 270 万 3 ~ 18 岁的孤独症儿童。研究表明，0 ~ 6 岁是干预孤独症儿童的黄金窗口期，一般儿童在 3 岁以前就会出现明显症状。早期筛查、诊断和干预对改善孤独症儿童的行为、认知和情绪等方面具有显著效果。

Cognoa 是全球首个将机器学习应用于儿童孤独症早期筛查的公司。其产品 Canvas Dx 利用机器学习技术，辅助诊断 18 ~ 72 个月的儿童是否患有自闭症谱系障碍。该软件并不具备独立诊断能力，而是作为诊断过程的辅助工具，仅供医生处方使用。家长需要在应用商店下载该 App，填写孩子的基本信息。然后，根据孩子的行为表现，回答 15 ~ 20 个问题，系统将生成筛查方案。如果系统未能给出明确的筛查结果，父母需要上传 1 ~ 2 段孩子的日常生活视频，经过专业儿科医生分析后，系统将给出明确的诊断结果。

Canvas Dx 在 2021 年获得了美国 FDA 的认可，成为第一个通过 FDA 审批的自闭症筛查软件。其最新的研究结果发表在 *Nature* 杂志上，结果显示 Canvas Dx 的诊断结果与专家诊断结果高度一致，自闭症阳性检测准确率达到了 98.4%，自闭症阴性检测准确率达到了 78.9%。

商业模式方面，Canvas Dx 最初是一款免费的应用程序，因此获得了大量用户。但自从 2017 年 5 月起，Cognoa 的官网和 App 停止了个人用户注册，只允许通过雇主提供的医疗福利使用 Cognoa。Cognoa 转向了面向企业的商业模式。

由于 Cognoa 转向了面向企业的商业模式，个人用户无法直接从 Cognoa 获得服务，这可能限制了一些家长自己进行自闭症筛查的机会。为了解决这个问题，Cognoa 可以考虑与保险公司、医疗机构或教育机构等合作，以提供更广泛的覆盖范围和渠道，使个人用户更便捷地获得 Canvas Dx 的服务。此外，由于 Canvas Dx 需要收集和分析大量的个人健康数据，包括症状、认知能力评估和行为特征等信息，这对隐私保护来说是一个巨大的挑战。企业本身需要采取严格的数据安全措施，并接受监管机构的定期审查和监管，确保符合隐私保护和安全标准。

2）AI 认知机器人治疗孤独症

AI 认知机器人是一款针对存在孤独症谱系障碍、全面发育迟缓、智力障碍等认知功能障碍儿童的数字疗法产品。该产品基于发育里程碑和神经可塑性理论，利用应用行为分析干预策略，帮助儿童改善其认知能力。适用于辅助医疗机构儿童保健科、儿童康复科、发育行为科、精神科临床医师或相关儿童科室的医护人员对诊断为存在孤独症谱系障碍、全面发育迟缓、智力障碍等认知功能障碍的儿童进行认知能力评估与康复；适用于孤独症谱系障碍、全面发育迟缓、智力障碍治疗相关的特殊儿童康复机构、特殊教育学校；适用于孤独症谱系障碍、全面发育迟缓、智力障碍儿童的带养人；适用于 2 岁以上、被诊断为存在孤独症谱系障碍、全面发育迟缓、智力障碍等认知功能障碍的儿童。

该数字疗法产品已获得国家二类医疗器械注册证，在《中国听力语言康复科学杂志》发表相关实证文献 4 篇，申请相关发明专利 7 项，其中 6 项已授权。此外，多家医疗机构已基于该数字疗法产品开展了多项科研合作。

该数字疗法产品已服务 3000 多名用户，其费用尚未被保险覆盖，其商业模式包括以下 3 种。①医院端合作模式：与医院合作，将数字疗法产品作为医院治疗的一部分，通过医生向儿童患者提供产品和服务；②康复机构 / 特教学校合作模式：与康复机构和特教学校合作，将数字疗法产品作为康复训练的一部分，通过机构或学校向目标用户提供产品和服务；③直接面向消费者模式：直接向消费者销售数字疗法产品。

尽管该数字疗法产品已经取得一定成效，但由于其目标用户是年龄为 6 岁以下的认知落后的儿童群体，这限制了产品的应用范围。为进一步扩大应用人群，需要进一步研究和开发，根据反馈和效果逐步扩大年龄范围，并根据不同年龄段儿童的认知发展特点，提供个性化的训练内容和难度级别，以满足不同年龄段的需求。此外，数字疗法产品尚未纳入医保，这可能会增加用户的经济负担，影响产品的普及和应用。为了解决这一问题，该数字疗法产品需考虑制订更灵活的付费模式，如按月、按季度或按年付费，提供充分的证据和数据来证明产品的有效性和安全性，以争取将产品纳入医保范围，或向政府申请相关资金支持或研究项目，以降低产品的研发和推广成本，减轻用户的经济负担。

3）数字医疗助力哮喘儿童的健康管理

哮喘是儿童期最常见的慢性呼吸系统疾病。近 30 年来，我国儿童哮喘患病率呈明显上升趋势，目前我国有超过 600 万名哮喘患儿，其中近 30% 没有得到及时诊断，近一半的患儿也未能得到有效控制。为了降低患儿的发作率并提高其生活质量，浙江大学医学院附属儿童医院建立了儿童哮喘全病程数字化管理服务平台。该平台利用物联网、人工智能、生物传感等新一代信息技术，建立了从院内诊疗到居家疾病管理的全程精细化管理闭环。

简单来说，该平台通过一个小程序，将哮喘患儿的各种门诊和居家信息整合到后端，并为家长提供复诊咨询、肺功能监测、症状和用药管理、个体化随访与评估、哮喘管理报告等多种服务。平台通过实现从初始或强化用药阶段到减药阶段、停药阶段再到临床治愈的全病程规范化管理路径，以提供更好的治疗服务和效果。根据数据显示，患者用药依从性从 27.6% 提升至 72.2%；定期复诊患者的哮喘发作率从 13.6% 降低至 7.1%；未定期复诊患者的哮喘发作率从 46.7% 降低至 22.7%。这些数据表明，该平台已经显著降低了哮喘发作率，并有效提升了患儿的肺功能改善情况和生活质量评分。

目前，浙江大学医学院附属儿童医院的呼吸内科为所有就诊的哮喘患儿提供免费建档服务。已有近 5 千名患儿建立了档案，并对其进行了超过 12 万次的随访。居家管理数据量已超过千万级。

尽管儿童哮喘全病程数字化管理服务平台取得了令人鼓舞的成果，但仍然面临一些问题。首先，该平台涉及大量的数据收集和处理，需要投入相应的人力、技术和财务资源来支持其运营。确保平台的可持续性和长期运营是一个重要的挑战，为解决这个问题，需要建立合适的合作伙伴关系，争取资金支持，并制订可持续发展计划。其次，该平台目前仅在浙江大学医学院附属儿童医院推出，将其推广到更广泛的地区和医疗机构具有极高的战略价值，但同时也需要额外的努力。最后，还需要开展相应宣传活动，提高医患对该平台的认识，并与其他医疗机构合作，以扩大其覆盖范围。

4）达芬奇手术机器人系统：小儿外科手术的未来

自 21 世纪初获得批准并上市以来，达芬奇手术机器人系统（Da vinci surgical system，DVSS）已成为全球范围内广泛用于各类外科手术的尖端技术。该系统不仅简化了手术过程，更大幅提升了手术的精确性和安全性。

DVSS 由器械控制台、机械臂及视频成像系统三大部分组成。手术过程中，医生坐在器械控制台前通过高级控制器精确操控机械臂上的器械，同时，高清的三维内镜提供清晰的手术视野。这一系统的出现彻底颠覆了传统手术模式，使得手术过程更为微创、精确。在成人外科手术中，达芬奇手术机器人已广泛应用于外科、妇产科和耳鼻咽喉头颈外科等领域。而在小儿外科领域，其应用范围也在不断扩大，目前已覆盖各类腔镜手术，如腹腔胆总管囊肿切除、先天性巨结肠手术、胸腔肺叶切除、纵隔肿瘤手术及泌尿外科的肾盂成型手术等。

DVSS 的有效性和安全性已经得到了充分的验证。研究显示，无论是在早产儿还是青少年，该系统都能显著提高手术的精确性和安全性，同时降低对患儿身体的创伤，加速术后恢复。通过主控制台的实时监控功能，医生可以精确操控机械臂，利用其先进的视觉传感器获得更为清晰的手术视野。这不仅提高了手术的精确度，也降低了医生的疲劳度，使手术过程更为流畅。未来，随着网络信息数据连接与传输技术的飞速发展，DVSS 有望在未来实现术者与患者之间的远程医疗。这将极大地改善地区间医疗资源分布不均的问题，使更多的患儿能够接受优质的医疗服务。

在中国，浙江大学医学院附属儿童医院和四川大学华西医院小儿外科已成功应用达芬奇手术机器人辅助小儿外科手术。此外，国内也在积极研发国产手术机器人。2023 年，国产 DVSS 成功通过国家药监局批准，这是国内在手术机器人领域的一项重要突破，揭示了手术机器人在国内的广阔应用场景。

然而，尽管达芬奇手术机器人在小儿外科领域的应用已逐渐成熟，但仍面临一些挑战。例如，该系统无法为术者提供触觉反馈，这增加了手术中的不确定性；此外，高昂的器械维护成本和临床应用费用也阻碍了其在基层医院的推广。为了解决这些问题，未来的研究应着重于改进系统设计，增加触觉反馈功能，以更真实地模拟手术过程中的触感。同时，随着技术的进步和市场化的推进，有可能会降低器械维护成本，从而让更多的医疗机构和患者能够享受到达芬奇手术机器人带来的卓越医疗体验。

5. 展望

数字医疗可为儿科医疗服务提供便捷、高效、精准的数字化解决方案，包括儿科疾病预防、筛查、诊断、治疗、康复等，有助于支持儿科疾病的早期筛查和个性化治疗方案的制订，从而更好地满足儿童和家庭的健康需求，提高中国儿童健康整体水平。另外，数字医疗在儿科中的应用有助于缓解当前儿科资源紧缺的现状。尽管数字医疗在儿科中应用前景广泛，但在数据治理、关键技术和实际应用中都面临着巨大挑战。

1）数字医疗在儿科疾病预防诊断中的展望

在儿科疾病预防诊断中，利用移动互联网和物联网技术，实现儿科疾病预防诊断的便捷化和普及化，构建大规模儿童健康监测和疾病风险评估机制。结合云计算和大数据技术，实现儿科疾病预防诊断的标准化和个性化，建立云端儿科疾病筛查健康档案。利用人工智能技术和大模型技术，实现儿科疾病筛查和诊断的智能化和精准化，针对儿童健康档案进行深度理解和智能生成，为儿童提供疾病筛查问卷、疾病预防指导等服务。

然而，相比成人患者，儿童患者的数据相对较少，且儿童的生理、病理特征与成人存在差异，在不同的年龄阶段呈现较强异质性，这使普通数字医疗产品可能存在准确度低、泛化能力差等情况，无法较好地适应不同年龄段儿童。为克服这些挑战，需要在儿科疾病前期筛查阶段的数据库建立、标准化算法及模型特征上多管齐下，确保儿科数字医疗在临床实践中的安全性和准确性。

2）数字医疗在儿科疾病治疗中的展望

在儿科疾病治疗中，利用虚拟现实和增强现实技术，为儿童提供沉浸式的医疗教育和心理疏导，减少儿童的恐惧和焦虑，提高儿童的治疗依从性和满意度，实现儿科疾病治疗的创新和优化。利用人工智能技术及大模型技术，实现儿科疾病治疗的多样化和个性化，为儿童提供基于证据的、可量化的、可调节的、可交互的医疗干预方案，如数字化的认知行为疗法、生物反馈疗法、游戏化疗法等，改善儿童的症状和生活质量，为儿童提供智能、精准、及时的医疗诊断和治疗，实现儿科疾病治疗的安全和高效。

在儿科疾病治疗方面，数字医疗仍存在缺乏人性化交互、隐私安全性的问题，家长和医生可能对其使用抱有谨慎的态度。为解决或缓解此类问题，提高儿科医生的数字化能力是数字医疗发展的关键。通过培训考核和激励机制，儿科医生的认知、使用和评价能力将得到提升，从而促进数字医疗与临床实践的安全深度融合。

3）数字医疗在儿科疾病康复管理中的应用

在儿科疾病管理中，利用云计算和物联网技术，实现儿科疾病的协同管理和健康数据汇聚。例如，在云平台建立个人健康档案管理，实现儿童健康信息的云端共享，提供协同的医疗服务和健康管理。利用大语言模型技术，针对儿童健康数据进行智能分析，提供精准的儿童健康管理、儿童随访管理、儿童用药管理等服务，实现儿童的个体化医疗和精准医疗管理。

然而，当前医疗行业中仍存在大量的数据孤岛，各机构使用不同的数据标准和格式，这使得不同儿科机构数据很难互通。因此，儿科数字医疗产品之间的数据互通性是未来发展的一个重要方向。未来需要通过建立儿科数据的标准化规范和质量控制体系，推动儿科数据的互联互通和开放共享，为数字医疗在儿科方向的研发和应用提供可靠的数据支撑。

（洪　莉　孙心岩　张程辰　徐　捷　庞嘉李　陈锐遥　彭欣伟　编写，

孙　新　审校）

## 4.1.8 肿瘤科

肿瘤是一类高度个性化的疾病，需要全方位、多学科的综合治疗，肿瘤的内科治疗通常需要长期的随访和监测，且常伴随着一系列不良反应，包括化疗的毒性反应等。肿瘤也是世界重大医疗负担，2020 年全球估计有 1930 万例新发癌症患者，同时有 1000 万人死于癌症，预计到 2040 年全球癌症新发病例数将达到 2840 万例，比

2020 年增加近 50%。癌症负担不断加重加大了医疗资源的缺口，而中国医疗体系长期存在医疗资源分配不均、城乡诊疗水平差距大、癌症筛查覆盖率低等问题。近年来，人工智能、云计算技术的迅速发展，移动手机、传感器和可穿戴设备的优化和普及，推动了数字技术与医疗产业的融合，加速了肿瘤领域数字疗法的发展。数字医疗可以通过远程医疗服务指导肿瘤患者用药、实时监测生理指标、提前发现和处理潜在的毒副作用等，改善患者的生活质量及预后。数字疗法的兴起也为解决医疗资源短缺的难题提供了契机，数字化远程医疗模式为医生和患者带来很多便利，降低医疗成本的同时也提高了诊疗效率。

1. 国内外研究现状

肿瘤内科数字医疗在国际上已有很多产品问世，并在临床试验中得到验证，目前已有上百项临床试验在 ClinicalTrials.gov 中注册。国内该领域起步较晚，但发展迅速，无论是从领域内科研成果、文献发表数量和质量上，还是在国内外学术交流项目的开展和参与数量上都已初具规模。数字医疗可用于肿瘤的预防、筛查、诊断、治疗、管理、随访等各个方面，其产生的数据还可反馈应用于科学研究、临床质控等。

1）肿瘤预防

目前已有大量的数字医疗产品被开发并投入使用，用以促进群众的健康行为，包括健康饮食、坚持运动、防晒、避免有害物质（主要针对饮酒和吸烟）及解决心理健康问题等。一些国家已将数字医疗视为一种应对癌症和一般非传染性疾病防控负担的潜在高效解决方案。数字医疗在肿瘤预防中的一个典型应用案例是减肥。2020 年一项探究手机应用程序对减肥作用的 Meta 分析显示，与对照组相比，使用手机应用程序与体重降低和体重指数降低具有显著的相关性。证明了使用手机应用程序干预减肥，进而预防与肥胖相关的肿瘤的可行性。另一典型的应用案例是防晒。一项研究可穿戴紫外线监测设备与紫外线暴露相关性的研究显示，佩戴 2 周监测设备后，受试父母与孩子的户外活动时间、防晒霜使用时间等均有了显著变化，这也说明可穿戴紫外线监测设备具有预防皮肤癌的潜能。

2）肿瘤筛查

数字医疗也可促进肿瘤筛查。首先，数字医疗产品可提高群众的筛查意识，提高筛查的全民覆盖率。2021 年一项研究评估了数字医疗产品促进筛查的有效性，这项研究纳入了多种数字医疗的干预类型，包括同伴支持（$n=1$）、教育或意识（$n=6$）、提醒（$n=13$）或混合（$n=19$），结果显示合并的 $OR$ 值为 1.49（95% CI: 1.31 ~ 1.70），且在不同癌种中的效应相似。因此，通过不同的数字医疗形式，能提高群众的健康意识，促进癌症筛查的参与度，进一步落实癌症的早诊早治。

其次，数字医疗可促进肿瘤的个性化筛查。随着"大数据"技术与人工智能的快速发展、对肿瘤认识的深入、数字医疗产品的进步，越来越多的个性化筛查算法被投入到医疗实践中。例如2021年对一种聊天机器人的研究显示，通过此聊天机器人可提前预测女性的癌症发病风险。在使用聊天机器人进行筛查的受试者中，1/4受试者符合美国国家综合癌症网络基因检测标准；且在后续接受基因检测的受试者中，5.6%检测出了致病性突变。这表明聊天机器人可智能识别具有高遗传性癌症综合征风险的人群，并为其制订预防性、个性化基因检测方案。

数字医疗产品还能产生数字化生物标志物，用于早期癌症的筛查。类似使用生理传感器持续监测心率、血压、体温、血糖等指标，未来可开发某种无创伤传感器用于监测特定的肿瘤诊断靶标，如外周血的肿瘤标志物、循环肿瘤细胞和游离DNA。

3）肿瘤诊断

数字医疗产品可用于肿瘤的远程诊断，即互联网医疗。在印度的一项口腔癌研究中，前线医务工作者为患者提供检查，并将图像上传至互联网，然后由远程专家进行初步诊断，筛选出恶性肿瘤风险较高的受试者，结果显示准确率可高达62%，且费用低于10元/人，此研究通过互联网医疗以经济高效的方式为偏远地区人口进行肿瘤风险评估和诊断，展现出互联网医疗在偏远地区的潜在应用价值。在瑞士的一项皮肤癌研究中，以组织病理学作为金标准，评估了移动远程皮肤病学（使用或不使用皮肤镜图像）作为筛查测试的效能，结果显示敏感性为100%，不使用皮肤镜的特异性为77%，使用皮肤镜的特异性增加至85%，再次显示出互联网医疗良好的诊断效能。

此外，数字医疗算法还可辅助医生用于诊断疾病。印度的一项皮肤病研究开发了可用于诊断包括皮肤在内的多种常见皮肤病的数字医疗产品，并在临床上进行了验证，结果显示该产品对于有色皮肤患者的诊断准确率可达到89.62%。数字医疗未来有希望作为高效、准确的临床决策支持工具协助临床医师进行肿瘤的诊断，从而节省大量的人力和时间成本。

4）肿瘤治疗与康复

目前数字医疗在肿瘤临床中的应用主要是远程教育与管理肿瘤患者。国际上已推出一款帮助乳腺癌患者进行化疗自我管理与生活质量提升的智能手机游戏，在一项临床试验中显示出良好的效果：相比于传统教育组，游戏组表现出更好的药物依从性（韩国版药物依从性评定量表；平均7.6 vs. 平均6.5；$P < 0.001$）与较低的化疗相关的不良反应发生率，患者生活质量水平也有了一定的提升。2019年一篇系统综述报道，数字医疗在乳腺癌患者健康管理中有大量令人鼓舞的成果，特别是那些用来提高患者自我管理能力的电子健康工具和具有多种资源的复杂电子健康工具。但并非所有数字疗法产品均可使患者获益。2020年发表在《柳叶刀肿瘤学》杂志的一项对Oncokomps（一个协助患者自我管理的网页版数字应用）的研究显示，干预组与对照

组之间在自我管理的知识、技能和信心等方面无显著差异。数字疗法在慢性疾病的管理上中已有很多成功的案例，包括对糖尿病的血糖控制、心理疾病患者的自我管理，但在肿瘤临床实践中的应用还需要更多的循证医学证据来支持。

基于数字医疗产品进行多学科团队合作也是肿瘤治疗的一个重要趋势。数字医疗技术的支持使得来自不同学科的专家能够更加高效地共同工作，制订全面的治疗方案。

5）临床试验管理

近年来肿瘤临床试验数量激增，化疗、靶向、免疫等新兴治疗手段层出不穷。临床试验管理是影响试验成败的重要因素，数字医疗技术可协助临床试验的高效高质量管理。目前已有使用 IT 平台协助精准招募患者的案例，该平台可使用人工智能和自然语言处理识别入组标准、患者群体和个人电子病历，进而协助选择合适的临床试验、招募患者和筛查患者。另一典型的案例是去中心化临床试验（decentralized clinical trials，DCT），DCT 具有以患者为中心、加强受试者招募、实时检测数据等多种优势，但 DCT 也面临着一些挑战。2022 年发表的一篇评论指出了其在肿瘤研究中的挑战，DCT 患者在试验期间遇到病情突变时，需要当地医生干预，但当地医生并非研究参与人员，无法准确按照研究进行干预。此外，DCT 能否让患者在家进行治疗，如何有效保证患者安全也是亟待解决的问题之一。未来仍需进一步探索、完善 DCT 产品，以更好地造福受试者。

6）肿瘤大数据

数字医疗产品使用过程中会产生海量的数据，具有多种潜在用途。2021 年一篇综述显示，数字医疗产生的数据可被用于疾病诊断预测等多个科研任务。同时也有学者提出数字表型的概念，认为对持续监测的纵向数据进行分析，可能会揭示新的标志物，这些标志物或许可以提供有关疾病严重程度或进展的信息，并为研究人员开辟新的研究方向。此外，这些大数据也可被用于肿瘤诊疗的质量控制，通过分析各地区诊疗水平的差异，帮助政策制定者更好地规划卫生事业。

2. 国内外应用情况

1）肿瘤预防、筛查与诊断产品

肿瘤预防相关数字医疗产品的典型代表为美国 2020 年研发的皮肤癌预防产品 Shade wearable UVR sensor，它是一项可穿戴的紫外线监测设备，可通过紫外线监测改变人们的紫外线预防行为。也有很多促进减肥的数字医疗产品，如 Lose it、Accupedo-Pro Pedometer、MyFitnessPal 等，可通过患者教育、自我监测等方式促进减肥行为，进而预防与肥胖相关的肿瘤。2021 年美国开发了一款名为 Gia（Genetic Information Assistant）的聊天机器人，可通过与人们对话评估患者的肿瘤患病风险。

印度团队于 2021 年开发了一项用于诊断包括皮肤在内的多种常见皮肤病的数字医疗产品，通过深度学习算法对图像进行分析，可对患者进行精确的皮肤病诊断。

2）肿瘤治疗与康复产品

韩国团队于 2018 年开发了一款名为 ILOVEBREAST 的电子游戏，将乳腺癌患者的疾病与生理指标整合入游戏的角色中，通过模拟乳腺癌患者的生活状态，实现对乳腺癌患者的教育，提升患者自我管理与合理用药水平。我国于 2022 年自主研发了一款名为 DTx-Onc-001 的适用于轻中度焦虑状态肿瘤患者的数字疗法软件，经国家局分类界定为三类医疗器械。DTx-Onc-001 通过焦虑自评及综合焦虑干预手段，改善患者的焦虑状态，帮助患者重新建立积极价值观。

3）肿瘤多学科诊疗

随着内科、外科、放疗科等诊疗手段的不断进步和综合诊疗理念的实施，肿瘤治疗发展为"以疾病为中心"的多学科诊疗（Multi-disciplinary treatment，MDT）模式，MDT 能更好地整合医疗资源，提高患者长期生存和生活质量。但国内综合性医院临床工作繁重，专家资源紧缺，如何让有限的资源服务更多患者，离不开 MDT 制度的建设和流程的规范。信息化是对制度和流程更高层面的支持，可保障 MDT 规范开展，提升 MDT 效率及质量。浙江大学医学院附属第一医院于 2013 年 7 月正式成立 MDT 中心，在国内最先自主研发 MDT 信息化管理软件，并于 2016 年 3 月取得国家版权局计算机软件著作权，目前已成功构建全院范围的 MDT 信息化管理体系。随着信息学发展，可借助 MeDiC 等 MDT 筛查工具对病例进行分类，筛选病例，减少工作量，并借助计算机化临床决策支持系统（clinical decision support systems，CDSS）等优化 MDT 信息整合、管理、治疗决策支持等。未来，肿瘤心脏病学、肿瘤呼吸病学等新兴交叉学科逐步建立，肿瘤诊疗模式也将进一步优化，将从"以疾病为中心"转变为"以患者为中心"的创新模式，对医疗资源、知识体系、诊疗效率等诸多方面提出更高要求，而创新的数字医疗手段将更是大有作为。

4）临床试验信息化

数字医疗可帮助临床试验纳入合适的受试者，2010 年启动的针对高风险早期乳腺癌新辅助治疗的 I-SPY2 国际临床试验，基于肿瘤转录组数据计算风险评分并预测新辅助治疗效果，筛选出高危患者以入组临床试验，还利用临床试验信息系统，采用适应性随机设计管理肿瘤患者的入组。此外，去中心化临床试验已在一些欧美国家开展并获得了政策指导。早在 2011 年 6 月，美国辉瑞公司公布其开展了第一例"虚拟化临床试验"，旨在通过应用电子远程技术开展针对膀胱过度活动症患者的治疗技术的试验。新冠肺炎疫情的暴发对全球药物临床试验的开展带来了巨大挑战，但也因此使得采用 DCT 模式开展的临床试验得到了快速发展。

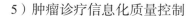

5）肿瘤诊疗信息化质量控制

医疗质量控制是指通过建立程序和方法过程，审查涉及医疗工作中的所有因素的可靠性和质量，并将其标准化。开展肿瘤规范化诊疗质量控制是提高肿瘤诊疗疗效与患者生存率的重要途径和手段。为全面掌握我国抗肿瘤药物临床应用情况，规范肿瘤诊疗行为，我国于 2018 年 12 月建立了全国抗肿瘤药物临床应用监测网（以下简称"监测网"），使高效监测与规范抗肿瘤药物临床应用成为可能。

3. 研究案例代表

1）数字疗法产品 DTx-Onc-001 进行肿瘤患者心理干预的临床试验

（1）概述：在当下，很大一部分肿瘤相关焦虑的患者并没有接受心理干预，造成这种情况的原因包括医疗资源可及性低、身体限制或行动不便、地理距离等。以数字疗法为代表案例，2022 年国内首个聚焦肿瘤患者心理干预的数字疗法产品 DTx-Onc-001 问世，并开展了多中心临床试验。DTx-Onc-001 是我国自主研发的一款适用于轻中度焦虑状态肿瘤患者的数字疗法软件，也是国内首个且是截至目前唯——个针对肿瘤患者心理干预的数字疗法产品，经国家局分类界定为三类医疗器械。DTx-Onc-001 以患者为中心，通过焦虑自评及综合焦虑干预手段，帮助患者重新建立积极价值观，达到辅助改善患者焦虑状态的目的。

（2）研究方法：DTx-Onc-001 使用流程引擎来设计并实现为患者量身定制最适合的治疗方案，通过音频和视频短片引导患者进行训练的方式使用户简单轻松地进行心理康复，同时通过积分获得生命果实等方式让患者在训练后接受正向反馈，激发参与心理康复的动力，更主动自发去关注自我心理康复，重塑健康的心理状态，达到一个相对良好的生活质量。康复由 6 周的课程内容组成，每天都安排了训练内容，包含患者病历的问询、手术方式的选择、药物模块、复查模块、分阶段推送医学视频等，完成每日训练即可获得奖励。

（3）临床研究进展：针对 DTx-Onc-001 的注册临床研究项目由中国医学科学院肿瘤医院牵头，在中国医学科学院肿瘤医院、北京大学肿瘤医院、天津市肿瘤医院、北京世纪坛医院和北京医院 5 家医院开展。截至目前，项目已完成全部患者的入组工作，共纳入 153 例肿瘤患者，覆盖乳腺、胃肠肿瘤等多个癌种。本项目拟研究 DTx-Onc-001 对肿瘤相关焦虑状态康复的有效性和安全性，同时也会关注软件干预对肿瘤患者生活质量的提升情况。项目已完成全部患者随访，研究成果计划投递国际顶尖期刊。

（4）讨论：DTx-Onc-001 数字疗法产品对肿瘤患者的心理干预依靠产品本身，而非医生在软件上提供服务。肿瘤科医生或肿瘤康复、心理科医生开具医疗器械处方后，患者独立使用软件即可达到对其焦虑状态缓解的作用，同时软件提供了大量肿瘤科普、症状管理和治疗提醒的内容，可以极大地减少医患沟通成本，是解决当前肿瘤患者心理问题干预资源短缺困境的一剂良方。期待产品面市后为肿瘤患者、医生乃至行业带来更多价值和获益。

2）电子游戏提升乳腺癌患者自我管理与治疗研究

（1）概述：乳腺癌患者在化疗的过程中面临着多种挑战，如药物不良反应、情绪波动等，为患者提供教育和支持，以提高其生活质量和治疗效果至关重要。此项研究旨在探讨一款专为接受化疗的转移性乳腺癌患者设计的电子游戏 ILOVEBREAST 这一创新方式对患者治疗管理和生活质量的影响。通过随机对照试验的方法，对比了使用游戏辅助教育与传统教育方法的效果。

（2）研究方法：采用随机对照试验的方式，将乳腺癌患者分为游戏组和传统教育组，对两组在化疗过程中的自我管理能力、药物依从性、生活质量和化疗相关的不良反应进行系统性评估。ILOVEBREAST 软件的干预为期 3 周，包含了典型的多人、社交平台特性，通过互动元素和教育性内容提高患者的参与度和教育效果。游戏的主要教育包括支持并预防包括麻木、脱发和食欲减退在内的不良反应，鼓励参加如运动、遛宠物、烹饪和社交游戏等活动，并使用个人化的虚拟形象进行自我评估。

（3）研究结论：结果表明，使用 ILOVEBREAST 游戏的患者比传统教育组的自学时间更长（22.2 min vs. 5.5 min；$P < 0.001$）。游戏组在药物依从性上也有显著改善（药物依从性比率量表得分 7.6 分 vs. 6.5 分；$P < 0.001$）。游戏组患者的不良事件率也有显著降低，如恶心（$P=0.02$）、疲劳（$P=0.02$）和手脚麻木（$P=0.02$）。根据 Common Terminology Criteria for Adverse Events 3.0 定义的临床显著不良事件，包括恶心（$P=0.02$）、疲劳（$P=0.02$）和脱发（$P=0.01$）在游戏组中表现为较低。在为期 3 周的使用后，游戏组的生活质量得分也显著高于对照组（$P < 0.05$）。

（4）讨论：本研究探讨了数字医疗工具在改善晚期肿瘤患者的治疗管理和教育中的潜力。研究表明，结合新型数字医疗工具，如移动游戏，可以有效地辅助治疗过程，提升患者的治疗体验和生活质量。本研究也为患者与数字医疗工具的交互形式提供了参考，游戏、对话、情境、课堂等不同形式可能有不同的适用人群与疾病，是未来数字产品研发中需要考量的问题。

3）聊天机器人筛查女性患癌风险研究

（1）概述：遗传性乳腺癌与卵巢癌易感基因的致病变异可将患癌风险从 11% 增加到 80%。进行基因检测识别这些突变，并采取应对措施可大大降低患癌风险。但目前仅有不足 20% 有 BRCA 相关肿瘤家族史的女性与医疗人员讨论过基因检测，而仅 10% ~ 20% 的高风险妇女接受了检测。本研究探讨了一个临床聊天机器人（Gia）在女性医疗常规就诊前自动进行遗传性癌症风险筛选的患者体验和接纳度，并对聊天机器人在收集个人和家族癌症历史方面的效果进行评估。

（2）研究方法：本研究是一项多中心回顾性研究，研究对象为使用聊天机器人评估遗传性乳腺癌和卵巢癌、林奇综合征和腺瘤性息肉综合征风险的患者，研究评估了聊天机器人互动中风险评估和教育的完成情况及遗传性肿瘤风险的识别情况。临床聊天机器人 Gia 通过预设的对话和自然语言处理，模拟患者和医疗人员就各种遗传性疾病风险（包括遗传性肿瘤）的对话，收集个人和家族病史，并通过互动式对话文本提供教育。聊天包括 3 个主要部分：①引导界面；②肿瘤风险评估；③遗传检测教育。该聊天机器人符合美国健康保险可移植性和责任法案标准，可确保医疗信息的完整性、保密性和可及性。为了识别具有遗传性肿瘤遗传检测适应证的患者，聊天机器人中纳入了可基于相关肿瘤指南进行患者个人和家族病史评估的程序。患者不会通过聊天机器人被告知其风险状态，而负责的医疗人员会通过医师门户接收警报，并负责与患者讨论后续措施。

（3）研究结论：在 180 家医疗单位的 95 166 名被邀请的患者中，有 61 070 名（64.2%）与聊天机器人进行了互动，表明聊天机器人具有很高的接纳度。与聊天机器人互动的用户中，有 54 547 名（89.3%）完成了风险评估部分。约 1/4 患者（14 850/54 547）符合遗传检测的标准。在预约并接受检测的患者中，5.6%（73/1313）发现了致病性突变，26.0%（342/1313）发现了意义不明的突变。

（4）讨论：此研究表明数字健康工具如聊天机器人可以在常规诊疗前帮助识别具有高遗传性肿瘤风险的患者。这种扩展性强的干预措施可以有效提供癌症风险评估，使患者参与到疾病教育中，并促进预防性的遗传检测。

4）深度学习算法通过患者长期随访数据预测胰腺癌发病风险研究

（1）概述：胰腺癌侵袭性很强，通常较晚发现且预后不良，故胰腺癌早期检测具有重要价值。目前，胰腺癌早期诊断的已知高风险因素很少。基于家族病史、行为、临床风险因素，以及的血液循环生物标志物和遗传易感性，已显示出对胰腺癌发病风险的预测能力。然而，这些患者仅占发展胰腺癌患者的一小部分，家族病史或遗传风险因素的数据在普通人群中往往不可得。本研究从大量患者的实际长期临床记录中进行胰腺癌风险预测，在其中识别出数量适中的高风险患者，可以促进胰腺癌的早期检测与监测计划，覆盖更广泛的人群。

（2）研究方法：在本项研究中，作者团队将人工智能方法应用于来自丹麦 600 万患者（包括 24 000 例胰腺癌病例）的临床数据和来自 300 万美国患者（3900 例胰腺癌病例）的数据，基于长期多次临床就诊中产生的疾病代码序列，使用时序神经网络的方法，训练了名为 CancerRiskNet 的机器学习模型，并测试了在不断增加的时间序列内预测癌症发生的可能性。

（3）研究结论：对于 36 个月内的胰腺癌发生事件，基于丹麦数据集的最佳模型的性能在受试者工作曲线下面积为 0.88，具有很好的预测性能，表明了使用病史中的时间序列作为模型输入，而非仅仅考虑疾病发生时间，可提高人工智能预测胰腺癌发生的能力。当排除胰腺癌诊断前 3 个月内的疾病事件后，$AUC$ 下降为 0.83。将基于丹麦数据集构建的模型应用于美国数据集时表现较低（$AUC$=0.71），需要重新训练以提高性能（$AUC$=0.78）。

（4）讨论：本研究提出了一个人工智能框架，对疾病轨迹的纵向数据集使用时间序列深度学习技术，来预测低发病率但极具侵袭性的胰腺癌的发生风险。此类将病史中的时间序列作为模型输入的模型，提高了胰腺癌发生的预测能力。人工智能在临床病历上的应用潜力可为社区肿瘤的早期检测提供扩展性强的工作路径，从而提升患者的生活质量并提高癌症诊疗的成本效益。此外，值得注意的是，对全球范围内不同国家和医疗系统的患者预测癌症风险的稳健单一模型尚未实现，数字医疗产品的开发仍需基于当地现状而定。

5）肿瘤诊疗信息化质量控制

（1）概述：我国肿瘤诊疗过程存在诊疗水平参差不齐、指南规范执行不到位、诊疗信息共享不足等问题。肿瘤规范化诊疗质量控制是提高癌症患者 5 年生存率的重要途径和手段。医疗质量控制是指通过建立程序和方法过程，审查涉及医疗工作中的所有因素的可靠性和质量，并将其标准化。

（2）产品介绍：2009 年，国家癌症中心正式成立。该中心依托中国医学科学院肿瘤医院，主要工作包括协助国家卫生健康委员会制定全国癌症防治规划，建立全国癌症防治协作网络、组织开展肿瘤登记等信息收集工作。2012 年我国成立了国家肿瘤性疾病医疗质量控制中心，挂靠于中国医学科学院肿瘤医院。为全面掌握我国抗肿瘤药物临床应用情况，进一步规范肿瘤诊疗行为，促进合理用药，我国对 2018 年 12 月建立了全国抗肿瘤药物临床应用监测网，建立抗肿瘤药物临床应用监测和综合评价的长效机制。

（3）临床使用情况：截至 2023 年 7 月，监测网已覆盖全国范围内的所有肿瘤专科医院及设有肿瘤科的三级综合医院，监测医院已达 1500 余家。监测网数据采集内容包括抗肿瘤药物、肿瘤治疗药物、肿瘤治疗支持药物、肿瘤治疗相关中成药等共计 800 余种药物的采购和使用数据、肿瘤患者临床诊疗数据等信息，以信息化和大数据技术为手段，收集药物和临床诊疗资料，实现数据的安全存储、高效处理，完成海量资料的核查、质控和标准化，形成肿瘤临床诊疗大数据资源。

（4）讨论：对肿瘤诊疗行为的信息化质量控制可为国家及各级卫生行政部门决策提供数据支持，为进一步规范肿瘤诊疗行为提供科学依据。

4. 应用案例代表

1）皮肤癌预防产品

（1）产品介绍：Shade wearable UVR sensor（model V1.00，YouV Labs Inc.）是美国在 2020 年研发的一项可穿戴的紫外线监测设备，可通过监测紫外线改变人们的紫外线预防行为，为整合可穿戴设备对皮肤癌的预防干预提供了机会。该系统适用于成人和儿童，辅助用户的防晒行为。

（2）获批及文献发表情况：Shade wearable UVR sensor 已被临床试验证实可显著改变用户的防晒行为，并发表于 *JMIR Mhealth Uhealth* 杂志，目前尚未公布其获批情况。

（3）临床使用情况：目前 Shade wearable UVR sensor 仅公布了其临床试验结果，显示使用该产品 2 周便可显著增加防晒霜的使用、降低晒伤的发生率等。有关其在实际肿瘤预防中的确切使用数据尚不详细。

（4）讨论：通过使用 Shade wearable UVR sensor，用户的防晒行为有了显著改变，这为皮肤癌的预防提供了新的思路。但此项临床试验仅包含单一地点的样本，对其他地理区域人群的适用性尚不明确，有待进一步开展多中心大型临床试验进行证实。此外，目前仅证实了该产品对防晒行为的影响，尚未证实其对皮肤癌发生的实际预防价值。

2）肿瘤患者自我管理产品

（1）产品介绍：Oncokompas 是荷兰开发的一项数字医疗网页应用程序，通过监测常规症状、肿瘤特异症状及生活质量，为肿瘤患者提供自我管理支持、反馈和科普知识，旨在减轻肿瘤相关症状并提高患者的生活质量。基于生物心理社会模型，Oncokompas 包括五个通用主题：身体功能、心理功能、社会功能、生活方式和存在问题，并额外包含了肿瘤特异的主题。按照慢性病自我管理模型，Oncokompas 由三个部分组成：测量、学习和行动。系统每 3 个月会自动发送 1 次提醒，鼓励用户反复使用 Oncokompas。该产品适用于所有肿瘤患者。

（2）获批及文献发表情况：Oncokompas 曾被临床试验证实可提高乳腺癌患者的积极性，结果发表于 *Acta Oncologica* 杂志，但在更大样本的多中心、泛癌种的临床试验中未得到进一步验证，结果显示干预组和对照组在患者积极度方面随时间变化没有显著差异，但 Oncokompas 提升了次要结果指标中的生活质量，发表于 *Lancet Oncology* 杂志。目前尚未公布其获批情况。

（3）临床使用情况：Oncokompas 在荷兰 65 家医院中的采纳和实施的试点研究结果显示，采纳率为 31%，在采纳的医院中实施率为 71%，未采纳或实施 Oncokompas 的主要原因之一是没有足够的有效性信息。多中心临床试验结果显示，干预组与对照组之间在自我管理的知识、技能和积极度等方面无显著差异。

（4）讨论：Oncokompas 的多中心临床试验显示，其未能提高肿瘤患者积极度的结果，可能与干预组的退出率高于对照组有关，未来需要进一步研究并改进用户与 Oncokompas 的互动方式，提高用户的依从性。尽管主要结局是阴性，但 Oncokompas 提升了患者的生活质量，为肿瘤患者自我管理数字产品的开发和实施提供了依据。

3）结直肠癌筛查产品

（1）产品介绍：mPATH-CRC 是美国开发的一项用于结直肠癌筛查的数字医疗产品。mPATH-CRC 通过视频宣教的方式告知用户结直肠癌筛查的内容，并允许用户预约医院的结直肠癌筛查项目。如患者预约了筛查项目，mPATH-CRC 会进一步发送信息辅助用户完成筛查流程。该产品适用于具有结直肠癌筛查适应证的人群。

（2）获批及文献发表情况：mPATH-CRC 在多中心随机临床试验中被证实可显著提高结直肠癌的筛查完成率，结果发表于 *Europe PMC* 杂志。目前尚未公布其获批情况。

（3）临床使用情况：目前 mPATH-CRC 仅报道了其在临床试验中 6 个社区医院 450 例患者的结果，显示试验组的筛查完成率为 30%，显著高于对照组的 15%。有关其在实际肿瘤筛查中的确切使用数据尚不详细。

（4）讨论：mPATH-CRC 使完成结直肠癌筛查的患者比例增加了一倍，具有纳入临床常规诊疗的潜力。然而，尽管 mPATH-CRC 增加了筛查预约率，但仍有约一半的患者未能完成其预约的筛查项目，结合多种促进筛查的策略有望进一步提高 mPATH-CRC 的效果。

5. 展望

数字医疗相比于传统的医疗体系有很多优势。数字医疗的潜在应用范围很广，可从多方面提高诊疗质量并促进各地医疗水平同质化发展。数字医疗还具有很好的经济成本效益，可促进人们对医疗资源的可及性，方便患者就诊、节约时间。将新兴数字医疗产品全面整合入肿瘤患者全周期诊疗中是未来的趋势。然而数字医疗当前也面临着包括安全监管与隐私保护、产品可及性、数据管理，尤其在如何向肿瘤患者提供个性化数字服务、对患者做出精确诊断并提出合理干预建议等方面仍面临着诸多挑战，且仍有很多数字医疗产品并未显示出显著的优势。部分原因是对肿瘤的认识不够深入，另一重要的原因是当前算法尚无法很好地适应真实世界中海量的数字医疗数据维度，导致 AI 性能常常达不到预期，也即所谓的"维度灾难"。所以仍需不断开发新的 AI 算法，使其不断适应真实世界中数字医疗产生的数据，提高预测性能。

此外，数字医疗既可作为证据实施的平台整合多种现有的医疗干预，也可作为产生数据的平台，用来科研与质控。数字医疗产生的数据有其特有的价值。首先，数字医疗可产生很多现有医疗范式无法获得的真实世界数据，也即所谓的"数字表型"，如通过远程传感器技术对患者持续监测的数据。这些数据可单独拿来分析，亦可结合其他数据以建立更加全面的疾病模型，揭示了暴露与疾病之间的联系。此外，数字医疗产生的大量数据还可被用来进行疾病诊疗质量控制等。基于跨尺度、多模态的生物医学大数据，整合人工智能算法，建立涵盖肿瘤治疗全方位、全周期的数字化智能诊疗平台是未来发展的重要方向。

医学院校和医疗机构也需要强化数字医疗方面的教育，加强医生对新技术的学习与了解，提高其在实践中的应用水平。同时，各国推进跨国合作，促使经验和资源的共享，加速科研进程，共同解决肿瘤内科数字医疗难题，为更多患者提供高水平的医疗服务。

（马　飞　葛河威　王佳妮　钱海利　编写，马　飞　审校）

### 4.1.9　眼科

#### 1. 国内外研究现状

过去 10 年里，数字技术、远程医疗和 AI 在眼科医疗领域的研究和应用取得了显著进展。这些技术在眼科疾病的预防、诊断、治疗和康复方面引领了重大变革，并在全球产生了深远影响。

在全球范围内，AI 在眼科的应用主要集中在疾病的早期诊断和筛查上。糖尿病视网膜病变（DR）、青光眼、年龄相关性黄斑变性（AMD）和 ROP 是 AI 应用较多的疾病类型。AI 技术通过分析眼底照片，可以迅速检测出病变特征，其诊断准确率在很多情况下已接近或超过专业医生的水平。除了眼底照片分析，AI 还被用于光学相干断层扫描（OCT）图像的分析，这对于评估视网膜层的状况及诊断 AMD 和黄斑水肿等疾病非常有帮助。AI 系统能够处理大量影像数据，快速识别出微小病变，帮助医生做出更精确的诊断。学术领域正在探索如何提升 AI 算法的准确性，包括优化深度学习、CNN 和图像处理技术（表 4-3）。全球医疗机构和科研团队已发布多篇研究，证实了 AI 在眼科诊断中的有效性。

AI 在眼部疾病及全身疾病的风险评估和疾病进展预测方面显示出巨大潜力。通过分析患者的历史医疗记录、眼部影像数据和其他相关信息，AI 可以预测眼部疾病的发展趋势，以及与眼部表现相关的全身性疾病，如糖尿病、高血压、动脉硬化、帕金森病、心血管疾病等的发展趋势，帮助医生制订更有效的治疗计划。这对管理慢性眼病（如青光眼和 DR）尤为重要。随着精准医疗的兴起，AI 在提供个性化眼科治疗方案方面也显示出潜力。AI 能够根据患者的特定情况，如眼底影像、视力水平和病史，推荐最合适的治疗方法。这种方法能够提高治疗的有效性，减少不必要的医疗干预。在术后恢复和管理方面，AI 通过分析患者的视力恢复进程和可能的并发症，为医生提供有价值的见解，这有助于及时调整治疗方案，确保患者获得最佳的恢复效果。AI 系统还被用作临床决策支持工具，通过提供疾病诊断、治疗建议和患者管理策略，帮助医生在临床实践中做出更加明智的决策。

表 4-3　AI 算法准确性提升的研究成果进展

| 年份 | 研究成果 | 主要贡献 |
| --- | --- | --- |
| 1989 | LeNet-5 | 早期 CNN 结构，用于手写数字识别 |
| 2006 | Viola-Jones | 基于 Haar 特征和积分图的物体检测算法，提高实时人脸检测速度和准确性 |
| 2012 | AlexNet | 使用深度 CNN，显著提升图像分类准确性 |
| 2014 | VGGNet | 加深网络结构，使用更小的卷积核，提高图像分类准确性 |
| 2014 | GANs（Generative Adversarial Networks） | 通过生成模型和判别模型的对抗训练，提升图像生成和修复能力 |
| 2015 | ResNet（Residual Networks） | 引入残差模块，解决深层网络的退化问题，提高深度学习性能 |
| 2015 | Inception-v3 | 使用多尺度卷积核和更深的网络结构，提高特征提取和分类效率 |
| 2017 | MobileNet | 针对移动和嵌入式设备优化的轻量级 CNN，提供高效的计算性能和较低的延迟 |
| 2020 | Vision Transformers（ViT） | 将 Transformer 模型引入计算机视觉领域，展示了在大规模数据集上的强大性能 |

眼科手术系统正在经历一系列革命性的变化。AI 技术的整合正在提升眼科手术的准确性和效率，AI 算法能够分析大量的手术数据，预测手术结果，并在手术过程中提供实时的决策支持。此外，AI 在手术训练和模拟方面的应用也展现出巨大潜力。随着通信技术的发展，远程手术在眼科领域成为了可能，使专家医生能够在远程进行指导或直接手术操作，这对于资源匮乏的地区尤其重要。

AI 技术的另一个研究热点是患者数据的管理和分析。通过收集和分析患者的临床数据、生活习惯信息和基因数据，研究人员能够更深入地了解眼科疾病的发病机制，为疾病的预防和个性化治疗提供依据。当前的研究涵盖了多模态数据分析、个性化医疗、自动化检测和监控系统，以及可穿戴技术和移动健康等多个方面。

在康复领域，AI 的应用主要集中在监测视力损伤和辅助康复过程。利用深度学习和图像分析技术，AI 系统能够精确追踪患者的视力变化和眼部健康状态，为医生提供实时数据支持。这些系统通过分析视网膜图像或其他相关的眼部检查数据，帮助医生评估疾病的进展和治疗的效果，进而优化个性化的康复方案。对于糖尿病视网膜病变、黄斑变性等特定疾病的康复，AI 技术能够预测疾病的进展，及时调整治疗方法。AI 也在通过自动跟踪系统为弱视儿童提供个性化的视力矫正，改善弱视情况。此外，AI 辅助的视觉辅助设备和应用为视力受损患者提供了改善生活质量的可能，比如通过特殊软件将文字转换为语音，帮助视障人士阅读。

国内的 AI 研究主要集中在图像识别和深度学习技术在眼底病变筛查中的应用。多家互联网公司和医疗机构正在开发基于 AI 的眼科诊断系统，提高诊断的准确性和效率。越来越多的眼科医疗服务可以通过互联网进行。这不仅为患者提供了便利，也为医生提供了更广阔的专业交流平台。在可穿戴设备和移动健康领域，国内研究人员和企业正致力于开发适用于中国市场的产品和解决方案。这些设备和应用的推广将有助于提高公众的健康意识，促进眼健康的普及教育。

2. 国内外应用情况

数字技术、远程医疗和 AI 技术在眼科学领域突飞猛进地发展。AI 系统通过帮助医生更准确地评估疾病严重性和制订治疗计划，在提高治疗效果上起到了关键作用（表 4-4）。

表 4-4　国内外主要应用及其优缺点

| 应用领域 | 具体技术 / 系统 | 优点 | 缺点 |
|---|---|---|---|
| 眼科疾病诊断 | AI 系统（IDx-DR，DeepMind，Retina AI，IBM Watson Health，Oxipit） | 高准确度、自动化、处理大量数据、提升诊断效率 | 成本高、需要大量数据进行训练 |
| 眼科手术预测和规划 | AI 辅助屈光手术、白内障手术（CC-Cruiser，AI-Slitlamp） | 提高手术成功率、个性化手术方案、减少术后并发症 | 依赖高精度设备、对技术要求高 |
| 康复辅助 | OrCam MyEye，AI 辅助儿童弱视治疗系统 | 提供个性化康复训练、提升患者生活质量 | 成本高、技术复杂、依赖患者配合 |
| 远程医疗 | 5G 远程诊断、5G 远程眼底激光治疗、5G 远程眼科会诊、5G 远程微米级眼科手术机器人 | 提供便捷医疗服务、解决偏远地区医疗资源不足问题、提升医疗资源利用效率 | 依赖网络稳定性、设备成本高、需要专业培训 |
| 可穿戴技术 | 智能眼镜 | 实时监测眼健康、提升患者生活质量、便捷易用 | 成本高、依赖电池续航、隐私和数据安全问题 |

AI 算法通过分析眼底照片和 OCT 图像，能够准确地识别出病变特征，其准确率在多项研究中已接近或超过专业医生。美国 FDA 已批准多个 AI 眼科诊断工具，依托机器学习和深度学习算法，在临床实践中表现出极高准确度，成为医生重要辅助。

IDx-DR 是第一个获得美国 FDA 批准的 DR 诊断系统。Google 的 DeepMind 项目与英国国家卫生服务合作，开发了 AI 早期识别 DR 和 AMD 的诊断模型。Retina AI、IBM Watson Health 和 Oxipit 等 AI 模型专注眼底疾病诊断。不仅大型互联网公司参与其中，许多地方医院也开始引入 AI 技术，与 AI 提供商合作，利用 AI 系统进行眼底疾病筛查和诊断，尤其在处理大量筛查图像时，AI 系统表现出高效和准确的特点。

AI 在眼科手术的预测和规划方面的应用，已被证明能够提升手术的成功率及安全性。AI 系统可以根据患者的具体情况定制个性化的手术方案，从而优化手术成果。在欧美等地区，AI 技术在眼科手术规划中的使用日趋普遍。一些领先的眼科中心已经采用 AI 辅助屈光手术和白内障手术，通过精确测量和分析眼球结构来预测手术结果，从而帮助医生制订最优的手术计划，并降低术后并发症的风险。

AI 技术在眼科康复领域同样扮演着重要角色。OrCam MyEye 装置通过装配在眼镜上的摄像头捕捉文本和物体，然后通过耳机传达信息，帮助用户阅读文本和识别日常物品。在治疗儿童弱视方面，AI 辅助儿童弱视治疗系统利用 AI 跟踪眼动并提供个性化视力训练，以改善视力。其他 AI 程序则辅助手术后患者进行视力恢复训练，例如视网膜植入物患者使用 AI 软件学习如何理解新的视觉信号。这类植入物包括美国 FDA 批准的 Argus II 和欧洲 CE 标准认证的 Retina Implant Alpha AMS 等。

远程医疗和 AI 算法让患者可以享受更加定制化和连贯的医疗服务，同时医生的诊疗过程也因技术辅助而变得更加高效。例如，印度的 Aravind Eye Hospital 利用远程医疗服务为偏远地区居民提供高质量的眼科医疗服务。

可穿戴技术的发展为实时监测眼健康提供了新途径。可穿戴技术的进步也为实时监控眼部健康开辟了新的途径。智能眼镜的研发是近年来的一个亮点，这些设备集成了传感器和 AI 算法，能够监测视力和眼压，并通过移动应用同步健康数据，进行追踪和分析。一些智能眼镜通过增强现实技术为低视力人群提供视觉辅助，不仅改善了患者的生活质量，也为眼病的早期预防和干预提供了新的可能。

得益于国家政策的大力支持和科技企业的积极投入，中国眼科领域的数字化转型正在加速。国内研究人员正积极开发高效 AI 算法，用于眼科疾病筛查和诊断。主要应用在 DR 诊断（DeepDR 系统、EyeWisdom 系统、ZZ-EYE-CDS 系统等）、青光眼诊断（MY-YD-01 系统和青光眼预测模型等）和白内障的诊断（CC-Cruiser 系统和 AI-Slitlamp 系统等）。在中国，远程医疗的快速发展使得患者可以在家中通过视频与眼科医生交流，获取专业医疗建议。具体有 5G 远程诊断、5G 远程眼底激光治疗、5G 远程眼科会诊和 5G 远程微米级眼科手术机器人等。这些远程医疗服务的普及，提高了医疗资源的使用效率，尤其是在偏远地区，使得当地居民能够获得及时便捷的医疗服务，缓解了医疗资源分布不均的问题。

数字技术、远程医疗和人工智能在眼科领域的应用对该领域产生了深远的影响。这些技术不仅极大提升了眼科医疗服务的效率和质量，还为患者带来了更为便捷和安全的医疗体验。随着这些技术的持续发展，它们将在不久的将来为全球眼科医疗领域带来革命性的变革。

3. 研发案例代表

1）糖尿病性视网膜病变

（1）概述：2018 年 10 月，何明光教授领导的中山大学中山眼科中心与澳大利亚、新加坡的多个眼科研究机构联合发表了一篇原创研究论文。该论文在美国糖尿病学会（ADA）的 *Diabetes Care* 上发表，描述了一种基于深度学习的自动化眼底照片分析系统，用于检测患者的 DR。

（2）研究方法：研究团队开发了一种基于 CNN 的深度学习算法（DLA），自动检测威胁视力的可参考 DR（增殖前 DR 或更糟、糖尿病性黄斑水肿或两者兼之）。DLA 在 106 244 张非立体视网膜图像上进行了测试。眼科医生小组对视网膜照片进行了 DR 严重程度的分级，并使用了来自不同种族群体的 35 201 张图像进行 DLA 的测试和外部验证。

（3）研究结论：在 71 043 张训练和验证数据集中的视网膜图像上，有 12 329 张显示了威胁视力的可参考 DR。DLA 在内部验证数据集中对威胁视力的可参考 DR 显示出 0.989 的曲线下面积（AUC）、97.0% 的敏感性和 91.4% 的特异性。在不同种族的独立数据集上，AUC、敏感性和特异性分别为 0.955、92.5% 和 98.5%。

（4）讨论：DR 是糖尿病最常见的微血管并发症，也是成年人不可逆视力丧失的主要原因之一。估计 DR 的全球流行率为 34.6%，影响着近 1 亿人。预计到 2030 年糖尿病患病率将至少上升 25%，DR 的社会负担将变得更加沉重。尽管已有基于大量彩色眼底照相或 OCT 图像的人工智能检测 DR 的研究，但国内大规模的研究仍然不多。中山大学中山眼科中心的这项研究开发的 DLA 可以高精度地检测眼底照片中威胁视力的 DR，有望极大提高 DR 筛查的效率和可及性。

2）青光眼视神经病变

（1）概述：2019 年 3 月，由中山大学中山眼科中心国家重点实验室的何明光教授牵头，联合广州海尔高互动医疗技术有限公司及澳大利亚墨尔本大学眼科和外科学中心的研究人员，评价了一种基于彩色眼底照片的深度学习算法在检测可参考性青光眼视神经病变（GON）性能上的表现。研究成果发表在国际著名的眼科学期刊 *Oph-thalmology* 上。本研究旨在评估深度学习算法在根据彩色眼底照片检测 GON 方面的性能，并开发了一个专门用于分类 GON 的深度学习系统。

（2）研究方法：研究团队回顾性收集了近 481 160 张眼底照片，并使用这些照片开发及验证深度学习算法系统。招募了 21 名经过训练的眼科医生对照片进行分级，其中可参考性 GON 定义为垂直杯盘比为 0.7 或更高，以及其他典型的 GON 变化。当 3 位分级医生对诊断达成一致时，会给出参考标准评分。为了评估该算法的性能，使用了一个含有 8000 张可完全分级的眼底照片的独立验证数据集。使用 AUC 评估深度学习算法检测可参考 GON 的有效性。

（3）研究结论：在验证数据集中，该深度学习系统的 AUC 为 0.986，敏感性为 95.6%，特异性为 92.0%。假阴性分类的最常见原因是 GON 合并眼部疾病，包括病理性或高度近视、糖尿病视网膜病变和年龄相关性黄斑变性。假阳性结果则主要由其他眼部疾病引起，尤其是生理大视杯。仅有 4.6% 的眼睛在眼底正常的情况下被错误分类为假阳性结果。该系统能够以高灵敏度和特异性检测可参考的 GON。

（4）讨论：由于缺乏有效的视神经病变治疗方法，青光眼早期筛查显得尤为重要。这一项研究采用有监督深度学习技术，有效避免了传统特征提取技术在定位和分割过程中可能引入的误差。该研究使用了大规模数据集，提高了检测准确性，特别是在处理高度近视或病理性近视导致的视盘特征混淆问题上，效果更为显著。虽然假阳性结果仍然存在，但该系统能够以高灵敏度和特异性检测青光眼，为早期识别和筛查提供了有力支持，有助于减轻青光眼对患者和医疗系统的负担，并推动未来更有效的筛查策略的发展。

3）儿童白内障

（1）概述：中山大学中山眼科中心刘奕志和林浩添眼科 AI 团队牵头完成的最新临床多中心随机对照研究成果发表在国际权威医学期刊《柳叶刀》子刊 E Clinical Medicine 上。研究中应用的 CC-Cruiser 是一个先天性白内障人工智能诊断决策平台，旨在诊断儿童白内障并提供风险分层和治疗建议，并比较 CC-Cruiser 与眼科医生在真实临床环境中的诊断效果和治疗决策能力。

（2）研究方法：开展了全球首个 AI 门诊，并联合全国五家不同地区、级别的医院的眼科门诊，对 CC-Cruiser 进行了多中心随机对照临床研究，验证了其在真实世界临床实践中的有效性和可行性。该研究为医学 AI 从试验训练到临床应用提出了重要的评判方法和标准。

（3）研究结论：2017 年 8 月 9 日—2018 年 5 月 25 日，共有 350 名参与者（700 只眼）被随机分配给 CC-Cruiser 或高级顾问进行诊断。CC-Cruiser 在白内障诊断和治疗决策的准确率分别为 87.4% 和 70.8%，显著低于高级顾问的 99.1% 和 96.7%。CC-Cruiser 的平均诊断时间为 2.79 min，明显短于高级顾问的 8.53 min。患者对 CC-Cruiser 提供的整体医疗服务质量表示满意，尤其是对其节省时间的特点。

（4）讨论：本研究表明，CC-Cruiser 在诊断儿童白内障和做出治疗决策方面的准确性不如高级顾问。然而，CC-Cruiser 的诊断时间更短，并且获得了较高的患者满意度。CC-Cruiser 诊断准确性低于先前研究可能由于以下几个原因：儿科患者难以配合，眼睑和睫毛遮挡，反射点位置不准确及裂隙灯照明强度等。较高的误报率可能会给医疗系统带来额外负担。此外，虽然目前 CC-Cruiser 可能仍需要医生操作以保证图像质量，但随着自动对焦技术的改进，其诊断准确性有望提高。

4）白内障手术视频阶段自动分割系统

（1）概述：在白内障手术中，准确识别各个手术阶段对于提高手术反馈和性能分析至关重要。每个手术阶段所需的时间是衡量手术表现的一个重要指标，而将手术分为特定阶段进行分析，可以简化提供定性和定量反馈的过程。本研究开发并验证了一种自动将原始眼科手术视频进行阶段分割的系统。

（2）研究方法：本研究通过分析回顾性手术视频来进行。白内障手术视频数据库来自密歇根大学凯洛格眼科中心在 2020—2021 年收集的视频。分析了来自 BigCat 数据集的 190 个白内障手术视频（包含近 400 万帧，每帧都标记了 11 个不重叠的手术阶段之一）。视频标注由第三方服务提供商 Alegion Inc 进行（经过专业培训后）。所有阶段标注在纳入数据集前均经研究团队手动验证。为探索视频大小、模型训练和推理时间与模型阶段识别性能之间的权衡，视频大小被调整为 3 种不同分辨率（135×68、240×135 和 480×270 像素）。使用 CNN 对输入图像进行空间模式绘制，同时利用密集神经网络进行预测。softmax 函数将预测映射为 0 ～ 1 的概率。应用 3D-CNN 框架进行时空特征提取。在模型选择过程中，仅使用了 25% 的训练集（代表超过 500 000 帧）。确定最佳模型和超参数后，使用所有可用训练数据来训练最终模型。采用多种指标来评估模型性能，包括帧级别的准确性、召回率、精度、F1 分数和接收者操作特征 AUC。

（3）研究结论：最终模型 CatStep 结合了时间敏感模型（Inflated 3D Densenet）和空间敏感模型（Densenet169），其 F1 分数为 0.91，接收者操作特征曲线下面积为 0.95。阶段级指标显示出良好的边界分割性能，阶段开始和结束时间的中值绝对误差分别仅为 0.3 和 0.1s，分段 F1 分数为 0.94，过度分割分数为 0.89，分段编辑得分为 0.92。

（4）讨论：手术阶段的自动分割是进行大规模手术性能自动化分析的关键。自动分割不仅可为手术初学者提供反馈，也是建立分析性能保障系统的重要组成部分。本研究证明了在白内障手术中实现高性能自动化手术阶段识别的可行性，并强调了通过自动化技术改善手术反馈和性能分析的潜力。

5）可穿戴辅助设备

（1）概述：OrCam MyEye 是一款手指大小的可穿戴辅助技术设备，旨在帮助视障人士处理现实世界中的任务。本研究旨在评估 OrCam MyEye 在实际使用中的可用性和满意度。

（2）研究方法：这是一项前瞻性多中心研究，对象为从 5 个视力康复中心招募的视障人士。OrCam MyEye 设备由 13 兆像素微型摄像头、蓝牙（连接耳机和外部扬声器等音频设备）和 Wi-Fi 连接构成，可磁性安装在任何眼镜架上。该设备能够拍摄用户所指向的物体的照片，并利用计算机视觉及光学字符识别技术处理图像，读取文本，并能识别人脸、货币和颜色。识别到图像或文字后，设备将信息转换成语音，通过位于耳正上方的内置迷你扬声器传达给用户。在使用 OrCam 与未使用任何视力辅助设备的情况下，患者分别执行了一系列现实世界任务，如近距离和远距离阅读、金钱处理、颜色识别和面部识别。随后通过系统可用性量表（SUS）、患者总体变化印象（PGIC）、魁北克用户辅助技术满意度评估（QUEST 2.0）和辅助设备心理社会影响量表（PIADS）评估使用 OrCam 与未使用辅助设备的差异。

（3）研究结论：对 100 名参与者的数据分析显示，使用 OrCam MyEye 可显著提升多种日常生活任务的执行效率，尤其是在阅读和面部识别方面。多元逻辑回归显示，年龄和视野缺陷共解释了设备效果变化的 89%。近一半的参与者对 SUS 给予积极评价。PGIC 稍有提高。QUEST 2.0 测试中最显著的参数是 58% 受试者在"易用性"方面的高分。PIADS 指标表明该设备对用户的日常生活产生了积极影响。回归模型表明问卷分数与人口统计学特征、疾病和视觉因素之间有显著相关性。OrCam MyEye 使视障人士在阅读、金钱处理和面部识别方面变得更加独立。

（4）讨论：本研究调查了 OrCam MyEye 对视障人士的功效和满意度，提供了有关该设备在临床环境中实际应用的宝贵数据。OrCam MyEye 在多个方面提供了显著改善，尤其是在阅读、面部识别及颜色和物品识别方面。研究结果表明，绝大多数参与者能够使用 OrCam MyEye 完成各种阅读任务，这对于视障人士而言极为重要，因为阅读障碍通常是他们寻求专业帮助的主要原因。此外，面部识别是视障人士的另一个常见挑战，而 OrCam 的使用也显示出了积极效果。患者对 OrCam MyEye 的可用性、变化印象、满意度、适应性和能力给出了积极的评价，显示出该设备能显著提高患者的生活质量和独立性。这些发现为该设备在视力康复领域的进一步应用提供了坚实的依据，并为未来的研究和产品开发指明了方向。随着技术的不断进步和用户反馈的整合，预计 OrCam MyEye 将在帮助视障人士方面发挥更大的作用。

4. 应用案例代表

1）AI 视网膜分析系统

（1）产品介绍：AI 视网膜分析系统是一款应用深度学习算法的医疗软件，专用于分析眼底图像，识别和评估视网膜病变。系统集成了先进的图像识别技术，能够在眼底照片中检测出 DR、AMD 等疾病迹象。技术方法包括对大量匿名化眼底图像进行深度学习，训练算法以识别病理特征。其预期用途是作为传统眼科检查的补充，辅助眼科医生更高效地识别疾病。适用人群包括遗传、年龄或糖尿病等因素导致眼病风险的患者。

（2）获批及文献发表情况：AI 视网膜分析系统在中国已获得国家药品监督管理局颁发的三类医疗器械证书。该证书标志着产品已满足一系列严格的安全性和有效性标准。*British Journal of Ophthalmology*、*Eye*、《中华系列杂志》等国内外医学期刊上发表的文献展示了系统在眼病识别方面的高准确率和可靠性。

（3）临床使用情况：自推出以来，AI 视网膜分析系统已在多家医疗机构中使用，服务了数十万名患者，证实了其技术在实际临床环境中的有效性。目前的商业模式和产品保险覆盖情况尚未完全公开。

（4）讨论：AI 视网膜分析系统产品虽在眼科领域取得显著成果，但仍面临挑战和改进空间。AI 系统的"黑箱"决策过程需提高解释性，以增强用户信任。尽管已服务众多患者，诊断结果仍需眼科医生确认。经济因素，如产品普及和保险支付，也可能影响其广泛应用。临床研究和长期跟踪数据的收集将有助于证实其在不同人群和疾病类型中的有效性和稳定性。

2）Google DeepMind 诊断

（1）产品介绍：Google DeepMind 与伦敦眼科医院合作开发的眼病诊断工具，旨在通过分析眼部光学相干断层扫描（OCT）图像，实现眼病的早期识别。该工具应用深度学习算法，由经过大量标注图像训练的多个 CNN 组成，能识别视网膜疾病的各种迹象，如 AMD 和 DR。它的目标是辅助眼科医生快速准确地诊断常见视网膜疾病，从而缩短诊断时间并提高准确率，主要适用于需要眼底检查的患者，尤其是那些有黄斑变性或糖尿病视网膜病变风险的患者。

（2）获批及文献发表情况：DeepMind 的眼病诊断项目与英国国家卫生服务体系（NHS）合作，在 *Nature Medicine* 等著名科学期刊发表了研究成果，显示其算法准确性与顶尖眼科专家相当。尽管在研究上取得成功，但该技术尚未获得全面监管批准，用于临床实践。

（3）临床使用情况：DeepMind 的眼病诊断工具已在英国进行临床测试，但具体服务患者数量尚未公开。目前还不清楚该工具是否被英国医疗保险所覆盖。商业模式仍在探索中，DeepMind 与 NHS 的合作为其临床应用提供了潜在路径。虽尚未商业化，但已在多个临床试验中显示出潜力，进行了一定数量的患者测试。

（4）讨论：DeepMind 的眼病诊断工具虽在技术验证方面取得显著成果，但在实际临床应用中仍面临挑战。监管批准是推广医疗 AI 工具的关键障碍。医生和患者对 AI 诊断决定的接受程度是实施成功的关键。尽管 AI 在诊断准确性上取得成就，但

AI 的诊断建议还需经过医生的最终判断。如何将 AI 系统无缝集成到医疗服务流程中是一个挑战，这需要跨学科合作、明确法规框架和医疗人员培训，确保技术在眼病诊断和治疗中有效安全应用。数据隐私和安全性是必须认真对待的问题。DeepMind 需与监管机构紧密合作，确保工具符合所有安全和效能标准。与医疗专业人员的持续合作、教育和培训有助于提高技术接受度。确保所有数据处理流程符合最高数据保护标准。仍需研究来验证 AI 系统在不同人群、年龄段和疾病阶段的效能，扩展诊断范围。随着技术成熟和对法规的适应，Google DeepMind 的眼病诊断工具有革新眼科诊断领域的潜力，使疾病早期发现和治疗更高效。

3）AI 辅助个性化治疗计划

（1）产品介绍：该产品是一种 AI 系统被用来分析来自多个数据源的信息，以协助制订个性化的治疗方案，例如为患有年龄相关性黄斑变性（wet AMD）的患者确定抗血管内皮生长因子（anti-VEGF）注射的最优间隔。该 AI 系统利用机器学习算法分析患者的眼底 OCT 图像、病史、治疗响应和遗传信息等，预测患者对治疗的响应，推荐特定时间点进行抗 VEGF 治疗，以最大化视力恢复和维持效果。该系统适用于需要长期管理和监测的 AMD 患者。

（2）获批及文献发表情况：尽管当前还无特定 AI 系统在此领域获完全监管批准，已有相关研究发表于 *Translational Vision Science and Technology* 等医学期刊，展示 AI 在优化 AMD 治疗中的潜力。

（3）临床使用情况：临床试验表明，使用 AI 辅助的 AMD 患者获得视力改善并减少治疗次数。试验验证了 AI 在实际临床环境的价值。商业模式一般基于订阅或使用次数付费，逐渐获保险计划覆盖。

（4）讨论：目前，AI 在眼科治疗方面的应用还面临着多个挑战，包括数据的隐私和安全性，算法的准确性和适用性，以及在不同医疗环境中的集成。需要更多的临床研究来细化算法，使其能够更准确地反映不同人群的需要。同时，也需要与监管机构的合作，确保患者的安全性和治疗效果。随着更多数据的积累和算法的改进，预计 AI 将在未来的眼科治疗中发挥更大的作用。

4）AI 辅助儿童弱视治疗系统

（1）产品介绍：AI 辅助儿童弱视治疗系统是一种 AI 辅助视力矫正系统，专为儿童弱视治疗设计。结合眼动追踪技术和数字视觉刺激，通过游戏训练改善视力。监测和分析儿童眼动模式，根据视觉反应调整刺激，训练弱视儿童眼睛协同。适用于 4 ~ 9 岁患弱视儿童，家庭环境互动友好的康复方式。

（2）获批及文献发表情况：AI 辅助儿童弱视治疗系统作为一种新兴的医疗技术正在进行临床试验，以评估其在弱视治疗中的有效性和安全性。尽管目前还未公布其获批情况，但预计将会寻求美国 FDA 和其他国家相应机构的批准。关于该系统的研究结果已在多个医学会议上进行了讨论，并有望在同行评审的期刊上发表。

（3）临床使用情况：目前 AI 辅助儿童弱视治疗系统还处于试验阶段，因此有关其在实际临床环境中服务患者数量的确切数据尚不详细。未来可能的商业模式包括直接向消费者销售或通过医疗机构提供。保险覆盖的情况将取决于临床试验结果和各国保险政策。

（4）讨论：尽管 AI 辅助儿童弱视治疗系统显示出强大的潜力，但仍存在诸如技术接受度、长期效果的评估及治疗依从性等方面的问题。如何保证儿童在家中能够定期且正确地使用系统，是成功推广的关键。为了提高其临床应用的广泛性，制订详细的使用指南和监督方案，以及提供家长和医生的培训，将是改进这些问题的重要步骤。此外，关于如何将这种新兴技术融入现有的医疗保健体系，包括与保险公司的合作，是另一个需要解决的挑战。随着技术的进步和更多临床数据的可用，AI 辅助儿童弱视治疗系统有潜力改变弱视儿童的治疗方式，提供一种有效的家庭治疗方案。

5）OrCam MyEye

（1）产品介绍：OrCam MyEye 是一款先进的可穿戴设备，利用 AI 技术帮助视障人士更好地理解周边环境。该设备集成了 13 兆像素的微型摄像头、蓝牙和 Wi-Fi 连接，能够拍摄用户所指向的物体，并使用机器学习算法实时解析这些图像，识别文本、人脸、产品等。通过自然语言处理和机器视觉算法，将信息转换为音频，并通过耳机传达给用户。预期用途包括帮助视障人士进行阅读、识别人脸、导航环境及执行其他日常活动，可以提高他们的独立性和生活质量。适用于所有年龄段的视障人群，包括完全失明、低视力和阅读困难者。

（2）获批及文献发表情况：OrCam MyEye 设备已在全球多个国家获得销售许可，并被多个视障组织和专业机构推荐。尽管 OrCam Technologies 没有公布具体的文献发表情况，但该设备在消费者技术领域获得了广泛的媒体报道和行业奖项，证明了其创新性和实用性。

（3）临床使用情况：OrCam MyEye 已经在全球多个国家的市场上销售，服务了成千上万的患者。关于保险覆盖，这取决于不同国家的医疗保险政策。在某些国家，OrCam MyEye 的购买可能会被某些视力障碍相关的保险计划所覆盖。有些用户可以通过医疗保险、退伍军人福利或其他补助计划来获取这一设备。商业模式方面，OrCam MyEye 通过全球分销网络和在线直销平台向最终用户销售，也通过合作伙伴分销给专业的视力康复机构。

讨论：尽管 OrCam MyEye 在帮助视力受损人群方面取得了显著成效，但也存在一些挑战。首先，高昂的成本可能会限制某些患者的使用。其次，设备的适用性取决于用户环境的多样性，可能在某些场合下效果不佳。特别是对于那些不熟悉技术或有认知障碍的人来说，用户可能需要时间适应使用设备。开发更直观的用户界面，提供更全面的用户培训，以及与保险公司合作以减轻用户的经济负担，是完善和改进的方向。随着技术的进步和成本的降低，可以预期 OrCam MyEye 将成为视障人士更普遍和易于接受的辅助工具，进一步提高他们的生活质量。此外，继续研究和改进算法，以便在更多的环境中准确识别和解释视觉信息，也是未来发展的关键。

5. 展望

数字技术、远程医疗和 AI 在眼科领域的应用正在经历迅猛的发展。AI 在眼科的应用将更加精准和高效。未来的 AI 系统将能够更好地处理复杂的医学影像，提供更为精确的诊断建议。这不仅限于眼底疾病诊断，还会扩展到其他眼科疾病，如角膜病变、视神经疾病等。AI、大数据和云计算将进一步融合，为眼科医疗带来更加深入的创新。通过这些技术的结合，医疗服务将能够实现个性化和精准化，从而提供更加定制化的治疗方案。例如，基于个人遗传信息和生活习惯的大数据分析能够预测疾病风险，为预防和早期干预提供科学依据。

未来的眼科治疗将更加注重个性化和精准化。AI 系统将能够根据患者的特定情况（如年龄、性别、遗传背景和生活方式），提供定制化的治疗方案，这将有助于提高治疗效果，减少不必要的医疗干预。AI 技术在眼科手术中的应用也将得到进一步发展。AI 辅助的手术系统可以提供精确的手术规划，帮助医生进行精细的手术操作，同时实时监测手术过程，确保安全性。同时，AI 技术将在培训眼科医生、辅助临床决策和提高手术精准度等方面发挥更大作用。随着算法的不断优化和标准化流程的建立，AI 将在眼科领域得到更广泛的信任和认可。AI 在眼科诊断和治疗中的应用将成为常规实践。

AI 与基因测序、可穿戴设备和远程医疗技术的融合将为眼科医疗带来新的突破。例如，结合遗传信息和 AI 分析，可以为患者提供更个性化的疾病风险评估和治疗方案。可穿戴设备收集的数据也可以用于监测眼健康状况，AI 分析这些数据有助于早期发现疾病迹象。未来，智能医疗设备将在眼科领域得到更广泛的应用。从智能眼镜到高级影像分析设备，这些技术将使得疾病的筛查更加方便快捷。智能化的医疗设备能够实时监测患者的视力变化，预警可能的健康问题，为医生提供实时数据支持。此外，远程手术和远程监测将成为常态，尤其是在眼科常规检查和慢性疾病管理中。总之，数字技术、远程医疗和人工智能正在全球眼科领域内推动医疗服务的创新和变革，这些先进的技术将为全球眼科医疗领域带来更加光明的前景。

（陶　勇　佘重阳　编写，梁远波　审校）

### 4.1.10　口腔科

**1. 国内外研究现状**

近年来,口腔医学领域的研究者们积极探索数字化和智能化技术在口腔疾病诊疗中的应用。口腔正畸病例诊断涉及多模态、多维度、多阶段的数据分析,其工作量大,耗时长,且高度依赖经验,因此,这一领域一直是口腔数字医疗研究的热点。而人工智能技术在口腔医疗影像数据分析方面的研究,为口腔正畸领域的数字医疗创新带来了显著进展。

1)二维影像资料分析研究

基于侧位片的头影测量分析是正畸临床诊断设计、评估生长或治疗效果的重要手段。近年来,人工智能技术广泛应用于侧位片自动定点分析之中,逐步实现全面的自动化数据分析。如何提高解剖标志点自动定点分析的准确性和稳定性一直是研究的热点。研究者通过 CNN 开发了人工智能模型,可以在定位标志点的基础上给出每个标志点的 95% 置信区间,显著提高了分析的准确性和稳定性。

人工智能运用于口腔全景片诊疗的多个方面,可以有效分析全景片提供的丰富信息,减少人为分析的疏漏,具备一定的参考价值。全景片自动化识别和分类模型的建立为全景片自动诊断提供了基础,涉及不同牙齿状况的检测。随着技术的进步,研究人员逐步关注其他牙体牙周疾病的诊断,如根尖病变等。基于人工智能的全景片诊断正逐步拓宽应用场景,可用于检测牙周骨质缺失、评估病变区牙齿数目和牙周炎程度,以及检测上颌窦的病变等。

正畸治疗引起的牙齿移动、颌骨位置或形态的改变会影响面部软组织变化。准确判断患者面型对牙颌畸形的诊断、治疗计划制订及治疗预后的评估有着非常重要的作用。在正畸临床实践中,多采用肉眼分析患者正面照和侧面照,十分依赖医生个人经验、美学素养。人工智能技术通过 CNN 等方法,自动分析下颌偏倚和面部不对称,可以提供更客观的面部特征评估,为面型分析在诊断、治疗计划制订及治疗预后评估中的作用带来了显著提升。

骨骼成熟度是正畸医生了解患者生长发育情况,选择合适的矫治时机的重要指标之一。手腕骨具有骨骼数量多、代表性佳等特点,因此长期以来作为骨龄评价的金标准。基于图像处理技术和深度学习的自动评测骨龄方法提高了临床诊疗的效率和精度。人工智能技术应用于计算机辅助骨龄分析系统、全自动评估骨龄系统及颈椎骨龄分期检测中,提高了临床诊疗的效率和精度。但是人工智能评估法有一定数据依赖性且不同模型之间存在差异。

为了减少拍摄手腕片带来的额外辐射,更多的正畸医生选择利用侧位片判断颈椎成熟度。传统的颈椎形态分类主要依靠视觉直观评估，受医生经验影响，主观性较大且可重复性欠佳，临床应用受限。而人工智能技术受主观因素影响小，在颈椎骨龄分期检测中表现良好。

2）三维影像智能分析研究

口腔医学领域的三维影像智能分析是研究的一个重要方向。目前，正畸临床主要采集患者的三维影像数据，以 CBCT 和口内扫描模型为主要工具。在 CBCT 方面，人工智能的应用主要集中在自动定点和自动分割方面。机器学习被用于自动定点分析，然而准确性相对较低。尽管一些研究通过建立基准颅骨模型和使用神经网络等方法提高了颅骨的三维自动定点测量，但整体准确率仍有待提高。另外，CBCT 图像中存在伪影和对软组织结构的显像不足等问题，限制了三维定点分析的临床应用。

牙齿的自动分割也是 CBCT 应用中的研究重点。通过深度学习算法，研究者们在数字化 3D 牙齿表面模型上实现了自动牙齿分割，极大提高了分割精度。此外，一些深度学习的分牙模型在分牙准确率方面取得了显著成果，大大缩短了分牙时间。

随着技术的发展，口内扫描器因其舒适方便、软组织识别度高、可更好地还原口内情况等优势，被广泛应用于正畸临床。深度学习算法在数字化 3D 牙齿表面模型上的应用实现了自动牙齿分割，取得了高分割精度。这些技术的发展有望提高正畸治疗的效率和精度，减少了 CAD 系统的复杂操作和人工干预。

在三维面部扫描数据的自动诊断方面，虽然报道相对较少，但已有一些初步成果。一些研究者提出了基于面部扫描的 AI-3D 可变形模型，用于自动分析面部形状特征，对整形和重建手术的诊断和规划有一定的应用。此外，人工智能结合面部扫描技术在神经发育障碍（ASD）的诊断方面也取得了一些有希望的结果。

总之，人工智能技术在口腔医疗影像数据分析方面的研究为口腔正畸领域的数字医疗创新带来了显著进展，然而在三维影像智能分析方面仍面临一些挑战，如 CBCT 自动定点的准确性和面部扫描技术结合人工智能等研究仍然需要进一步探索。

2. 国内外应用情况

尽管目前人工智能技术的应用受限于训练数据资料的数量与质量，但将其与正畸临床诊疗相结合，可提供更快更有效的分析诊断，为更准确的诊疗决策提供支持。人工智能和已被广泛应用于正畸临床影像资料处理、辅助诊断等领域，协助正畸医生进行分析诊断及制订治疗计划，显著提升了医疗水平及效率。

1）骨性错颌畸形的诊断

人工智能可以用于骨性错颌畸形的诊断，目前应用比较广泛的是基于解剖标志点自动定点算法的侧位 X 线照片分析系统，现有一些头影测量软件投入市场，实现了对患者的侧位分析结果的智能化诊断，表现出了较好的性能，为正畸医生提供了全面可靠的侧位片数据分析结果。另外，基于 CNN 建立的端到端深度学习模型，可用于诊断垂直和矢状向骨性错颌畸形。也有团队在对 CBCT 图像进行三维增强后，采用两种不同的深度学习模型构建多通道模型，实现对左右颌骨畸形的自动识别与分类。

2）生长发育阶段的判断

之前的临床骨龄多通过评估 X 线下手腕骨的发育程度来推测。在正畸学中，有研究使用 CNN 判断头颅侧片 CVMS 分期，在不同环境下训练、评估和测试不同数量的图像，并对这些图像进行不同的预处理。对模型和方法进行了交叉验证。发现更均匀的类别分布有助于提高准确率。侧位片颈椎骨龄分析系统使用 AI 分类器寻找可以明确生长发育阶段的颈椎，从而使患者仅需拍摄头颅侧位片就可以确定发育程度，降低了患者的医疗费用和受辐射量。

3）颞下颌关节问题的诊断

在正畸治疗及关节问题的诊断中，基于人工智能的颞下颌关节盘移位特征自动提取和准确检测的诊断工具得到了初步的研究和应用。这些工具利用深度学习方法，通过对 MRI 图像的标记和模型训练，实现了对关节问题的自动提取和准确检测。其中包括能够自动识别异常关节盘并提供详细分析报告的软件，以及在正畸治疗前导入 MRI 即可检测颞下颌关节盘前移位的模型。此外，一些研究还建立了深度学习模型，分别用于标记 TMJ 分量和在检测到的区域内进行问题分类，从而构建了用于诊断颞下颌关节疾病的人工智能软件。这些工具为提供更精准和便捷的关节问题诊断在正畸治疗中展现了潜在的应用前景。

4）正畸治疗预后评估

AI 在正畸治疗预后评估的主要应用之一是对软组织治疗结果的预测。研究证明，采用多元回归模型预测治疗后软组织侧貌的变化比通过软硬组织变化的平均比率进行预测考虑的影响因素更多，可以纳入牙齿、颌骨的多个标志点和软组织特征，准确性更高。目前的人工智能 VTO 系统结合人工智能模拟软硬组织变化，实现了前牙目标位确定、侧位片和侧貌照片自动融合，可对治疗侧貌影像预测进行动态展示，为正畸治疗预后评估和医患沟通提供了有力的支持。

5）治疗规划

在方案设计方面，近年来有学者使用人工神经网络来预测正畸治疗计划，并通过与患者的实际治疗变化进行比较，评估了该决策支持系统的有效性。

制订拔牙方案是正畸临床常见难题之一，不仅取决于客观测量分析，更与医生临床经验、专业知识等紧密相关，有学者寻求使用机器学习的方法来改进这一决策，以减少个人主观性影响。对于正颌手术方案，研究者们采用深度学习方法检查手术或正畸治疗的需求，并利用计算断层扫描影像，划定了异常的面部软组织和骨骼形态，用于手术规划和评估。同时，还有研究建立了下颌骨的三维形态统计模型，为手术重建提供了合理的依据。这些方法有望在正颌手术中提供更科学和个体化的治疗方案。

6）自动排牙及隐形矫治方案设计

随着无托槽隐形矫治技术的不断发展，AI 技术在排牙设计等无托槽隐形矫治中也得到了应用，这些应用系统通过收集标准牙齿形态信息，建立标准牙齿模型库，然后用实际模型与牙齿库模型的配准关系自动识别咬合特征点，实现精准的诊断排牙。也有系统采用人工智能多模态生物数据平台、智能根骨系统等更高智能化的平台，能够帮助医生更方便、更准确地完成矫治前期诊断、矫治目标设计、矫治过程监控等工作。

总而言之，将快速发展的 AI 技术与正畸临床诊疗相结合，可提供更快更有效的分析诊断，为更准确的诊疗决策提供支持，但总体来说口腔正畸领域的临床研究数量仍相对较少，有待拓展和完善，对 AI 引导的正畸诊疗模式进行大样本临床研究，以期建立一套规范、完整的口腔正畸智慧化诊疗流程，是未来应用研究的主要方向。

3. 研究案例代表

1）用于头影测量的自动地标定位和分析的人工智能系统

（1）概述：本研究旨在通过 AI 解决正畸和正颌手术中头影测量分析的地标点定位问题，提高诊断和治疗规划的效率。传统手动地标点定位耗时较长且存在误差，而传统的自动化系统由于面临数据集的不足、头影机器的多样性和不准确标注等问题而难以在临床应用中得以实现。本研究提出了 CephNet 基于大量来自不同来源的头影数据，构建了两层级联的 CNN，以实现准确的头影分析。此外，还开发了一个交互式系统，通过临床应用的反馈来不断改进 CephNet，力求打破自动头影系统在实际应用中的局限。

（2）研究方法：研究收集了来自中国 20 家医疗机构的 9870 张数字头影，涵盖多种牙合问题和颅面骨骼模式。5 名正畸医生手动标注 30 个地标点，建立了黄金标准数据集。CephNet 结构包括两个阶段的神经网络：RegionNet 用于检测感兴趣区域（ROIs），LocationNet 则用于准确定位 ROIs 中的地标。为模拟临床情境，对数据进行了图像增强处理。训练过程使用了 259 张测试数据和 9611 张训练数据，其中1000 张作为验证集。损失函数定义考虑了地标坐标的预测误差，验证了 RegionNet 和 LocationNet 在网络组件中的必要性。最终，采用成功检测率（SDR）评估了地标定位的准确性，以及通过头影测量分类来评估 CephNet 在临床应用中的性能。

（3）研究结论：CephNet 在训练过程中显示出迅速降低损失、提高准确性的趋势。经过 200 个 epochs 的训练，训练准确度达到 99.99%，验证准确度达到 99.29%。LocationNet 成功学习了 ROIs 的局部特征，地标预测误差向量集中在地面实况地标周围。消融研究证明了 CephNet 两阶段设计的必要性，相较于单阶段网络，其准确度更高，预测误差更小。CephNet 在处理各种复杂情况的头影中表现出鲁棒性。自动地标定位的平均预测误差仅为（0.94 ± 0.74）mm，且大多数地标的偏差小于 1.5 mm。在 11 项临床测量的准确性上，CephNet 的平均成功分类率达到 89.33%。这些结果表明 CephNet 是一种精确、稳健、临床适用的自动头影分析系统，为头影测量分析提供了有力的支持。

（4）讨论：CephNet 系统的提出为自动头影测量分析带来了新的突破，实现了精准的地标定位和测量。与现有研究相比，CephNet 在不同头影机型和患者头颅变异的情况下表现出更高的准确性和鲁棒性。通过对大量头影数据的细致标注和多中心测试，CephNet 在平均位置误差、成功分类率及各项头影测量的准确性方面均展现了显著优势。其分阶段的地标定位方法有效提高了系统性能，通过考虑 ROIs 之间的解剖关系，减轻了计算负担。利用 SN 距离作为参考设定 ROI 大小，确保了系统在不同头影之间的稳健性。CephNet 的成功应用为头影测量分析提供了可行的自动化解决方案，有望在临床实践中提高诊断效率和准确性。未来研究需考虑在更广泛和多样化患者群体中的性能验证，并不断改进网络结构以适应更多的头影情境。

2）基于深度学习技术的侧位头影射线图头部位置自动检测的评估

（1）概述：该研究致力于解决侧位头影射线图（LCRs）在口腔颌面疾病的诊断和治疗规划中所面临的头部位置变异带来的问题。头部姿势的变化对气道和软组织形态产生显著影响，现有自然头位标准存在争议且难以实现。为了寻找稳定的头影摄影标准，研究者们探索了 FH 平面和 sella-nasion（SN）平面，其中 FH 平面被认为比 SN 平面更具临床应用性。然而，FH 平面的准确检测在实践中较为困难，需要专业知识且缺乏即时反馈。本研究提出使用 CNN 进行头部位置的自动检测，特别是利用 ResNet50 架构的高效性来实现准确的头部位置分类。研究引入了基于改进 ResNet50 的深度学习系统和基于 YOLOv3 的传统标志点检测模型，旨在为 LCRs 头部位置的自动化评估提供新的解决方案。

（2）研究方法：采用回顾性方法，从 13 个机构收集了 3059 份 LCRs，构建深度学习模型。数据分为训练、验证和测试集，使用 Dolphin 软件进行了头影测量标志点的定位和头部位置的分类。为提高模型泛化性能，采用了标签保持的图像变换。在 NVIDIA GTX 1080 Ti GPU 上，基于 ResNet50 和 YOLOv3 的模型进行了训练和微调。模型性能通过混淆矩阵、ROC 曲线等指标全面评估，以及显著性图的定性分析，为后续头部位置自动检测提供了有力支持。

（3）研究结论：研究成功开发了基于 ResNet50 和 YOLOv3 的深度学习模型，用于自动检测头部位置。结果表明，修改后的 ResNet50 在分类准确性、灵敏度和

AUC 等方面均优于 YOLOv3，为临床上准确获取患者头部位置提供了可行性。此外，通过可视化分析，观察到 ResNet50 模型对颈椎骨的关注，这为更全面的头部定位提供了有力支持，为深度学习在口腔颌面外科领域的应用奠定了基础。

（4）讨论：修改后的 ResNet50 在自动判定颌面射线上的头部位置方面表现优越，准确性达到 96.0%，AUC 高达 98.5%。这一结果为减少颅面结构误诊提供了潜在的临床应用前景，特别是对初级临床医生和放射技师的远程医疗提供了支持。与 YOLOv3 相比，修改后的 ResNet50 在异常头部位置判定方面表现更出色。研究还通过热图分析揭示了其优越性的解释，表明 ResNet50 关注 LCR 上颈椎形态和曲率，为模型提供了更详细的信息。尽管模型表现卓越，研究受限于数据集规模和头部位置标准研究不足，未来通过扩大样本和深入研究头部位置标准可提高模型准确性和实用性。

3）使用深度学习模型和梯度加权类激活映射解释的方法检测不同性别的口腔内照片特征

（1）概述：本研究探讨了使用正面口腔照片进行性别识别的可能性，这对于牙科应用具有重要意义。在口腔和口周治疗的细致领域中，准确排列硬组织和软组织对功能有效性和美观度至关重要，并与性别特定特征密切相关。该研究在观察口腔和口周细节中明显的性别二态性的基础上，引入了 R-net 模型，利用 10 000 名患者的大型数据集进行性别分类。此外，该研究超越了传统应用，引入了 Grad-CAM 作为反向分析工具，揭示了神经网络分类基础的复杂性。这种方法不仅提高了在灾难识别场景中的效率，还为个性化修复、牙周和正畸治疗提供了切入点。

（2）研究方法：该研究在四川大学华西口腔医院进行，采用 10 000 名患者的口腔照片，这些照片在同一角度、相机和闪光灯设置下由同一摄影师使用相同设备拍摄。数据集的筛选排除了接受或正在接受正畸治疗、存在修复或疾病影响的患者，以及牙齿数量异常的情况。研究使用了基于 R-net 框架的神经网络，通过迁移学习技术进行微调。首先，R-net 框架通过视觉对象类别数据集进行训练。其次，通过比较模型识别结果与患者记录性别进行学习。最后，经过训练的 R-net 模型在独立的验证数据集上进行性能评估。

性能分析使用了精确度、召回率、ROC 曲线等指标，这些指标通过与记录性别的地面实况进行比较来评估模型的性能。采用卡方检验分析了分类数据，评估了 R-net 模型的性能统计学显著性。研究方法的设计旨在为口腔领域提供一种基于深度学习的性别检测方法，为临床实践和法医鉴定提供可能性。

（3）研究结论：研究使用 R-net 模型成功实现了性别检测，训练集和测试集的准确度分别达到 86.5% 和 82.5%。研究发现，该模型在男性检测方面具有较高的灵敏度，而在女性检测中表现出较高的特异性。对不同年龄组的分析显示，15 ~ 44 岁组模型性能优于 7 ~ 14 岁组。通过 Grad-CAM 热图分析，揭示了模型在未裁剪图像中更关注口周软组织，而在裁剪图像中更专注于牙齿及其咬合区域。研究结果表明，深度学习方法能够从口腔照片中提取与性别相关的特征，为个性化的修复、牙周治疗和正畸治疗提供更精准的参考。

（4）讨论：研究聚焦于 R-net 模型在口腔前视图中进行性别检测的可行性。R-net 在原始和裁剪图像数据组均取得了满意的性别检测性能。未裁剪图像中模型主要关注软组织区域，裁剪后更专注于牙齿。15 ~ 44 岁组性能较 7 ~ 14 岁组更佳。研究揭示了口腔前视照片中性别特征的复杂性，尤其是裁剪图像中上下前牙的性别差异可能被低估。未来研究需要改进 AI 判别方法，考虑不同颌关系的影响，并开发更直观的学习解释方法。

4）使用分层深度学习网络自动分类和分割 3D 牙齿模型

（1）概述：三维牙齿模型的自动分割和分类对于计算机辅助正畸系统至关重要。错颌是一种常见的口腔疾病，患病率高达 50%。牙齿模型能真实展示患者的 3D 解剖结构，协助设计高效准确的治疗方案。尽管商业软件实现了一定程度的自动牙齿分割，但手动干预多，效率较低。现有自动分割算法对复杂症状的患者效果不理想。深度学习，尤其是 CNN 为解决这一问题提供了新思路。本研究提出了一种基于三维 CNN 的分层深度学习网络，结合稀疏体素八叉树和条件随机场（CRF）模型，实现牙齿模型的自动分割和分类。该方法具有高准确性和鲁棒性，减少了手动干预和参数调整的需求。

（2）研究方法：该研究提出了一种基于三维卷积神经网络（3D CNN）的牙齿分割和分类方法。该方法主要分为 3 个步骤：①在数据预处理阶段，利用稀疏八叉树分割方法对原始牙齿模型进行标记，形成八叉树模型。②通过两级分层特征学习网络对预处理后的八叉树模型进行训练，实现对牙齿类型的分类。第一级网络执行 4 标签分类，区分切牙、犬齿、前磨牙和后磨牙；第二级网络执行 2 标签分类，区分中央和侧切牙、第一和第二前磨牙，以及第一和第二后磨牙。③在牙齿模型分割阶段，通过训练设计的三级分层网络，得到具有不同权重参数的 caffe 模型，完成牙齿和牙龈的分割，同时使用条件随机场模型优化边界。研究还采用高分辨激光扫描仪获取 3D 数字牙齿模型，并通过虚拟样本生成技术和哈希表的八叉树稀疏表示模型，有效处理有限训练数据和点云模型的不规则特性。

（3）研究结论：研究成功实现了基于 3D CNN 的分层特征学习框架，对 600 个牙齿模型进行了训练和验证，验证了网络模型在牙齿分类任务上的高准确性。此外，通过引入八叉树结构、ReLU 函数和 BN 操作，优化了网络的表示能力。在分层分类任务中，Level-1 网络用于获取所有牙齿类别的通用特征，而 Level-2 网络则通过在预分类网络的基础上增加全连接层，提高网络的特征表达和自学习能力。实验证明，该方法对于不平衡的牙齿数据集具有较强的鲁棒性。总体而言，该研究为计算辅助的正畸技术在牙科领域的应用奠定了基础，提供了一种先进而有效的牙齿分割和分类方法。

（4）讨论：计算机辅助正畸技术结合了口腔科学和计算机科学，对传统正畸方法进行了革新。牙齿分割是计算机辅助正畸系统的重要一环，深度学习在医学诊断中的成功应用展示了其在降低劳动成本和减少手动干预方面的优越性。研究提出的两级分层分类方法在提高分类性能和减少高度相似类别误分类方面取得显著效果。基于CRF 的智能分割方法可应用于各种错位或牙齿缺失情况，且分割边界更接近实际情况。尽管方法在性能准确性和效率上取得了显著成绩，但仍存在训练数据有限、层次分割结构影响等局限。未来工作将扩展牙齿数据集，增加样本数量，以训练更强大的网络，提高对牙齿类型分割或分类的准确性。

5）使用生成对抗网络进行 3D 扫描数据的牙齿分割

（1）概述：本研究旨在解决口腔内扫描仪在获取牙齿扫描数据时因立体视觉系统导致的遮挡问题，这一问题降低了牙齿解剖形态的准确性，因此需要手动分割每颗牙齿，增加了操作者的时间和精力负担。研究提出使用生成对抗网络（GAN）对扫描数据预处理，进行图像修复，解决牙齿分割中的遮挡问题。与传统方法相比，本方法能够提高牙齿分割的准确性，为数字正畸学的发展提供了一种创新的解决方案。

（2）研究方法：研究采用基于 GAN 的方法解决扫描数据遮挡问题。研究分为三个主要步骤：①通过可视检查明确扫描数据中的遮挡区域，并将其删除，保存位置信息；②在每个平面上对扫描数据进行分割，通过 GAN 进行图像完成，以获得更高准确性的图像；③将经过重建的图像堆叠，并与去除遮挡区域的数据合并，通过重新网格化完成对 3D 牙齿扫描数据的重构。在 GAN 的训练阶段，使用 Edge Connect 方法，包括对边缘模型和图像完成模型的预训练，然后通过两者的结合进行最终训练，提高图像的质量和准确性。研究采用了 10 名患者的口腔内扫描数据，通过裁剪图像、边缘图像、掩模、掩模图像和掩模边缘图像的五类数据进行训练。研究致力于提高牙齿分割的精确性和效率，为数字化牙科治疗提供更可靠的数据基础。

（3）研究结论：研究成功应用 GAN 解决遮挡问题，进行了牙齿图像完成和分割实验。经过训练，使用 SSIM 和 PSNR 等指标量化测量，所提方法在不同掩模尺寸下均表现良好，小尺寸下效果更佳。通过采用 SSIM > 0.9 和 PSNR > 22 的图像进行 3D 重建，显示了该方法在实际应用中的潜在价值。牙齿分割方面与传统方法对比，该方法呈现出更高的准确性。因此，该研究为优化口腔内扫描数据处理提供了有效途径，为数字化牙科诊断和矫正治疗提供了有力支持。

（4）讨论：研究深入分析了口腔内扫描仪的数字化牙科应用及其遮挡问题。通过引入 GAN 的图像完成方法，成功地解决了口腔内扫描仪产生的遮挡问题，提高了牙齿图像的完整性和准确性。研究者还详细介绍了 GAN 的训练过程，并使用 SSIM 和 PSNR 等指标对训练结果进行了量化评估。讨论中突出了不同掩模尺寸对图像完成质量的影响，并通过实验证明了所提出方法在小尺寸掩模下的优越性，论证了所提方法在牙齿分割准确性上的优势。

4. 应用案例代表

1）智能化正畸诊断系统

由华西口腔正畸专家团队和人工智能专家团队深度合作开发了基于多模态数据的人工智能辅助诊断分析系统，通过海量权威临床数据支撑，采用机器视觉、深度学习和强化学习等技术，实现了口腔多模态数据的智能分析、辅助诊断与方案设计。

该系统可自动检测口腔 2D、3D 影像的关键解剖点位，自动测量牙齿、骨骼、软组织的重要测量指标，生成测量报告。系统还可识别口腔组织和结构上的病理问题，为医生提供病理问题的诊断信息。系统提供了多种服务工具，包括侧位片、面部美学、颈椎骨龄、气道分析、口扫模型、CBCT 智能分析系统，将不同来源的数据进行融合，依据正畸分析方法理论对三维结构、病理问题、不良习惯和生长发育进行综合分析，帮助医生准确高效地完成诊断。系统还提供了正畸方案模拟和重叠分析工具，辅助医生进行正畸方案设计、疗效预测和全方位的疗效评估，帮助医生及时发现治疗方案的不合理之处，及时调整优化治疗方案，规避治疗风险。

系统研发包含核心研究成果 10 余项，已于口腔领域顶级期刊发表 21 篇论文，涵盖正畸及人工智能两大领域，系统已完成 27 项专利和 20 项软著的申请，形成完整自主知识产权网络。

系统具备健全的商业应用模式，自 2019 年 12 月上线以来，已成功协助逾 5 万名医生完成了超过 40 万个病例的分析，成为正畸医疗领域的重要工具。

尽管在正畸医疗领域取得显著成就，但仍面临一些挑战。目前，系统主要基于已有数据进行学习预测，缺乏对不同人种及民族的充分考量，可能导致在这些群体中的预测精度相对较低。此外，对于不同设备和数据来源的集合，现有研究尚未能够实现充分的泛化性和普适性。为了克服这些问题，未来的研究需要加强对算法的优化，提高处理速度和准确性，同时考虑多样化患者群体的特征。此外，跨设备和数据源的标准化也是关键，以确保人工智能在口腔正畸中的应用能够更精确、可靠地支持临床诊断和治疗方案设计。

2）正畸临床决策支撑系统

正畸临床决策支持系统利用大数据计算、自然语言处理、知识图谱和人工智能等技术，实现了自动推荐治疗方案、评估治疗难度、筛查治疗风险等功能，为医生提供临床决策支持。该系统支持正畸专家远程指导基层医生进行正畸治疗方案设计。

在该系统中，基层医生可以提交疑难病例资料，然后由 AI 工具辅助完成 90% 的病例分析、诊断和治疗方案设计工作。随后，正畸专家会审核和修改 AI 生成的分析、诊断和治疗方案，生成科学、合理、专业的治疗方案专家建议书。专家通过远程指导基层医生进行患者治疗和实际操作，并解答治疗过程中的疑难问题，为基层医生提供病例的全程远程指导。这个系统能够大大提高医生的工作效率，确保患者得到高质量的正畸治疗。

系统提供远程指导服务，服务包括疾病诊断、病例风险评估、治疗方案设计、矫正方案修改、疑难解答、全周期指导等服务。系统通过 AI 辅助，规范正规的诊断方案，有效减轻正畸专家的工作强度，提升专家效率，实现口腔专家资源下沉基层，助力行业缓解供需矛盾。

人工智能的应用不受专业流派影响，不受个体经验局限，可以提供更为客观、精准的诊断结果。这种系统的运用能够弥补医生之间的差异性，提高整体诊断水平，并为患者提供更为精准和个性化的治疗方案。

3）智能排牙系统

系统利用人工智能技术，能够精确识别龈缘线，自动提取牙齿特征并识别牙号。基于个体的生理特征，系统能够全自动拟合并生成理想的牙弓形态。通过感知牙齿姿态，系统能够全自动排齐牙齿，实现既美观又符合生物力学的 AI 排牙效果。此外，系统还采用了数字化预见性设计，分步骤模拟治疗方案，为每位患者定制个性化的动态解决方案。

AI 辅助的智能排牙方案设计，为医生和技师带来了前所未有的工作效率提升。目前，尽管 AI 在自动排牙精度上还未完全达到临床要求，需要人工进行精细调整，但这一现状正随着深度学习技术的飞速发展而快速改变。随着 AI 系统通过不断学习和吸收专家级的正畸排牙案例，随着算法的持续迭代和优化，我们有理由相信，AI 将能够独立设计出完全符合临床标准的 3D 排牙方案，甚至在某些方面超越人类专家，为口腔正畸领域带来革命性的变革。

5. 展望

将人工智能技术与正畸诊疗服务相结合，可以提供更快捷的诊断、更智能的数据分析，极大提高了正畸临床服务效率，在口腔正畸影像资料分析领域，人工智能的未来发展前景十分广阔。为克服准确性和稳定性方面的挑战，研究人员正在不断优化算法，借助更先进的深度学习模型和图像处理技术提高精度和稳定性。在解决数据质量和标注问题上，标准化数据采集和更准确的标注方法将是未来的重点，通过建立更规范的数据集和标准化流程,提高数据的一致性和准确性。同时,未来研究还将更多关注多模态数据集合的处理和不同设备采集数据的统一性,以提高模型的泛化性和普适性。

随着医疗数据的不断积累和技术的进步,人工智能在口腔正畸诊断中将扮演更为重要的角色。人工智能系统有效地整合大量医疗数据、归纳医学知识,提供客观、精准的诊断建议,为医生们能够更加全面地审视每个病例提供帮助。人工智能辅助诊断不能完全脱离人的监管。尤其对于正畸领域中的一些临界病例,人工智能难以将患者的社会心理因素、个性化设计等方面纳入计算。此时需要医生根据医患沟通、经验积累做出最合理的诊断和制订出最佳方案。

建立规范的诊断标准和便捷的专家质量控制渠道,使得基层医院能够更好地获取专业支持和指导,是未来发展的关键。人工智能可为这一目标提供重要支持,通过智能化的诊断工具和在线专家支持系统,提高基层医生的诊断水平和治疗方案制订的准确性。经过不断学习的人工智能系统必将越来越满足临床工作的要求,而实力雄厚的专家团队自始至终以远程或科内会诊的方式为临床医疗质量保驾护航,人工智能定能辅助医疗帮扶工作的持续高质量发展。

这些问题的解决需要跨学科的合作和共同努力。医学领域、政策制定者和技术开发者之间需要紧密合作,共同制定规范和标准,推动 AI 技术在口腔正畸影像资料分析领域的可靠应用。通过不断的研究和技术创新,人工智能技术将更好地服务于医疗健康领域,为患者提供更加安全和高效的医疗服务。

(李 娟 编写,李 娟 审校)

## 4.1.11 皮肤科

### 1. 国内外研究现状

在皮肤疾病领域,数字医疗也展现出了巨大的潜力和价值,包括基于图像识别的皮肤病诊断技术、远程皮肤病医疗及智能皮肤管理等,以上研究及技术的突破,给皮肤科领域的医疗带来了极大变革。

1)基于图像识别的皮肤病诊断技术

基于图像识别的皮肤病诊断技术是利用计算机视觉和深度学习技术对皮肤图像进行自动识别和分类,辅助医生进行皮肤病诊断和治疗,是目前皮肤科 AI 研究最为深入的领域。北京协和医院皮肤科刘洁团队于 2018 年发表了国内首篇皮肤病 CNN 分类模型研究,随后基于临床实际分别构建了 14 种临床常见皮肤病深度学习模型,以及针对银屑病等炎症性皮肤病的皮肤镜分类模型,达到了不弱于医生的识别能力。

中南大学湘雅医院陈翔团队构建了基于 CNN 的两阶段深度学习模型，用于银屑病的识别与诊断，该模型通过临床图像及电子病历，实现了明显优于皮肤科医生的误诊率、漏诊率及诊断正确率。

除了在常见疾病的辅助诊断方面，数字医疗也可应用于严重程度评估与皮损性质识别。荷兰拉德堡德大学医学中心皮肤科 Schaap 等的研究通过 CNN 对 PASI 进行图像分析，分别在躯干、手臂和腿部区域进行训练。研究结果显示，在躯干区域，CNN 对于红斑、鳞屑和厚度的 PASI 评分的性能与接受培训的医生相似或略优，而在面积评分方面，CNN 的性能优于医生。浙江大学的团队曾基于临床图像研发出一个能够准确区分健康皮肤和不同类型痤疮（粉刺、丘疹、脓疱、结节和囊肿）的 CNN 模型，分类准确性可达 81.2% ～ 95.0%，痤疮作为青年人群好发疾病，类似的智能化辅助诊断和评估模型可以较好地与移动端应用相融合。

2）远程皮肤病医疗

通过互联网技术实现远程皮肤病会诊和咨询是数字医疗在皮肤疾病领域的另一重要应用。通过移动互联网技术，国内可以实现基层医疗机构或偏远地区与大型医疗机构之间的远程皮肤病会诊和咨询。

一些互联网医疗平台已经成功开发出基于移动互联网的皮肤病远程医疗及会诊平台，能够实现医生和患者之间的在线交流和咨询，为皮肤病患者提供及时的诊疗服务。该平台的应用不仅打破了地域限制，方便了皮肤病患者获取优质的诊疗服务，还促进了优质医疗资源的共享和下沉，有助于提升基层医疗机构和偏远地区的皮肤病诊疗水平。

3）智能及规范化皮肤管理

利用大数据技术对用户的皮肤状态进行实时监测和管理，为用户提供个性化的皮肤护理方案和产品，已成为国内外数字医疗领域的重要研究方向。一些研究机构和公司已经成功开发出能够检测和分析皮肤状况的智能设备，通过图像识别和机器学习等技术，对皮肤进行详细的分析，实时监测皮肤的状况，而且能够根据分析结果生成个性化的护肤方案。

在学科整体发展层面，中国医科大学附属第一医院高兴华教授，牵头中国特应性皮炎达标门诊标准化建设专家委员会，面向全国所有医疗机构开展了成人皮科特应性皮炎（AD）达标门诊建设项目。目前已有数百家医疗机构参与到 AD 达标门诊项目。通过统一的数字化临床路径标准、统一的门诊建设标准，以及统一的数字化数据平台标准，各医疗机构在开展中重度 AD 专病规范化诊疗服务的同时也积累了高质量的数据资产，为 AD 达标诊疗基线的建立和发展奠定了基础。

4）其他

数字医疗在皮肤疾病的基因组学和生物信息学研究方面具有重要意义。通过整合大规模基因数据和生物信息，研究者们深入挖掘皮肤疾病的遗传信息，不仅有助于寻找潜在的治疗靶点，也为未来基因治疗提供了重要的参考依据。这为个性化治疗和精准医学的发展开辟了广阔的道路。

在皮肤致敏物质预测方面，研究者们成功开发了一个模型，能够有效预测潜在的人类皮肤致敏剂。这一创新的模型为避免过敏反应提供了有力工具。另外，皮肤渗透性预测模型的引入使得对多种化学分子的皮肤渗透性进行预测成为可能，这有助于为皮肤外用制剂和护肤品的配制提供更为科学和个性化的成分选择。

数字医疗在医学教育方面也展现出潜在作用。一些机构已经开始建立虚拟皮肤病例库，为医学专业人员提供更为真实的学习环境。通过虚拟皮肤病例的学习，医学专业人员能够更全面地了解各种皮肤疾病的特征和治疗方法，提高诊断和治疗的水平。

2. 国内外应用情况

数字医疗在皮肤疾病诊疗领域的应用范围不断拓展，采用数字医疗模式的医生和患者用户数量也在不断增加。尤其在新冠肺炎疫情期间，数字医疗在皮肤疾病诊疗中得到了迅猛的发展。美国皮肤科医师协会的调查显示，新冠疫情前仅有 14.1% 的皮肤科医生使用过远程皮肤科诊疗模式，而疫情后这一数字飙升至 96.9%。此外，58%的医生表示疫情结束后仍将持续采用远程皮肤科执业，显示了数字医疗在医患双端中的前景。

皮肤肿瘤是数字医疗在皮肤疾病领域中最常应用的病种。保存－上传式或实时互动式的远程皮肤科诊疗，以及基于 AI 的图像分析应用是当前数字医疗中最常见的模式，这些应用主要集中在辅助皮肤疾病的诊断环节，包括远程皮肤科诊疗和 AI 图像识别。目前已经产品化且临床已较广泛应用的类型为基于机器学习的皮肤肿瘤自动分类辅助诊断软件，例如 SkinVision B.V. 公司研发有的皮肤癌筛查软件 SkinVision（已获得欧盟 CE 标示），用户可以通过购买该产品并上传皮损照片获得高准确性的自动筛查结果，如为高风险皮损，平台还可转诊至皮肤科医生处进一步诊治核实。北京协和医院皮肤科刘洁教授团队牵头研发的基底细胞癌智能辅助诊疗系统已通过微信小程序公开发布，医生用户可以通过采集疾病疑似患者的皮损临床和（或）皮肤镜照片，获得智能化系统的初步辅助诊断结果。同时，系统还将基于科学的疾病诊疗路径，辅助医生为患者制订更加精细化和个体化的诊疗方案。

非肿瘤性皮肤病的辅助诊断方面，目前数字医疗的应用场合也正在逐步拓展，例如，中国医学科学院皮肤病医院执行院长陆前进教授牵头建设的新一代皮肤病人工智能辅助诊疗系统，可以通过对手机所拍摄照片进行人工智能辅助识别，为医生提供可能的疾病类型参考，协助医生完成疾病的确诊。目前，平台已实现对红斑狼疮及其他近百种皮肤病的诊断准确率在 87% 以上，其中 34 种皮肤病诊断准确率在 95% 以上。北京协和医院皮肤科晋红中教授牵头，协同行业推出国内首款针对罕见性皮肤疾病提供智能化筛查的创新工具应用，能为医生和患者提供人工智能辅助识别及疾病风险自测评估。中国人群皮肤影像资源库项目（CSID）的成立进一步促进了数字医疗的发展，目前已有产品逐步应用到临床。

除了以临床图像及皮肤镜图像作为数据来源，目前也出现了基于其他图像数据的辅助诊断研究和应用，例如，德国吕贝克大学团队就曾用大量的间接免疫荧光（indirect immunofluorescence，IIF）图像训练出能够自动进行各类自身免疫性疱病 IIF 模式判读以及滴度预测的 CNN 模型，该模型识别猴食管为底物的 IIF 图像细胞间沉积和基底膜带沉积模式、盐裂皮肤为底物的 IIF 图像表皮侧沉积和真皮侧沉积模式准确性均在 95% 以上。武汉市第一医院和武汉大学团队则通过皮肤反射式共聚焦显微镜（reflectance confocal microscopy，RCM）图像训练了一个能够准确识别炎症性皮肤病 RCM 下炎症模式的 CNN，其鉴别界面皮炎、银屑病和海绵水肿性皮炎模式的准确性达 94.67%。这些数字化智能应用，可以很好地辅助基层或初级医生开展新兴辅助检查项目，也具有一定的临床应用和价值。

数字医疗在非肿瘤性皮肤疾病领域中的病情监测和治疗应用逐渐增多。2023 年 3 月，中国首个面向白癜风疾病评估的智能化应用系统正式发布。这一系统是由复旦大学附属华山医院皮肤科项蕾红教授牵头，基于白癜风疾病严重程度评估的全球通用标准，以及中国皮肤科医生的临床实践研发而成。目前该系统已经在临床中被广泛应用，全面推进了白癜风面积评分指数（vitiligo area scoring index，VASI）、白癜风欧洲工作组评分（vitiligo european task force score assessment，VETFa）等国际标准在白癜风疾病诊疗和管理过程中的落地，助力了我国白癜风专病诊疗能力的发展。最近的一项研究对德国一个雄激素性秃发远程诊疗平台的用户进行了问卷调查，结果显示，79%的患者表示脱发病情得到了显著改善，59% 的患者提高了自信心，87% 的患者能够在诊疗全程中坚持远程皮肤科随访，而仅有 12% 的患者报告了治疗相关的不良反应。这些研究成果进一步证明了数字医疗在皮肤疾病患者的慢性病管理方面的潜力，为患者提供了更加方便、灵活且个性化的医疗服务。

3. 研究案例代表

1）基于图像识别的皮肤病诊断技术

（1）概述：2020 年，北京协和医院皮肤科刘洁团队与北京航空航天大学谢凤英团队合作研究了针对银屑病等红斑丘疹鳞屑性皮肤病的皮肤镜分类模型，不仅优于其他深度学习模型，还在四分类测试任务中实现了不弱于 230 名皮肤科医生的分类能力。

（2）研究方法：研究者利用北京协和医院皮肤科收集的 1166 例患者的 7033 张皮肤镜图像（包括银屑病、湿疹、扁平苔藓、脂溢性皮炎及玫瑰糠疹）训练 EfficientNet-B4 架构，并在训练集上进行了五折交叉验证，比较 EfficientNet-B4 与以往研究中常用网络的分类性能差异。在测试集中，90 张图像用于比较四分类模型和皮肤科医生的能力，医生的诊断和信息（如年龄、职称）通过在线问卷获得。

（3）研究结果：EfficientNet-B4 在训练集上进行二分类任务时的平均敏感性和特异性分别为（0.927 ± 0.028）和（0.827 ± 0.043），四分类任务时分别为（0.889 ± 0.014）和（0.968 ± 0.004）。230 名皮肤科医生对于银屑病的诊断敏感性和特异性分别为 0.688 和 0.903，湿疹为 0.677 和 0.838，扁平苔藓为 0.669 和 0.953，以及"其他"组为 0.832 和 0.932；而四分类模型在这些任务上的诊断敏感性和特异性分别为 0.929 和 0.952（银屑病），0.773 和 0.926（湿疹），0.933 和 0.960（扁平苔藓），以及 0.840 和 0.985（"其他"组）。这 230 名皮肤科医生和模型都至少达到了与参考标准的中等一致性水平，并且他们之间没有显著差异（$P > 0.05$）。

（4）研究讨论：由于红斑丘疹鳞屑性皮肤病具有相似的临床表现，银屑病等疾病容易被误诊，研究者因此构建了一种能够从皮肤镜图像中自动识别银屑病及红斑丘疹鳞屑性皮肤病的二分类与四分类模型，提高对银屑病的诊断水平。研究者在比较中发现研究建立的模型优于 VGG、ResNet、GoogLeNet 等层次较深、参数较多的大型网络。在与 230 名皮肤科医生的比较中，研究者发现，无论是模型还是皮肤科医生，他们都至少达到了与参考标准的中等一致性水平（Kappa > 0.40），而模型在大多数疾病中达到了显著一致性水平，这意味着本研究的模型具有与人类相当甚至更优的疾病识别能力。在模型和医生诊断的混淆矩阵中，尽管模型的混淆总体上低于医生，但对于医生容易误诊的疾病，模型也容易发生相同的错误分类。总之，本研究建立的银屑病二分类和四分类模型可对丘疹鳞屑性皮肤病进行准确分类。它们的表现大体上与皮肤科医生的平均水平相当，将为银屑病的诊断提供有力的支持。

2）基于数据的治疗决策

（1）概述：2021 年，英国格拉斯哥大学 McInnes 等通过对接受司库奇尤单抗治疗的银屑病性关节炎患者的基线数据进行分析，利用机器学习技术识别出 7 个不同的患者群集，并确认了在部分群体中，司库奇尤单抗 300 mg 相较于 150 mg 显示出更显著的纵向治疗效果，为银屑病关节炎的临床治疗决策、治疗效果预测提供更多信息。

（2）研究方法：研究汇总了 4 个三期研究中接受司库奇尤单抗治疗的银屑病患者（$n=1894$）的基线数据，数据包括银屑病关节炎 5 种表现的 6 项临床指标（关节、附着点、指趾炎、皮肤、指甲）并进行汇总分析，以确定基于临床指标群集的表型。应用有限混合模型方法生成临床群集，并使用机器学习技术比较在识别的群集和临床指标中司库奇尤单抗剂量（300 mg vs. 150 mg）之间的纵向平均反应，持续至第52周。

（3）研究结果：研究分辨出6个明显的患者群集。群集1（VH-SWO/TEN；*n*=187）表现为非常严重的多关节疼痛和肿胀，重度附着点炎，轻中度的皮肤、甲及指趾炎表现；群集2（H-TEN；*n*=251）表现为严重的关节疼痛，而其他疾病表现均为轻中度；群集3（H-Feet-Dactylitis；*n*=175）表现为严重的足部关节受累和趾炎；群集4（L-Nails-Skin；*n*=209）表现为较轻的多关节受累，但指甲和皮肤疾病表现中重度活动；群集5（L-Skin；*n*=283）和群集6（L-Nails；*n*=294）表现分别是皮肤或甲疾病的中度活动，但关节负担低，其他疾病表现也较轻。与150 mg相比，300 mg的司库奇尤单抗在群集2的附着点炎，群集4中附着点炎和PASI，以及群集6的PASI的纵向反应方面有更大的改善。

（4）研究讨论：本研究通过机器学习识别了银屑病关节炎不同群集及其所遵循的治疗反应轨迹，表明机器学习有望预测司库奇尤单抗等生物制剂对银屑病患者的影响，并以此指导精确治疗。

3）远程皮肤病医疗

（1）概述：印度医学科学研究所皮肤病和性病科Pangti等开发一款移动健康应用（mHealth app），通过集成CNN算法，实现对40种常见皮肤病的诊断，该应用对皮肤病的诊断准确性达到了75.07%，在Top-3的准确性为89.62%，表明AI驱动的智能手机应用在皮肤病诊断中具有潜在的实用性，特别适用于不同肤色的患者。

（2）研究方法：用40种皮肤病的临床图像训练了一种基于CNN的算法，使用的CNN架构是Densenet161的修改版本，具有优化的增强和推理管道，这些优化是通过严格的实验得出的，并与临床皮肤图像相适应。研究在印度农村和城市皮肤科门诊的5014名患者中生成了一款智能手机应用程序并进行了验证。这款移动健康应用的结果与皮肤科医生的诊断结果进行了比较。

（3）研究结果：在一项验证研究中，机器学习模型在一组临床图像上表现出总体Top-1准确率为（76.93±0.88）%和平均曲线下面积为（0.95±0.02）。在针对皮肤颜色较深的患者的临床研究中，该应用实现了总体Top-1准确率为75.07%（95% CI：73.75 ~ 76.36），Top-3准确率为89.62%（95% CI：88.67 ~ 90.52），平均曲线下面积为（0.90±0.07）。模型对化脓性汗腺炎、基底细胞癌、白癜风、痤疮、脱发、传染性软疣、黄褐斑、鱼鳞病、体癣、股癣、面癣的敏感性最高。除湿疹和黑素细胞痣外，样本量较大的疾病的灵敏度一般较高。

（4）研究讨论：将机器学习算法集成到医生的决策支持工具中越来越受欢迎。这些工具可以解决医疗保健获取方面的差异，因为这些技术可以在智能手机上实现。这项研究强调了人工智能驱动的智能手机应用程序作为一种护理点、临床决策支持工具的实用性，可用于对有色皮肤患者的各种皮肤病进行皮肤科诊断。

4）数字化皮肤病管理可行性探索

（1）概述：2023 年，悉尼医学院医学与健康学院的 Menzies 等在研究中让专业医生、初级医生使用两个 AI 算法对患者进行诊断和管理。研究测试了手机驱动的 AI 算法在皮肤色素病变的诊断和管理方面与专业医生的等效性，强调了其简便性和准确性。

（2）研究方法：在这项多中心、前瞻性、诊断性临床试验中，研究者纳入了来自澳大利亚和奥地利两家三级转诊中心的专业医生、初学者医生和患者。研究使用两个手机驱动的 AI 工具，配备了简单的光学附件：一个新的七类别 AI 算法和国际皮肤影像合作组织（ISIC）的 AI 算法，后者在大型在线研究中进行了测试。在诊断试验中，被切除的病变的参考标准是组织病理学检查；在管理试验中，参考标准是组织病理学检查、基线全身照片比较、数字监测和远程诊断。该研究的主要结果是比较专家和初学者对两个 AI 工具的诊断和管理决策的准确性。在管理试验中，可能的决策包括不予处理、活检或 3 个月监测。监测决策在 A 场景下（良性病变）被视为等效于不予处理，在 B 场景下（恶性病变）被视为活检。

（3）研究结果：诊断研究包括 124 名患者的 172 个可疑色素病变（84 个恶性），管理研究包括 66 名高危患者全身 5696 个色素病变（18 个恶性）。七类别 AI 算法的诊断与专业医生的诊断相当［绝对准确度差异 1.2%（95% CI: 6.9 ~ 9.2）］，显著优于初学者的诊断［21.5%（13.1 ~ 30.0）］。ISIC AI 算法的诊断显著劣于专业医生的诊断［－11.6%（－20.3 ~ －3.0）］，但显著优于初学者的诊断［8.7%（－0.5 ~ 18.0）］。最佳的七类别管理 AI 与专业医生的管理相比处于显著劣势［在 A 场景中正确管理决策的绝对准确度差异为 －0.5%（95% CI: －0.7 ~ －0.2），在 B 场景中为 ［－0.4%（－0.8 ~ －0.05）］。与初学者的管理相比，七类别管理 AI 在 A 场景中处于显著劣势［－0.4%（－0.6 ~ －0.2）］，但在 B 场景中显著优越［0.4%（0.0 ~ 0.9）］。

（4）研究讨论：手机驱动的 AI 技术在皮肤科中对于诊断可疑的色素性皮肤癌具有简单、实用且准确的特点，但是在管理决策方面的使用需要更加谨慎。一个在实验研究中表现优越的 AI 算法在真实世界的情景中明显劣于专业医生，这表明在将实验研究结果推广到临床实践时需要谨慎。

5）面向多领域的医学报告智能生成

（1）概述：2023 年，北京大学第一医院的李航团队及北京大学软件工程国家工程研究中心黄雨团队在数字医疗领域的一项研究，旨在应用视觉知识融合模型生成医学报告。通过自动构建每个领域的知识图谱、设计基于知识的注意机制和三元恢复模块，实现对不同疾病和语言高质量数据的充分利用。实验证明模型在胸部 X 线及皮肤镜两个不同领域的数据集上优于基准方法，具有可解释性和临床实用性，可推广至多个领域和不同疾病。

（2）研究方法：研究设计了一个视觉－知识融合模型来生成多领域的医学报告。①提出一种基于医学标准自动构建每个领域知识图谱的通用方法。②设计基于知识的注意机制，以有效融合图像和知识。③构建了一个三元恢复模块，以获取细粒度知识，提出了基于知识的评估指标，从不同维度更为合理和可度量。④进行实验证明本研究模型在两个不同疾病数据集上的有效性：IU-Xray 胸部 X 线公共数据集和本文研究者构建的中文皮肤镜报告 NCRC-DS 数据集。

（3）研究结果：研究主要采用了多标签分类和报告生成两方面进行实验。在多标签分类中，使用了三种策略：仅 CNN，CNN 与知识图谱，CNN 与基于知识的注意力。实验结果表明，使用知识图谱能够提高分类指标，而采用基于知识的注意力进一步提升了精度和 F1 分数。在报告生成方面，研究对比了不同模型的结果，并验证了提出的方法在多个指标上优于传统模型。最终，研究通过与其他方法的比较，展示了模型在 IU-Xray 和 NCRC-DS 数据集上的卓越性能。对策略的选择研究中发现，使用图神经网络（GNN）模型进行知识图谱表示学习效果更好。在图像－三元组融合方法方面，Patch+Padding 策略取得了最佳效果。可视化结果显示模型生成的报告包含更多关键信息，而且经过人工评估证实模型在临床应用中具有良好性能。

（4）研究讨论：使用知识图谱生成医学报告是医学领域中的一项重要任务，本研究提出了一种基于医学图像和知识图谱的视觉知识融合模型，充分利用来自不同疾病和语言的高质量数据。本研究的模型优于先前的基准方法，并在两个数据集上取得了优异的评估分数。研究还验证了模型的可解释性和临床实用性，并展示了在多个领域和不同疾病中的通用性。

4. 应用代表案例

基于数字医疗的皮肤科诊疗工具已经成功地应用于各类皮肤病的多个诊疗环节当中，以下将列举部分具有代表性的应用案例，以供借鉴。

1）案例一

来自荷兰阿姆斯特丹的 SkinVision B.V. 公司研发了一款经过临床验证且具有一定市场规模和应用前景的皮肤癌（主要针对恶性黑素瘤）同名自查软件 SkinVision。

SkinVision 基于机器学习算法原理，将经过认证的用户上传图像纳入该软件的数据库中，此后通过逐渐累积的数据，对算法进行再优化。用户可以通过购买该产品获得基于不同皮肤类型的皮肤癌快速筛查，SkinVision 可以通过实时监控患者周身皮损照片的变化，识别高风险的皮损，并发送给皮肤科医生进行确认。起初该软件仅支持恶性黑素瘤的筛查，近年来，随着前述算法的持续优化更新，其已支持鳞状细胞癌和部分癌前病变。主要适用周身皮肤存在皮肤肿物人群，考虑到包含色素痣、脂溢性角化病、樱桃状血管瘤等良性病变的皮肤肿物发病率较高，对于有较高的多发色素痣或不典型痣综合征患病风险的高加索人种尤其适用，适用人群基数极大，且随着数据库的不断扩大，可识别病种的不断扩充，该应用软件的适用人群还将继续扩大。

目前，该产品已获得欧盟 CE 标示及澳大利亚治疗产品管理局（Therapeutic Goods Administration，TGA）认证。陆续有多篇高质量文章见刊支持其临床筛查的准确性和有效性。例如，2015 年，由德国慕尼黑大学医院团队发表在皮肤科顶级期刊 *J Eur Acad Dermatol Venereol* 上的一份研究对初期的 SkinVision 进行了验证。研究中连续纳入因黑素细胞源性皮损来诊患者的临床和皮肤镜图像，在皮损切除前分别进行临床诊断和 SkinVision 图像分析，结果显示，195 例皮损中，组织病理学诊断出恶性黑素瘤 40 例，不典型痣 42 例，良性色素痣 113 例，SkinVision 诊断恶性黑素瘤的敏感性为 73%，特异性为 83%，而研究中皮肤科医师诊断的敏感性为 88%，特异性为 97%，提示该软件的初期版本虽不如皮肤科医生诊断准确，但仍具有一定的应用前景。2020 年，另有研究对经多次优化的 SkinVision 进行测试，在前述研究的基础上，新增 90 例来自 SkinVision 数据库的病例，并在含 6000 例经核实的良性病例独立数据库中测试其特异性，经过算法优化，诊断恶性和癌前病变病例的敏感性达 95.1%，特异性为 78.3%，展现出该软件优秀的筛查性能，但特异性方面还有进一步改善空间。截至目前，SkinVision 已有超过 100 万名用户，并累积了近 350 万张图像，此外，该公司已与多个商业保险公司进行合作，能够覆盖该产品的筛查功能付费。SkinVision 为皮肤科数字医疗领域的成功实践和案例，但仍需进一步扩大样本量和病种数，以使更多患者和医生群体获益。

2）案例二

数字医疗相关医疗设备的研发也正如火如荼地开展中，并取得了一定的成效。2024 年 1 月，成立于 2009 年的 DermaSensor 公司宣布其研发的基于 AI 的无创皮肤恶性肿瘤同名检测设备 DermaSensor 获得了 FDA 批准。这是 FDA 批准的首款能够辅助筛查恶性黑素瘤、基底细胞癌和鳞状细胞癌 3 类最常见的皮肤恶性肿瘤的 AI 医疗设备，此外，该设备还曾获得 FDA 授予的突破性设备（breakthrough device）荣誉，并获得 CE 认证，在澳大利亚和新西兰上市。

DermaSensor 融合了弹性散射光谱成像（elastic scattering spectroscopy，ESS）和机器学习算法，实现的硬件设备通过与皮损表面接触进行光谱成像和细胞水平的算法分析，若算法提示为高风险则建议患者进一步评估并转诊至皮肤科医生，若为低风险则建议继续监测，不需要于皮肤科专科就诊。该设备的适用人群为 40 岁以上、疑似出现皮肤肿瘤的患者。在过去 10 年的研发和优化过程中，该公司展开了 10 余项临床研究。据该公司披露的发表于 *The Journal of Clinical and Aesthetic Dermatology* 杂志上的研究摘要显示，在该公司资助下，由妙佑医疗国际及耶鲁大学医学院等团队开展了一项真实世界前瞻性多中心双盲临床研究，包括美国 18 个和澳大利亚 4 个初级医疗中心、1005 例患者的 1579 个皮损，所有皮损均进行活检，最终，家庭医生诊断的总体敏感性为 83%，而 DermaSensor 设备的敏感性为 95.5%（恶性黑素瘤 87.5%，基底细胞癌 97.8%，鳞状细胞癌 98.7%），但特异性较低（20.7%），使用该设备能够提高家庭医生的诊断敏感性。另一份文献中，该团队在 10 个中心开展的前瞻性研究者单盲研究，440 个皮损经活检检出 44 例恶性黑素瘤（63.6% 为原位，36.4% 为侵袭性）和 44 例重度不典型痣。其中，DermaSensor 设备对恶性黑素瘤的敏感性为 95.5%，特异性为 32.5%，阳性预测值和阴性预测值分别为 16.0% 和 98.1%。均显示出 DermaSensor 设备对皮肤恶性肿瘤较高的诊断敏感性，作为筛查工具，能够帮助临床医生和患者自身进行快速、无创的常见皮肤恶性肿瘤筛查，但是其特异性较低，还有待于其成像系统和机器学习算法的更新优化。

3）案例三

北京协和医院皮肤科刘洁教授团队牵头，并提供核心数据及技术支持，协同国内多家医疗机构及杭州咏柳科技有限公司，共同研发了基底细胞癌智能诊疗系统。该系统同样基于机器学习算法，可以协助医生用户通过采集疑似患者的皮损临床及皮肤镜照片，获得 AI 辅助识别的诊断结果，从而提高基底细胞癌与临床表现相似的其他皮肤肿瘤（如色素痣、脂溢性角化病和恶性黑素瘤）鉴别诊断的准确性，并可在后续结合患者的个人资料等信息，根据我国皮肤基底细胞癌诊疗专家共识，提供智能化的疾病复发风险评估和个体化的诊疗路径参考，帮助医生更好地为基底细胞癌患者开展临床诊疗工作。

除了以上基底细胞癌智能诊疗系统，该团队还开发、上线了多个诊疗系统，包括常见皮肤病智能影像系统、脱发识别系统、面部疾病识别系统、痤疮智能评估系统等。以上皮肤疾病智能辅助诊疗系统为用户提供了涵盖多种常见炎症性皮肤病的智能诊疗及管理的有效工具，目前面向患者和医生有不同的端口开放免费使用，暂未涉及直接的商业行为。信息安全方面，该系列应用具有完善的隐私保护政策，获得国家公安机关审核后发放的三级等保认证和国际标准化组织（International Organization for Standardization，ISO）的认证。该系列应用也有多份文献发表支撑，例如，2021年，由北京协和医院团队等发表于 *Front Med*（*Lausanne*）杂志上的研究文章中，对常见皮肤病智能影像系统的皮肤镜诊断部分的内核 CNN 模型进行了验证和测试，在研究涉及的 14 类疾病中，用研发数据验证集的验证结果显示模型具有极佳的分类水平，总体准确性高达 94.8%，敏感性 93.4%，特异性 95.0%，AUC 曲线下面积为

0.985。各类疾病的分类准确性为 87.7% ~ 98.7%，敏感性 81.1% ~ 100.0%，特异性 86.6% ~ 98.7%。此后，又在独立的测试集中与皮肤科医生的诊断水平进行对比，结果显示，该模型总体准确性达 92.8%，敏感性 83.5%，特异性 94.1%，而皮肤科医师总体准确性为 92.1%，敏感性 68.5%，特异性 95.5%，*Kappa* 一致性检验显示模型在其中 6 种疾病分类中显著优于皮肤科医师平均水平。然而，这部分应用尚缺乏临床前瞻性验证结果，也需要扩充数据库来源和数据量进一步优化算法、扩展应用范畴。

4）案例四

数字医疗在皮肤疾病领域中的病情监测应用逐渐增多，这对于各类非肿瘤性皮肤病来说尤为重要。在这个应用场景中，保存 - 上传式的远程皮肤科诊疗模式在患者慢性病管理方面发挥着主要作用，涵盖了特应性皮炎、银屑病、慢性溃疡和寻常痤疮等多种疾病。以银屑病为例，中南大学湘雅医院陈翔教授和赵爽教授团队曾牵头全国多个中心，与腾讯医疗人工智能实验室合作研发了一个"中国人银屑病智能诊疗助手"应用，以微信小程序为载体，实现了对银屑病的疾病筛查和病程管理。同样，该应用暂未涉及直接的商业行为，其适用人群包括皮肤科医师、基层医生及银屑病或疑诊银屑病的患者与家属。一方面，医生在临床诊疗中，应用该软件可以较为准确地辅助诊断银屑病，潜在患者及家属也能更早地获得疾病诊断提示以尽快转诊至专业医生处核实；另一方面，该软件支持进行银屑病标准的病情评估和慢病管理，医生可以更好地对患者进行跟踪随访。病情评估方面，该团队曾在 *J Med Internet Res* 杂志发表文章，在该研究中，于多个中心进行了该智能诊疗应用的前瞻性验证，结果显示，该团队研发的基于 AI 的应用软件在对银屑病患者进行 PASI 评分预测方面优于 43 名富有经验的皮肤科医生，提升幅度约 33.2%，该模型预测的 PASI 评分值的平均绝对值误差( mean absolute error，MAE ) 为 3.12，而医生平均 MAE 为 4.67，提示该应用可以快速、准确地进行银屑病患者全身皮损的严重程度评估。该文章在发表时，已被来自 18 个医院的 1497 例银屑病患者使用 3369 次，进行 PASI 评分和病情严重程度的自检。在后续的问卷调查中，91% 医师认为该智能化小程序有所帮助，86% 医师认为其可以快速、准确地进行银屑病病情评估，72% 医师确信其有助于制订复诊计划，增加患者依从性，显示出极大的临床应用前景。

5）案例五

数字医疗模式也开始被应用于皮肤疾病的治疗当中。然而，涉及患者干预的皮肤科数字医疗应用得到各国各级监管部门的批准、上市和出售均较为困难，但目前已有的研究中，不难看出一些已有的智能化辅助治疗设备或软件方式具有潜在的转化价值。

韩国庆庆大学团队曾将能够准确自动定位面部痤疮皮损的 CNN 模型与 LED 光

疗设备和计算机处理系统、移动端应用软件相融合，研发一款智能化的面罩式痤疮 LEDO 治疗仪。通过该设备，患者能够通过 CNN 模型准确定位面部的皮损位置，并由计算机处理系统根据病情自动设置合适的治疗参数，可同时记录面部皮损的严重程度及治疗后的改善情况。

来自瑞典卡罗林斯卡医学院的团队采用网页应用和电话沟通的方式，指导特应性皮炎患者通过自助式认知行为疗法（cognitive behavioral therapy，CBT）来改善病情，结果显示，经过 8 周这种远程诊疗模式的干预和 3 个月的治疗后随访期，能够有效地降低特应性皮炎相关的生活质量指数评分，改善瘙痒和情绪低落等症状。此外，还有许多软件和网页资源开展皮肤疾病的在线患者教育，比如特应性皮炎患者的皮肤护理、寻常痤疮患者的饮食宣教等。

尼日利亚纳姆迪·阿齐克韦大学教学医院团队利用 WhatsApp 应用软件对白化病患者进行集中的患者教育，在结束后，白化病患者对自身疾病的总体认识、防晒剂使用和日光防护知识均有显著的提高，显示该形式能够成为对白化病患者进行疾病管理的补充方式。

5. 展望

皮肤疾病的诊断往往依赖于皮损的形态学特征，因此，皮肤疾病领域的数字医疗产品只需要采集和传输较少的信息，即可实现识别、诊断和评估功能。基于以上优势，数字医疗在皮肤科已经取得了诸多创新性的成果，但在产品的研发、应用、推广等环节仍然面临着一些困难和挑战。

首先，皮肤科数字医疗产品的普及范围尚有待进一步扩大。在基于图像识别的皮肤病诊断技术辅助下，皮肤科医师诊断疾病的准确率可以获得显著提高，对于基层医师而言意义尤为重大。但是，目前上线系统的使用率和使用频次仍然较低，与相关产品的宣传推广力度不足、使用流程复杂及医患双方对人工智能参与医疗活动的不信任有关。这一问题的解决有待于大众观念的转变，相应产品也应当加强宣传工作，加速推动新诊疗习惯的形成。

其次，皮肤影像多模态信息的整合程度和深度不足。当前在研究和应用中的皮肤疾病诊断系统大多根据单模态的临床或皮肤镜图像数据进行分析，忽视了其他信息的综合判断，导致诊断的敏感性和特异性还有进一步提升的空间。事实上，皮肤疾病的诊断是结合疾病好发部位、好发人群、病程发展、伴随症状和高频超声等其他影像学检查结果综合分析的过程，在未来的智能诊断产品研发中，多模态信息的整合将是必然的发展趋势。

最后，皮肤科数字医疗的推广还面临一定的风险。随着皮肤病智能诊断产品使用门槛的降低，患者很容易通过拍摄照片实现自助诊断。但是，患者如果用其完全代替皮肤科医师的专业评估和指导，很容易造成误诊、漏诊和药物滥用。同时，数据的采集、处理和传输过程中患者的隐私泄露风险也值得重视。因此，数字医疗产品应当遵循医疗安全为先的原则，设定严格的行业准入标准，建立完善的监管体系。而人工智能诊断的合法性、不良事件的责任认定等也都需要进一步的规范和讨论。

皮肤疾病智能诊断的进步将是未来最值得期待的发展方向。可以预测，未来纳入了大量数据的人工智能皮肤疾病诊断模型将超越简单图像识别的范畴，具备根据综合病史、皮损图像、各项检验检查结果进行全面评估和诊断的能力；形式上也将能够借助大语言模型的力量接受自然语言指令，实现交互式的辅助诊疗，进一步降低学习和使用门槛。

随着经济实力的不断提高，大众对容貌、衰老和皮肤护理等问题也日益关注，面向健康人的美容皮肤科学也将成为数字医疗发展的另一大方向。分析用户的皮肤类型和状态，监测并记录用户皮肤状态的变化情况，甚至借助智能分析向用户推荐护肤产品，将是皮肤科数字医疗领域新的潜在增长点。

总之，皮肤疾病的特点决定了数字医疗在皮肤疾病领域的广阔前景。随着技术的不断进步和大众观念的转变，数字医疗将更加深入地融入皮肤疾病领域之中，为医疗服务水平的提升和公众的健康促进起到重要的推动作用。

**（刘　洁　王钧程　王煜坤　李　哲　编写，刘　洁　审校）**

## 4.1.12 精神心理科

1. 国内外研究现状与应用情况

数字健康的本质即充分运用适当的计算机技术扩展医务人员的专业技能和提高医疗质量。它涵盖了医疗信息化、移动医疗、智能医疗、远程医疗等多个领域，还包括更广泛的智能、互联设备，即使用数字技术来提供基本服务，并不断改善人民健康。

数字医疗技术革命性进展也为精神心理疾病的治疗和管理带来了新的可能性。通过结合先进技术，如人工智能、大数据分析和远程监测等，数字医疗为精神心理疾病的早期诊断、有效干预和长期疾病管理提供了新的策略。这一新兴领域的发展不仅丰富了精神心理疾病治疗的工具箱，还为患者和医疗专业人员搭建了更加紧密和高效的沟通桥梁。数字精神心理科医学的发展将有利于协助和改善当前的护理，开发新的治疗方法，并促进新技术和新知识的发展。

在当下的互联网时代，精神科医生通常以混合型医师的身份执业，既能进行传统的线下面对面诊疗，也能进行更灵活的线上诊疗，这使医患的交流更为便捷。随着精神科医生临床实践方式的变化，对能够对此进行指导的新指南或新规章制度的需求迫在眉睫。美国远程医疗协会是该领域内最多产的机构之一，在过去 10 年制定了多项关于临床远程心理健康与精神医学的指南，包括成人远程精神医学、基于网络的视频诊疗、儿童和青少年远程心理健康等。这些指南于 2018 年更新合并为"最佳临床实践"文件，获得美国远程医疗协会和美国精神医学协会认可。这些指南的制定和更新为数字精神医学提供了明晰的标准和方向，有力促进了领域的发展。

发表于 *World Psychiatry* 上的一项研究对目前应用于精神疾病领域的数字治疗进行了总结和探讨。研究介绍了有关抑郁和焦虑的自我管理、重度心境障碍的临床管理、精神分裂症、进食障碍、物质滥用等不同种类疾病和不同视角的工具和技术，包括应用程序、社交软件、聊天机器人和虚拟现实技术等，指出目前有关精神疾病数字医疗的技术，以及与之相关的研究都不足以确保它们的潜力在真实世界中得以实现。同时，这些技术的应用也面临着一些亟待解决的问题。患者方面，需要更好地了解用户对这些技术的参与和得到的益处；提供者方面，如果要进行整合，就必须改进精神卫生保健人员对数字医疗技术的相关培训，明确相关技术在临床工作中的定位，并改进现有系统内新技术的操作性。除此以外，这些技术的应用也需要相关政策的支持和相应的监管流程，以保护患者权益并增强他们对这些新方法的信心。

尽管数字医疗领域的技术创新及其在精神医学临床实践中具有强大的潜力，但在缺乏相关卫生保健系统和法律法规变革的情况下，其实际应用和患者权益的保护仍旧是需要慎重对待的问题。国内有关数字心理健康的研究也指出，尽管心理健康应用程序在中国移动医疗领域的兴起，为普通人群提供了更为便捷的信息、知识、咨询服务、自我测试和管理等资源，但就其在患者群体的疗效而言，并不能得出十分肯定的结论。

总之，数字医疗在精神心理领域的前景广阔，为提高治疗效果、加强患者关怀提供了新的可能性。然而，为了发挥其更大潜力，需要继续研究和解决相关的伦理、法律和实施问题，确保数字医疗在临床实践中发挥积极而可持续的作用。

2. 应用案例代表

1）药物成瘾和滥用的数字疗法

数字医疗的一些早期应用即是用于治疗与精神疾病和药物滥用有关的各种疾病。2017 年，美国 FDA 批准了第一款用于治疗药物成瘾的数字疗法软件——Reset，允许其以处方形式作为药物成瘾的辅助治疗手段上市。该软件上市前进行了为期 12 周、纳入 399 例患者入组的临床多中心研究。研究结果显示，与未使用 Reset 的患者相比，使用 Reset 的患者的酒精、可卡因、大麻和兴奋剂的戒断率显著增加，为 40.3%（未使用 Reset 的患者为 17.6%），且未出现任何相关不良反应。由于该产品的新颖性，FDA 采用了"上市前评审"审批通道。这一事件被视为数字疗法正式进入公众视野的里程碑。

另一款数字医疗产品 Vorvida 已获得 EUA（Emergency-Use-Administration，FDA 紧急使用授权）指定用于治疗酒精滥用。此外，Vorvida 是一个基于网络的干预，引导用户反思他们的饮酒行为，改善酒精使用。

2）治疗抑郁症的数字疗法

2021 年 6 月，Happify Health 推出了首个，也是唯一用于治疗抑郁症（major depressive disorder，MDD）或广泛性焦虑障碍（generalized anxiety disorder，GAD）的跨诊断处方数字疗法 Ensemble。Ensemble 是一款人工智能驱动的数字心理健康指导软件，它利用基于认知行为疗法、正念和积极心理学的练习来控制 MDD 或 GAD 的症状。

Deprexis 也是一种基于网络的成人 MDD 治疗干预数字疗法，纳入了 376 名成年 MDD 患者。其研究结果表明，接受 8 周 Deprexis 治疗的患者与对照组（未接受治疗）相比其症状改善的可能性高出 12 倍。

类似地，SparkRx 也是一种基于移动应用程序的数字疗法，采用与 Deprexis 相似的作用机制治疗青少年 MDD。

3）数字药丸

2017 年 11 月，FDA 批准了首款具有数字化摄入跟踪系统的药物 Abilify MyCite。该药物是一个数字药丸，将第二代抗精神病药物阿立哌唑与可食用传感器相结合，能将数据发送到手机应用程序，收集患者的药物摄入信息，评估患者服药的依从性，主要用于双相障碍和精神分裂症的治疗。临床研究发现大多数患者可独立或仅需很少帮助就能使用 Abilify MyCite，并对 Abilify MyCite 有良好的满意度。

4）行为干预数字疗法

2020 年，Pear Therapeutics 推出了名为 Pear-004 的新型数字治疗工具用于治疗精神分裂症。该工具使用多模式神经行为干预与抗精神病药物相结合的方法帮助患者。2020 年 9 月，Boehringer Ingelheim 公司与 Click Therapeutics 公司联手开发了一种用于辅助治疗精神分裂症的新型处方数字疗法 CT-155，并将其商业化，其最终目的是帮助精神分裂症患者获得积极的临床疗效。

Happify 是焦虑领域的领先应用程序之一，用于诊断和帮助管理广泛性焦虑障碍。该应用程序旨在通过积极心理学和正念为理论框架的练习和游戏来增加积极情绪。Happify 中的活动都是关于研究或科学原理的宣传，鼓励用户阅读。据观察，使用 Happify 的患者焦虑症状减少了 28.5%，而且效果持久。另一个用来治疗焦虑症的数字治疗产品是 Daylight，它是由临床心理学家和研究人员开发的基于循证的认知行为治疗应用程序。Daylight 采用结构化的响应式程序，71% 的患者只需每天花 10 分钟，就有可能在 10 周内改善焦虑症状。

除此之外，市场上还有其他数字工具可以帮助人们应对精神心理疾病，也有许多产品处于试验当中，这些试验主要关注失眠、抑郁症、广泛性焦虑、ADHD、精神病性障碍和 PTSD 的治疗等。在未来，随着公司的积极参与、技术的进步和数字医疗意识的提高，将有更多优秀的数字医疗产品问世。

3. 展望

精神心理领域的数字医疗未来需要更多的投入，从而全面推进数字医疗建设，实现精神公共卫生服务的重要变革和发展。

1）迫切需要在目标患者群体中开展大样本、高质量研究

未来需要开展高质量、大样本、长时间的临床研究验证数字化干预的有效性，尤其是改善不同目标患者群体结局预后的有效性。临床研究需注重纳入精神卫生资源短缺的偏远地区的人群，以及儿童和青少年人群。同时干预措施的疗效及安全性需要在真实环境中对不同人群进行验证，证实其能够确实消除或缩小患者获得精神卫生保健方面的差距。

2）严谨科学的评估和报告过程

数字医疗干预措施的效果需要通过严谨科学的评估来确认。为了避免营利性企业夸大或伪造其产品效用，应加强完善相关部门的评估管理措施，并需要学术专家严格、科学地评估干预措施，监督市场产品的发行和使用。可参照的评估标准包括世界卫生组织制定的用于报告移动医疗干预措施的项目清单、针对电子和移动医疗应用程序，以及在线远程医疗的试验报告综合标准（CONSORT-eHealth）；Bakker 等也为开发心理健康智能手机应用程序提供了基于证据的建议。评估和报告方法的统一，有助于临床医生更好地理解和比较各种方案，以做出明智的选择。

3）提高患者参与度

对于数字精神心理健康领域来说，探索在没有人工支持的情况下鼓励用户参与和支持数字医疗干预的方法非常重要，如电子邮件提醒、简短文本实时提醒等自动化提醒方式更能促进用户积极参与和体验，是人工支持的低成本替代方案。这些领域的持续发展对于提高数字医疗的可扩展性具有重要价值。通过社交网络提供的社会支持不仅可以提高参与度，还可能对抑郁症状产生积极影响。

4）数据及隐私保护

未来需精心建立行业与学术的伙伴关系，保证伦理机构对研究和数字医疗干预的审查，最大限度地提高数字医疗用户的隐私和信任感。另外，应考虑用户使用产品的情景（即他们实际访问数字医疗干预的位置环境），建立患者认为私密的干预环境。Nebeker 等开发的"数字健康检查表"包括访问性和可用性、风险和收益、隐私和数据管理四个方面，可用于从隐私保护角度指导临床人员及患者对数字医疗产品的

选择。

5）病耻感和信任感平衡

需要进行更多研究来了解如何更好地增加患者对数字医疗的信任，同时减轻其病耻感。现实中可以考虑不同形式，如拥有大量用户的线上论坛可采取匿名化，而与治疗师的私人一对一会话可以包括面对面视频或语音治疗选项，方便用户和治疗师之间建立治疗联盟。

6）核验成本 – 效益

验证数字医疗干预的成本 – 效益，保证数字医疗在具有不同资源的环境中（即在高资源环境与低资源环境）节省成本且具有临床效果。同时也需要考虑在老人及电子设备获取有障碍、电子设备质量不足人群中使用的可能性。

7）技术突破

数字医疗需要不断进行技术升级创新并设置紧急预案，避免数字干预过程因为硬件软件问题导致干预中断。另外还需开发对用户情境更加敏感的数字干预方法，例如通过利用传感等智能手机的及时适应性干预技术，促进个体化定制并提升用户依从性。

（粟幼嵩　顾文洁　杨晓瑞　王　硕　陈　俊　编写，陈　俊　审校）

## 4.1.13 神经影像科

### 1. 国内外研究现状

数字神经科是一个以神经科学为中心，融合计算机科学、数学和工程学的技术领域，这一领域的出现不仅对科学研究产生了深远影响，还对神经系统疾病的诊断和治疗产生了重要的价值。

神经影像学是一个充满活力和广阔前景的领域，尤其是在 21 世纪这个数字化时代。随着计算机性能的不断提高和优化，基于数字技术的神经影像学正在经历着一个多技术整合的趋势，这种整合不仅充分发挥了多模态影像的优势，还为医学领域带来了一系列革命性的变革和创新。首先，多模态神经影像的计算机神经导航技术在神经外科手术中发挥着至关重要的作用。通过结合不同模态的影像数据，如 MRI、CT 和PET 等，这一技术可以在手术中实时定位病变，并准确显示病变周围重要的解剖结构，为外科医生提供了宝贵的视觉指引。更振奋的是，依托高性能设备的混合现实技术，医生们可以获得沉浸式的手术体验，使之能够"透视"病变，让手术操作更加精准和安全。其次，基于人工智能算法及神经影像的疾病诊疗模型为神经系统肿瘤的诊断和治疗提供了前所未有的精确性和个性化。通过深度学习等技术，医生可以利用大量的神经影像数据训练出高效的疾病诊断模型，例如针对胶质瘤、脑膜瘤等神经系统肿瘤的术前病理分级，为患者制订个性化的治疗方案提供了可行性和准确性。这种基于数据驱动的个性化医疗模式为患者带来了更好的治疗效果和更高的生存率。最后，神经影像技术还为研究者提供了一种非常直观的方式来理解和分析神经系统疾病，为科学研究和医学教育提供了重要的工具。通过对神经影像数据的分析，研究者们可以深入探究神经系统疾病的发病机制和病理生理过程，为新药研发和治疗方法的创新提供了重要的线索和指导。这些技术还为神经系统疾病的早期检测和干预提供了新的机会。例如，基于影像组学和人工智能算法对脑出血血肿扩大的预测，以及基于有限元流体模型对动脉瘤破裂风险的评估，都为早期干预和治疗提供了重要的参考依据，有助于降低患者的病死率和致残率。

数字神经科学的发展应用逐渐走向精准化医疗。医生可以根据患者的个体特征和数据制订定制化的治疗方案。这种个体化的方法有望提高治疗效果，减少不必要的药物和手术，提高患者的生活质量。未来的研究可能包括开发更高分辨率的成像技术，更高效的数据分析方法，以及新的成像模态，如光声成像和量子成像等，这些成像技术不仅可以为临床诊断提供帮助，还可以为患者提供个体化治疗方案，促进患者康复。

2. 国内外应用情况

数字神经科的发展正以前所未有的速度前进，推动这一进程的正是数字关键技术，这些技术的不断革新不仅在神经科学研究领域发挥着重要作用，也对临床医学和神经康复领域产生了深远影响。

1）神经影像后处理技术

神经影像后处理技术是现代医学影像学的一个重要分支，它依托高分辨率的神经影像扫描技术，并结合先进的计算机软件，如 3D Slicer、MITK、ITK-SNAP 等，实现了数字化的三维可视化重建。这一技术将传统的二维影像转化为三维数字模型，极大地提升了影像的可读性和临床应用价值，尤其是在模拟神经外科手术入路方面的应用。在这个过程中，神经科医生可以从任意角度调整观察视角，这对于理解复杂的神经解剖结构至关重要。通过 3D 解剖重建，医生可以更清晰地观察脑内结构之间的空间关系，评估手术入路，规划手术策略，从而提高手术的精准度和安全性。此外，这些 3D 解剖模型不仅限于屏幕上的观察，还可以通过 3D 打印技术实现物理模型的打印，这在医疗教育和手术模拟训练中发挥着重要作用。

神经影像后处理技术还包括影像伪彩技术，通过将不同亮度级别的图像映射到不同的颜色上，从而使原本单调的灰度图像变得色彩丰富，增强图像的视觉信息和对比度。这种技术对于神经疾病的诊断和研究具有重要意义。在许多情况下，伪彩彩色映射可以使特定的神经结构或病变更加明显，帮助医生和研究人员更准确地识别和分析神经系统的疾病。

2）医学三维打印技术

三维打印技术在神经医学中的应用正迅速成为医学界关注的焦点。这一技术将高级神经影像后处理技术与现代制造技术相结合，开辟了新的研究和治疗途径。其应用范围从病理学研究、手术规划到患者教育和医生培训，覆盖了神经医学的多个方面。神经医学中的三维打印技术基于高精度的神经影像数据，如 MRI 或 CT 扫描。这些数据通过专门的软件进行处理，创建出精确的三维数字模型。然后，这些数字模型被用于指导三维打印机，以各种材料（如塑料、金属或生物相容材料）打印出物理模型。这些模型可以精确地复制患者的解剖结构，包括脑部或脊髓的复杂构造。

在神经外科手术中，精确的规划至关重要。通过三维打印出的患者特定模型，外科医生可以在手术前对病变区域有更直观的理解，规划最佳的手术路径，这对于复杂的脑部手术尤为重要，比如在移除脑瘤或进行脊髓手术时。三维打印技术使得制作定制化的神经植入物和假体成为可能，例如，在颅骨重建或神经修复手术中，可以根据患者的具体解剖结构设计并打印出个性化的植入物，三维打印的模型对于医学生和神经科医生的教育训练极为有用。通过实物模型，学生可以更好地理解复杂的神经解剖学，并练习手术技巧。目前非植入性 3D 打印，在神经科领域主要作为一种辅助工具，这种打印方式常见的是基于光敏树脂材料，与之不同的是全彩 3D 打印，其打印色彩丰富，打印结构逼真，更具有教学意义。但是由于其打印时间久，成本高，所以目前尚未普及。

这些数字智能技术相辅相成，共同构成了神经科学领域的一个强大而富有成效的网络。它们的发展不仅在神经系统疾病的诊断和治疗方面发挥着至关重要的作用，而且还从新视角为我们揭示了大脑工作原理，增进了我们对这一复杂器官的理解。展望未来，随着这些技术的不断进步和跨学科合作的进一步加深，数字神经科学预计将在整个医疗保健领域中发挥越来越关键的作用，成为推动健康科学前行的重要力量。

3）多模态影像融合技术

这种技术结合了来自不同成像模态（如 MRI、CT、PET）的信息，利用不同的算法来使两种数据空间上得到配准，从而提供更全面的信息来评估神经系统的结构和功能。通过多模态融合，医生可以在一个综合的影像中同时观察到解剖结构、代谢活动和功能信息，这对于诊断和治疗计划的制订尤为重要（图 4-3）。

4）神经纤维束示踪技术

随着影像技术的不断发展，利用扩散张量成像（DTI）等方法，可视化和追踪大脑内的神经纤维束路径（图 4-4）。这种技术对于了解大脑的连接网络和功能区域，以及研究神经退行性疾病、脑损伤等具有重要意义。

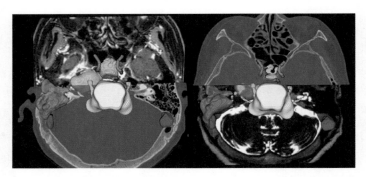

图 4-3　基于多模态影像（CT 和 MRI）融合及重建

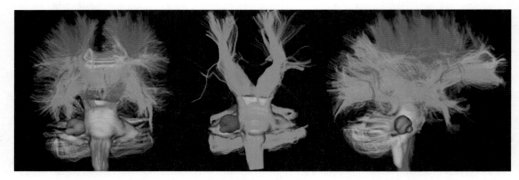

图 4-4　基于弥撒数据及 MRI 数据的多模态神经纤维束示踪

除了上述核心技术以外，还包括基于深度学习的人工智能影像处理、影像组学、有限元分析等技术，这些技术在神经科的应用日趋成熟。

3. 研究案例代表

1）混合现实立体定向神经科学研究

（1）概述：脑深部电极植入及调控是应对各种神经和精神障碍的主要治疗方法，治疗效果很大程度上取决于电极的正确植入，从而建立神经回路交互系统。然而，按照特定的规划靶点和通道植入电极是复杂的，需要整合患者脑解剖学的具体数据，比如血管分布、功能区位置等，因此交互式集成脑定位和可视化系统的研发是有必要的。美国杜克大学神经科学团队花了 7 年时间，经过反复测试和研究开发了一款基于混合现实的可视化交互系统，称为 HoloSNS。

（2）研究方法：HoloSNS 目前设计运行在微软 HoloLens 2 头戴式平台上。该系统具有 4 个特点：①提供了脑成像数据和解剖结构 3D 模型的全息可视化和交互式选择。②将患者模型与临床实践中使用的立体定向框架系统坐标系统相结合。③允许对颅内电极进行交互式定位，并在全息患者模型中模拟轴突通路的激活。④实现了与全息患者模型的群体协作。为了在 HoloSNS 中创建患者特定的模型，研究者使用患者术前神经影像数据集，包括 $T_1$ 加权（$T_1w$）MRI、$T_2$ 加权（$T_2w$）MRI 和 CT 图像，并使用 MRIcron 工具将图像从 DICOM 格式转换为 NIfTI 格式。$T_1w$ MRI 被用作各种数据集的配准的基础图像。然后，对图像进行去噪和偏差校正。接着，从 CT 图像中分割颅骨以及从图像中提取脑室和血管，同时提取大脑的皮层表面，最后将这些数据加载到患者特定的 HoloSNS 模型中进行集成，然后为用户提供可视化结果。

（3）研究结论：HoloSNS 平台已被用于辅助深脑刺激（DBS）和立体脑电图（SEEG）领域的研究分析。但是需要说明的是，HoloSNS 目前并未获得临床使用许可，而是一种学术研究工具，HoloSNS 的临床研究使用需要经过伦理审查委员会的批准。

（4）讨论：HoloSNS 是美国杜克大学神经科学团队整合人脑成像数据、颅内电极建模和先进可视化技术的最新成果。研究显示，全息可视化有助于解决传统 2D 影像和普通 3D 模型的限制问题，提高术者对颅内电极与大脑解剖组件之间相互作用的空间认识。此外，将全息可视化与将多个头戴显示器连接在一起的网络基础设施相结合，有助于研究人员之间进行远程的协同互动。因此，HoloSNS 可以在支持新型立体定向神经外科临床研究中发挥重要作用。但是，HoloSNS 作为一款可以辅助医生观察的工具，并不具有实时定位功能，它并不是神经导航，而是一款手术模拟的工具，因此，在神经外科手术教学中更具有价值。

2）3D 打印定位导板在神经外科手术中的可行性研究

（1）概述：医学 3D 打印是当今医疗领域比较热门的数字医学技术，通过 3D 打印人体各解剖结构，可以最大限度构建病变及其周围正常结构模型，使医生可以模拟手术入路，而且具有准确度高、可个体化定制等特点，因此在医学领域发展迅速。厦门大学附属第一医院神经外科将 3D 打印技术与颅内病变切除手术相结合，术前通过神经影像进行 3D 建模，规划皮肤切口、定位病变，并对此技术进行了深入探索，研究其在神经外科手术定位中的可行性。

（2）研究方法：研究者选择神经外科行颅内占位性病变切除术患者的临床资料，利用颅脑 CT 和 MRI 影像作为原始数据，重建患者颅脑三维图像、规划病变体表投影边界，利用骨性标志，比如眉弓、鼻根等，设计并打印个体化定位导板。术前将定位导板贴合患者皮肤，用记号笔标记病变位置及边界，术中通过神经导航进行定位评估，验证定位导板标记结果的准确性，并根据显微镜下所见进行病变位置识别，术后复查颅脑 CT 和 MRI 评估病变切除效果。

（3）研究结论：结果显示，依据术前神经影像制作的个体化定位导板与皮肤贴合满意，切口位置、病变边界与术前设计方案均一致，所有手术均为一次性完成。全部患者术后 12 h 内复查颅脑 CT，肿瘤患者术后 48 h 内复查颅脑 MRI，病变切除满意，术区均未见出血，术后至出院无患者发生与手术相关的颅内感染及新发神经功能缺损等严重症状。

（4）讨论：神经外科手术中，病变精准定位是手术成功的基础，是微创理念实施的前提。与常规影像相比，影像 3D 重建使病变区域立体化，使组织结构显示直观化，为手术的精准定位提供了强有力支持。医学 3D 打印技术以影像资料为基础，使用 PLA 等高分子材料将计算机软件构建的 3D 医学模型打印堆积成形。随着打印材料的不断更新，其精准度越来越高，与实物的误差越来越小，其以独有的个体化定制和低成本紧跟精准医疗时代步伐，使得神经外科从经验医学向数字化医学发展。3D 打印定位导板不仅可以协助医生进行颅内病变的定位，还可以设计成穿刺导板，对脑出血血肿进行穿刺引流，这在没有神经导航的情况不失为一种较好的选择。但是，基于神经影像设计 3D 打印模型需要对用户进行一定的培训，来熟练掌握影像建模软件，这需要一定的学习周期。同时，模型设计和打印成型需要一定的时间，对于急诊手术可能并不适用。为此，目前出现了一系列的相关一键设计产品，通过预打印通用模型来缩短设计时间和打印时间，整体控制在 30 min，大大节省了术前准备时间。

3）基于深度学习模型的创伤性脑出血血肿分割研究

（1）概述：创伤性脑损伤是较常见的导致成年人残疾和死亡的原因，是否进行开颅手术治疗取决于损伤类型和患者的神经系统检查。颅内出血的亚型包括硬膜下出血、硬膜外出血和脑实质内出血。不同亚型的出血具有不同的治疗方法，因此术前快速、准确地对出血类型进行分类至关重要。

（2）研究方法：Papangkorn 等提出了一种新颖的自动分割颅内出血亚型的方法，该方法通过将 CT 平扫和骨窗作为深度学习模型的输入数据集。所有数据集由神经科医师标注勾画了硬膜下出血、硬膜外出血和脑实质内出血的区域。全部的 CT 影像被分为两个数据集，即训练数据集和测试数据集。并在一个深度学习模型的基础上进行调整，以实现自动分割每种出血亚型的区域。该模型是一个包括 4 个并行路径的三维 CNN，以不同分辨率处理输入数据。它通过所提供的训练数据集进行深度学习分割模型训练，在生成分割结果后，在后处理步骤中进行逐步改进。同时研究者考虑了分割病灶的大小不同，并在此基础上应用了区域生长算法保证血肿分割的完整性。研究者们在测试数据集上评估了所提方法的性能。该方法对于每种出血亚型的中位数 Dice 相似系数均高于 0.37。与先前发表的文献相比，所提方法表现出更高的 Dice 相似系数和优越的分割性能。

（3）研究结论：该研究充分显示了深度学习算法在神经影像分割中的应用价值，它不仅可以进行脑出血的识别，而且可以对脑出血亚型进行精准分类，这种分割方法在深度学习模型的基础上增加了分割算法，弥补了训练模型分割的不足，同时这种方法在一定程度上可以弥补训练数据的不足。

（4）讨论：本研究是利用人工智能来处理临床问题的典型范例。当然，此方法仍存在一些不足，比如对于散发脑实质内出血，无法精准识别每个出血灶，对于一些小的出血灶容易遗漏，而这些小的出血灶存在再扩大的可能，因此需要被关注。要解决这些问题可能需要更大的数据集对模型进行训练优化，同时这也意味着需要更高性能的计算机对大数据进行处理，当然，使用不同的算法对结果也会产生一定的影响。

4）深度学习在脑肿瘤分割中的应用研究

（1）概述：神经系统肿瘤可分为胶质瘤、脑膜瘤、垂体腺瘤、先天性肿瘤等，其中胶质瘤占比最大。超过一半的胶质瘤是恶性肿瘤，其中胶质母细胞瘤是最常见的脑和中枢神经系统的恶性肿瘤，占所有肿瘤的约 14.5%。根据 WHO 标准，胶质瘤分为四个等级，等级越高，恶性程度越高。其中，等级 Ⅰ 和 Ⅱ 的胶质瘤是低级别胶质瘤（LGG），而等级 Ⅲ 和 Ⅳ 的胶质瘤是高级别胶质瘤（HGG），属于高度恶性肿瘤。脑肿瘤不仅会对大脑造成严重损害，还会影响身体其他部分，如视力丧失、运动问题、感觉问题等。因此，早发现、早干预是减少肿瘤并发症的最佳方式。在临床，脑肿瘤筛查和诊断主要包括体格检查、影像检查和病理检查。体格检查有一定的偶然性，无法准确判断病情。病理检查属于有创性检查，是比较复杂且昂贵的检查。神经影像具有客观性、准确性、便捷性和低成本的特点，是脑肿瘤患者辅助诊断的主要方法之一。

（2）研究方法：厦门大学附属第一医院神经外科联合厦门大学信息学院利用大脑 MRI 图像作为数据载体研究胶质瘤的自动分割，并对其恶性程度进行评估。研究者使用 BraTs 2019 MRI 公开数据集作为训练数据，在 U-Net、ResNet 和 DAF 等神经网络结构的基础上，提出了一种新型的多尺度特征融合模块（MAFF-ResUNet）的深度 CNN，用于识别不同的大脑肿瘤。MAFF-ResUNet 由具有残差连接的 U-Net 和 MAFF 模块组成。残差连接和跳跃连接的组合充分保留了低级别详细信息，并提高了编码块的全局特征提取能力。此外，MAFF 模块基于观察机制有选择地从多尺度混合特征图中提取有用信息，优化每个层的特征，充分利用不同尺度的互补特征信息。

（3）研究结论：对 BraTs 2019 MRI 数据集的实验结果表明，MAFF-ResUNet 比现有的 CNN 更好。从预测图像的角度来看，所提出的方法能够有效利用多尺度特征信息，并保持大部分边缘详细信息。因此，本研究所提出的 MAFF-ResUNet 方法能够实现对脑肿瘤的高精度自动分割，并可作为临床医生进行脑肿瘤早期筛查、诊断和治疗的辅助工具。

（4）讨论：近几年，高分辨影像检查已经逐步发展起来，目前许多机构均开展了 3.0T 磁共振扫描，BraTs 2019 MRI 数据集大部分是基于 1.5T 磁共振扫描，所训练的模型能否通用于 3.0T 高分辨磁共振，仍需要验证；此外，如果在 3.0T 磁共振数据集的基础上，对现有的模型进行优化，是否可以取得更好的分割结果，这也是后续值得关注的。

5）多模态神经影像联合混合现实导航的应用研究

（1）概述：术前多模态影像的神经导航技术已成为脑功能区病变切除的标准范式。通过神经导航系统，匹配图像空间和患者空间，跟踪手术器械在患者颅内的位置，避免切除肿瘤时损伤脑功能区。在传统导航系统的使用过程中，医师须反复切换视线以在术区和显示屏之间进行操作，这无疑分散了医师的注意力，增加了手术风险；医师还须完成从二维图像到三维解剖结构的认知转换，具有一定的挑战性。混合现实技术的核心为自动空间定位及同步建模算法（SLAM 算法），即对应于传统光学导航系统的注册配准及红外追踪技术，我们称之为混合现实导航（MRN）技术。目前，文献报道的 MRN 系统多基于单模态的解剖影像。

（2）研究方法：中国人民解放军总医院第一医学中心神经外科陈晓雷教授团队在已有研究的基础上，将基于多模态 MRI 影像的 MRN 技术用于脑功能区病变手术，从而对脑血流及脑功能信息进行可视化展示。研究者收集了 27 例连续病例资料，并获取了所有样本的多模态影像，包括 FLAIR 序列、3D-TOF 序列、DTI 等序列，通过影像处理软件 3DSlicer 进行 3D 重建以后，上传至云服务器，然后分别下载至混合现实设备中，通过刚性配准算法，匹配影像标志物在虚拟空间和真实空间中的坐标点云，得到术前影像空间到真实场景的变换矩阵。然后将虚拟 3D 模型应用在变换矩阵下，即可得到配准后的场景，然后来进行病变定位。

（3）研究结论：结果显示整体的定位误差为 2.6 ~ 6.7 mm。为了保证选择病例的客观性，由两名医师对所有病例的可靠性评定，其等级均一致。术者全程佩戴混合现实设备，未出现头晕疲劳等不适感觉。

（4）讨论：与单纯混合现实手术模拟和展示不同的是，该研究将混合现实用于神经外科手术定位，实现了毫米级的定位精度，为神经外科未来导航的开发指明了新的方向，但是该研究仍然面临一些挑战，手术过程中"脑漂移"依然存在，这也是传统导航面临的问题，研究者对此提出了可能的解决方案，就是借助混合现实设备内置相机实时获取皮层特征深度信息，并进行非刚性补偿脑漂移误差，这种方法可以在一定程度上缓解该问题。

4. 应用案例代表

1）神经影像三维可视化技术的临床应用

神经影像三维可视化技术是一项革命性的科学技术，它将高级成像技术与三维可视化工具结合起来，以提供对人类大脑结构和功能的深入理解（图 4-5）。这项技术的核心在于能够以前所未有的细节和清晰度显示大脑的内部结构，从而帮助医生更好地理解大脑的工作原理及其在各种神经疾病中的作用。神经影像三维可视化技术通常依赖于特定的影像处理软件和多种成像方法，如 MRI、CT 和 PET。

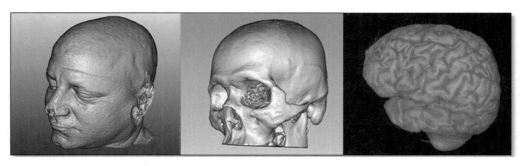

图 4-5　基于计算机的影像 3D 渲染技术

通过 3D 重建，可以创建大脑的三维模型，这些模型不仅可以显示大脑的外形，还可以展示大脑内部的复杂结构，如脑区、颅骨等（图 4-6）。

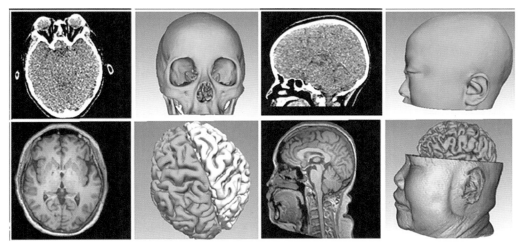

图 4-6　基于计算机软件的影像多模态 3D 重建

除了常规全脑的三维可视化重建以外，还可以针对不同的疾病，设计不同的 3D 模型，并根据手术方式，选择不同的观察视角，这种 3D 重建并不是简单地根据 2D 影像进行设计，它融合了多模态影像配准技术（图 4-7）。

神经影像三维可视化技术是一个不断发展的领域，它不仅为医学诊断和治疗提供了强有力的工具，也为神经科学的研究开辟了新的道路，同时为医学教学提供了丰富的实例。尽管如此，神经影像三维可视化仍旧存在不足，比如重建的影像虽然实现了 3D 展示，但是其本质还是属于 2D 空间的显示，为了解决以上问题，逐步发展了医学 3D 打印和混合现实技术。同时，影像 3D 重建需要特定的计算机软件来实现，目前许多软件集成了商业模式，价格昂贵，难以普及，美国国立卫生研究院也提供了许多开源的框架，基于这种开源框架进行开发定制势必会降低技术成本，从而降低销售价格，实现广泛使用。

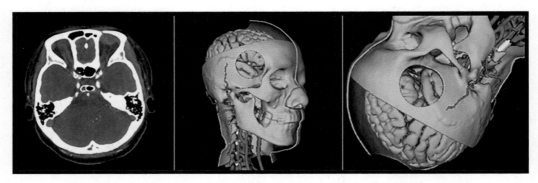

图 4-7　基于影像 3D 重建的神经外科手术翼点入路模拟

2）3D 打印技术在神经外科手术中的应用

3D 打印技术，也被称为增材制造（additive manufacturing，AM），是一种制造方法，它允许通过逐层添加材料的方式来创建三维物体。与传统的减材制造方法（如切割、铣削、铸造等）不同，3D 打印是一种建立在数字模型基础上的制造过程，它允许按需制造各种形状和复杂度的物体，而无需定制特殊工具或设备。医学 3D 打印技术在神经外科手术中的应用是医工交叉的一个典型例子，展现了现代技术如何深入改变传统医疗实践。这一技术的应用不仅提高了手术的精确性和安全性，还在一定程度上改善了患者的康复过程。

神经外科医生利用 3D 打印技术可以在手术前进行更加精确的规划。通过使用患者的医学影像数据（如 MRI 或 CT 扫描），可以创建患者特定部位的精确 3D 模型。这些模型不仅展示了病变的具体位置和大小，还能准确反映周围组织的结构。医生可以利用这些模型模拟手术过程，提前规划切口位置和手术路径，从而降低术中风险，提高手术精准度（图 4-8）。

在神经外科中，3D 打印技术还被用于制作定制化的颅骨缺损保护装置。例如，针对接受去骨瓣减压术后的患者，可以根据患者头部颅骨缺损处特定的解剖结构定制保护装置。这些定制化的保护装置与患者的解剖结构完美契合，经过 3D 打印技术成型，佩戴在患者手术部位，不仅降低了二次损伤的发生率，还有助于修复患者头皮凹陷的外观。目前该项目已经作为商业化产品推向临床，这也是 3D 打印技术在神经外科患者术后康复中的成功应用（图 4-9）。

在临床培训和教育中，3D 打印模型同样被广泛应用。通过实际的 3D 模型，医学生和年轻医生可以更直观地了解复杂的神经解剖学，提高手术技能。此外，这些模型也可用于与患者沟通，帮助他们更好地理解自己的病情和手术过程，减轻患者心理负担（图 4-10）。

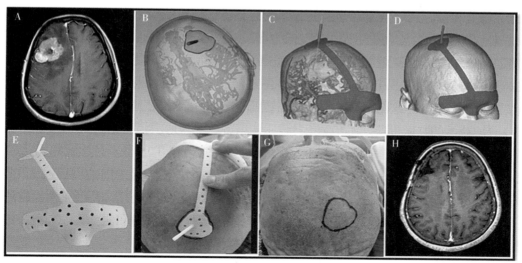

图 4-8　基于 3D 打印导板的大脑半球肿瘤体表定位

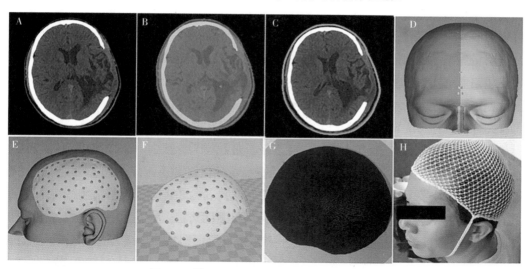

图 4-9　基于 3D 打印制作的颅骨缺损保护板

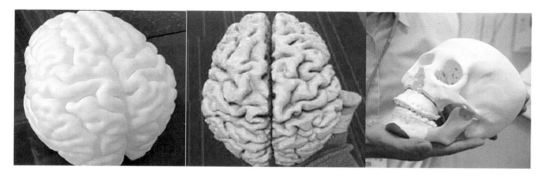

图 4-10　基于 3D 打印制作的大脑及颅骨模型

尽管 3D 打印技术在神经外科中的应用充满希望，但是由于植入式 3D 打印要求材料具有生物相容性、耐用性和特殊的生物医学性能，目前可用的材料仍然有一定限制，可能无法满足某些特殊医学需求。此外，打印精度和速度的提高也是未来发展的关键，目前常规 3D 打印的精度在 1mm 左右，这种精度可以满足大部分临床需求，但是对于神经外科来说，精度要求控制在亚毫米级别，打印速度的提升将大大提高 3D 打印技术的临床价值，尤其对于急诊手术来说，更为适用。

3）混合现实导航在神经外科的应用

混合现实导航（mixed reality navigation，MRN）在神经外科中的应用是一项前沿技术，它结合了 AR 和 VR 的元素，为神经外科医生提供了一个独特的、互动式的视角来进行手术规划和执行。这项技术利用高级成像数据和三维可视化，使外科医生能够以更直观和精准的方式进行解剖观察和手术操作。

MRN 主要通过在手术者的视野中叠加虚拟图像来工作。这些图像通常来源于患者的医学影像数据，如 MRI 或 CT 扫描。通过特殊的头戴设备或透明显示屏，医生可以看到患者实际解剖结构的 3D 图像，这些图像与实际的手术场景融为一体。混合现实的实现需要复杂的算法和计算机硬件的支持，比如 SLAM 算法、配准算法等（图 4-11）。

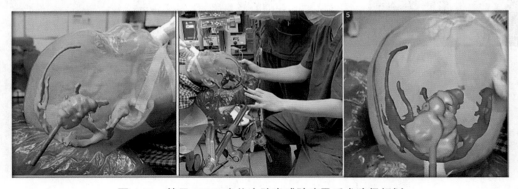

图 4-11　基于 MRN 定位大脑半球肿瘤及手术路径规划

目前支持混合现实的设备包括微软公司 HoloLens 设备，苹果公司的 Apple Vision Pro 设备，这些设备都是头戴式设备，目前主要是面向开发者销售。自微软发布第一代 HoloLens 设备以来，出现了许多相关产品，2019 年美国 FDA 批准了第一款用于临床的混合现实系统。该系统基于 HoloLens2 开发，可以用于神经外科手术辅助定位，显示了 MRN 的临床应用价值，同时使医患交流更加便捷。

尽管 MRN 在神经外科中的应用显示出巨大潜力，但也面临着一些挑战，例如，获取高质量的医学影像数据是前提，且需要高性能的计算系统来处理这些数据，利用影像后处理技术将 2D 影像转为 3D 模型，然后通过混合现实设备来实现沉浸式效果，这往往需要专业人员来完成。此外，还需要进一步的临床研究验证这种技术的稳定性和安全性，这一系列的问题需要整个单位团队共同协调来完成，比如影像科、信息科、临床科室。未来，随着技术的不断进步和成本的降低，可以预见 MRN 将在更多的医院得到应用。同时，结合人工智能和机器学习，MRN 的精确度和实用性将得到进一步提升。

4）基于人工智能的神经影像分割

AI 在神经疾病的诊断和治疗中的应用是一个新兴而又快速发展的领域，例如，利用机器学习算法分析大规模的神经影像数据，可以寻找可能导致脑疾病的神经元结构和功能方面的异常；利用机器学习算法来预测特定神经调控技术的效果，例如脑电刺激和深度脑刺激等。这些分析可以帮助神经科医生选择最佳的诊疗方案，为患者提供个体化治疗。

通过人工智能算法的图像重建技术，并利用 CNN 训练脑区分割模型，可以快速地实现大脑功能区的分割，在神经医学教学和神经手术方面发挥重要的指导作用（图 4-12）。

除了对正常大脑进行智能分割以外，通过训练肿瘤分割模型，来实现大脑肿瘤的自动检测和分割，并可以结合影像组学分析预测肿瘤的病理分级。目前基于人工智能模型的影像分割更多的是用于研究和辅助临床（图 4-13）。

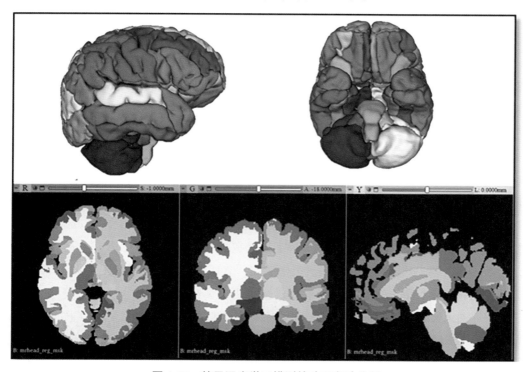

图 4-12　基于深度学习模型的脑区自动分割

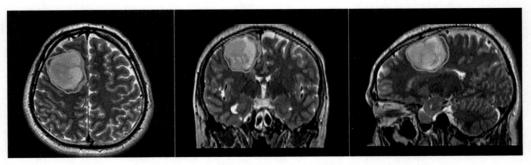

图 4-13　基于深度学习模型的脑肿瘤自动识别分割

人工智能在神经疾病诊疗中扮演着关键角色，包括疾病的早期诊断、制订个性化治疗方案及疗效的监测和管理。利用深度学习分析医疗影像和患者数据，人工智能能够发现疾病早期迹象并优化治疗计划。

但是人工智能在神经科的应用目前尚处于初级阶段，其中涉及许多问题，比如伦理问题、责任规划界限等，在人工智能模型训练过程中需要大量的影像数据，同时需要专业医生对数据进行标注等，这些问题的解决需要跨学科来进行密切交流。

5）神经影像云平台的建设与构架

神经影像数据云平台旨在集成、存储、分析和共享大量神经影像数据。这一平台需满足高效处理大数据的需求，同时保障数据的安全和隐私。其核心目标是为研究人员和医生提供易于访问、分析和解释的神经影像资源，促进神经科学研究和临床应用的进步。但是由于影像数据本身存储机制问题，外加网络资源条件限制，将海量的数据集成在一个平台，实现难度较大，因此，目前更倾向于打造区域影像数据云平台，这种平台可以限制在同地区不同的医院之间。另外就是一些针对单病种的多区域影像平台，比如高血压脑出血影像平台、大脑胶质瘤影像平台等。在此基础上，这类数字平台预计将进一步集成更多类型的数据，如遗传信息和临床数据，并通过采用更高级的分析工具和人工智能算法，提高数据处理的效率和准确性，从而为神经科学的研究和临床应用提供更强大的支持。

除此之外，数字技术在神经科的应用还包括比如物联网传感技术、5G 通信技术、数字化认知测试等。这些应用展现了数字技术在神经科学中的广泛影响，不仅提高了诊断和治疗的准确性，也为研究人员提供了更深入了解大脑的工具。随着技术的进步，这些应用将继续拓展和深化，为神经科学带来更多革新。

但是神经影像云平台的建设仍旧面临着许多挑战。神经影像涉及敏感的医疗数据，因此必须确保平台的数据存储、传输和处理都符合相关法规和标准，如 HIPAA（美国健康保险可移植性和责任法案）。神经影像数据通常庞大而复杂，需要平台具有强大的计算和存储能力能够有效地处理大规模的数据集，而不影响其性能和响应时间。

对于某些应用，如临床诊断，可能需要提供实时的结果，因此确保平台具有低延迟和高响应时间是至关重要的。建立和维护一个大规模的神经影像平台可能需要大量的资源，因此有效的成本管理是至关重要的，可以确保平台的可持续性和可扩展性。

5. 展望

随着高新技术的涌现，数字神经科学的建设和发展得以显著加速，但同时也带来了一系列新的问题和挑战。这些问题的解决程度将在很大程度上决定数字神经科学未来的发展高度。

1）技术限制和精度的挑战

尽管神经成像技术在脑科学研究中取得了重大进展，但这些技术的局限性仍然存在。高成本和对专业操作的需求限制了它们在资源有限的环境中的应用。虽然神经影像技术可以提供大脑的结构和功能信息，但它们通常无法提供有关神经病理学的详细信息。要诊断脑部疾病或了解神经系统疾病的机制，通常需要进行其他检查，如脑组织活检或脑脊液分析。每个人的大脑都具有独特的结构和功能，而且神经影像技术通常难以捕捉到个体之间的差异。此外，大脑的功能非常复杂，受到多种因素的影响，如情绪、认知任务和药物作用，这增加了解释和分析影像数据的复杂性。因此，未来的研究需要探索更高效、成本较低且具有更高分辨率的成像技术。

2）数据解析与处理的挑战

随着神经科学实验产生的数据量剧增，数据存储、处理和分析变得越来越复杂。有效整合和解析来自 EEG、MRI 和基因组学等不同源的大量数据是一个重大挑战。因此，神经医学数据往往具有较高维度，处理这些高维数据需要高效的降维技术和特征选择方法。神经医学研究中产生的数据量不断提升，例如，长期追踪的患者数据、大规模基因测序数据等，处理如此大规模的数据需要强大的计算资源和分布式计算技术。这要求研究人员不仅需要掌握高级的统计方法和机器学习算法，还需具备跨学科的知识和技能。大数据分析对资源要求高，对于资源有限的研究机构来说，这可能是一个显著的障碍。

3）伦理和隐私问题

随着对大脑活动和功能的深入了解，伦理和隐私问题变得尤为重要。神经成像技术可能无意中揭露个人的信息或思想，引发对隐私泄露的担忧。此外，关于神经数据的所有权、隐私保护和使用的法律规定尚不明确，这增加了科研和临床实践的道德和法律复杂性。因此，研究社区需要制定明确的指导原则和法律框架，确保神经科学研究的伦理性和合法性。

4）跨学科合作的挑战

数字神经科学是一个跨学科领域，涉及神经科学、计算机科学、工程学和心理学等多个学科。有效沟通对于研究人员来说至关重要，但不同学科的语言和知识背景差异可能阻碍不同领域专家之间的协作和理解。解决这一挑战需要促进跨学科教育和培训，以及建立更加开放和协作的研究环境。

5）技术普及和资源分配的不平衡

目前，高级神经科学研究设施和专业知识主要集中在发达国家和某些研究机构。这种不平衡可能加剧全球科研资源的不均等分配，限制低收入国家和地区在神经科学领域的研究和发展。为了解决这些问题，需要制定合理的政策法规，积极建立与发达国家研究机构的合作伙伴关系，共享设施、知识和技术。同时鼓励各大高校开设相关医工交叉专业，培养更多的医工交叉人才。

在人工智能方面，将可以实现自动化神经影像数据的分析，能够处理和解释大量的数据，揭示以前难以发现的模式和关联。利用机器学习建立预测模型，用于诊断神经疾病或预测疾病进展，这将大大提高临床决策的效率和准确性。人工智能和机器学习在处理和解析海量神经数据方面的应用，将为认识大脑功能和疾病机理提供新视角。

在神经医学教育方面，将更多地依托在线学习平台，这些平台更加灵活，使医学生能够根据自己的节奏学习，并从任何地方访问课程材料。在线模拟和虚拟实验室将成为教育的一部分，使医学生能够在安全的环境中实践和完善他们的技能。成熟的虚拟现实和增强现实技术将在神经医学教育中发挥重要作用。通过这些技术，医学生可以沉浸在虚拟的神经解剖和手术模拟中，获得实际操作经验而无需冒医疗风险，从而提高学习效率和手术技能。

数字神经科的未来充满了挑战与机遇，持续的技术创新、伦理的深思熟虑，以及跨学科合作的深化，将是推动这一领域进一步发展的关键因素。我们正站在一个新的科学边界，期待着数字神经科学能带来更多创新性的突破。

**（师忠杰　弓　凯　编写，王占祥　审校）**


## 4.1.14 中医科

### 1. 国内外研究现状

数字医学将信息科学与生物工程学等学科融入医学领域，催化了中医数字化发展。《中共中央国务院关于促进中医药传承创新发展的意见》强调以信息化支撑中医药服务体系建设。《关于促进数字中医药发展的若干意见》进一步明确提出用 3～5 年时间推动大数据、人工智能等新兴数字技术逐步融入中医药传承创新发展全链条各环节，全力打造"数智中医药"，为数字中国建设提供中医药实践。中医数字化已然上升为国家发展战略，其研究涵盖了预防、诊断、治疗与康复多个关键环节。

1）预防环节

中医"治未病"理念与数字化技术结合，催生出创新的健康管理模式。中医药健康管理服务平台，对个人从宏观到微观的健康状态信息进行规范采集、监测和评估，并提供个性化衣、食、住、行的全面健康管理方案。红外人体热成像技术结合智能诊断辅助决策系统，可进行病理、生理状态检查和提示。虚拟中医生理人体数字模型、数字人体腧穴仿真系统、大数据全息结构医学系统等全息数字人可高度真实地模拟人体在不同情况下的生理病理变化，提供可视化的动态研究平台。辅助中医体质辨识模型以及药膳养生科普系统等在"治未病"领域提供优质服务，为健康管理、体质辨识、养生保健及早期筛查等提供数字化支持。

2）诊断环节

目前国内外中医数字智能诊断研究方兴未艾，将中医"望闻问切"四诊合参、辨证论治的理念与数字技术相融合，开发了一系列中医数字化诊断设备。

望诊主要利用计算机系统对患者面、舌、目、耳、手及全身的神色形态进行图像识别与智能化处理，与人体疾病及健康状态进行关联分析。面诊装备侧重多区域特征定位和识别，对测色和色彩还原的准确度要求较高。舌诊装备研究集中在采集环境与采集方法、舌色识别和整机设计。目诊装备采用白睛无影成像技术，利用特征选择、信息融合和深度学习算法识别眼部颜色和形状特征。

闻诊设备通过空气动力学原理记录病理性声音，通过红外光谱、顶空分析、气相–液相色谱分析等方法对患者所呼出或散发的气体特征进行刺激性分子记录，利用智能化手段得出病位证素、病性证素等诊断信息。气体传感器和光谱技术的应用扩大了气味分子检测范围并提高了特征提取精确度。

问诊环节借助数字化量表，通过语音识别和自然语言处理辨识多轮人机对话中透露的疾病信息，利用知识图谱等方法解析患者症状，形成数字化病案，进行病因和证型推理，同时还可辅助中医开展线上问诊。另外对中医药大模型的深入研究有望助力实现中医临床辅助诊疗。

脉诊装备通过采集压力、超声、光电等信号，采用时域、频域、非线性动力学、血流动力学等方法将脉搏信息转化为脉象模型。目前已实现脉搏特征提取和脉象智能分类分析。脉诊装备研发侧重于新型微型传感器的集成、多点位脉诊装备的机构拓扑优化及数字化脉图与传统脉象间的映射等。

3）治疗环节

中医数字化临床辅助治疗研究蓬勃发展，主要体现在治疗方案智能指导、传统治疗手法的数字化开发和新型中医治疗设备研发方面。

中医处方的数字化基于中药和处方大数据，分析诊断信息，智能化拟定治疗处方。中医大脑类产品、名老中医数字孪生机器人可辅助基层医生开方、智能审方，保证治疗的安全性，缓解高水平医生资源缺乏等痛点。中医云诊间、智慧中药房、共享中药房等"互联网＋中医药"的研究日臻成熟。对于针灸、拔罐、推拿等传统非药物治疗手段通过开发机器人实现标准化操作，目前针灸机器人已基本具备了自动定位取穴、智能配伍穴位、扎针、模拟医师手法等功能，但也面临精确定位、精细力控、系统集成等多方面难题。其他中医传统疗法如基于五音韵律的中医音乐疗法、中医正骨手法等，在数字化技术加持下逐渐焕发生机。

4）康复环节

中药熏蒸仪、中低频脉冲治疗仪、激光针灸治疗仪、情景互动康复训练器通过数字化提升了康复效果。智能中医康复医疗服务平台、康复数字化管理系统及远程居家康复护理等技术研发，使得康复监测和调整更加科学和个性化，目前研究聚焦在个性化康复方案及互动式康复训练软件等的开发。

2. 国内外应用情况

"十三五"期间，中医药领域遵循国家信息化发展的整体规划，信息化水平不断提高。"十四五"阶段，以数字化、网络化、智能化为核心特征，云计算、大数据、物联网、人工智能等新一代信息技术的快速普及和应用，为中医药信息化的高品质发展奠定了坚实基础，为"互联网＋中医药"的深度融合带来了更多的发展机遇。

1）中医药健康信息平台

中医药行业构建了国家和省级中医诊所健康信息平台、31 个省级中医药数据枢纽，约有 1.62 万家中医诊所接入，部署了中医药政务协同管理、中医药经验传承服务、中医药服务项目监管、中医医疗广告动态监管、中医药标准服务、中医预防保健监管与服务、中医药专科专病信息服务、中药品种基础数据服务、中医临床业务基本信息共享服务 9 个信息子系统，完成了直属中医医院信息集成平台的建设。

2）中医药健康管理系统

国家中医药管理局联合国家卫生健康委员会组织开展就医诊疗、结算支付等 10 项"互联网＋医疗健康"便民惠民活动，全国三级公立中医医院的电子病历应用功能水平为 3.23。互联网中医院、中医云诊间、智慧中药房、共享中药房、健康云平台及中医远程医疗服务，为患者提供中医药诊疗服务，解决了地域限制问题，提高了中医药服务的普及度。

3）中医"治未病"数字医疗

中医体质辨识仪、体质识别应用、中医辨证仪、中医智能手表等，结合计算机科技、人工智能与中医理论，依托医疗级检测技术，采集多种生物信号并量化，助力用户完

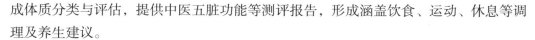

成体质分类与评估，提供中医五脏功能等测评报告，形成涵盖饮食、运动、休息等调理及养生建议。

4）中医诊断数字化装备

中医诊断装备通过融合大数据、AI、物联网、云计算、新材料、先进制造等新技术，实现了中医诊断的智能化、个体化和精准化。与闻诊、问诊和切诊的智能化研究相比，望诊部分较为完善和成熟。舌象分析仪能够精准数字化舌色、舌型和舌裂纹；面诊图像分析仪在数码摄像技术、色差计、光电血管容积仪和色度仪的支持下，加之人工智能技术的应用，诊断准确率不断提高。基于复合毫米波雷达的中医望诊设备，能够检测身体上半身不同角度的病理部位，还可监测心跳频率、呼吸频率等身体特征，大大提高了望诊的检测效率。结合中医闻诊的相关理论，利用模式识别技术、传感器技术和信号处理技术的中医口腔气味检测系统，具有高精度、快速准确的优点。基于中医知识图谱和声音识别的智能问诊服务平台、智能机器人，实现了线上线下相结合的就医新模式，能够融合四诊数据，完成中医辨证。中医综合诊断系统涵盖了脉诊、望诊、体质辨识、养生调理和辨证处方五大模块，辅助医生完成"四诊信息采集—问诊—辨证—开方—审方"的全流程工作。

红外热成像断层扫描技术能够无辐射、无创伤地采集全身人体数据，反映人体在未病和已病状态下的患者信息。中医经络检测仪和数字经络图仪可展现人体经络、脏腑的功能状态，以及在病理状态下的病位和数据特征。

5）中医数字治疗

数字中医循经治疗机器人结合了柔性电子技术，以全景人工智能视觉跟踪技术和精准可视化经络腧穴深层刺激技术为核心，实现了中医手法的数字化、标准化和流程化，从而成为中医行业首个治疗类"创新医疗器械"。激光针灸、电针仪、灸疗设备、熏蒸设备、电磁针灸、热磁疗，以及磁性物质与灸类、贴敷类装备等，正在从单一治疗功能向多种治疗功能集成的方向发展。按摩理疗机器人系统基于多信息融合技术，对人体量化数据进行建模，确定患者穴位的高精度三维坐标，并输出辅助诊断结果。该系统通过智能算法学习医生的按摩路径规划、力度曲线、按压手法、肢体动作等治疗过程，进而输出个性化的治疗方案。

3. 研究案例代表

1）人工智能内容生成赋能中医古籍活化研究

（1）概述：Huang-Di 大语言模型是一种可通过自然语言对话的形式向用户提供各类古籍知识解答、中医问诊、治疗建议、预防养生等知识服务的创新模型。该模型可以深层次挖掘古籍中已有的知识价值，为中医古籍知识的研究利用提供新的范式。

（2）研究方法：该模型在 Zya-LaMA-138-V1 开源模型基础上，采用继续预训练、有监督微调、互联网直接公开发行（DPO）优化的全流程训练步骤构建中医古籍生成式对话大语言模型，通过自动和人工评估验证了其在中医古籍领域的优异性能。主要方法如下。①语料收集及预处理：通过爬虫、格式转换、数据清洗初步收集实验训练所需的语料。②构建中医古籍对话数据集：通过知识引导的对话数据生成和对话数据质量优化，生成有监督微调阶段所需的优质对话数据。③模型训练与评估：在基座模型的基础上，通过继续预训练、有监督微调、DPO优化三个阶段构建中医古籍大语言模型，最终通过自动评估和人工评估验证模型的性能。

（3）研究结论：Huang-Di大语言模型在中医古籍领域展现出优异性能，打破了传统古籍知识库搜索式引擎的局限。该模型不依赖于关键词或短语，而是通过理解问题的上下文来生成相关回答。基于多轮深度训练的Huang-Di模型已具备深度思考的能力，用户可以用现代语言与模型进行"一对一"交流，极大地降低了专业性知识壁垒，服务对象更加多元化、大众化。

（4）讨论：随着生成式AI技术的发展，Huang-Di模型为中医古籍数字化研究提供了新的机遇。它不仅实现了古籍资源的深度融合与利用，还满足了用户对古籍知识解答、中医问诊、养生保健等多元化的需求。未来，该模型有潜力在中医教育、临床实践、公众健康服务等领域发挥更大作用，推动中医古籍知识的传承与创新。

2）基于概率图的中医动态交互问诊与智能辨证数学模型研究

（1）概述：通过研究一种基于概率图的数学模型和迭代推理的算法，探索建立以经典中医辨证体系和方证对应理论为基础的自动交互式问答问诊数学模型。该模型用于中医在线交流问诊和自动辨证分析，以提高远程中医临床问诊有效性，提供中医人工智能辅助辨证效果。其应用于人机自动问诊和辨证，实现高效而准确的自动辨证分析。

（2）研究方法：首先，模型围绕中医辨证论治的核心思想而构建，将存在人脑中的经验和经典古籍文献的知识转化为概率模型图，使计算机以计算的方式模拟人的辨证逻辑，实现从收集症状信息到推理出最大概率的辨证结论的过程。其次，以概率分布为基础的辨证推理模型能够兼顾不同的理论体系，包含各家学说和医师个人多元化的经验。不同的辨证思路在交互问诊中以概率分布不断变化的方式进行竞争，对患者当下的具体情况，最终以最大概率的辨证思路在竞争中胜出，成为最适合当下情况的辨证结果。

（3）研究结论：基于概率图的中医动态交互问诊与智能辨证数学模型在人机自动问诊和辨证方面展现出高效而准确的性能。模型能够大幅简化问诊的题目数量，使患者在有限的交互问答中自动推理出中医辨证模式。同时，模型还能够表达临床医师的辨证经验，并体现其对中医古籍知识的积累与运用能力。

（4）讨论：该模型为中医临床诊疗提供了更加高效、便捷的实践助力，对于加快中医药的传承与推广具有重要意义。通过实现自动、基于概率的辨证分析，不仅有利于中医师个人经验的传承和发扬，还具备可扩展性和可配置性，能够不断积累临证经验和中医药知识。同时，该模型能够扩大中医药诊疗服务的群众基础和市场供给，具有深远的社会效益。

3）广义望诊多维信息采集与智能处理技术的数智中医诊疗研究

（1）概述：中医望诊立足整体。本研究在系统性象思维指导下，通过对外在神、色、形、态多维信息的互参互证，以准确把握机体内在本质状态，从而了解脏腑功能与健康疾病的转归。提出从平面到立体、静态到动态、片段到时序、局部整体互参、中西交汇融通的广义望诊，经由"观象（多维感知）—比象（融合新知）—识象（应用评估）"的数智中医循证路径，使中医望诊实现快速、准确、标准、可及。

（2）研究方法：本研究集成了望诊信息采集处理技术，开发面、舌、目、手、躯体智能化望诊装备，全面感知人体头面及全身的神色形态多维信息；通过望诊神色形态信息融合决策机制，发掘中医脏腑功能与健康疾病转归关系。汇聚望诊知识图谱推理、多任务学习的主动推荐和大语言模型等技术，搭建神色形态多维望诊智能诊断决策服务平台；创新临床信息采集与评价一体化设计，建立中心化的数据管理和集中质控架构。

（3）研究结论：本研究所构建的数智中医广义望诊装备及多维多模态望诊感知、融合分析及评价决策技术体系，有助于提高对健康人及高血压、冠心病、心力衰竭患者风险预警及诊断评价的准确性，且为中医望诊的客观化、智能化提供了新思路。

（4）讨论：本研究对推动中医药数字医疗的发展具有积极作用。所提出的"数据筑基、智慧引航"数智中医发展理念，以及广义望诊装备多维感知、融合分析及评价决策技术体系，为解决中医智能化望诊装备临床诊疗落地难题、高效服务基层并满足健康需求提供了引领示范作用。同时，本研究也为中医望诊的客观化、标准化、国际化开拓了新思路，对中医药的传承、创新与发展具有重要意义。

4）数字化中医手法复位结合3D打印小夹板外固定疗法研究

（1）概述：桡骨远端骨折作为老年人群中最为常见的骨折类型之一，其发生率正呈现上升趋势，特别是在患有骨质疏松的老年人中更为显著。为进一步提高骨折复位的速度与精准度，在中医正骨技术的基础上，通过CT采集骨折数据，电脑建模后模拟复位，并根据位移数据制定"数字处方"以量化指导中医手法复位，使得复位更加快速、精准。

（2）研究方法：该研究纳入A型桡骨远端骨折患者，共50例。在治疗组中，采用了一种创新的、基于计算机辅助的复位技术。将患者的CT数据导入医学建模软件 Mimics Research，进行骨折的全方位分析。同时利用阈值计算命令，根据 Bone 和 Soft Tissue 所对应的灰度值，精准地提取出患侧骨骼及前臂的皮肤轮廓图像。通过编辑遮罩命令将骨折端进行了逐层精细分割，并将 2D 图像转换为 3D 模型，实现了骨折部位的三维可视化。在获取了骨折的 3D 模型后，将复位后的皮肤轮廓模型导入软件，进行了个性化的小夹板设计和 3D 打印。同时研究者结合骨折 3D 模型及患者肌肉强弱等个性化因素，规划所需复位的中医手法种类及操作顺序，常用的有拔伸牵引、成角折顶、提按端挤、旋转屈伸等。实施复位时依据"数字处方"对规划上述手法的力度、方向、作用时间予以调整。最后，应用上述 3D 打印的小夹板进行固定。

（3）研究结论：与常规治疗方法相比，采用数字化中医手法复位结合 3D 打印小夹板外固定的治疗组，在临床愈合时间、Gartland—Werley 腕关节功能评分及优良率、影像学参数（掌倾角、尺偏角、桡骨高度）等方面均表现出显著优势。此外，3D 打印小夹板的设计使得骨折固定更加贴附、牢固和舒适，实现了骨折的个性化治疗。

（4）讨论：本研究提出的基于 CT 数据和电脑建模技术的复位方法，为 A 型桡骨远端骨折的治疗提供了一种新型的、个体化、精准化的治疗方案。利用 CT 数据根据患者个性化的皮肤轮廓及骨折情况数字设计并 3D 打印出小夹板，可获得可靠、美观、舒适的个性化外固定，不仅提高了骨折复位的精准度和效率，还使外固定更加符合患者的个性化需求。

5）基于临床证据的针灸疾病图谱研究

（1）概述：针灸是通过刺激穴位和经络，激发人体内的气机，使其在体内正常运行，从而达到治疗疾病和养生保健目的的中医传统技术。近年来，现代科学在针灸领域的研究取得了显著进展，提供了越来越多的生物学证据和临床证据支持针灸的有效性。随着针灸文献的快速增加，更需要以证据为依据的决策氛围，通过多方利益相关者的协调努力促进临床证据的生成和实施，并使用数字化存储库及人工智能技术促进证据的交流共享。

（2）研究方法：该研究对针灸临床试验的系统评价进行二次研究，对 Web of Science 数据库进行检索，结果表明 2000—2020 年关于针灸疗法的系统评价 2471 篇，且每年都在增加。应用 Epistemonikos 数据库，结合人工智能分析技术，构建系统评价证据的"链接"工作。对证据推荐强度评级，构建证据图表，形成针灸临床实践推荐方案。该研究完成了 20 个疾病领域的原始研究与 332 篇系统评价证据的"链接"工作，系统评价的数量总体较人工筛查前增加了 545 篇。此外，该研究涉及 12 个疾病领域的 77 种疾病，研究数据包括来自 1402 个随机对照试验的 205 个结局指标。具体按照针灸治疗大、中、小效应量，以及高、中、低质量证据进行整理，形成针灸治疗优势病种及针灸治疗有潜力的病种分类推荐。

（3）研究结论：本研究全面完善了 Epistemonikos 数据库中针灸疗法的临床证据，并基于此构建了全球最全的针灸临床研究证据矩阵。研究包含 77 个证据矩阵，促进了全球针灸医生及科研工作者快速获取针灸临床决策证据，极大地优化了针灸研究资源的利用度。研究结果显示，中高质量和大中效应的针灸证据共 8 项，为临床应用提供了强有力的支持；同时，大效应量和中效应量的低质量证据分别为 67 项、23 项，提示这些领域为针灸的潜在优势病种，需要进一步的研究投入和支持。

（4）讨论：随着针灸疗法在临床实践中的广泛应用，利用现有的大量证据为临床和政策决策提供信息，并在全球范围内建立资助和研究议程至关重要。以循证医学理论为基础，使用数字化存储库来促进知识用户获取信息，这将有助于采用更加基于证据的方法为实践、政策提供信息。同时该研究提出将针灸证据纳入医疗体系的决策、建立联合研究生产力量的建议，同时鼓励研究人员、临床医生和政策制定者之间进行联系和交流，帮助扩大现有针灸证据的使用范围。

4. 应用案例代表

1）中医四诊仪

（1）产品介绍：中医四诊仪以三维柔性曲面传感器为脉象采集模块核心，通过气囊加压模拟中医把脉手段，同步采集寸关尺三部不同压力下的脉搏波数据，采用基于形态特征的脉搏波时域特征识别技术、基于深度 CNN 的脉象识别技术，实现对中医位、数、形、势四维度脉象识别；以标准化的仿自然光积分球系统为舌面采集模块核心，实现对舌面象的标准化采集，利用超几何分割技术，实现对舌面象的精确分割，采用基于 Mask-Rcnn 网络架构的舌面象特征识别技术，实现对中医舌面象颜色、纹理等特征的量化识别。最后采用跨模态融合算法，实现对中医 AI 辅助辨证。中医四诊仪的目标是客观化记录中医四诊数据，辅助中医进行中医四诊诊断和临床辨证，帮助低年资中医医师提供高质量的中医药服务，赋能基层医疗机构。

（2）获批及文献发表情况：关于中医四诊仪相关硬件结构设计和算法的研究成果，已在 *IEEE* 等著名科学期刊上发表，展现了其硬件结构和算法的先进性。依托于中国科学院重点部署项目，形成舌脉设备团体标准 3 项。获得北京市首个创新医疗器械证、天津市二类医疗器械证，并已用于临床实践。

（3）临床应用情况：中医四诊仪已经在天津中医药大学第二附属医院、中国中医科学院西苑医院、北京中医药大学东直门医院等多家医院进行了临床验证。该设备在成都进行孵化落地，与成都中医药大学开启全面合作，为成都中医国医馆打造了全套医联体解决方案，建立了以成都中医药大学国医馆为中心，覆盖基层社区卫生服务中心及签约中医诊所的体系，为基层中医赋能，全面提升基层的中医药服务能力。

（4）讨论：中医四诊仪可助力疾病的早期筛查和辅助诊断，对推动中医传统诊疗技术的产业化、国际化，提高中医诊疗服务的可及性，促进数智中医发展及中西医学现代融合发展具有重要作用。通过突破中医主动感知、柔性控制、人机耦合、多维信息融合辨识等关键技术问题，形成中医从感知到认知的闭环网络，建立健全中医四诊的系列自主技术标准和评价体系；形成中医四诊大数据隐私和安全性标准；并充分利用围绕现有医疗器械的工业基础，建立中医特色医疗器械的产业创新基地，形成技术推广示范，有助于推进中医远程诊疗、移动医疗、智能医疗等新型服务业态发展。

2）电针仪

（1）产品介绍：电针仪是一种结合了现代科技和传统中医针灸学的治疗设备，采用微处理器控制技术，可以精确地调节电流的频率、强度和脉冲宽度等参数，通过电极贴片输出电流对穴位所在区域行刺，刺激神经和肌肉，以达到治疗和康复的效果。可用于缓解疼痛、改善血液循环、调节神经系统功能等。

（2）获批及文献发表情况：电针仪已获得国家药品监督管理局颁发的二类医疗器械证书。在国内外期刊发表诸多论文，并涉及多种疾病的干预和研究。

（3）临床使用情况：目前电针仪已在多家医疗机构得到推广，被广泛应用于包括疼痛科、康复科、神经内科在内的多个临床领域，且取得了显著的治疗效果。

（4）讨论：电针仪广泛用于临床治疗，成效显著，但仍存在一些问题和挑战：如市面上电针仪产品众多且质量参差不齐；非医疗器械合格认证的电针仪缺乏有效的刺激参数选择和显示；治疗参数缺乏定量数据；适应证和禁忌证不明确；尽管有一些关于电针仪的研究论文发表，但临床研究仍需加强，以提供更多的科学依据。为解决上述问题，可以采取以下措施。①加强市场监管：提高电针仪生产标准和质量要求，确保产品质量和安全。②优化产品设计：改进电针仪的参数调整方式，提供更精确的定量数据，便于临床使用。③开展临床研究：深入研究电针仪在各种疾病治疗中的疗效和安全性，明确适应证和禁忌证。④提高医生培训：加强医生对电针仪的使用培训，提高治疗效果。

3）经皮耳穴－迷走神经刺激技术装备

（1）产品介绍：基于中医耳穴理论与西医神经科学理念，通过特定针刺手法，将生物信息放大并输出为具有刺激治疗作用的电信号，固化在芯片中，研发了新型、非侵入性、安全的脑部刺激装置——经皮耳穴迷走神经刺激仪，主要适用于睡眠障碍、乏力和食欲减退等的辅助治疗。该仪器实现了数字化、集成化、可穿戴的"脑病耳治"共性技术。其操作简便、安全有效、价廉物美，有望替代传统的外科手术颈部植入迷走神经刺激电极的治疗方法。

（2）科研成果情况：已获得15项国家专利及江苏省医疗器械注册证，并通过合作实现了量产。已发表学术论文 53 篇，其中 SCI 收录 23 篇，累计被引 1435 次。被纳入多本国家规划教材和创新教材中，如《实验针灸学》《耳穴诊治学》《神经科学纲要》（第四版）和《针灸影像学》等，为中医"两耳通脑"理论提供了现代科学依据。

（3）临床使用情况：已在全国各级医院广泛应用，包括首都医科大学附属北京天坛医院、北京市中医医院等，均取得了良好的临床疗效。

（4）讨论：经皮耳穴 – 迷走神经刺激技术在脑系疾病的治疗中展现出了巨大的潜力，但目前仍面临诸多挑战，在其长期疗效、安全最优的刺激模式及最佳刺激部位等方面有待明确，还需要更多高质量、大样本的试验对刺激参数的选择进行研究和优化。

4）中医远程诊疗系统

（1）产品介绍：中医远程诊疗系统是一种将现代信息技术与传统中医学结合的新型医疗服务，通过网络平台为患者提供实时、便捷的中医诊疗服务。该系统主要包含服务器模块、登录模块、系统主模块、诊断模块等功能模块。通过与中医诊疗技术融合以预期实现医疗资源实时共享，为不方便前往医疗机构或者居于医疗环境落后、偏远地理位置的患者提供方便快捷的中医诊疗服务。适用人群广泛。该系统有许多特点：首先，该系统能够提供全天候服务，患者无须预约、排队，随时可得到诊疗服务；其次，该系统采用人工智能技术，可对患者病情智能分析诊断，提高诊疗效率；最后，该系统能通过大数据分析，挖掘患者病情的规律和趋势，对患者进行个性化的健康管理。

（2）获批及文献发表情况：已有多个中医远程诊疗平台获得了国家药品监督管理局的批准，医保服务也已尝试覆盖中医远程诊疗服务。商业模式基本形成，主要包括平台服务费、在线咨询费、广告收入等。

（3）临床使用情况：中医远程诊疗系统已在各大地区和医疗机构得到广泛应用，为患者提供了方便快捷的中医诊疗服务。中医远程诊疗系统在应对突发公共卫生事件，如新冠疫情等方面也展示了其独特优势。在疫情期间，该系统为患者提供了及时、有效的诊疗服务，大大缓解了医疗压力。

（4）讨论：尽管中医远程诊疗系统已取得了一定成果，但是仍存在一些挑战和问题。首先，如何保证医疗服务质量是一大挑战，包括如何准确地进行远程脉诊、如何解决医患沟通的问题等。其次，如何保护患者的隐私和数据安全？再次，如何让更多的患者接受并使用远程医疗服务？可尝试从以下几方面进行：①加大对相关技术的研发，提高诊疗服务的质量；②完善法规和标准，保护患者的隐私和数据安全；③加强对远程医疗服务的宣传和教育，提高患者的接受度。

5）中医健康管理装备

（1）产品介绍：中医健康管理装备是集现代科技与传统医学于一体的全新健康方案，使中医"预防为主"的理念和"人自身为一整体"的观念得以实现。中医健康管理装备提供了对人体健康状况的全面监测，结合了个性化的健康建议，实现对健康的全方位管理。装备通过大数据、云计算和可穿戴设备等进行数据采集，以获取个体化的档案，再通过数据挖掘及深度学习等处理手段建立模型，对个体及群体的健康风险进行评估，发现健康风险，并结合传统中医理论，为用户提供个性化的健康建议，帮助用户达到更好的健康状态。

（2）获批及文献发表情况：中医健康管理装备如中医体质辨识仪，如今已在国内多个地区获得销售许可。尽管目前尚未有文献对其应用效果进行详尽的研究，但此类装备已引起了许多学者和专家的广泛关注和认可，并围绕其进行了大量的研究，以探索其在健康管理、疾病预防、康复治疗等方面的效果，为后续的深入研究提供宝贵的参考。

（3）临床使用情况：随着人们健康意识的提高与技术进步，中医健康管理装备已经在部分医院、体检中心、社区卫生服务中心及疗养机构等得到应用。在医疗机构中，医生可以通过它更准确地了解患者的健康状况，有针对性地制订治疗方案。

（4）讨论：尽管中医健康管理装备已经取得了一定的成绩，但是仍然存在一些挑战。①设备的普及程度尚待提高，这需要相关企业和机构加大推广力度；②为确保采集到的数据的质量和准确性，不仅需要具有高精准度的设备，还需要用户的配合，以便准确无误地采集到数据；③数据的安全性和隐私保护方面，如何在满足用户需求的同时保护用户的隐私；④如何更好地结合现代科技与传统中医理论，提供更优质的服务是未来需要探索和研究的方向。

5. 展望

中医领域的数字医疗创新聚焦在中医经验传承、中医四诊技术、中医特色疗法发展等方面。随着中医药现代化事业的蓬勃发展，数字技术在中医院建设中愈发重要，但临床辅助效果和医患接受度有限。其难点在于中医诊疗体系的复杂性、数字化过程中缺乏标准评价，以及医疗器械感知、分析能力有限，难以将中医师所感受的多维信息数字化并进行融合分析，从而给出可靠的建议。再者，在医保控费大环境下，创新的中医数字化辅助诊疗装备难以融入医疗费用支付体系，企业缺少研发和运营动力，良性循环尚未建立。中医数字医疗器械研发往往处于尴尬境地，存在测不准、用不上、无人买单等问题。

然而，毋庸置疑的是，数字化技术手段连通了中医信息孤岛，使中医诊疗信息更加客观、可量化，为中医现代化发展带来新动能。经过多年发展，中医数字化已涉及诊前、诊中、诊后多个环节，但质量参差不齐，相关标准及政策监管机制亟待完善。更加重要的是，中医数字医疗产品研发需结合临床场景，解决实际问题，并建立临床研究平台与评价机制，在应用中实现迭代优化。随着计算机视觉、图像处理、大语言模型等技术发展，中医望诊和问诊数字化有望最先落地，多维数据融合有望提升诊疗精准度，进而促进优质中医医疗资源扩容下沉，提升基层中医服务能力。

（商洪才　靳英辉　张晓雨　李　筱　张晓维　王爽秋

王诗佳　刘长宁　编写，商洪才　审校）

### 4.1.15　过敏科

#### 1. 国内外研究现状

目前国内外过敏专科数字疗法技术发展迅猛，覆盖了部分专科临床诊疗，取得了显著的成效，如通过构建数字化管理平台，建立了数字化过敏标准临床路径和数据库，将过敏评估量表体系通过数字化手段实现便捷式评估，实时评估、实时采集分析，同时满足哮喘患者硬件设备精确检测的需求，支持一键导入和预警检测情况，支持患者用药、过敏等信息留存与智能提醒，支持多视图查阅。另外，依托中医构建了体质辨识系统，完成鼻炎的体质分析，并为患者提供健康建议；依托大数据手段和海量专科知识库，打造了问诊和答疑的 AI 助手；支持多端口医患数据同步与预警，高效诊疗，实现哮喘、鼻炎、肠道过敏、过敏单病种的精细化、高效诊疗和管理。同时，医生借助平台可根据患者的个体差异，送达个性化的治疗计划和健康宣教方案，有效提升了患者依从性和诊疗效率。

随着工业化进程，过敏性疾病发病率呈上升趋势，已成为 21 世纪常见疾病之一。然而，与国内庞大的过敏性疾病患者群体相比，当前的数字化管理技术研究和应用仍显不足。一方面，现有的数字化管理平台功能尚不完善，难以满足复杂多变的临床需求；另一方面，数字化管理技术在基层医疗机构的应用仍不广泛，需要进一步加强推广和普及。

WHO 推荐了四位一体的针对过敏性疾病的最佳治疗方案，包括患者教育、环境控制、药物对症、免疫治疗，其中患者教育和环境控制非常重要，但在实际诊疗中却更侧重药物治疗和免疫治疗。患者教育及环境控制出现了空白，这是目前过敏领域面临的重要挑战。

数智化成为近些年科技发展的主线任务，不论是在电商、教育领域，还是在餐饮等领域，行业的运作方式都实现了数智化的融合。就医疗行业来说，互联网医院、专科管理系统层出不穷，但全国至少有 90% 的医院还没有专门的过敏科，专科覆盖面小而零散，因此目前针对过敏性疾病的数字化改造案例较少。

过敏性疾病的数字化改造围绕两个方面：①针对过敏性疾病诊疗的某一流程或病种进行的个性化改造；②针对过敏患者的全生命周期的流程重塑。现有的技术主要围绕前者，很多过敏体质人群的病情则旨在实现后者：过敏性疾病全流程服务。

2. 国内外应用情况

随着人们对健康问题的关注度不断提高，过敏医学也成为一个备受瞩目的领域。国内外各种新型的过敏治疗方法和药物正在不断涌现，并得到广泛应用，国内针对过敏医学研究的投入也逐渐增加，越来越多的研究机构和医院开始涉足该领域，积极推动相关技术的引进和应用。

除了医疗技术上的突破，国内的诊疗方式也在创新中迈进，数智化的案例在过敏科诊疗中涌现，通过数字疗法实现疾病的实时评估，在病程的任意阶段完成评测。基于中医理论对患者进行体质上的分析与调理指导，能线上完成问诊，辅以人工智能，满足实时问诊需求。对过敏性疾病的预防、调理实现中西医结合的多方协同服务模式。同时，医患互联的方式实现包括患者在内的病情监测，完成疾病的管理、康复与预防工作。目前该项过敏数字疗法已在多家医院落地实施，在优化医患诊疗流程的基础上，显著提高了疾病诊疗的效果。同时，人工智能辅助诊断系统也已经在临床实践中得到应用，为医生提供决策支持。

3. 研究案例代表

目前医疗行业的创新已不胜枚举，过敏专科的创新举措也随之出现。尤其随着大数据、人工智能技术的逐渐成熟，医疗领域的创新有了新的探索方向。

1）花粉过敏的自动监测

（1）概述：花粉过敏是一种常见的过敏反应，而其干预手段在很大程度上依赖于先进的检测和诊疗技术。传统的花粉识别和计数方法对操作人员要求高，且效率低下，数据难以实时更新。自动监测设备的出现为这一问题提供了解决方案。

（2）研究方法：全球范围内，得到同行认可的花粉监测设备共有4种。这些设备不仅可以统计花粉数量，还可以进行种类识别。其中，全自动花粉监测仪BAA500是最新式的全自动花粉监测系统，具备快速、准确的花粉识别和浓度监测功能。依托这些自动观测设备，学者们开展了一系列研究。例如，德国巴伐利亚州使用多台BAA500型设备建立了全自动花粉监测网，将区域细化为3大花粉区和8个子区。Chappuis等利用PA-300型设备证实了精细化采样的重要性。此外，自动监测仪器的实时数据上传功能使得用户可以通过手机App实时查询花粉信息。

（3）研究结论：自动监测设备能够弥补传统方法的不足，提供实时、准确的花粉数据，帮助研究人员和医生更好地了解花粉分布和浓度变化。同时，这些设备的应用使得用户能够实时获取花粉信息，提前预警，采取必要的防护措施，从而减少或避免花粉过敏反应的发生。

（4）讨论：尽管自动监测技术为花粉过敏的防控提供了有力支持，但仍面临一些挑战。如监测设备的自动化、标准化程度有待提高；设备价格高昂，使得很多机构和个体难以承受；观测设备的多样性和不统一性导致标准化数据集难以构建，影响分析结果的全面性和可比性。

为了更好地应对花粉过敏问题，未来的研究应致力于提高观测设备的自动化和标准化程度、降低成本，以及促进各区域科研机构的合作，共同发展过敏学科，开发更便捷、高效的监测平台。同时，建立一套标准化的观测体系也是必要的，这包括开发低成本的观测设备、扩大符合观测标准的花粉种类等。

2）中医辨证分型软件系统协助儿童 AR 的中西医结合治疗

（1）概述：儿童过敏性鼻炎（allergic rhintis，AR）的治疗一直是医学界关注的焦点。中医在体质分型和调整方面具有优势，本研究研发中医辨证分型软件系统，旨在探索中西医结合治疗儿童 AR 的效果。

（2）研究方法：本研究首先依据 AR 的诊治指南，采集 AR 儿童的人口学、病史、鼻炎症状评分、过敏相关免疫学指标和肠道菌丛检测等数据，建立全面的过敏体质和诊治疗效评估体系。同时，研发中医辨证分型软件系统，对患儿进行体质分型，并制订不同的体质调整方案。观察患儿在接受包括抗组胺药物、鼻喷激素抗炎治疗、尘螨脱敏治疗、生物制剂治疗等规范治疗的基础上，进行中医体质调整后的效果。评估内容包括临床症状的改善、并发症的预防、免疫失衡的纠正及生长发育的影响。

（3）研究结论：本研究通过建立全面的过敏体质和诊治疗效评估体系，采用数字化诊治系统辅助门诊诊疗，对中医辨证分型的体质调整结果进行科学量化评价。实现了标准化的设计和客观的评价，并形成了儿童 AR 临床中西医结合体质调整的专家共识。

（4）讨论：此研究为中医临床诊治技术的推广助力。然而，虽然已有成熟的中医诊治软件可进行辨证，但临床应用中仍需谨慎处理大量的患儿信息，确保数据的准确性和有效性。此外，AR 在过敏领域的应用需要更契合患者临床诊疗需求，这就需要参与医学技术开发的人员与专业医疗人员密切配合，完成技术与医学的深度融合。

4. 应用案例代表

1）数字疗法在哮喘管理中的应用

早期识别哮喘发作征象、减少急性发作次数、维持控制水平稳定是哮喘长期管理的主要目标之一。患者教育包括指导正确使用哮喘吸入装置、督导规律使用控制用药、及时识别急性发作风险，这是哮喘疾病管理的重要方面。

目前，国内外都有相应的技术支持过敏性疾病患者院外疾病的管理，数字疗法通过应用程序和智能传感器等技术，实现了对患者症状的实时监测、药物使用的跟踪及数据的分析。这些应用不仅帮助患者更好地了解自身病情，还通过提供个性化的用药建议，提高了患者的用药依从性和疾病控制水平。同时，数字疗法还通过结合外部信息源数据，如天气、过敏原和空气质量报告，为患者提供更加全面的健康管理和预防策略。

具体来说，目前已有超过 500 个与哮喘相关的应用程序，这些应用程序均能提供健康教育、症状记录、吸入器使用跟踪、环境警报和药物使用提醒等功能。这些工具能够收集症状和吸入器使用数据，帮助患者和管理人员确定症状是否在恶化，并整合外部信息源的数据以增强对患者症状和触发因素的预测能力。

2010 年，FDA 批准了数字疗法应用系统"Propeller Health"，该系统通过吸入装置加装传感器并与手机软件匹配，监测药物使用情况并实时传输数据至医护人员端口。研究表明，该系统有助于提高哮喘患者用药依从性、减少药物过度使用、帮助患者自我管理疾病并减轻症状。

在欧盟基金资助下，国外在 2018 年开发了个性化、移动使用的哮喘健康监测系统"myAirCoach"，该系统通过监测设备对患者进行每日监测，并结合环境因素提供哮喘控制建议。研究显示，该系统对改善哮喘控制水平和生活质量具有显著益处。

我国哮喘管理已经显露出数字疗法应用体系的雏形，国内有学者利用动态肺功能仪器进行多中心研究，探索环境因素对哮喘患者肺功能的影响，并验证便携式肺功能仪器（呼吸家 A1 型）监测和辅助干预可减少哮喘急性发作风险，居家进行呼吸功能监测，呼气峰值流速（PEF）比其他通气功能指标反映哮喘发作严重度的可行性更好，研究还表明，居家进行呼吸功能监测对评估哮喘症状和控制状态具有重要意义。

2）过敏原（花粉）监测应用程序

花粉作为过敏性鼻炎的主要触发因素之一，对个体患者的影响至关重要。有效预测花粉相关症状可以帮助改善疾病控制，规划药物干预和预防暴露。花粉及相关气象因素的预警系统逐渐融入儿童过敏性疾病的控制和预防计划中。

全球范围内已经有多项过敏性鼻炎管理应用程序推出。然而，一些研究发现花粉预报的质量有待提高，国内近年来对提升花粉监测准确度和运用数字疗法治疗管理过敏性鼻炎迈进了一步，例如，北京市气象研究院与首都医科大学附属北京同仁医院联合开发了过敏性鼻炎管理程序"北京花粉健康宝"，该程序可以每日播报北京市各行政区的花粉浓度，并根据不同致敏花粉种类为患者提供出行建议，同时在患者出现症状时提供医疗咨询服务。这些努力有望为过敏性鼻炎患者提供更好的治疗和管理方案。

3）数字疗法用于严重过敏反应的预防和应对

严重过敏反应是一种由 IgE 介导的临床表现为速发、危及生命的超敏反应，可累及全身多系统，包括皮肤黏膜系统等。肾上腺素作为治疗严重过敏反应的一线用药，需患者随身携带肾上腺素自动注射器来应对紧急情况。

然而，在肾上腺素自动注射器使用中存在一些常见问题，如患者忘记携带、担心药物不良反应而拒绝使用、无法准确判断症状等。为解决这些问题，国外 Altellus 公司开发了一款数字疗法产品，包括智能肾上腺素注射器和管理软件。该系统具有多项功能，如温度和透明度警报、训练提醒、药物使用时效提醒等，用来提高患者对严重过敏反应的管理和治疗依从性。研究表明，该数字疗法产品可以增加患者满意度，改善患者依从性，降低焦虑水平，并降低严重过敏反应加重恶化的风险。在严重过敏反应患者管理中具有良好的可用性，为患者提供更有效的治疗和管理方案。

4）过敏助手 AI 系统

这是一款基于人工智能技术开发的过敏性疾病辅助诊断和治疗系统。该系统利用深度学习算法，通过对大量过敏性疾病病例的学习，具备了快速、准确诊断过敏性疾病的能力。它适用于各类过敏性疾病患者，特别是对那些难以明确病因的复杂病例具有较高的辅助诊断价值。

过敏助手 AI 系统已获得相关医疗监管部门的批准，并已有多项研究发表在权威医学期刊上，证实了该系统的有效性和可靠性。目前，该系统已在全球范围内得到广泛应用，为众多患者提供了精准的诊断服务。

截至目前，过敏助手 AI 系统已在全球多家医疗机构得到应用，累计服务了数 10 万名过敏性疾病患者。该系统的应用不仅提高了医生的诊断效率，降低了误诊率，同时也为患者提供了更为及时和个性化的治疗方案。

尽管过敏助手 AI 系统在临床应用中取得了显著成果，但仍存在一些挑战和问题：人工智能技术的持续发展与更新对系统的性能提出了更高的要求；防止患者信息泄露也是需要关注的问题；如何进一步降低成本，使更多患者能够享受到这一技术带来的便利也是未来的发展方向。解决这些问题需要医疗机构和企业不断加强技术研发，完善数据安全保护措施，同时寻求与更多医疗机构的合作，扩大应用范围。

5）智能化过敏患者管理平台

过敏数字疗法平台是针对过敏性疾病开发，并为需要进行脱敏治疗的尘螨过敏患者、肠道过敏患者、过敏性鼻炎患者设计的性化管理平台。该平台旨在完善传统的过敏疾病治疗体系，通过数据化管理，提高治疗效率。平台包含医护网页端、医生微信小程序端及患者微信小程序端，实现了数据互通互联，支持患者在院内外进行自我管理。

过敏科室数字系统可以帮助医生根据患者的过敏病历和诊断结果，生成个性化的过敏治疗计划，帮助医疗机构和过敏科室提高工作效率，并提供更好的过敏患者护理和治疗结果。系统的主要功能包括过敏病历管理、过敏原检测和诊断记录、脱敏治疗计划管理、诊后随访、健康宣教等，同时具有强大的数据分析统计功能，方便医生进行数据挖掘和开展学术研究活动，为医疗机构领导提供决策依据。

过敏患者管理系统涵盖患者全病程服务，支持患者实时评估、问诊、管理需求，提高线下诊疗效率，还可提供信息汇总、量表评估趋势分析、患者用药情况分析、制订患者脱敏治疗方案，以及患者病情评估管理措施及建议。

目前产品已申请了多项专利并处于初期应用阶段。相关研究和实验数据正在收集和整理中，尚未在学术期刊上发表。平台已覆盖超过 10 万名过敏性疾病患者，并在浙江、绍兴等地医院得到应用。患者可通过平台实时评估病情、问诊，并得到个性化的治疗和管理方案。平台每周或每月定期推送过敏报告，包括肺功能数值统计、症状分析等，支持软硬件互联，自动生成各种肺功能指标曲线。

尽管平台在临床应用上取得了一定的成果，但仍然存在一些问题。首先，缺乏充足的临床评价数据，平台的有效性和安全性需要进一步验证，基于人工智能的问诊体系仍需完善，进一步提高诊断的精准度和效率。其次，为满足不同患者的个性化需求，对于过敏疾病的精细化诊疗仍需探索。为了改善这些问题，建议加强临床研究，收集更多的数据以支持平台的优化和改进。最后，与更多医疗机构合作，扩大平台的应用范围，以便更好地服务广大过敏患者。

5. 展望

人工智能在过敏医学中起到了日益重要的作用，它可以帮助医生分析大量的临床数据和文献资料，提高诊断准确性和治疗效果。结合机器学习和人工智能等最新技术手段，将数据挖掘和知识提炼与临床实践相结合，提升过敏医学的解释性和预测性，从而支持医生做出更加精确的诊断和指导治疗策略的决策。

过敏专科创新国内外研究现状正处于快速发展阶段，数字疗法技术的发展，也将推动该领域的研究进度逐步加快。需求引导发展，发展满足需求。现有趋势也进一步显现出对过敏数字化改造的迫切。尽管数字疗法在我国的起步相对较晚，但凭借我国坚实的医疗基础设施、卓越的信息化建设成果、庞大的患者基数、强有力的国家政策扶持及优质的用户接受度，我们有能力在数字疗法领域实现后来居上，弯道超车。

**（汪慧英　汪桂林　韩海风　编写，汪慧英　审校）**

## 4.2　生成式人工智能与数字医疗

生成式人工智能技术，尤其是如 GPT 系列的大型语言模型，正在全球范围内引领一场技术革命，其影响已扩展到众多行业。近期，这项创新技术被引入医疗保健领域，旨在通过辅助处理患者信息和分析医疗记录，提高医疗专业人员的工作效率。这样的整合不仅提升了医疗人员处理日常任务的能力，还使其能更集中精力处理关键的临床职责。GPT 模型的出现对人们的工作、学习和交流方式带来了深远的影响，这种影响在医疗保健行业表现得尤为明显。人工智能技术在提高疾病检测和诊断的效率方面已展现出巨大潜力，并推动着医学研究的重大突破，从而为更广泛的人群提供准确、可靠的医疗建议。此外，一些领先的医疗保健机构正在探索利用语言类生成式模型增强医疗服务的质量和范围，这些技术被用于支持专科医生在诊断和治疗上的决策，特别是在处理复杂疾病案例时展现出强大的辅助能力。本节将探讨生成式人工智能在数字医疗领域的各种应用，这些应用涵盖了从研究到实践的多个层面，提供关于未来医疗保健的全景视图，展现改善人类健康和福祉方面的巨大潜力。

### 4.2.1　国内外研究现状

1. 专家级医学问答

医学问答领域正在经历一场前所未有的变革，其中人工智能的应用引起了广泛关注。自 Transformer 模型和大语言模型问世以来，医疗问答任务取得了显著进展。新一代的模型不仅提高了医疗问答性能，还为医学领域的研究提供了新的视角。过去的研究方法主要依赖、专注于特定领域数据的小语言模型，如 BioLinkBert、DRAGON、PubMedGPT、PubMedBERT 和 BioGPT，这些模型在诸如 MedQA（USMLE）、MedMCQA 和 PubMedQA 等基准数据集上不断刷新最优性能。然而，随着 GPT-3 和 Flan-PaLM 等大型通用语言模型的兴起，它们在互联网规模的语料库上经过大量训练，性能在医学基准数据集上取得了显著提升。

GPT 系列模型的 API 访问推动了对其在医学领域的应用研究，揭示了其在专业临床知识方面的潜力。尽管这些模型未经专门微调，但在处理医学问题时表现出令人印象深刻的能力。研究发现，GPT-3 在常见和严重病例小结上的诊断准确性优于普通人，接近医生水平。类似地，针对遗传学、外科和眼科等领域的研究也证实了 GPT-3 的出色表现。最近的比较研究还发现，在社交媒体上回答患者问题方面，ChatGPT 相对于医生表现出更卓越的质量和同情心。

Med-PaLM 的工作推动了医疗问答领域的发展，引入了全面基准测试和人工评估，以及专注于医疗领域的对齐策略。通过引入多元化的医学问答基准测试数据集MultiMedQA、Med-PaLM 为医疗问答系统提供了全面的评估标准。该研究指出，虽然 Med-PaLM 在多项选择基准测试上取得了最先进的水平，但与医生答案相比，模型答案的质量仍有待提高。为改善这一问题，研发团队提出了 Med-PaLM 2，利用大语言模型的强大潜力来提高模型的推理能力。该方法结合了自我一致性、复述增强、自我精炼和对话启用推理等架构功能，不仅在多项选择医学基准测试上接受了评估，还提供了用于医生和普通人评估模型回答的独立和成对评估方式。这种方法使大众和专业人员能够更全面地开发和评估模型，为未来更先进的应用奠定基础。

2. 临床推理与医疗记录

临床推理是医疗问答领域的另一个关键方面。临床推理涵盖生成鉴别诊断、选择诊断测试、基于测试结果细化诊断、制订管理计划和创建叙述性摘要等多个组成部分。相关研究探讨了 ChatGPT 在临床决策中的表现，通过向模型输入 36 个临床案例并进行连续提示，结果显示，ChatGPT 在所有临床案例中的总体准确率为 71.7%。在做出最终诊断方面，其表现最佳，而在生成初步鉴别诊断方面则表现相对较差。在复杂案例中，ChatGPT 会错过多系统条件中的关键细节，但在简单案例中，其回应水平等同于一年级或二年级医学生。ChatGPT 在临床推理中的优势包括创建简洁的叙述性摘要，但不能在临床推理中适当强调患者年龄，并在罕见病例和医学期刊上发表和讨论的复杂案例中表现较差，其主要问题是倾向于编造，即生成看似合理、且对非专家来说听起来合理的但实际上完全错误的回答。这种限制可能导致错误的诊断和不当的治疗，特别是在需要专家介入以做出合理临床判断的情况下。这一发现凸显了在临床推理方面还需进一步提高人工智能系统的性能。生成式人工智能在需要清晰文本文件和技术材料的医疗沟通中可以是高效且经济的工具。

生成式人工智能在医疗沟通方面的应用也越来越广泛。在处理电子医疗记录等文本文件方面，生成式人工智能可以提供有效的帮助。这不仅提高了医疗文档处理的效率，也为医疗沟通提供了新的可能性。生成式人工智能可以帮助生成入院记录、会诊报告、出院总结，以及患者、医疗机构和保险公司之间的沟通。

综上所述，专家级医学问答领域正处于快速发展之中。随着新型人工智能模型的出现和应用，医学问答系统的性能和准确性不断提高。同时，这些系统在临床推理和医疗沟通方面的应用也展现出巨大的潜力。然而，尽管取得了显著进展，医学问答系统在与专业医生水平相比还存在一定差距。未来的研究和开发将继续聚焦于提高这些系统的性能，使之更贴近医生的诊断和决策水平，从而更好地服务于医疗行业和患者。

### 4.2.2　国内外应用现状

随着科技的飞速发展，生成式人工智能已经成为数字医疗领域的一个重要革新力量。这类技术，正日益被应用于从医学影像分析到个性化治疗方案的开发，它们不仅改变了医疗健康数据的处理方式，也为临床决策提供了前所未有的支持。在这个多元化和快速发展的领域中，生成式人工智能不仅显著提高了诊断的准确性和治疗的个性化程度，还推动了药物研发的革新，优化了医疗资源分配，为传统的医疗实践带来了新的视角。医疗领域大模型简介如表 4-5 所示。

表 4-5　医疗领域大模型简介

| 精调模型 | 模型方向 | 内容简介 |
| --- | --- | --- |
| BioGPT | 医学文本 | 微软发布用于生物医学文本生成和挖掘的生成预训练大模型 |
| BioGPT-JSL | 医学文本 | 为医疗领域自然语言处理设计的大模型。覆盖病例诊断、医学科研追踪、病例生成等任务。该模型在医疗领域的特定任务上表现出了比通用大模型更优的性能 |
| Med PaLM2 | 医学文本 | Google 医学大模型旨在为医学问题提供高质量答案的大型语言模型（LLM） |
| 中文医疗大模型 HuatuoGPT（华佗） | 医学文本 | 香港中文大学（深圳）和深圳市大数据研究训练并开源了医疗大模型 HuatuoGPT，使语言模型具备医生一样的诊断和提供有用信息的能力，以满足快速在线和医院医疗咨询的不断增长的需求 |
| BioMedGPT-1.6B | 分子语言 + 文本 | 清华大学智能产业研究院，生物医药领域或基础模型。把分子语言中蕴含的知识及长期以来通过湿实验总结的文本和知识图谱信息融合压缩到一个大规模语言模型中，从而实现从序列模型中学习生物结构和功能规律，通过 AI 解码生命语言 |
| Visual Med-Alpaca | 多模态医疗影像 + 文本 | 多模态医学大模型，包括查阅 X 线照片能力。轻量级的一个模型，易于本地化部署，并降低微调成本 |
| 智慧眼砭石大模型 | 多模态 | 智能问诊、辅助阅片、面诊舌诊、生理指标预测、睡眠监测五大技能，多项诊疗建议，中西医相结合，多想态相融合 |

1. 辅助诊断

生成式人工智能在医疗领域崭露头角，特别是在辅助诊断方面表现显著。通过深度学习技术，该技术分析 X 线、CT 扫描和 MRI 等大量医疗图像，有效识别异常结构和病变，显著提高了疾病诊断准确性，同时优化了诊断流程效率。

EPIC 公司作为美国电子病历市场的领导者，与微软合作，计划在其电子健康记录系统中整合生成式人工智能技术。EPIC 推出的两款解决方案分别融入了 In Basket 通信系统和 Slicer Dicker 数据可视化工具，前者自动为医生起草回复常见患者咨询的草稿，后者降低了用户自定义数据搜索的复杂性，提高了工具的易用性和效率。

京东健康发布的"京医千询"医疗大模型展示了其在自然语言处理和理解方面的

能力。基于循证医学知识构建，该模型涵盖上千种常见疾病，能在远程医疗环境中实现准确的诊断、治疗和咨询。这项技术处理海量医疗数据，协助医生进行智能对话和提供个性化建议，为远程医疗带来了重大突破。这些创新不仅提高了医疗诊断的水平，还推动了医疗信息化和远程医疗的发展。

2. 医疗数据合成

生成式人工智能已在医疗数据合成领域显现出显著潜力。这项技术不只是能够合成高品质的医学影像、丰富数据集的多样性，而且还能产生匿名化的医疗数据，从而有效地保护患者隐私，在临床培训、模拟实验、药物研发及临床试验设计等多个领域发挥着至关重要的作用。

以 2022 年为例，英伟达与伦敦国王学院联手，借助 Cambridge-1 超级计算机，成功创建了包含 10 万份大脑合成图像的数据集。这一壮观的数据集被用来训练生成式 AI，以加速对阿尔茨海默病、帕金森病和其他脑部疾病的研究和理解。同样，美国佛罗里达大学的学术健康中心 UF Health 与英伟达合作，共同开发了名为 SynGatorTron 的生成式 AI 模型，该模型基于超过 2 万名患者的 10 年数据进行训练，能合成详尽的患者档案，供研究人员用于训练医疗保健领域的其他 AI 模型。

3. 药物研发

生成式人工智能在药物研发方面发挥关键作用，主要应用于分子设计和筛选。通过生成大量药物分子候选，它能预测其与目标蛋白质的相互作用，从而加速药物研发。此外，生成式人工智能还优化药物的药代动力学和药效学，提高药物的安全性和有效性。

华为云与中国科学院上海药物研究所紧密合作，推出了华为云盘古药物分子大模型，通过学习 17 亿个药物分子的化学结构，深入表征小分子化合物的独特信息，实现了对靶点蛋白质的精准计算和匹配，同时高效生成新药分子。该模型还在药物优化方面取得显著成就，对筛选后的先导药进行定向优化。

2023 年 9 月，清华系初创团队水木分子推出了新一代对话式药物研发助手 ChatDD，覆盖了药物研发各个阶段，显著提升了研发效率。该团队发布了全球首个千亿参数的多模态生物医药对话大模型 ChatDD-FM 100B，在医学专业任务上表现出色。此外，英伟达与多家企业展开合作，为药物研发提供生成式人工智能支持。这些创新推动着药物研发的快速发展，为新药的发现和优化提供了有力工具。

4. 医疗资源优化

微软旗下的 Nuance 公司在其旗舰产品 Dragon Ambient eXperience Express 中引入了 GPT-4 技术，为医疗领域的语音识别和转录服务带来了革命性的进步。这款产品主要通过语音人工智能技术，智能地捕捉并分析医生与患者之间的对话内容，然后利用这些数据自动创建电子病历中的临床记录，大大提升了医生在诊断工作中的效率。随着 GPT-4 模型的集成，DAX Express 的临床记录生成时间得到了显著缩短。在引入 GPT-4 之前，DAX 生成一份临床记录通常需要约 4 h。而现在，借助 GPT-4 强大的生成式语言模型和推理能力，这一过程被缩短到仅需几秒钟。这一变化极大地改善了医生的使用体验，显著减少了他们处理文书工作的负担，使得实时生成临床记录成为现实，并大幅提升了整体工作效率。

### 4.2.3　研究案例代表

#### 1. Med-PaLM

Google Research 和 Deep Mind 团队合作发表的研究论文深入讨论了医学作为一种以语言为核心的人道事业。尽管医学交流中语言至关重要，但目前的 AI 模型在医疗保健应用中未能充分利用语言。这些模型多为单任务系统，如分类、回归和分割，缺乏表达和互动能力，与临床工作流程的实际需求存在差距。研究指出，大型语言模型（LLM）的进步为用语言作为介质重构 AI 系统提供了新机会。LLM 作为基础模型，是大型预训练的 AI 系统，可以轻松适应多个领域和多样化的任务。这些模型能够从医学文献中学习到普遍有用的知识，具有巨大的应用潜力，如知识检索、临床决策支持和关键发现的总结。此外，医学领域的安全关键性质要求谨慎地开发评估框架，有意义地衡量进展，并能够捕获和减轻潜在的危害。这对 LLM 尤为重要，因为这些模型可能产生与临床和社会价值不一致的结果，例如产生令人信服的医疗错误信息或加剧健康差异的偏见。

为了评估 LLM 在编码临床知识方面的表现及其在医学中的潜力，研究团队选择了医学问答任务。这个任务具有挑战性：提供高质量的医学答案需要理解医学背景、回忆适当的医学知识，并利用专家信息进行推理。现有的医学问答基准往往只评估分类准确性或自动自然语言生成指标（如 BLEU），无法进行临床应用所需的详细分析。为了解决这个问题，研究团队创建了 MultiMedQA，这是一个包含 7 个医学问答数据集的基准，即 6 个现有数据集和 1 个新引入的 HealthSearchQA 数据集。该数据集包含常见的健康问题。通过 MultiMedQA 评估 LLM，作者在 PaLM 及其指令调优变体 Flan-PaLM 上进行了实验。使用少量样本、连锁思考和自我一致性等提示策略，Flan-PaLM 在多个医学问答基准上实现了最先进的性能。

然而，Flan-PaLM 在消费者医学问题上的回答显现出不足，为此，文章提出了所示的指令提示调优技术，以更好地适应医学领域。新模型 Med-PaLM 在初步人类评估框架中的表现令人鼓舞。例如，与医生给出的答案相比，Med-PaLM 的答案在科学共识一致性方面从 61.9% 提高到了 92.6%。尽管这些结果充满希望，但医学领域的复杂性意味着需要进一步评估，特别是在公平、平等和偏见方面。研究团队总结了LLM 在临床应用中的主要限制和未来研究方向，表明在这些模型真正适用于临床应用之前，还有许多限制需要克服。

2. Med-PaLM 2

Med-PaLM 2 是 2023 年 7 月谷歌和 DeepMind 科学家团队联合推出的最新的医疗大模型，其上一代模型 Med-PaLM 是第一个在美国医疗执照考试（USMLE）试题中超过"及格"分数的模型（67.2%）。研究论文 *Towards expert-level medical question answering with large language models* 于 2023 年 7 月 12 日发表在 *Nature* 杂志上。

论文最终的研究结果显示（图 4-14），谷歌团队最新推出的医疗大模型 Med-PaLM 2 回答的评分准确率高达 92.6%，比起上一代模型大幅度提高预测准确度，并与现实中人类临床医生的水平（92.9%）相当。此外，Med-PaLM 仅 5.9% 的答案被评为可能导致"有害"结果，与临床医生实际答案（5.7%）的结果相似。总体来说，该语言模型已达到资深医生的诊断水平。

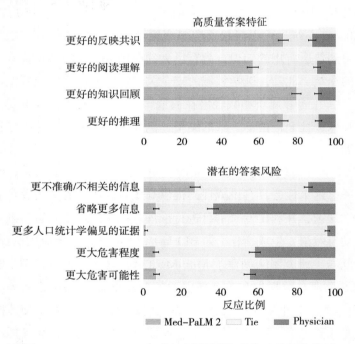

图 4-14　Med-PaLM 2 在"专家级医学问答"中的研究结果

在针对 1066 个消费者医疗问题的配对研究中，Med-PaLM 2 答案在九个方向中的 8 个方向优于医生小组的答案

谷歌团队开发的 Med-PaLM 2 模型是一款使用大型语言模型并针对医疗领域专门微调训练的新的医疗大语言模型，其采用一种新的提示策略"集成精炼（ensemble refinement）"，以改进大语言模型的推理能力。

其中，Med-PaLM 2 基础的语言模型采用的是今年 5 月谷歌在 Google I/O 开发者大会发布最新大语言模型 PaLM 2，谷歌宣称 PaLM 2 在部分任务上已超越 GPT-4，即在多个大语言模型基准测试任务上较 GPT-4 已取得显著优势。而在模型微调中，该论文遵循 Chung 等的方案，对基本大语言模型进行提示微调，使用的大量医学数据集训练调试统一医疗大模型。

Med-PaLM 2 具体的模型微调操作分为以下 4 个步骤（图 4-15）。

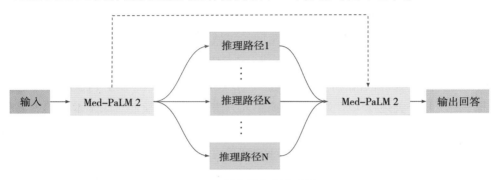

图 4-15　具体微调操作步骤

1）小样本提示（few-shot prompting）

该操作涉及通过在最终输入前添加示例输入和输出来提示大语言模型。作者在论文中称小样本提示仍然是提示大语言模型的一个强有力的基线，并在该模型中使用 Singhal 等的小样本提示方法。

2）思维链（chain-of-thought）

该微调方法由 Wei 等提出，涉及通过逐步解释最终答案来增强提示中的每个小样本示例。该方法使大语言模型能够在多步问题中对其自己的中间输出进行条件设置。

3）自我一致性（self-consistency）

自我一致性（SC）是 OpenAI 提出的一种策略，通过从模型中采样多个解释和答案来提高多项选择基准测试上的性能，最终答案是得票最多（或相对多数）的答案。对于像医学这样复杂的推理路径域来说，正确答案可能有多种潜在的路径，边缘化推理路径可以得出最准确的答案。

4）集成精炼（ensemble refinement）

是本模型在思维链和自我一致性的基础上，开发了一种简单的提示策略。集成精炼建立在其他技术的基础上，在产生最终答案之前使大语言模型对其自己的生成进行条件设置，该方法包括小样本学习、思维链提示和自我一致性结合。

最终实验表明，Med-PaLM 2 在在线医疗问答领域展现了最为出色的性能表现，并在实际临床实践中较先前模型取得了实质性的提高。更加值得注意的是，Med-PaLM 2 显著解决了大语言模型应用的场合中最让人头疼的不顾事实乱给回复的问题。医疗问答关乎患者的健康，而 Med-PaLM 2 显著优化了该问题。

3. PMC-LLaMA

上海交通大学和上海人工智能实验室于 2023 年 8 月联合发表了研究论文，在 LLaMA 模型的基础上，加入 4.9M 的 Pubmed Central 医学知识相关的学术论文数据，对 LLaMA 进行预训练。研究深入探讨了大型语言模型（LLM）在自然语言处理领域的发展，特别是像 OpenAI 的 ChatGPT 和 GPT-4 这样的模型。这些模型在日常对话和问答场景中表现优异，但在需要高精度的领域，如医学，它们常因缺乏专业知识而产生误导性的输出。为解决这一问题，研究者致力于将 LLM 适配到医学领域。文章重点介绍了一个项目，旨在将一个开源的通用 LLM-LLaMA 转化为专注于医学的模型。作者采用了基于大规模医学文本的知识注入方法，以加强模型对医学术语的理解和嵌入。这种方法不仅提高了模型对医学知识的积累，还增强了其推理能力，使其能够将医学知识与具体案例相结合，提供合理的医学建议。

文章中还提到了对 LLM 进行医学特定指令调优的重要性。通过这种方法，研究者开发了 PMC-LLaMA，一个轻量级、面向医学的开源语言模型。这一模型是通过收集名为 MedC-K 的大型医学语料库来进行知识注入的，其中包括大量生物医学文献和教科书。接着，作者在一个名为 MedC-I 的新医学知识感知数据集上进行医学特定的指令调优，该数据集包含了大量医学问答和对话。PMC-LLaMA 模型在多个医学问答基准测试中的表现优于 ChatGPT 和 LLaMA-2（图 4-16），显示了医学特定知识注入和指令调优的有效性。这标志着 LLM 在医学领域的应用迈出了重要一步，为未来更精准、更专业的医学辅助决策提供了可能。整体研究突出了将 LLM 应用于医学领域的重要性和挑战，并详细介绍了实现这一目标的方法和步骤。这不仅体现了 LLM 技术的进步，也为未来医学领域的人工智能应用提供了新的方向和思路。

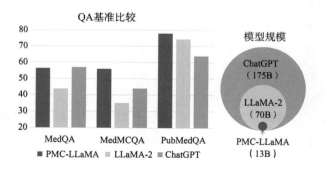

图 4-16　PMC-LLaMA 与 LLaMA-2 和 ChatGPT 之间的表现比较

### 4. GatorTron

来自弗洛里达大学的研究团队开发了名为 GatorTron 的大型临床语言模型，这是一个突破性的举措，旨在解决电子健康记录中数据处理和解释的重大挑战。在医疗人工智能系统中，处理和理解电子健康记录的能力至关重要。这些记录通常包含大量的非结构化文本数据，其中蕴含着病人病史、诊断和治疗信息的宝贵信息。然而，这些信息的复杂性和差异性给自然语言处理技术带来了巨大挑战。电子健康记录的自动化处理和分析对于提高医疗服务质量、支持临床决策和加快医疗研究具有重大意义。例如，通过精准分析患者的病史，医生可以更好地理解患者的健康状况，提出更加个性化和有效的治疗方案。此外，从这些记录中提取的数据可以用于流行病学研究，帮助医疗专家更好地理解疾病的传播模式和影响因素。在这一背景下，GatorTron 的开发成为一个关键的里程碑。GatorTron 是一个基于大数据的 NLP 模型，它使用了超过90 亿个词的训练数据集，其中包括超过 82 亿个去标识化的临床文本。这种庞大的数据规模使得 GatorTron 能够更准确地理解和处理复杂的医疗语言，从而有效提升医疗AI 系统的性能。

GatorTron 在多个关键临床 NLP 任务中表现出色。这些任务包括临床概念提取、医学关系提取、语义文本相似性、自然语言推理和医学问答。例如，在临床概念提取中，GatorTron 能够从患者的电子健康记录中准确识别关键医学术语和概念，这对于患者的诊断和治疗计划制订至关重要。在医学问答方面，GatorTron 展示了对医学问题的深入理解和回答能力，这对于支持医生和医疗工作人员的决策制订过程极为重要。此外，GatorTron 的开发过程中还重视了数据隐私和安全性的问题。所有用于训练模型的临床文本都经过了严格的去标识化处理，以确保患者信息的安全和隐私。这一点对于医疗数据处理尤为重要，因为涉及敏感的个人健康信息。GatorTron 的研究成果对于医疗服务交付和患者结果的改善具有重要意义。它不仅能够提高医疗决策的效率和准确性，还能够通过更好地理解患者的健康记录，为个性化医疗提供支持。

## 4.2.4　应用案例代表

### 1. 盘古药物分子大模型

华为云盘古药物分子大模型是华为于 2021 年 9 月 23 日在华为全联接 2021 大会中发布的新一代专注于药物医疗领域的盘古系列预训练大模型。其包括自然语言处理（NLP）大模型、计算机视觉（CV）大模型、多模态大模型和科学计算大模型。华为云盘古药物分子大模型是"盘古家族"的新成员，是专门面向药物研发领域推出的预训练大模型，旨在帮助医药公司开启 AI 辅助药物研发的新模式。

一款创新药从研发到上市，平均成本超过 10 亿美元，研发周期大于 10 年，这是医药界公认的"双 10 定律"。同时，药物结构设计强烈依赖专家经验，新药筛选失败率高，如何通过大数据、人工智能等科学技术加速新药研发进程、平衡研发投入与成果产出之间的关系，成为医药公司在数字化改革道路上的重点之一。该模型较现有模型共有三大技术创新，模型整体架构如下（图 4-17）。

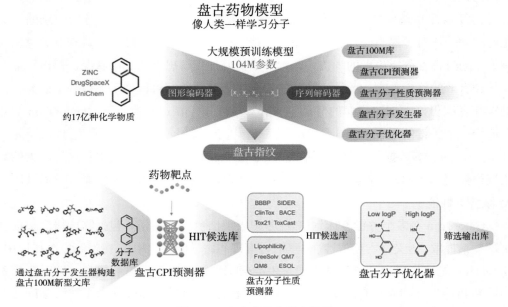

图 4-17　盘古药物分子大模型

1）提出了针对化合物表征学习的全新深度学习网络架构

华为云盘古药物分子大模型参考化学领域的化合物分子表达形式及转换方式，并首次采用"图-序列不对称条件变分自编码器"架构，可自动找出化合物关键的分子特征指纹，极大地提升了下游任务的准确性。

2）进行了超大规模化合物表征模型训练

华为云盘古药物分子大模型对市面上真实存在的 17 亿个药物分子的化学结构进行预训练，在化学无监督学习模式下，实现结构重构率、合法性、唯一性等指标全面优于现有方法。

3）生成了拥有 1 亿个新化合物的数据库

华为云盘古药物分子大模型的分子生成器生成了 1 亿个创新的类药物小分子筛选库，其结构新颖性为 99.68%，并且可以有效地生成理化性质相似的新化合物，为发现新药创造可能性。

2. 文心生物计算大模型

文心生物计算大模型是百度提出的全球首个开源、提供在线服务、无须 MSA 输入的蛋白结构预测大模型。该模型于 2022 年 5 月上线,最新版本于 2023 年 10 月更新。该工作已在国际顶级学术期刊 *Nature* 旗下子刊 *Machine Intelligence* 发表。该项研究是百度在生物计算领域继 HelixGEM 和 Linear Design 两项重磅工作之后,在蛋白领域的又一突破性成果。该工作打破了 AlphaFold2 等主流依赖 MSA 检索模型的速度瓶颈,将蛋白结构预测速度平均提高数百倍,实现了秒级别预测,该工作的发表也为产学研各界带来了使用门槛更低、适用范围更广的蛋白结构预测解决方案,有望促进我国生命科学、生物医药、蛋白研究等领域的发展。

近年来,AI 一直致力于突破蛋白质的结构预测问题,并在预测精度方面取得了重大进展。特别是 AlphaFold2 将蛋白质预测推向了一个新的前沿。但问题在于,以 AlphaFold2 模型为代表的主流蛋白质结构预测方法严重依赖于多序列比对(multiple sequence alignments,MSAS)和模板(templates)提取的协同进化信息。本项研究打破了依赖 MSA 检索模型的速度瓶颈,相比 AlphaFold2、HelixFold-Single 模型推理速度平均提升数百倍,实现了秒级预测。以门蛋白 7et2_H(蛋白长度 697)为例,用 AlphaFold2 预测其结构需要 1280 s(超过 21 min),而 HelixFold-Single 只需要 11 s,速度提高了 115 倍。该模型整体架构如图 4-18 所示。

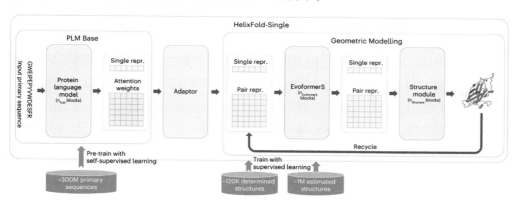

图 4-18 文心生物计算大模型

3. Deepwise MetAI

Deepwise MetAI 是深睿医疗携手香港大学、四川大学华西医学院和澳门科技大学于 2023 年 5 月发布的医学诊断生成式大模型。该论文被国际高影响力的学术期刊 *Nature Biomedical Engineering* 收录。该研究成果详细介绍通过一个统一的 AI 模型 IRENE 进行多模态数据的医学诊断。模型以明确编码不同模态间数据关系,避免了文本结构化步骤的创新方式,整合医学影像和临床信息提高诊断效果,进而优化临床诊断流程。

临床诊断中,医生需要综合考虑患者的主诉、医学影像和实验室化验结果等多种信息，以做出准确的决策。目前，多模态临床决策支持系统采用非统一的方法来融合多模态数据。这种设计存在一个天然的限制：无法编码不同模态之间的关系。另一个潜在的问题是，非统一的诊断方法通常需要对文本进行结构化处理，而文本结构化过程存在标注流程复杂、劳动密集等问题。

IRENE 是基于 Transformer 的多模态学习模型，通过整合医学影像和临床信息提升诊断效果。其核心是统一的多模态诊断 Transformer（MDT）和双向多模态注意力机制，它们能生成直接的诊断结果，明确编码不同模态间关系，同时避免了文本结构化步骤。

IRENE 结合了最新的自然语言处理技术和图像识别技术，对医学诊断具有重要的辅助作用。它提出了统一的多模态诊断 Transformer 和双向多模态注意力机制，逐步学习多模态临床数据的整体表示，消除了非统一方法中学习模态特定特征的分离路径。在实际应用中，IRENE 能够简化患者护理流程，例如对患者进行分流和区分普通感冒患者与需要紧急干预的严重情况患者。此外，在面对诊断不确定或复杂的情况时，IRENE 还可以作为医生的辅助工具，提供诊断建议，进一步增强医生的判断能力。尤其对于医疗资源分布不足的地区，IRENE 的应用具有特别重要的意义。同时，IRENE 可以直接接受非结构化的临床文本作为输入，从而降低了对烦琐的文本结构化步骤的依赖。

在项目开展过程中，为了适配多模态大数据研究及 IRENE 模型训练框架对数据应用的新需求，研究团队提出了以知识为中心的多维度信息表达数据体系建设，对传统的医疗大数据治理和应用体系进行了升级。分别在多模态数据多维度自由串联、自然文本与影像数据的医学语义标签构建、诊疗场景化的标准数据集建设等方面进行了全新定义。通过对深睿医疗"多模态大数据科研平台"的全面升级，加强了以知识为中心的数据组织体系，能够更好地满足多模态算法模型在各类任务研究中的数据要求，对未来探索医疗大模型的研究，提供了全新的数据建设理念。

4. DSL

DSL 是 2023 年 9 月商汤科技联合行业合作伙伴结合生成式人工智能和医疗图像数据的多中心联邦学习发表的最新研究成果，其论文已发表在国际顶级学术期刊 *Nature* 子刊 *Nature Communications* 中。

该论文提出一个基于分布式合成对抗网络的联邦学习框架（distributed synthetic learning，DSL），DSL 可利用多中心的多样性医疗图像数据来联合学习图像数据的生成（图 4-19）。该分布式框架通过学习得到一个图像数据生成器，它可以更灵活地生成数据，这些生成数据可以替代多中心的真实数据，用于下游具体机器学习任务的训练，并具备较强的可扩展性。

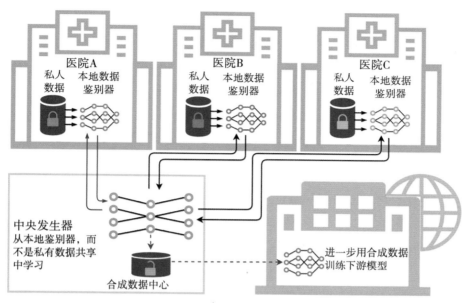

图 4-19　DSL

生成式人工智能大模型需要大量且多样性的数据训练，但医疗领域对用户个人隐私保护有着极高的要求，这使得用于模型训练的医疗数据在多样性和标注质量上都受到限制，也使多中心的医疗数据收集和医疗人工智能模型的开发迭代面临较大的挑战。

为应对该挑战，商汤科技提出一款全新的名为 DSL 的学习目标式数据生成器，该框架并不针对具体应用任务，可用于现有一切大模型架构中。该分布式架构由一个位于中央服务器的数据生成器和多个位于不同数据中心的数据鉴别器组成。在学习过程中，中央生成器负责生成"假"的图像数据，并发送给各个数据中心，各个数据中心用本地的真实数据和收到的"假"数据进行对比后将结果回传给中央服务器，并基于反馈结果训练中央生成器生成更仿真的图像数据。分布式的合成学习结束之后，中央生成器可以作为"数据生产工厂"，根据给定的约束条件（标注）生成高质量仿真图像数据，从而得到一个由生成数据组成的数据库。

该数据库可以替代真实数据，用于下游具体任务的学习，使下游模型的更新迭代不再受到真实数据可访问性的制约。同时，该方法通过分布式架构和联邦学习方式保证中央服务器无须接触数据中心的真实数据，也不需要同步各中心的鉴别器模型，有效保障了数据安全和隐私保护。

目前该模型已在上海瑞金医院进行临床辅助实验，例如在采用 DSL 框架的肝脏手术智能规划系统中，生成式人工智能可凭借高效精准的病灶检出、三维重建、手术规划等功能，有效辅助医生的规划与决策过程。从二维的肝脏 CT 影像，变为一目了然的三维立体模型,只需短短几分钟。轻轻拖动鼠标,就可在模型上自定义切面、角度、血管离断位置等,帮助医生几分钟内完成精准的肝脏手术规划。

5. ProactiveHealthGPT

基于主动健康的主动性、预防性、精确性、个性化、共建共享、自律性六大特征,华南理工大学未来技术学院广东省数字孪生人重点实验室开源了中文领域生活空间主动健康大模型基座 ProactiveHealthGPT,该模型为世界首个针对心理医学工作进行专业化微调的生成式医疗大模型。

该模型基本架构如图 4-20 所示:①经过千万规模中文健康对话数据指令微调的生活空间健康大模型扁鹊(BianQue);②经过百万规模心理咨询领域中文长文本指令与多轮共情对话数据联合指令微调的心理健康大模型灵心(SoulChat)。研发团队 ProactiveHealthGPT 可以帮助学术界加速大模型在慢性病、心理咨询等主动健康领域的研究与应用。

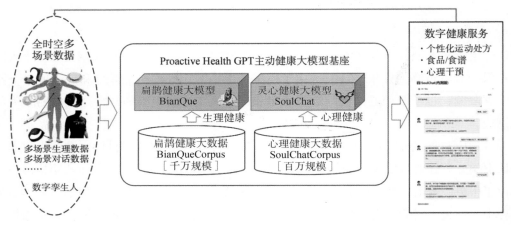

图 4-20  ProactiveHealthGPT

ProactiveHealthGPT 补充了心理学在医疗诊断过程中的空缺,这将有助于主动健康领域研究人员进一步借助大模型探索主动健康系列服务。在经过专业化的心理学知识微调后当前开源的扁鹊(BianQue)模型具备了初步的主动健康服务能力,灵心(SoulChat)模型具备了初步的共情能力与倾听能力。当前版本的模型,仍然处于探索阶段,研发团队期待与医疗、心理等各交叉领域的研究人员、机构一起合作,加强专业知识的融合,探索面向未来、面向主动健康的大模型,打通全场景数据壁垒,建立覆盖生活空间各场景的主动健康服务。

## 4.2.5　目前存在的问题与挑战

### 1. 信任、准确性和可靠性问题

在医疗领域应用生成式人工智能时，确保其输出的准确性和可靠性是至关重要的。尽管如此，目前的生成式 AI 模型，例如 ChatGPT，有时可能会产生错误或误导性的信息。因此，为了获得医疗行业的广泛信任和应用，就必须在这些模型的训练和实际应用过程中着重提高其准确性和可靠性。这不仅关乎技术的精进，也是赢得医疗专业人员和患者信赖的关键。

### 2. 数据隐私和保密问题

在医疗行业中，保护数据隐私是一项至关重要的任务。面对当前生成式 AI 模型在处理患者数据时可能出现的隐私泄露问题，我们面临着一系列挑战。为了应对这些挑战，设计和应用生成式 AI 时必须将数据隐私保护作为核心考量。这不仅包括采取先进的数据加密和匿名化技术，也涉及在模型开发的每一个环节中确保患者信息的安全性和保密性。通过这些措施可以有效保障患者数据的隐私，从而在医疗领域中建立起对生成式人工智能技术的信任。

### 3. 临床安全和可靠性问题

在医疗行业中，确保生成式人工智能模型的临床安全性和可靠性是至关重要的。为了实现这一目标，这些先进的 AI 模型必须经历严格的临床验证流程，以验证它们在现实世界应用中的安全性和有效性。同时，鉴于医学领域知识的快速进步和不断变化，这些模型需要具备强大的适应能力，以持续吸收最新的医学知识和信息。这样，生成式 AI 模型才能确保向医疗专业人员提供最新、最准确的指导和建议，从而在提供高质量医疗服务的同时保障患者的健康和安全。

### 4. 法律法规和监管问题

随着生成式人工智能技术在医疗领域的应用日益广泛，相应的法律法规和监管框架也需随之进化和完善。这不仅涉及确保这些先进技术符合现行的合规标准，还包括对由生成式人工智能产生的内容实施版权保护，以及预防和处理可能出现的法律纠纷。随着时间的推移，可以预期看到更多专门针对生成式人工智能在医疗领域应用的法律和法规的制定与实施，确保技术的健康发展和广泛应用。

### 5. 技术挑战

尽管生成式人工智能在医疗领域展现出巨大的潜力和前景，但在实际应用中仍面临着诸多技术挑战。这些挑战包括处理复杂的医疗数据、提升诊断的准确性及与医疗专业人员的高效协作等。为了解决这些问题，研究人员必须持续对生成式 AI 模型进行优化和改进，确保这些技术在医疗行业中的有效应用和可靠性。

6. 职业培训和教育问题

随着生成式人工智能技术在医疗领域的深入应用，医疗专业人员也需要适应这一技术革新。这要求医疗工作者学习如何有效利用 AI 工具来提高诊断和治疗的效率。因此，强化医疗专业人员在生成式人工智能技术方面的培训和教育变得极为重要，以便他们能够充分利用这些先进工具，在提高医疗服务质量的同时，为患者提供更好的护理。

## 4.2.6 展望

1. 深化和扩展临床应用

生成式人工智能在医疗诊断、治疗规划和疾病管理方面的应用将更加深入和广泛。未来的发展将看到这些系统在处理更复杂的医疗情况（如多病并存的患者管理）、稀有疾病的诊断，以及个性化治疗建议方面的应用。生成式人工智能将能够通过分析大量患者数据识别疾病模式，从而协助医生制订更精确的治疗方案。此外，随着技术的成熟，可以预期生成式人工智能将在预防医学和健康生活方式建议中扮演更加重要的角色。

2. 医疗数据的合成与隐私保护

生成式人工智能在生成匿名化医疗数据和增强数据集多样性方面的潜力将得到更大发挥。合成医疗数据不仅能用于临床训练和模拟，还能用于药物研发和临床试验设计，同时保护患者隐私。这要求生成式人工智能系统必须能够在保持数据真实性和有用性的同时，确保个人信息的隐私和安全。

3. 生成式人工智能与医疗专业人员的协同工作

未来生成式人工智能技术的一个重要发展方向是与医疗专业人员的更紧密集成和协作。生成式人工智能技术不仅仅是医疗决策的辅助工具，还成为医生日常工作流程的一部分，这要求生成式人工智能技术具备更高的可用性和直观性，能够与现有的医疗健康系统（如电子健康记录系统）无缝集成，并与医疗设备和平台兼容。此外，生成式人工智能技术需要能够根据医生的反馈进行自我学习和调整，以更好地适应临床环境。

4. 伦理、法律和政策的挑战

随着生成式人工智能在医疗领域应用的深入，伦理、法律和政策问题将变得尤为重要。这包括数据隐私、患者同意、算法偏见和责任归属等问题。生成式人工智能技术的设计和应用需要遵循伦理标准，尊重患者权利，同时也需要符合不断发展的法律法规。因此，未来可能会出现专门针对生成式人工智能在医疗领域应用的新法律和政策。

5. 教育和培训

为了充分利用生成式人工智能在医疗领域的潜力，医疗专业人员的教育和培训是至关重要的。医学院校的课程需要包含关于生成式人工智能技术的培训，使未来的医生能够有效地使用这些工具。此外，对于在职医疗专业人员，也需要提供持续教育和培训，保证他们对生成式人工智能技术的理解和使用保持最新。

总而言之，生成式人工智能在数字医疗领域的未来发展将聚焦于深化临床应用、数据合成与隐私保护、与医疗专业人员的协同工作、解决伦理和法律问题及教育和培训的加强。通过这些方面的努力，生成式人工智能将在提高医疗服务质量、促进个性化治疗及促进公共卫生领域的研究和实践中发挥更大的作用。

**（田英杰　吴　扬　编写，田英杰　审校）**

## 参考文献

［1］曾嘉涛，张贺晔，刘华锋 . 基于深度学习的心脏图像分割研究现状 [J]. 中国图象图形学报，2023, 28 (6): 1811-1828.

［2］陈冰，刘绮黎 . 数字中国发展报告 [J]. 新民周刊，2022, (32): 16-17.

［3］陈茜茜，周芷晴，赵敬军，等 . 耳迷走神经刺激的作用机制与脑疾病临床应用研究进展 [J]. 中国康复医学杂志，2023, 38(10): 1474-1479.

［4］陈求名，安舟，程钧，等 . 电磁导航支气管镜在外周肺病变诊治中的临床应用进展 [J]. 中国肺癌杂志，2020, 23(6): 440-445.

［5］程京，李勐，李航，等 . 中医智能装备研究进展与思考 [J]. 广西医科大学学报，2023, 40(4): 523-532.

［6］动脉网 . 微软、谷歌、英伟达领军，红得发紫的生成式 AI 在医疗已有哪些进展 [EB/OL].

［7］百度百家号 (2023-06-05)[2024-06-20], https://baijiahao.baidu.com/s?id=176782844 7313159395&wfr=spider&for=pc.

［8］国家中医药管理局 . 国家中医药管理局关于印发"十四五"中医药信息化发展规划的通知 (EB),[2022-12-05].

［9］韩伟鹏，雷毅，尹小梅，等 . 健康医疗大数据在儿童健康管理方面的应用与前景 [J]. 中国卫生信息管理杂志，2023, 20(4): 501-507.

［10］华为云 . 古有神农尝百草，今有盘古研新药 .[EB/OL] 知乎专栏，(2023-09-23)[2024-06-20], https://zhuanlan.zhihu.com/p/658043394?utm_id=0.

［11］黄晓红，曾俊童，胡圣懿，等 . 人工智能辅助心电分析用于心血管疾病诊断的研究进展 [J]. 中国循环杂志，2023, 38 (2): 222-226.

［12］李昂，向莉 . 数字疗法在过敏性疾病管理中的应用 [J]. 中华临床免疫和变态反应杂志，2023, 17(6): 582-585.

［13］李国梁，赵建勇，李晓明，等 . 数字化中医手法复位结合 3D 打印小夹板外固定治疗 A 型桡骨远端骨折的近期疗效观察 [J]. 中国骨伤，2023, 36(9): 809-814.

［14］梁瑞玲，李晨阳，赵瑞，等 . 智能手机鼾声分析软件对阻塞性睡眠呼吸暂停低通气综合征的筛查价值研究 [J]. 中国全科医学，2022, 25(17): 2061-2066.

［15］卢清君 . 人工智能在呼吸疾病诊治中的应用 [J]. 生命科学，2022, 34(8): 941-947.

［16］马建斌，薛超然，白丁 . 人工智能技术在口腔正畸诊疗中的应用研究进展 [J]. 口腔疾病防治，2022, 30(4): 278-282.

［17］马俊娥，向莉，王红，等 . 哮喘患儿应用便携式肺功能仪自主监测通气功能的初步研究 [J]. 生物医学工程与临床，2022, 26(2): 156-162.

［18］沈长兵，李承旭，沈雪，等 . 基于皮肤影像大数据的皮肤病人工智能系列产品研发与应用 [J]. 中国数字医学，2019, 3(14): 22-25.

［19］孙霄，陶英群，金海，等 . ROSA 与立体定向框架辅助手术治疗高血压脑出血的对比研究 [J]. 中华神经外科杂志，2018, 34(7): 674-677.

［20］王芬，刘铜华，丁雷，等 . 基于概率图的中医动态交互问诊与智能辨证的数学模型的探索 [J]. 世界科学技术——中医药现代化，2023, 25(10): 3370-3376.

［21］王诗琪，刘洁，朱晨雨，等 . 皮肤科医师与深度卷积神经网络诊断色素痣和脂溢性角化病皮肤镜图像比较 [J]. 中华皮肤科杂志，2018, 51(7): 486-489.

［22］王哲，李琳，唐圣晟，等 . 数字健康及其面临的机遇与挑战 [J]. 数字医学与健康，2023, 1(1): 38-41.

［23］徐贵宝，黄心旋，魏佳园，等 . 中医药数字化发展现状与建议 [J]. 信息通信技术与政策，2022, (12): 73-78.

［24］亿邦动力 . 京东李欣：京医千询大模型公布带来科技医疗新时代 [EB/OL]. 百度百家号，(2023-7-14)[2024-06-20], https://baijiahao.baidu.com/s?id=1771373080272517971&wfr= spider&for=pc.

［25］袁泉，陆海英，王怡，等 . 远程医疗管理在老年中重度慢性阻塞性肺疾病患者稳定期呼吸康复中的效果：一项随机对照研究 [J]. 中国全科医学，2024, 27(6): 711-716.

［26］张君冬，杨松桦，刘江峰，等 . AIGC 赋能中医古籍活化：Huang-Di 大模型的构建 [J]. 图书馆论坛，2024, (1): 1-13.

［27］中国老年医学学会高血压分会，北京高血压防治协会，国家老年疾病临床医学研究中心（中国人民解放军总医院，首都医科大学宣武医院）. 中国老年高血压管理指南 2023[J]. 中华高血压杂志，2023, 31 (6): 508-538.

［28］中国网科学 . 水木分子发布生物医药行业千亿参数大模型，推出药研助手 ChatDD.[EB/OL] (2023-09-22)[2024-06-20], http://science.china.com.cn/2023-09/22/content_42532416.htm.

［29］中国心血管健康与疾病报告编写组 . 中国心血管健康与疾病报告 2022 概要 [J]. 心脑血管病防治，2023, 23 (7): 1-19, 24.

［30］周新圆 . 可穿戴设备在心血管疾病监测中的应用 [J]. 北京生物医学工程，2022, 41(3): 326-329.

［31］ABRAHAM W T, PERL L. Implantable hemodynamic monitoring for heart failure patients[J]. J Am Coll Cardiol, 2017, 70(3): 389-398.

［32］AMEER K, ALI K. IPad use in stroke neuro-rehabilitation[J]. Geriatrics, 2017, 2(1): 2.

［33］American College of Cardiology. Apple heart study identifies AFib in small group of Apple Watch wearers[EB/OL]. (2019-05-16)[2024-07-01] https://www.acc.org/latest-in-cardiology/articles/2019/03/08/15/32/sat-9am-apple-heart-study-acc-2019/.

［34］AMORE F, SILVESTRI V, GUIDOBALDI M, et al. Efficacy and patients satisfaction with the ORCAM MyEye device among visually impaired people: a multicenter study[J]. Journal of Medical Systems, 2023, 47(1): 11.

［35］ANAJE C C, OKPALA C I, ENECHUKWU N A, et al. The impact of WhatsApp as a health education tool in albinism: interventional study[J]. JMIR Dermatology, 2023(6): 49950.

［36］ANTAKI, FARES, et al. Evaluating the performance of chatgpt in ophthalmology: An analysis of its successes and shortcomings. Ophthalmology Science (2023): 100324.

［37］ARDILA D, KIRALY A P, BHARADWAJ S, et al. End-to-end lung cancer screening with three-dimensional deep learning on low-dose chest computed tomography[J]. Nat Med, 2019, 25(6): 954-961.

［38］Aripiprazole with digital ingestion tracking (Abilify MyCite)[J]. Med Lett Drugs Ther, 2019, 61(1564): 15-16.

［39］Association for the Advancement of Medical Instrumentation American National Standard: Non-Invasive Sphygmomanometers - Part 2: Clinical Validation of Automated Measurement Type；ANSI/AAMI/ISO. 201381060–81062 Available at: https: //my.aami.org/aamiresources/ previewfiles/8106002_1306_preview.pdf.

［40］AYERS, JOHN W, et al. Comparing physician and artificial intelligence chatbot responses to patient questions posted to a public social media forum. JAMA internal medicine (2023).

［41］BADNJEVIC A, GURBETA, CUSTOVIC E. An expert diagnostic system to automatically identify asthma and chronic obstructive pulmonary disease in clinical settings[J]. Sci Rep, 2018, 8(1): 11645.

［42］BANKS M A. In the wake of COVID-19, decentralized clinical trials move to center stage[J]. Proceedings of the National Academy of Sciences, 2021, 118(47): 2119097118.

［43］BAUMEL A, KANE J M. Examining predictors of real-world user engagement with self-guided ehealth interventions: analysis of mobile apps and websites using a novel dataset[J]. J Med Internet Res, 2018, 20(12): 11491.

［44］BECKER C, FUSARO M, PATEL D, et al. The utility of teleultrasound to guide acute patient management[J]. Cardiol Rev, 2017, 25(3): 97-101.

［45］BEEVERS C G, PEARSON R, HOFFMAN J S, et al. Effectiveness of an internet intervention (Deprexis) for depression in a united states adult sample: a parallel-group pragmatic randomized controlled trial[J]. J Consult Clin Psychol, 2017, 85(4): 367-380.

［46］BERG C J, HARUTYUNYAN A, PAICHADZE N, et al. Addressing cancer prevention and control in Armenia: tobacco control and mHealth as key strategies[J]. Int J Equity Health, 2021, 20(1): 4.

［47］BERGER A, CHOUDHRY O J, KONDAIOLKA D. Augmented reality-assisted percutaneous rhizotomy for trigeminal neuralgia[J]. Operative Neurosurgery (Hagerstown, Md.), 2023, 24(6): 665-669.

［48］BERISHA V, KRANTSEVICH C, HAHN P R, et al. Digital medicine and the curse of dimensionality[J]. NPJ Digit Med, 2021, 4(1): 153.

［49］BHATTARAI P S. Digital technology in respiratory medicine[J]. Journal of Clinical Medicine,

2020, 9(12): 3936.

［50］BILLOT B, MAGDAMO C, CHENG Y, et al. Robust machine learning segmentation for large-scale analysis of heterogeneous clinical brain MRI datasets[J]. Proceedings of the National Academy of Sciences, 2023, 120(9): 2216399120.

［51］BITTON A, GAZIANO T A. The framingham heart study's impact on global risk assessment[J]. Progress in Cardiovascular Diseases, 2010, 53(1): 68-78.

［52］BLAKEY J D, BENDER B G, DIMA A L, et al. Digital technologies and adherence in respiratory diseases: the road ahead[J]. Eur Respir J, 2018, 52(5): 1801147.

［53］BOLTON, E, et al. Stanford crfm introduces pubmedgpt 2.7 b. (2022).

［54］BRAIDO F, SANTUS P, CORSICO A G, et al. Chronic obstructive lung disease "expert system": validation of a predictive tool for assisting diagnosis[J]. Int J Chron Obstruct Pulmon Dis, 2018, 13: 1747-1753.

［55］BROWN, TOM, et al. Language models are few-shot learners. Advances in neural information processing systems 33 (2020): 1877-1901.

［56］CADEMARTIRI F, CLEMENTE A. RISK V S. disease: the role of artificial intelligence in avoiding unneeded testing[J]. European Heart Journal Digital Health, 2022, 3(1): 8-10.

［57］CHANG H J, LEE S J, YONG T H, et al. Deep learning hybrid method to automatically diagnose periodontal bone loss and stage periodontitis[J]. Scientific Reports, 2020, 10(1): 7531.

［58］CHANG Q I, et al. Mining multi-center heterogeneous medical data with distributed synthetic learning[J]. Nature Communications, 14.1 (2023): 5510.

［59］CHEN JIANG, FULIN JIANG, ZHUOKAI XIE, et al. Evaluation of automated detection of head position on lateral cephalometric radiographs based on deep learning techniques[J]. Annals of Anatomy, 2023, 250: 152114.

［60］CHEN Y, WANG W, GUO Y, et al. A single-center validation of the accuracy of a photoplethysmography-based smartwatch for screening obstructive sleep apnea[J]. Nat Sci Sleep, 2021, 13: 1533-1544.

［61］CHEN Y, XING X, LIN J, et al. SoulChat: Improving LLMs' Empathy, Listening, and Comfort Abilities through Fine-tuning with Multi-turn Empathy Conversations[C]//Findings of the Association for Computational Linguistics: EMNLP 2023. 2023: 1170-1183.

［62］CHLEBUS G, SCHENK A, MOLTZ J H, et al. Automatic liver tumor segmentation in CT with fully convolutional neural networks and object-based postprocessing[J]. Sci Rep, 2018, 8(1): 15497.

［63］CHOI J, PARK S, AHN J 2020. RefDNN: a reference drug based neural network for more accurate prediction of anticancer drug resistance[J]. Sci Rep, 2020, 10(1): 1861.

［64］CHOURAKI V, REITZ C, MAURY F, et al. Evaluation of a genetic risk score to improve risk prediction for alzheimer's disease[J]. Journal of Alzheimers Disease, 2016, 53(3): 921-932.

［65］CHOW C K, REDFERN J, HILLIS G S, et al. Effect of lifestyle-focused text messaging on risk factor modification in patients with coronary heart disease: a randomized clinical trial[J]. JAMA, 2015, 314(12): 1255-1263.

［66］CHOWDHERY, AAKANKSHA, et al. Palm: Scaling language modeling with pathways. arXiv preprint arXiv: 2204.02311 (2022).

［67］CHUNG, HYUNG WON, et al. Scaling instruction-finetuned language models. arXiv preprint arXiv: 2210.11416 (2022).

［68］CORAVOS A, GOLDSACK J C, KARLIN D R, et al. Digital medicine: A primer on measurement[J]. Digital Biomarkers, 2019, 3(2): 31-71.

［69］COUDRAY N, OCAMPO P S, SAKELLAROPOULOS T, et al. Classification and mutation prediction from nonsmall cell lung cancer histopathology images using deep learning[J]. Nat Med, 2018, 24(10): 1559-1567.

［70］CUMMINGS S R, MELTON L J. Epidemiology and outcomes of osteoporotic fractures[J]. The Lancet, 2002, 359(9319): 1761-1767.

［71］DAGI T F, BARKER F G, GLASS J. Machine learning and artificial intelligence in neurosurgery: Status, Prospects, and Challenges[J]. Neurosurgery, 2021, 89(2): 133-142.

［72］DALE, ROBERT. GPT-3: Whats it good for? Natural Language Engineering 27.1 (2021): 113-118.

［73］DANG A, ARORA D, RANE P. Role of digital therapeutics and the changing future of healthcare[J]. Journal of Family Medicine and Primary Care, 2020, 9(5): 2207-2213.

［74］DE SANTIS K K, MERGENTHAL L, CHRISTIANSON L, et al. Digital technologies for health promotion and disease prevention in older people: scoping review[J]. J Med Internet Res, 2023, 25: 43542.

［75］DESCHAMPS F, SOLOMON S B, THRONTON R H, et al. Computed analysis of three-dimensional conebeam computed tomography angiography for determination of tumor-feeding vessels during chemoembolization of liver tumor: a pilot study[J]. Cardiovasc Intervent Radiol, 2010, 33(6): 1235-1242.

［76］DUONG, DAT, BENJAMIN D. SOLOMON. Analysis of large-language model versus human performance for genetics questions. European Journal of Human Genetics (2023): 1-3.

［77］EL-DAWLATLY M M, ABDELMAKSOUD A R, AMER O M, et al. Evaluation of the efficiency of computerized algorithms to formulate a decision support system for deep bite treatment planning[J]. Am J Orthod Dentofacial Orthop, 2021, 159(4): 512-521.

［78］ELMI-TERANDER A, BURSTRÖM G, NACHABé R, et al. Augmented reality navigation with intraoperative 3D imaging vs fluoroscopy-assisted free-hand surgery for spine fixation surgery: a matched-control study comparing accuracy[J]. Scientific Reports, 2020, 10(1): 707.

［79］EYSENBACH, GUNTHER. The role of ChatGPT, generative language models, and artificial intelligence in medical education: a conversation with ChatGPT and a call for papers. JMIR Medical Education 9.1 (2023): 46885.

［80］FANG X, LIU L, LEI J, et al. Geometry-enhanced molecular representation learning for property prediction[J]. Nature Machine Intelligence, 2022, 4(2): 127-134.

［81］FANG X, WANG F, LIU L, et al. A method for multiple-sequence-alignment-free protein structure prediction using a protein language model[J]. Nature Machine Intelligence, 2023, 5(10): 1087-1096. Geometry Enhanced Molecular Representation Learning for Property Prediction.

［82］FEDOROV A, BEICHEL R, KALPATHY-CRAMER J, et al. 3D Slicer as an image computing platform for the quantitative imaging network[J]. Magnetic Resonance Imaging, 2012, 30(9): 1323-1341.

［83］FU M J, KNUTSON J, CHAE J. Stroke Rehabilitation using virtual environments[J]. Physical Medicine and Rehabilitation Clinics of North America, 2015, 26(4): 747-757.

［84］GAO X, WANG Y, CHEN X, et al. Interface, interaction, and intelligence in generalized brain-computer interfaces[J]. Trends Cogn Sci, 2021, 25(8): 671-684.

［85］GAO Y, TANG H, GE R, et al. 3DSRNet: 3-D spine reconstruction network using 2-D orthogonal x-ray images based on deep learning[J]. IEEE Transactions on Instrumentation and Measurement, 2023, 72: 1-14.

［86］GARDNER R S, SINGH J P, STANCAK, et al. HeartLogic multisensor algorithm identifies patients during periods of significantly increased risk of heart failure events: results from the MultiSENSE study[J]. Circ Heart Fail, 2018, 11(7): 4669.

［87］GIORDANO D, LEONARDI R, MAIORANA F, et al. Epiphysis and metaphysis extraction and classification by adaptive thresholding and DoG filtering for automated skeletal bone age analysis[C]. International Conference of the Engineering in Medicine & Biology Society, 2007: 6551-6556.

［88］GODINO J G, MERCHANT G, NORMAN G J, et al. Using social and mobile tools for weight loss in overweight and obese young adults (Project SMART): a 2 year, parallel-group, randomised, controlled trial[J]. Lancet Diabetes Endocrinol, 2016, 4(9): 747-755.

［89］GONG E, BAPTISTA S, RUSSELL A, et al. My diabetes coach, a mobile APP-Based interactive conversational agent to support type 2 diabetes self-management: randomized effectivenessimplementation trial[J]. J Med Internet Res, 2020, 22(11): 20322.

［90］GU, YU, et al. Domain-specific language model pretraining for biomedical natural language processing. ACM Transactions on Computing for Healthcare (HEALTH) 3.1 (2021): 1-23.

［91］GUO Y, CORICA B, ROMITI G F, et al. Mobile health technology integrated care in atrial fibrillation patients with diabetes mellitus in China: A subgroup analysis of the mAFA-Ⅱ cluster randomized clinical trial[J]. Eur J Clin Invest, 2023；53(9): e14031.

［92］GUO Y, HE Y, LYU J, et al. Deep learning with weak annotation from diagnosis reports for detection of multiple head disorders: a prospective, multicentre study[J]. The Lancet Digital Health, 2022, 4(8): 584-593.

［93］GUO Y, ROMOTI GF, SAGRIS D, et al. Mobile health-technology integrated care in secondary prevention atrial fibrillation patients: a post-hoc analysis from the mAFA-Ⅱ randomized clinical trial[J]. Intern Emerg Med, 2023, 18(4): 1041-1048.

［94］GUO Y, WANG H, ZHANG H, et al. MAFA Ⅱ Investigators. Mobile photoplethysmographic technology to detect atrial fibrillation[J]. J Am Coll Cardiol, 2019, 74(19): 2365-2375.

［95］GUO Y, WANG H, ZHANG H, et al. Photoplethysmography-based machine learning approaches for atrial fibrillation prediction: a report from the Huawei heart study[J]. JACC Asia, 2021, 1(3): 399-408.

［96］GUO Y, ZHANG H, LIP G；mAF-App Ⅱ Trial investigators. Consumer-led screening for atrial fibrillation: a report from the mAFA-Ⅱ trial long-term extension cohort[J]. JACC Asia, 2022, 2(6): 737-746.

[ 97 ] HANDEL H, EHRHARDT J, PÖTZ W, et al. Three-dimensional planning and simulation of hip operations and computer-assisted construction of endoprostheses in bone tumor surgery[J]. Computer Aided Surgery, 2001, 6(2): 65-76.

[ 98 ] HAO J, LIAO W, ZHANG Y L, et al. Toward clinically applicable 3-Dimensional tooth segmentation via deep learning[J]. Journal of Dental Research, 2022, 101(3): 304-311.

[ 99 ] HARTMAN R I, TREPANOWSKI N, CHANG M S, et al. Multicenter prospective blinded melanoma detection study with a handheld elastic scattering spectroscopy device[J]. JAAD International, 2024(15): 24-31.

[ 100 ] HE X, XU W, YANG J, et al. Deep convolutional neural network with a multi-scale attention feature fusion module for segmentation of multimodal brain tumor[J]. Frontiers in Neuroscience, 2021, 15: 782968.

[ 101 ] HOCKE J, KRAUTH J, KRAUSE C, et al. 2023. Computer-aided classification of indirect immunofluorescence patterns on esophagus and split skin for the detection of autoimmune dermatoses[J]. Frontiers In Immunology, 2023(14): 1111172.

[ 102 ] HONG C, PENCINA M J, WOJDYLA D M, et al. Predictive accuracy of stroke risk predicn models across black and white race, sex, and age groups[J]. JAMA, 2023, 329(4): 306-317.

[ 103 ] HOSNY A, PARMAR C, QUACKENBUSH J, et al. Artificial intelligence in radiology[J]. Nat Rev Cancer, 2018, 18: 500-510.

[ 104 ] HU Z H, FANG C, LI B, et al. First-in-human liver-tumour surgery guided by multispectral fluorescence imaging in the visible and near-infrared-Ⅰ/Ⅱ windows[J]. Nat Biomed Eng, 2020, 4(3): 259-271.

[ 105 ] HUANG K, WU X, LI Y, et al. 2023. Artificial intelligence-based psoriasis severity assessment: real-world study and application[J]. Journal of Medical Internet Research, 2023(25): e44932.

[ 106 ] HUNG K, YEUNG A, TANAKA R, et al. Current applications, opportunities, and limitations of AI for 3D imaging in dental research and practice[J]. Int J Environ Res Public Health, 2020, 17(12): 4424.

[ 107 ] IETSWAART R, ARAT S, CHEN A X, et al. Machine learning guided association of adverse drug reactions with in vitro target-based pharmacology[J]. EBioMedicine, 2020, 57: 102837.

[ 108 ] INKEAW P, ANGKURAWARANON S, KHUMRIN P, et al. Automatic hemorrhage segmentation on head CT scan for traumatic brain injury using 3D deep learning model[J]. Computers in Biology and Medicine, 2022, 146: 105530.

[ 109 ] ISLAM M M, POLY T N, WALTHER B A, et al. Use of mobile phone app interventions to promote weight loss: meta-analysis[J]. JMIR Mhealth Uhealth, 2020, 8(7): 17039.

[ 110 ] IWAZAWA J, OHUE S, HASHIMOTO N, et al. Clinical utility and limitations of tumor-feeder detection software for liver cancer embolization[J]. Eur J Radiol, 2013, 82(10): 1665-1671.

[ 111 ] IWAZAWA J, OHUE S, HASHIMOTO N, et al. Comparison of the number of image acquisitions and procedural time required for transarterial chemoembolization of hepatocellular carcinoma with

and without tumor-feeder detection software[J]. Radiology Research and Practice, 2013, 2013: 580839.

[112] JACOB DEVLIN, MING-WEI CHANG, KETTON LEE, et al. Bert: Pre-training of deep bidirectional transformers for language understanding[J/OL]. http://doi.org/10.48550/arxiv.1810.04805, 2019-5-22.

[113] JAFAR T H, GANDHI M, DE SILVA H A, et al. A community-based intervention for managing hypertension in rural south asia[J]. N Engl J Med, 2020, 382(8): 717-726.

[114] Jia P, Jia P, Chen J, et al. The effects of clinical decision support systems on insulin use: a systematic review[J]. J Eval Clin Pract, 2020. 26(4): 1292-1301.

[115] JIANG F, GUO Y, YANG C, et al. Artificial intelligence system for automated landmark localization and analysis of cephalometry[J]. Dentomaxillofac Radiol, 2023, 52(1): 20220081.

[116] JIANG H, ZHENG J, WANG Y, et al. A 2.53W/channel event-driven neural spike sorting processor with sparsity-aware computing-in-memory macros.

[117] JIANG X, MING W K, YOU J H. The cost-effectiveness of digital health interventions on the management of cardiovascular diseases: systematic review[J]. J Med Internet Res, 2019, 21(6): e13166.

[118] JIANG Y Q, CAO S E, CAO S L, et al. 2021. Preoperative identification of microvascular invasion in hepatocellular carcinoma by XGBoost and deep learning[J]. J Cancer Res Clin Oncol, 2021, 147(3): 821-833.

[119] JIN, DI, et al. What disease does this patient have? a large-scale open domain question answering dataset from medical exams. Applied Sciences 11.14 (2021): 6421.

[120] JIN, QIAO, et al. Pubmedqa: A dataset for biomedical research question answering. arXiv preprint arXiv: 1909.06146 (2019).

[121] JUMPER J, EVANS R, PRITZEL A, et al. Highly accurate protein structure prediction with AlphaFold[J]. Nature, 2021, 596(7873): 583-589.

[122] JUN J J, STEINMETZ N A, SIEGLE J H, et al. Fully integrated silicon probes for high-density recording of neural activity[J]. Nature. 2017, 551(7679): 232-236.

[123] KANASI E, AYILAVARAPU S, JONES J. The aging population: demographics and the biology of aging[J]. Periodontology, 2016, 72(1): 13-18.

[124] KAO Z K, CHIU N T, WU H H, et al. Classifying temporomandibular disorder with artificial intelligent architecture using magnetic resonance imaging[J]. Annals of Biomedical Engineering, 2023, 51(3): 517-526.

[125] KARIO K, NOMURA A, HARADA N, et al. Efficacy of a digital therapeutics system in the management of essential hypertension: the HERB-DH1 pivotal trial[J]. Eur Heart J, 2021, 42(40): 4111-4122.

[126] KARIO K, SHIMBO D, TOMITANI N, et al. The first study comparing a wearable watch-type blood pressure monitor with a conventional ambulatory blood pressure monitor on in-office and out-ofoffice settings[J]. J Clin Hypertens (Greenwich), 2020, 22(2): 135-141.

[127] KATULA J A, DRESSLER E V, KITTEL C A, et al. Effects of a digital diabetes prevention

program: an RCT[J]. Am J Prev Med, 2022, 62(4): 567-577.

[128] KAUR D, MEHTA RL, JARRETT H, et al. Phase Ⅲ, two arm, multi-centre, open label, parallel-group randomised designed clinical investigation of the use of a personalised early warning decision support system to predict and prevent acute exacerbations of chronic obstructive pulmonary disease:Predict & Prevent AECOPD - study protocol[J]. BMJ Open, 2023, 13(3): 61050.

[129] KERN D, LJóTSSON B, LÖNNDAHL L, et al. 2023. A digital self-help intervention for atopic dermatitis: analysis of secondary outcomes from a feasibility study[J]. JMIR Dermatology, 2023(6): e42360.

[130] KIM H J, KIM S M, SHIN H, et al. A mobile game for patients with breast cancer for chemotherapy self-management and quality-of-life improvement: randomized controlled trial[J]. J Med Internet Res, 2018, 20(10): 273.

[131] KIM I, MISRA D, RODRIGUEZ L, et al. Malocclusion classification on 3D Cone-beam CT craniofacial images using multi-channel deep learning models[J]. Annual International Conference of the IEEE Engineering in Medicine and Biology Society IEEE Engineering in Medicine and Biology Society Annual International Conference, 2020, 2020: 1294-1298.

[132] KIM T, CHO Y, KIM D, et al. Tooth segmentation of 3D scan data using generative adversarial networks[J]. Applied Sciences, 2020, 10(2): 490.

[133] KLEMM M, KIRCHNER T, GRÖHL J, et al. MITK-OpenIGTLink for combining open-source toolkits in real-time computer-assisted interventions[J]. International Journal of Computer Assisted Radiology and Surgery, 2017, 12(3): 351-361.

[134] KNOOPS P G M, PAPAIOANNOU A, BORGHI A, et al. A machine learning framework for utomated diagnosis and computer - assisted planning in plastic and reconstructive surgery[J]. Scientific Reports, 2019, 9(1): 13597.

[135] KOKABU T, KANAI S, KAWAKAMI N, et al. An algorithm for using deep learning convolutional neural networks with three dimensional depth sensor imaging in scoliosis detection[J]. Spine J, 2021, 21(6): 980-987.

[136] LABELLE H, BELLEFLEUR C, JONCAS J, et al. Preliminary evaluation of a computer-assisted tool for the design and adjustment of braces in idiopathic scoliosis: a prospective and randomized study[J]. Spine (Phila Pa 1976), 2007, 32(8): 835-843.

[137] LAVIE C J. Progress in cardiovascular diseases statistics 2022[J]. Progress in Cardiovascular Diseases, 2022, 73: 94.

[138] LEE H, YUNE S, MANSOURI M, et al. An explainable deep-learning algorithm for the detection of acute intracranial haemorrhage from small datasets[J]. Nature Biomedical Engineering, 2019, 3(3): 173-182.

[139] LEE J H, YU H J, KIM M J, et al. Automated cephalometric landmark detection with confidence regions using Bayesian convolutional neural networks[J]. BMC Oral Health, 2020, 20(1): 270.

[140] LEE K S, RYU J J, JANG H S, et al. Deep convolutional neural networks based analysis of cephalometric radiographs for differential diagnosis of orthognathic surgery indications[J]. Appl

Sci, 2020, 10(6): 2124.

［141］ LEI J, YANG T, HUANG S, et al. Hourly concentrations of fine and coarse particulate matter and dynamic pulmonary function measurements among 4,992 adult asthmatic patients in 25 Chinese cities[J]. Environ Int, 2022, 158: 106942.

［142］ LEI Z H, ZHANG F. Molecular engineering of NIR-Ⅱ fluorophores for improved biomedical detection[J]. Angew Chem Int Ed Engl, 2021, 60(30): 16294-16308.

［143］ LEVINE, DAVID M, et al. The diagnostic and triage accuracy of the GPT-3 artificial intelligence model. medRxiv (2023): 2023-01.

［144］ LI S, WANG H, MA W, et al. Monitoring blood pressure and cardiac function without positioning via a deep learning-assisted strain sensor array[J]. Sci Adv, 2023, 9(32): 615.

［145］ LI Z, HE Y, KEEL S, et al. Efficacy of a deep learning system for detecting glaucomatous optic neuropathy based on color fundus photographs[J]. Ophthalmology, 2018, 125(8): 1207-1208.

［146］ LI Z, KEEL S, LIU C, et al. An automated grading system for detection of vision-threatening referable diabetic retinopathy on the basis of color fundus photographs[J]. Diabetes Care, 2018, 41(12): 2509-2516.

［147］ LIAN C, WANG L, WU T H, et al. Deep multi-scale mesh feature learning for automated labeling of raw dental surfaces from 3D intraoral scanners[J]. IEEE Trans Med Imaging, 2020, 39(7): 2440-2450.

［148］ LIANG H, TSUI B Y, NI H, et al. Evaluation and accurate diagnoses of pediatric diseases using artificial intelligence[J]. Nat Med, 2019, 25(3): 433-438.

［149］ LIN B, CHENG M, WANG S, et al. Automatic detection of anteriorly displaced temporomandibular joint discs on magnetic resonance images using a deep learning algorithm[J]. Dento Maxillo Facial Radiology, 2022, 51(3): 20210341.

［150］ LIN H, LI R, LIU Z, et al. Diagnostic efficacy and therapeutic decision-making capacity of an artificial intelligence platform for childhood cataracts in eye clinics: a multicentre randomized controlled trial[J]. EClinical Medicine, 2019, 9: 52-59.

［151］ LIN S, LI Z, FU B, et al. Feasibility of using deep learning to detect coronary artery disease based on facial photo[J]. Eur Heart J, 2020, 41(46): 4400-4411.

［152］ LIN X, XU C, XIONG Z, et al. PanGu Drug Model: learn a molecule like a human[J]. Biorxiv, 2022: 2022.03.31.485886.

［153］ LIU J L, LI S H, CAI Y M, et al. Automated radiographic evaluation of adenoid hypertrophy based on VGG-lite[J]. Journal of Dental Research, 2021, 100(12): 1337-1343.

［154］ LIU W, LI M, YI L. Identifying children with autism spectrum disorder based on their face processing abnormality: a machine learning framework[J]. Autism Research, 2016, 9(8): 888-898.

［155］ LU C F, HSU F T, HSIEH K L, et al. Machine learning-based radiomics for molecular subtyping of gliomas[J]. Clin Cancer Res, 2018, 24: 4429-4436.

［156］ LU L, ZHANG Y, TANG X, et al. Evidence on acupuncture therapies is underused in clinical practice and health policy[J]. BMJ, 2022, 376: 67475.

［157］ LUBITZ S A, FARANESH A Z, SELVAGGI C, et al. Detection of atrial fibrillation in a large population using wearable devices: the fitbit heart study[J]. Circulation, 2022, 146(19): 1415-1424.

［158］LUO, RENQIAN, et al. BioGPT: generative pre-trained transformer for biomedical text generation and mining. Briefings in Bioinformatics 23.6 (2022): 409.

［159］MADAAN, AMAN, et al. Self-refine: Iterative refinement with self-feedback. arXiv preprint arXiv: 2303.17651 (2023).

［160］MAHMOUD O, ZHANG H, MATTON N, et al. CatStep: automated cataract surgical phase classification and boundary segmentation leveraging inflated 3d-convolutional neural network architectures and bigcat[J]. Ophthalmology Science, 2024, 4(1): 100405.

［161］MAIER T, KULIHOVA D, SCHOTTEN K, et al. Accuracy of a smartphone application using fractal image analysis of pigmented moles compared to clinical diagnosis and histological result[J]. Journal of the European Academy of Dermatology and Venereology : JEADV, 2015, 29: 663-667.

［162］MAKAREMI M, LACAULE C, MOHAMMAMMAD-DJAFARI A. Deep learning and artificial intelligence for the determination of the cervical vertebra maturation degree from lateral radiography[J]. Entropy, 2019, 21(1222): 24.

［163］MARKUN S, SCHERZ N, ROSEMANN T, et al. Mobile teledermatology for skin cancer screening: A diagnostic accuracy study[J]. Medicine (Baltimore), 2017, 96(10): 6278.

［164］MARTIN S S, FELDMAN D I, BLUMENTHALL R S, et al. mActive: A randomized clinical trial of an automated mHealth intervention for physical activity promotion[J]. J Am Heart Assoc, 2015, 4(11): 2239.

［165］MATHERS C D, LONCAR D. Projections of global mortality and burden of disease from 2002 to 2030[J]. PLoS Medicine, 2006, 3(11): 442.

［166］MENG N, WONG KY K, ZHAO M, et al. Radiograph-comparable image synthesis for spine alignment analysis using deep learning with prospective clinical validation[J]. EClinicalMedicine, 2023, 61: 102050.

［167］MENZIES S W, SINZ C, MENZIES M, et al.Comparison of humans versus mobile phone-powered artificial intelligence for the diagnosis and management of pigmented skin cancer in secondary care: a multicentre, prospective, diagnostic, clinical trial[J]. The Lancet. Digital Health, 2023(5): e679-e691.

［168］MERCHANT R K, INAMDAR R, QUADE R C. Effectiveness of population health management using the propeller health asthma platform: a randomized clinical trial[J]. J Allergy Clin Immunol Pract, 2016, 4(3): 455-463.

［169］MERCHANT R K, INAMDAR R, QUADE R C. Effectiveness of population health management using the propeller health asthma platform: a randomized clinical trial[J].J Allergy Clin lmmunol Pract, 2016, 4: 455-463.

［170］METZGER S L, LITTLEJOHN K T, SILVA A B, et al. A high-performance neuroprosthesis for speech decoding and avatar control[J]. Nature, 2023, 620(7976): 1037-1046.

［171］MINAMI Y, YAGYU Y, MURAKAMI T, et al. Tracking navigation imaging of transcatheter arterial chemoembolization for hepatocellular carcinoma using three-dimensional cone-beam CT angiography[J]. Liver Cancer, 2014, 3(1): 53-61.

［172］MOLINARI-ULATE M, MAHMOUDI A, PARRA-VIDALES E, et al. Digital health technologies supporting the application of comprehensive geriatric assessments in long-term care settings or community care: A systematic review[J]. Digit Health, 2023, 9: 20552076231191008.

［173］MURATA M, ARIJI Y, OHASHI Y, et al. Deep-learning classification using convolutional neural network for evaluation of maxillary sinusitis on panoramic radiography[J]. Oral Radiology, 2019, 35 (3): 301-307.

［174］NAIR, VARUN, et al. DERA: enhancing large language model completions with dialog-enabled resolving agents. arXiv preprint arXiv: 2303.17071 (2023).

［175］NAZARETH S, HAYWARD L, SIMMONS E, et al. Hereditary cancer risk using a genetic chatbot before routine care visits[J]. Obstet Gynecol, 2021, 138(6): 860-870.

［176］NOECKER A M, MLAKAR J, PETERSEN M V, et al. Holographic visualization for stereotactic neurosurgery research[J]. Brain Stimul, 2023, 16(2): 411-414.

［177］NORI, HARSHA, et al. Capabilities of gpt-4 on medical challenge problems. arXiv preprint arXiv: 2303.13375 (2023).

［178］NOVA, KANNAN. Generative AI in healthcare: advancements in electronic health records, facilitating medical languages, and personalized patient care. Journal of Advanced Analytics in Healthcare Management 7.1 (2023): 115-131.

［179］OH, NAMKEE, GYU-SEONG CHOI, AND WOO YONG LEE. ChatGPT goes to the operating room: evaluating GPT-4 performance and its potential in surgical education and training in the era of large language models. Annals of Surgical Treatment and Research 104.5 (2023): 269.

［180］OKANA H, SASAKI E, YAMAMORI T, et al. Brain/MINDS: a japanese national brain project for marmoset neuroscience[J]. Neuron, 2016, 92(3): 582-590.

［181］OPENAI R. Gpt-4 technical report. arxiv 2303.08774. View in Article 2 (2023).

［182］ORLOV G M, CHUGUNOV A V. Digital health: elderly use of electronic services[J]. Adv Gerontol, 2023, 36(3): 375-382.

［183］PAL, ANKIT, LOGESH KUMAR UMAPATHI, AND MALAIKANNAN SANKARASUBBU. Medmcqa: A large-scale multi-subject multi-choice dataset for medical domain question answering. Conference on Health, Inference, and Learning. PMLR, 2022.

［184］PANGTI R, MATHUR J, CHOUHAN V, et al. A machine learning-based, decision support, mobile phone application for diagnosis of common dermatological diseases[J]. Journal of the European Academy of Dermatology and Venereology : JEADV, 2021(35): 536-545.

［185］PARSONS B G, NAGELHOUT E S, WANKIER A P, et al. Reactivity to UV radiation exposure monitoring using personal exposure devices for skin cancer prevention: longitudinal observational study[J]. JMIR Mhealth Uhealth, 2021, 9(9): 29694.

［186］PATEL, SAJAN B, KYLE LAM. ChatGPT: the future of discharge summaries?. The Lancet Digital Health 5.3 (2023): e107-e108.

［187］PEREZ M V, MAHAFFEY K W, HEDIN H, et al. Large-scale assessment of a smartwatch to identify atrial fibrillation. Apple heart study investigators[J]. N Engl J Med, 2019, 381(20): 1909-1917.

［188］PEREZ M V, MAHAFFEY K W, HEDLIN H, et al. Large-scale assessment of a smartwatch to identify atrial fibrillation[J]. N Engl J Med, 2019, 381(20): 1909-1917.

［189］PHAN D T, TA Q B, HUYNH T C, et al. A smart LED therapy device with an automatic facial acne vulgaris diagnosis based on deep learning and internet of things application[J]. Computers In Biology and Medicine, 2021, 136: 104610.

［190］PLACIDO D, YUAN B, HJALTELIN J X, et al. A deep learning algorithm to predict risk of pancreatic cancer from disease trajectories[J]. Nat Med, 2023, 29(5): 1113-1122.

［191］POO M M, DU J L, IP N Y, et al. China Brain Project: basic neuroscience, brain diseases, and braininspired computing[J]. Neuron, 2016, 92(3): 591-596.

［192］POURNARA E, KORMAKSSON M, NASH P, et al. Clinically relevant patient clusters identified by machine learning from the clinical development programme of secukinumab in psoriatic arthritis[J]. RMD Open, 2021, 7(3): e001845.

［193］QI C R, SU H, MO K, et al. PointNet: deep learning on point sets for 3D classification and segmentation[C] . Proceedings of 30th IEEE Conference on Computer Vision and Pattern Recognition (CVPR). Honolulu: IEEE, 2017: 77-85.

［194］QI Z, LI Y, XU X, et al. Holographic mixed-reality neuronavigation with a head-mounted device: technical feasibility and clinical application[J]. Neurosurgical Focus, 2021, 51(2): 22.

［195］RAFFEL C, et al. Exploring the limits of transfer learning with a unified text-to-text transformer. The Journal of Machine Learning Research 21.1 (2020): 5485-5551.

［196］RAO, ARYA S, et al. Assessing the utility of ChatGPT throughout the entire clinical workflow. medRxiv (2023): 2023-02.

［197］RAPTOPOULOS A. Digital health in respiratory medicine: current challenges and future perspectives[J]. Breathe, 2021, 17(1): 200307.

［198］RITAEMA J, TROUGHTON R, MELTON I, et al. Hemodynamically guided home self-therapy in severe heart failure patients (homeostasis) study group. physician-directed patient self-management of left atrial pressure in advanced chronic heart failure[J].Circulation, 2010, 121(9): 1086-1095.

［199］ROSEN J, BRAND M, FUCHS M B, et al. A myosignal-based powered exoskeleton system[J]. IEEE Transactions on Systems Man, and Cybernetics Part A, 2001, 31(3): 210-222.

［200］RUCO A, DOSSA F, TINMOUTH J, et al. Social media and mHealth technology for cancer screening: systematic review and meta-analysis[J]. J Med Internet Res, 2021, 23(7): 26759.

［201］RUSSELL A M, ADAMALI H, MOLYNEAUX P L, et al. Daily home spirometry: an effective tool for detecting progression in idiopathic pulmonary fibrosis[J]. Am J Respir Crit Care Med, 2016, 194(8): 989-997.

［202］SCHAAP M J, CARDOZO N J, PATEL A, et al. Image-based automated psoriasis area severity index scoring by convolutional neural networks[J]. Journal of the European Academy of Dermatology and Venereology, 2022(36): 68-75.

［203］SCHLUPPECK D, SANCHEZ-PANCHUELO R, FRANCIS S T. Exploring structure and function of sensory cortex with 7T MRI[J]. NeuroImage, 2018, 164: 10-17.

［204］SERRANO R, FEYEN D A M, BRUYNEEL A A N, et al. A deep learning platform to assess drug proarrhythmia risk[J]. Cell Stem Cell, 2023, 30(1): 86-95.

［205］SEYYEDI N, RAHIMI B, ESLAMLOU H R F, et al. Smartphone-based maternal education for the complementary feeding of undernourished children Under 3 years of age in food-secure communities: randomised controlled trial in Urmia, Iran[J]. Nutrients, 2020, 12(2): 587.

［206］SHANG J, WEI S, JIN J, et al. Mental health apps in china: analysis and quality assessment[J]. JMIR Mhealth Uhealth, 2019, 7(11): 13236.

［207］SHEESHASAAYEE A, JASMINE C. A novel pre-processing and kernel based support vector machine classifier with discriminative dictionary learning for bone age assessment[J]. Res J Appl Sci Eng Tech, 2016, 12(9): 933-946.

［208］SHEN X, ZHANG J, YAN C, et al. An automatic diagnosis method of facial acne vulgarisbased on convolutional neural network[J]. Scientific Reports, 2018(8): 5839.

［209］SHI J Y, WANG X, DING G Y, et al. Exploring prognostic indicators in the pathological images of hepatocellular carcinoma based on deep learning[J]. Gut, 2021, 70(5): 951-961.

［210］SHI L, LUO T, ZHANG L, et al. Preliminary use of HoloLens glasses in surgery of liver cancer[J]. Zhong Nan Da Xue Xue Bao Yi Xue Banm, 2018, 43(5): 500-504.

［211］SILVERMAN-LLOYD L G, KIANOUSH S, BLAHA M J, et al. mActive-smoke: a prospective observational study using mobile health tools to assess the association of physical activity with smoking urges[J]. JMIR Mhealth Uhealth, 2018, 6(5): 121.

［212］SINGHAL, KARAN, et al. Large language models encode clinical knowledge. arXiv preprint arXiv: 2212.13138 (2022).

［213］SINGHAL, KARAN, et al. Towards expert-level medical question answering with large language models. arXiv preprint arXiv: 2305.09617 (2023).

［214］SISODIYA S M. Precision medicine and therapies of the future[J]. Epilepsia, 2021, 62 (Suppl 2): S90-S105.

［215］SPRING B, PELLEGRINI C, MCFADDEN H G. Multicomponent mhealth intervention for large, sustained change in multiple diet and activity risk behaviors: the make better choices 2 randomized controlled trial[J]. J Med Internet Res, 2018, 20(6): 10528.

［216］STEHLIK J, SCHMALFUSS C, BOZKURT B, et al. Continuous wearable monitoring analytics predict heart failure hospitalization: the LINK-HF multicenter study[J]. Circ Heart Fail, 2020, 13(3): 6513.

［217］STEINMETZ N A, AYDIN C, LEBEDEVA A, et al. Neuropixels 2.0: a miniaturized high-density probe for stable, long-term brain recordings[J]. Science, 2021, 372(6539).

［218］SUN T, XU X, DING Z, et al. Development of a health behavioral digital intervention for patients with hypertension based on an intelligent health promotion system and wechat: randomized controlled trial[J]. JMIR Mhealth Uhealth, 2024, 12: 53006.

［219］SUN, ZHIQING, et al. Recitation-augmented language models. arXiv preprint arXiv: 2210.01296 (2022).

［220］SWARUP S, MAKARYUS A N. Digital stethoscope: technology update[J]. Med Devices (Auckl), 2018, 11: 29-36.

[ 221 ] TARAKJI K G, ZAIDI A M, ZWEIBEL S L, et al. Performance of first pacemaker to use smart device app for remote monitoring[J]. Heart Rhythm O2, 2021, 2(5): 463-471.

[ 222 ] Tey NP, Lai SL, Teh JK. The debilitating effects of chronic diseases among the oldest old in China[J]. Maturitas, 2016, 94: 39-45.

[ 223 ] THE LANCET P. Digital health: the good, the bad, and the abandoned[J]. Lancet Psychiatry, 2019, 6(4): 273.

[ 224 ] THODBERG H H, KREIBORG S, JUUL A, et al. The BoneXpert method for automated etermination of skeletal maturity[J]. IEEE Transactions on Medical Imaging, 2009, 28(1): 52-66.

[ 225 ] TIAN S, DAI N, ZHANG B, et al. Automatic classification and segmentation of teeth on 3D dental model using hierarchical deep learning networks[J]. IEEE Access, 2019, 7(1): 84817-84828.

[ 226 ] TOROU J, BUCCI S, BELL I H, et al. The growing field of digital psychiatry: current evidence and the future of apps, social media, chatbots, and virtual reality[J]. World Psychiatry, 2021, 20(3): 318-335.

[ 227 ] TOUVRON H, LAVRIL T, IZACARD G, et al. 2023a. Llama: Open and efficient foundation language models. arXiv preprint arXiv: 2302.13971.

[ 228 ] TOUVRON H, MARTIN L, STONE K R, et al. 2023b. Llama 2: Open Foundation and Fine-Tuned Chat Models. ArXiv, abs/2307.09288.

[ 229 ] TUZOFF D V, TUZOVA L N, BORNSTEIN M M, et al. Tooth detection and numbering in anoramic radiographs using convolutional neural networks[J]. Dento Maxillo Facial Radiology, 2019, 48(4): 20180051.

[ 230 ] U.S. Food, Drug Administration. FDA permits marketing of mobile medical application for substance use disorder[EB/OL]. (2017-09-14)[2021-06-30]. https: //www.fda.gov/news-events/ press-announcements/fda-permits-marketing-mobile-medical-application-substance-use-disorder.

[ 231 ] UDREA A, MITRA G D, COSTEA D, et al. Accuracy of a smartphone application for triage of skin lesions based on machine learning algorithms[J]. Journal of the European Academy of Dermatology and Venereology, 2020, 34(3): 648-655.

[ 232 ] VADUGANATHAN M, DEFILIPPIS E M, FONAROW G C, et al. Postmarketing adverse events related to the cardioMEMS HF system[J]. JAMA Cardiol, 2017, 2 (11): 1277-1279.

[ 233 ] VAINIERI M, VANDELLI A, BENVENUTI S C, et al. Tracking the digital health gap in elderly: a study in Italian remote areas[J]. Health Policy, 2023, 133: 104842.

[ 234 ] VAN D E R HEIJDEN M, LUCAS P J, et al. The use of digital technology in respiratory medicine: a literature review[J]. ERJ Open Research, 2020, 6(1), 00017-2020.

[ 235 ] VAN D E R, HOUT A, VAN UDEN-KRAAN C F, Holtmaat K, et al. Role of eHealth application Oncokompas in supporting self-management of symptoms and health-related quality of life in cancer survivors: a randomised, controlled trial[J]. Lancet Oncology, 2020, 21(1): 80-94.

[ 236 ] VAN SICKLE D, MAGZAMEN S, TMELOVE S, et al. Remote monitoring of inhaled bronchodilator use and weekly feedback about asthma management: an open group, short term pilot study of the impact on asthma control[J]. PLoS One, 2013, 8: 55335.

[ 237 ] VANNIER M W, MARSH J L, WARREN J O. Three-dimensional CT reconstruction images for

craniofacial surgical planning and evaluation[J]. Radiology, 1984, 150(1): 179-184.

［238］VASWANI A, et al. Attention is all you need.[J]. Advances in neural information processing systems 30 (2017).

［239］VISSEREN F L J, MACH F, SMULDERS Y M, et al. 2021 ESC Guidelines on cardiovascular disease prevention in clinical practice[J]. European Heart Journal, 2021, 42(34): 3227-337.

［240］VON ITZSTEIN M S, HULLINGS M, MAYO H, et al. Application of information technology to clinical trial evaluation and enrollment: a review[J]. JAMA Oncol, 2021, 7(10): 1559-1566.

［241］WAGNER S K, LIEFERS B, RADIA M, et al. Development and international validation of customengineered and code-free deep-learning models for detection of plus disease in retinopathy of prematurity: a retrospective study[J]. Lancet Digit Health, 2023, 5(6): 340-349.

［242］WAN L, Chen J, WU H, et al. Deep learning for inflammatory diseases classification based on reflectance confocal microscopy[J]. Journal of the American Academy of Dermatology, 2023, 88: 283-284.

［243］WANG M Q, YANG Y R, MIN J H, et al. 2022. A wearable electrochemical biosensor for the monitoring of metabolites and nutrients[J]. Nat Biomed Eng, 2022, 6(11): 1225-1235.

［244］WANG P, LIU X, XU J, et al. Deep learning for diagnosing osteonecrosis of the femoral head based on magnetic resonance imaging[J]. Computer Methods and Programs in Biomedicine, 2021, 208: 106229.

［245］WANG Y, CHEN H, SUN T, et al. Risk predicting for acute coronary syndrome based on machine learning model with kinetic plaque features from serial coronary computed tomography angiography[J]. Eur Heart J Cardiovasc Imaging, 2022, 23(6): 800-810.

［246］WANG Y, WANG J, LIU X, et al. Detecting depression through gait data: examining the contribution of gait features in recognizing depression[J]. Frontiers in Psychiatry, 2021, 12.

［247］WANG Z, SHI N, ZHANG Y, et al. Conformal in-ear bioelectronics for visual and auditory braincomputer interfaces[J]. Nat Commun, 2023, 14(1): 4213.

［248］WANG, XUEZHI, et al. Self-consistency improves chain of thought reasoning in language models. arXiv preprint arXiv: 2203.11171 (2022).

［249］WATANABE K, AOKI Y, MATSUMOTO M. An application of artificial intelligence to diagnostic imaging of spine disease: estimating spinal alignment from Moiré images[J]. Neurospine, 2019, 16(4): 697.

［250］WEI JASON, et al. Chain-of-thought prompting elicits reasoning in large language models. Advances in Neural Information Processing Systems 35 (2022): 24824-24837.

［251］WILLSON K, ATALA A. Medical 3D printing: tools and techniques, today and tomorrow[J]. Annual Review of Chemical and Biomolecular Engineering, 2022, 13: 481-499.

［252］WONG K C, SUN E Y, WONG I O L, et al. Mixed reality improves 3D visualization and spatial awareness of bone tumors for surgical planning in orthopaedic oncology: a proof of concept study[J]. Orthopedic Research and Reviews, 2023, 15: 139-149.

［253］WU CHAOYI, et al. Pmc-llama: Further finetuning llama on medical papers. arXiv preprint arXiv: 2304.14454 (2023).

［254］XIAO S, ANGJELI E, WU H C, et al. Randomized controlled trial of a dichoptic digital therapeutic for amblyopia[J]. Ophthalmology, 2022, 129(1): 77-85.

［255］XIONG R, LI F, CHEN X. Robot-assisted neurosurgery versus conventional treatment for intracerebral hemorrhage: a systematic review and meta-analysis[J]. J Clin Neurosci, 2020, 82(Pt B): 252-259.

［256］XU D, ZHU H, HUANG Y, et al. Vision-knowledge fusion model for multi-domain medical report generation[J]. Information Fusion, 2023, 97: 101817.

［257］XU J, YANG P, XUE S, et al. Translating cancer genomics into precision medicine with artificial intelligence: applications, challenges and future perspectives[J]. Hum Genet, 2019, 138(2): 109-124.

［258］XU Z, TAO B, LIU C, et al. Three-dimensional quantitative assessment of myocardial infarction via multimodality fusion imaging: methodology, validation, and preliminary clinical application[J]. Quant Imaging Med Surg, 2021, 11(7): 3175-3189.

［259］YAMASHITA R, LONG J, SALEEM A, et al. 2021. Deep learning predicts postsurgical recurrence of hepatocellular carcinoma from digital histopathologic images[J]. Sci Rep, 2021, 11(1): 2047.

［260］YANG J, ZHANG K, FAN H, et al. Development and validation of deep learning algorithms for scoliosis screening using back images[J]. Communications Biology, 2019, 2(1): 390.

［261］YANG P C, DEMARCO K R, AGHASAFARI P, et al. A Computational pipeline to predict cardiotoxicity: from the atom to the rhythm[J]. Circ Res, 2020, 126(8): 947-964.

［262］YANG R, LI Q X, MAO C, et al. Multimodal image fusion technology for diagnosis and treatment of the skull base-infratemporal tumors[J]. Journal of Peking University(Health Sciences), 2019, 51(1): 53-58.

［263］YANG T, XING H, WANG G Q, et al. A novel online calculator based on serum biomarkers to detect hepatocellular carcinoma among patients with hepatitis B[J]. Clin Chem, 2019, 65(12): 1543-1553.

［264］YANG Y C, ISLAM S U, NOOR A, et al. Influential usage of big data and artificial intelligence in healthcare[J]. Computational and Mathematical Methods in Medicine, 2021, 2021: 5812499.

［265］YANG Y, WANG J, XIE F, et al. A convolutional neural network trained with dermoscopic images of psoriasis performed on par with 230 dermatologists[J]. Computers In Biology and Medicine, 2021, 139: 104924.

［266］YANG, XI, et al. Gatortron: A large clinical language model to unlock patient information from unstructured electronic health records. arXiv preprint arXiv: 2203.03540 (2022).

［267］YASUNAGA M, et al. Deep bidirectional language-knowledge graph pretraining. Advances in Neural Information Processing Systems 35 (2022): 37309-37323.

［268］YASUNAGA M, JURE L, PERCY L. Linkbert: Pretraining language models with document links. arXiv preprint arXiv: 2203.15827 (2022).

［269］YIMEI Z, FULIN J, FANGYUAN C, et al. Detecting representative characteristics of different genders using intraoral photographs: a deep learning model with interpretation of gradientweighted class activation mapping[J]. BMC Oral Health, 2023, 23(1): 327.

［270］YOON K, KIM J Y, KIM S J, et al. Explainable deep learning-based clinical decision support engine for MRI-based automated diagnosis of temporomandibular joint anterior disk displacement[J]. Computer Methods and Programs in Biomedicine, 2023, 233: 107465.

［271］YU H J, CHO S R, KIM M J, et al. Automated skeletal classification with lateral cephalometry based on artificial intelligence[J]. Journal of Dental Research, 2020, 99(3): 249-256.

［272］ZHANG H, ZHANG L, LIN A, et al. Lineardesign: efficient algorithms for optimized mrna sequence design[J]. 2021.

［273］ZHANG P, MAGED N. Kamel Boulos. Generative AI in medicine and healthcare: promises, opportunities and challenges.[J] Future Internet 15.9 (2023): 286. 55.

［274］ZHANG T, ZHU C, ZHAO Y, et al. Deep learning model to classify and monitor idiopathic scoliosis in adolescents using a single smartphone photograph[J]. JAMA Network Open, 2023, 6(8): 2330617-2330617.

［275］ZHANG X, LEWIS S, FIRTH J, et al. Digital mental health in China: a systematic review[J]. Psychol Med, 2021, 51(15): 2552-2570.

［276］ZHOU H Y, YU Y, WANG C, et al. A transformer-based representation-learning model with unified processing of multimodal input for clinical diagnostics[J]. Nature Biomedical Engineering, 2023, 7(6): 1-13.

［277］ZHOU J, ZHOU H, PU L, et al. Development of an artificial intelligence system for the automatic evaluation of cervical vertebral maturation status[J]. Diagnostics (Basel), 2021, 11(12): 2200.

［278］ZHOU W, WANG G Y, XIE G X, et al. 2019. Grading of hepatocellular carcinoma based on diffusion weighted images with multiple b-values using convolutional neural networks[J]. Med Phys, 2019, 46(9): 3951-3960.

［279］ZHOU Z, GAO Y, ZHANG W, et al.Deep Learning-based prediction of percutaneous recanalization in chronic total occlusion using coronary CT angiography[J]. Radiology, 2023, 309(2): 231149.

［280］ZHU C Y, WANG Y K, CHEN H P, et al. A deep learning Based Framework for Diagnosing Multiple Skin Diseases in a Clinical Environment[J]. Frontiers In Medicine, 2021, 8: 626369.

［281］ZILL J M, CHRISTALLE E, MEYER B, et al. The effectiveness of an internet intervention aimed at reducing alcohol consumption in adults[J]. Dtsch Arztebl Int, 2019, 116(8): 127-133.

# 第5章
# 数字医疗产业发展趋势

## 5.1 中国数字医疗一级和二级市场分析

### 5.1.1 中国数字医疗投融资金额及交易数量变化

2019—2023 年（以下简称五年内），中国数字医疗投融资市场在波动中前行（图 5-1）。2020—2021 年中国数字医疗投融资市场尤为火热。2019 年全年中国数字医疗市场共完成 478 笔交易，融资总额为 276 亿元人民币（以下简称亿元）。之后 2 年，中国医疗需求的增长不断吸引投资机构对医疗领域的关注，尤其是对医药电商等的需求增加，使得国内数字医疗市场呈现高增长态势。2020 年，共完成 801 笔交易，融资总额为 734 亿元，相较于 2019 年，交易数量和融资总额分别增长 67.6% 和 166.0%，这一趋势一直延续到 2021 年。2022 年之后，市场逐步回归理性发展。

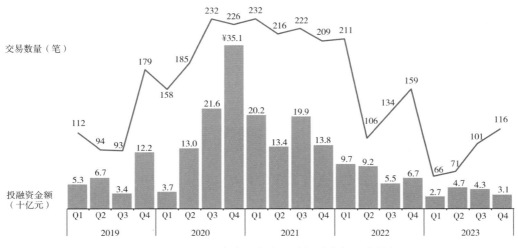

图 5-1　2019—2023 年中国数字医疗投融资额和事件数

分季度来看，2019 年第一季度，中国数字医疗共有 112 笔交易，融资金额共计 53 亿元，表现出色。进入第二季度，融资金额增长至 67 亿元，尽管融资事件数略有下降至 94 笔，但平均融资规模的增加表明市场对大型投资项目的兴趣。第三季度融资金额有所回落，下降 49% 至 34 亿元，融资事件数也降至 93 笔，显示出市场的调整迹象。然而，第四季度市场以 122 亿元的融资金额和 179 笔融资事件数强劲收官，表明了中国数字医疗市场发展的强劲动力。

2020 年，尽管存在大环境的不利影响，但市场展现出强大的韧性和快速的复苏能力。从第一季度的 37 亿元融资总额和 158 笔交易，到第二季度融资金额大幅增加至 130 亿元，融资事件数也达到 185 笔，增幅分别为 251.4% 和 17.1%，这表明，平均融资额持续增加，也反映出这一时期国内对于数字医疗的高需求。第三季度和第四季度中国数字医疗市场继续增长，第四季度更是达到了 351 亿元的融资金额高点，接近第一季度融资总额的 10 倍，融资事件数也保持在 226 笔的较高水平。

2021 年，市场整体保持了较高的活跃度，尽管融资金额和融资事件数有所波动，但整体趋势相对稳定，尤其是融资事件数一直稳定在 200 笔交易以上。第一季度融资金额为 202 亿元，融资事件数略有下降至 232 笔。第二季度和第三季度融资金额分别为 134 亿元和 199 亿元，融资事件数略有下滑。第四季度亦是如此，融资金额下降至 138 亿元，融资事件数下降至 209 笔，但仍处于高位。

进入 2022 年，市场开始出现调整迹象，融资金额和融资事件数均出现回落。第一季度融资金额 97 亿元，同比下降 52%，而融资事件数保持稳定。第二季度融资事件减少至 106 个，同比下降 50.9%。第三季度融资金额继续下降至 55 亿元，融资事件数有所回升，增长至 134 笔交易。第四季度融资金额回升至 67 亿元，融资事件数持续增长，达 159 笔交易。

到了 2023 年，第一季度融资金额为 27 亿元，共完成 66 笔交易。第二季度融资金额上升至 47 亿元，投融资事件增长至 71 笔。随后两个季度，投融资事件数持续上升，分别达到 101 笔和 116 笔。

市场的波动不仅反映了宏观经济环境和政策导向的影响，也体现了市场参与者对不同行业和项目的投资偏好。尽管市场在短期内可能会受到各种因素的影响，但长期来看，市场的成熟度、政策支持和技术创新将继续推动中国数字医疗投融资市场的健康发展。

2018—2023 年，中国数字医疗独角兽企业数量从 11 家增长到 23 家，显示出行业整体的扩张态势（表 5-1）。在这段时间内，多家企业成功进行了 IPO，如华大智造、联影医疗等，这不仅反映了资本市场对数字医疗领域的高度认可，也显示了投资者对这一行业的强烈兴趣。

表 5-1　2019—2023 年中国数字医疗独角兽企业情况

| 2018 | 2019 | 2020 | 2021 | 2022 | 2023 |
|---|---|---|---|---|---|
| 11 | 16 | 22 | 27 | 21 | 23 |
| 共 11 家 | 新增 5 家 | 新增 8 家，重组 1 家，IPO1 家 | 新增 7 家，上市 2 家 | 无新增，倒闭 2 家，上市 4 家 | 新增 3 家，上市 1 家 |
| 微医 | 太美医疗科技 | 新增 | 新增 | 倒闭 | 新增 |
| 辣妈帮 | 诺禾致源 | 晶泰科技 | 数坤科技 | 辣妈帮 | 安翰科技 |
| 春雨医生 | 华大智造 | 丁香园 | 镁信健康 | 平安医保 | 药帮忙 |
| 平安健康 | 水滴公司 | 圆心科技 | 推想科技 | 上市 | 生工生物 |
| 碳云智能 | 思派健康 | 医渡科技 | 鹰瞳科技 | 联影医疗 | 药师帮 |
| 好大夫在线 | 诺唯赞生物 | 英矽智能 | 华大智造 | | |
| 联影医疗 | 倍轻松 | 精锋科技 | 倍轻松 | | |
| 明码生物 | 微脉 | 百图生科 | 思派健康 | | |
| 医联 | 零氪科技 | 上市 | | | |
| 平安医保 | 重组 | 医渡科技 | | | |
| 药师帮 | 明码生物 | 鹰瞳科技 | | | |
| | | IPO | | | |
| | | 诺禾致源 | | | |

行业内部的多样性也非常明显，涉及企业包括在线医疗咨询平台、医疗大数据公司、智能医疗设备制造商等，这表明数字医疗行业正在向多个方向发展，满足不同层面的市场需求。同时，一些企业进行了重组（如明码生物），这可能意味着行业内正在进行资源整合和优化，以提高竞争力和适应市场的变化。此外，数字医疗行业的发展受到了政策支持和市场需求的双重驱动，公众对远程医疗和医药电商的需求激增，进一步推动了行业的快速发展。

技术的进步也为数字医疗行业的发展提供了强有力的支撑。人工智能、大数据、云计算等先进技术的应用，使得数字医疗企业能够提供更加精准和个性化的医疗服务，满足消费者多样化的健康需求。综合来看，中国数字医疗独角兽企业在过去几年中经历了快速增长，并展现出多元化、创新驱动和市场认可度高的特点，预示着这一行业将继续作为医疗健康领域的重要组成部分，为公众健康做出更大的贡献。

## 5.1.2　二级市场代表企业分析

五年内，中国数字医疗行业发展迅速，一级市场投融资趋势同样可以在二级市场中找到类似变化。2020 年 12 月，京东健康在香港联合交易所（以下简称港交所）上市，募资 264.57 亿港元。此后，公司股价进一步上涨，市值超 3000 亿港元，并与阿里健康、平安好医生在港股的互联网医疗领域呈现"三足鼎立"的局面（表 5-2）。但随着时间的推移，三家互联网医疗企业的市值有所下滑，这与市场回归理性密不可分。

表 5-2　五年内上市企业代表（以募资额 Top3 计）

| 公司名称 | 成立时间 | 上市时间 | 募资金额 |
| --- | --- | --- | --- |
| 京东健康 | 2019 年 | 2020 年 12 月 | 264.57 亿港元 |
| 医脉通 | 1996 年 | 2021 年 7 月 | 42.19 亿港元 |
| 医渡科技 | 2014 年 | 2021 年 1 月 | 39.02 亿港元 |

1. 京东健康

根据京东健康招股说明书和企业年报披露内容，京东健康致力于建设一个完整、全面的"互联网＋医疗健康"产业生态，提供各式各样优质的医药和健康产品，覆盖国民健康生活的方方面面。此外，公司还为用户提供全面完整的健康与医疗服务，以满足用户对健康产品及服务领域各个方面的需求，同时持续投资供应链及科技，赋能全产业链的参与者。

自 2014 年 2 月起，医疗健康业务已作为京东集团独立的业务类目进行运营，且于 2017 年 12 月推出在线问诊服务。通过一系列重组，公司于 2018 年 11 月 30 日在开曼群岛注册成立为获豁免有限公司，并作为当前业务（主要包括零售药房业务及在线医疗健康业务）的控股公司（表 5-3）。

表 5-3　京东健康重要发展事件

| 时间 | 事件描述 |
| --- | --- |
| 2014 年 | 自 2 月以来，医疗健康业务一直为京东集团独立的业务类别进行运营 |
| 2017 年 | 7 月及 8 月，分别与江苏省泰州市政府及江苏省宿迁市政府签订"健康泰州"战略合作协议及"健康宿州"战略合作协议<br>12 月，推出在线医疗服务 |
| 2018 年 | 3 月，银川京东互联网医院获得《医疗机构执业许可证》，可以向在线医疗和药方服务的用户开具处方 |
| 2019 年 | 1 月，首次在平台上实现医保支付于平台完成<br>12 月，建立线上心血管疾病中心 |
| 2020 年 | 6 月，建立线上耳鼻喉科中心及中医中心<br>8 月，建立线上口腔中心，推出家庭医生服务，提供各面向家庭的健康管理组合 |

在零售药房领域，京东健康通过自营模式，依托京东大药房，建立了一个覆盖全国的供应链网络和配送基础设施。公司利用数字化营销策略，精准匹配用户需求，提升用户购买体验，并通过与多家医药企业的合作，不断拓展药品销售渠道。此外，京东健康还通过线上平台和全渠道布局，提供快速送达服务，满足用户紧急用药需求，

覆盖超过 480 个城市，合作药房数量超过 12 万家。

综合在线医疗健康服务方面，京东健康提供 7×24 h 的在线问诊、处方续签、慢性病管理等服务，组建了一支由自有医生和外部医疗专家组成的医疗团队。公司通过与第三方医院和医疗健康机构的合作，为用户提供体检、医学美容、口腔齿科和疫苗预约等服务。通过构建分级诊疗体系，京东健康优化了医疗资源配置，提升了基层医疗服务能力。2023 年，公司在互联网医院专科建设上持续发力，丰富了服务产品矩阵，并通过线下医疗服务场景的延伸，满足了用户多元的健康需求。

此外，京东健康还积极探索互联网医疗创新服务模式，如上线国内首个皮肤专科互联网服务平台，提供个性化心理健康咨询服务，以及推出医疗大模型（京医千询），整合临床实践指南、医学文献和专家知识，实现医疗大模型服务数据覆盖。同时，公司自主研发的皮肤图像处理和睡眠监测数据处理产品已获得国家二类医疗器械证，推动了数字疗法产品在医疗场景的应用。通过这些举措，京东健康致力于提升医疗行业效率和患者就医体验，推动了医疗健康行业的数字化转型。

营收层面上，2019—2023 年，京东健康的营收逐年递增，从 2019 年的 108.42 亿元增长至 2023 年的 535.30 亿元，年复合增速达 49%。2019—2020 年的营收增长最为明显，达 78.77%，之后增速逐年下降，2022—2023 年，营收仅增长 14.54%。具体业务方面，公司以商品收入（医药和健康产品销售）为主，收入占比稳定在 85% 以上。自京东健康上市以来，一直处于亏损状态，直到 2022 年开始扭亏为盈，2023 年持续保持良好的盈利状态，实现归母净利润 21.42 亿元（图 5-2）。

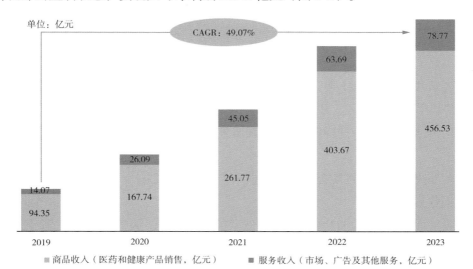

图 5-2　京东健康不同业务营业收入（2019—2023 年）

2. 医脉通

据医脉通官网信息,医脉通成立于 1996 年,致力于开发医药学工具软件。经过数年的努力,团队开发出"医药学研究及应用系列软件",目前该系列软件中包括已在市场销售上获得巨大成功的"全医药学大词典""临床用药参考""医学文献王"等。2006 年,公司创建"医脉通"平台,同时新研发了"临床指南""EDC 系统""e 脉播"等产品。2008 年开始,公司面向药企提供 Digital Marketing 服务,服务模式包括 e 信使、e 调研、e 脉播、e 学院、eDP、e 统计等多种类型,为药企提供精准、高效的数字营销服务。目前公司已发展成为专业的医学信息服务及精准数字营销服务提供商。

根据公司招股说明书和企业年报内容,医脉通凭借庞大的医师用户群及其高活跃度,可让平台参与者聚集、学习及交流,包括医师、制药及医疗设备公司和患者。借助专有技术、内容生成能力及对医学信息科学的理解,公司可高效地向各组平台参与者传达最相关且具有价值的信息。

为制药及医疗设备公司提供的解决方案。借助多年来与医师交流所积累的庞大数据库及数据见解,可准确地以符合成本效益的方式向特定医师群组传达定制内容。同时,公司提供可高度扩展的数字平台与先进的分析方法,协助制药及医疗设备公司提高产品商业化及营销的效率,同时节省成本。此外,还可提供临床试验患者招募服务及 RWS 支持解决方案,让制药及医疗设备公司能快速达成计划入组目标,收集及分析其产品在真实世界环境中的临床效果。

医师解决方案:公司平台提供医师学习及讨论医学市场最新研究、产品及技术及临床最佳实践的场景。平台提供的产品与服务基于专业的医学内容。例如,临床指南解决方案汇集最新临床参考,用药参考解决方案提供全面药物信息,为医师提供随手可得的临床决策支持。凭借医疗参考工具产生的广泛用户基础及用户参与度,公司已建立中国最大线上医师交流平台。

患者解决方案:2021 年,医脉通推出互联网医院,涵盖全面慢性疾病管理服务的智能患者管理解决方案。患者可便捷地获得参与互联网医院医师提供的医疗建议及处方,还可通过互联网医院获得患者管理服务,定制慢性疾病管理建议,并追踪用药记录。

医院解决方案:为医院提供电子数据采集(EDC)系统,帮助进行智能化、自动化的数据收集及管理。

营收层面,2019—2023 年,医脉通的营收逐年递增,从 2019 年的 1.22 亿元增长至 2023 年的 4.12 亿元,年复合增速达 35.56%。2019—2020 年的营收增长最为明显,达 75.64%,之后增速处于波动的状态,但仍保持营收的稳步增长。具体业务方面,公司以精准营销及企业解决方案为主,收入占比稳定在 90% 以上(图 5-3)。五年内,医脉通的利润规模不断扩大,从 2019 年的 3129 万元增长至 2023 年的 2.71 亿元(调整后净利润），利润率一度超过 65%。不过，高利润率表现主要来自于银行利息和其他收入，根据其 2023 年年报，该部分收益达 1.89 亿元。

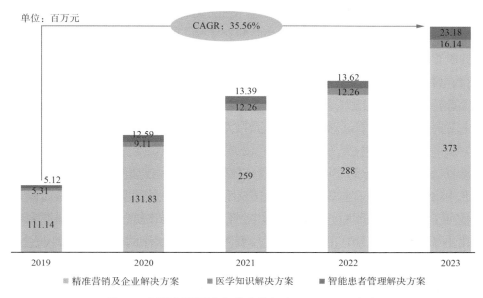

图 5-3　医脉通不同业务营业收入（2019—2023 年）

3. 医渡科技

据医渡科技官网信息，医渡科技成立于 2014 年，以自主研发的数据智能基础设施"YiduCore"对获得授权的大规模多源异构医疗数据进行深度处理和分析，建立真实世界疾病领域模型，助力医学研究、医疗管理、政府公共决策、创新药物研发、帮助患者实现智能化疾病管理，通过技术提高医疗效率、降低成本，加速行业数字化转型，实现数据智能绿色医疗新生态。

在其招股说明书中，医渡科技表示，在发展的第一阶段，公司专注于中国医疗生态系统的高端市场，通过高价值成本比的 YiduCore 平台，服务于顶级医院客户群。YiduCore 整合分散的医疗信息系统，支持 AI 研究和临床应用，促进与医疗行业主要参与者的合作，加速新药开发，并提升医疗服务效率。例如，通过 YiduCore，助力一家制药公司将 II 期临床试验时间缩短 60%。

目前，公司的主要业务包括 3 个解决方案：大数据平台和解决方案、生命科学解决方案、健康管理平台和解决方案。

大数据平台和解决方案：由大数据平台产品组成，包括旗舰 DPAP 数据平台及其升级版 Eywa 和为客户构建的其他解决方案。DPAP/Eywa 数据平台与医院现有的操作系统相连接，为医院汇集储存在其系统中的原始数据，并将其处理为结构化和标准化的数据。该数据平台可进一步为医院的广泛应用场景和解决方案赋能，例如医疗研究、临床诊断和治疗及医院运营管理。

生命科学解决方案：利用 YiduCore，公司提供分析驱动型的临床开发、基于真实世界证据（RWE）的研究及数字化循证营销，涵盖药械产品的整个生命周期，帮助生命科学领域的客户减少临床开发的时间和成本。

健康管理平台和解决方案：运营以"因数健康"为品牌的研究驱动型个人健康管理平台，可以为医生提供由 YiduCore 支持的基于人工智能临床洞见与知识的研究和管理工具，更好地进行患者研究和管理，并以更高的效率提供拥有更优质服务的"超级医生"；还以"因数云"品牌向保险公司和经纪公司提供保险科技和疾病管理解决方案。

营收层面，2019—2023 财年，医渡科技的营收处于波动的状态，2022 财年营收达到五年内的最高值，为 12.37 亿元，相较于 2019 财年的营收增长 11 倍之多，但在2023 财年营收又下降到 8.05 亿元。具体业务方面，公司健康管理平台和解决方案业务占比不断提升，从 2019 财年的 10.8% 提升至 2023 财年的 41.0%。2019—2022 财年，大数据平台和解决方案一直是公司的重点，但在 2023 财年，该业务占比大幅下降，已不足 28%（图 5-4）。五年内，医渡科技一直处于亏损状态，尤其是 2021 财年，亏损达到 37 亿元，之后两个财年亏损逐渐缩窄，到 2023 财年亏损为 6.28 亿元。

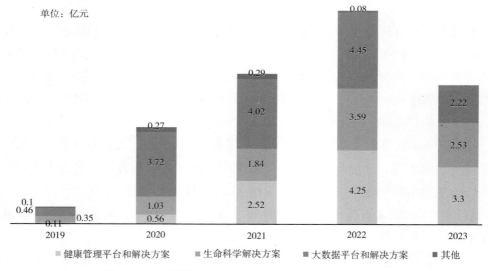

图 5-4　医渡科技不同业务营业收入（2019—2023 年）

4.代表企业股价变化分析

京东健康作为数字医疗行业的佼佼者，成功地抓住了国内数字医疗需求激增的机遇，凭借其强大的供应链能力和技术平台，迅速响应市场变化，为用户提供了从咨询到药品配送的全链路服务，这不仅满足了公众的即时需求，也为其股价的上升提供了强有力的支撑。然而，随着大环境的变化和市场的逐渐稳定，投资者开始重新审视数字医疗企业的基本面，更加关注企业的长期竞争力、盈利模式及持续增长的能力。在这一背景下，京东健康的股价经历了一段波动期，这一变化反映了市场对数字医疗行业的理性回归，投资者开始从短期的投资热潮中冷静下来，更加深入地分析和评估企业的内在价值。

医渡科技和医脉通的情况则有所不同。医渡科技以自主研发的数据智能基础设施"YiduCore"对获得授权的大规模多源异构医疗数据进行深度处理和分析，建立真实世界疾病领域模型，助力医学研究、医疗管理、政府公共决策、创新药物研发、帮助患者实现智能化疾病管理，通过技术提高医疗效率、降低成本，加速行业数字化转型。尽管医渡科技在医疗大数据领域具有技术优势和市场潜力，但根据其目前的财务状况，公司尚未实现盈利，这在一定程度上影响了投资者对其股价的信心。市场对于医渡科技的预期可能更多地集中在其未来的盈利能力和市场扩张上。

而医脉通则利用其在医疗领域的专业知识和网络资源，为药企提供精准的市场推广和医生教育服务。这种模式使得医脉通能够直接从药企获得收入，因此其盈利状况相对较好。然而，医脉通的股价也可能受到市场对于药企营销支出变化的预期影响。当市场预期药企会减少营销支出，或者对电子营销的有效性产生质疑，公司的股价可能会受到压力。

从综合分析的角度来看，数字医疗行业的发展已经从初期的快速增长阶段转向了更加理性的发展阶段。市场对这一行业的预期正在发生变化，投资者的关注点也在转移。对于京东健康这样的综合性平台来说，其股价的波动和下降可能与其业务模式的调整、市场预期的变化及对长期增长潜力的重新评估有关，而对于医渡科技和医脉通这样的专业服务提供商来说，其股价的持续下跌则可能更多地反映了市场对它们在短期内面临的盈利模式和市场竞争的挑战的担忧（图 5-5）。

展望未来，数字医疗行业仍具有广阔的发展前景。随着技术的不断进步，尤其是人工智能、大数据、云计算等技术在医疗领域的应用，数字医疗将能够提供更加个性化、精准化的服务。同时，随着医疗改革的深入和公众健康意识的提高，数字医疗的市场需求将持续增长。对于企业来说，如何把握这一发展趋势，通过技术创新和模式创新来提升自身竞争力，将是其在激烈的市场竞争中脱颖而出的关键。对于投资者来说，识别并投资那些具有核心竞争力、清晰的盈利模式和长期增长潜力的企业，将是把握数字医疗行业发展机遇的关键。在这个过程中，市场的波动和调整将不可避免，这也是行业健康发展的必经之路。

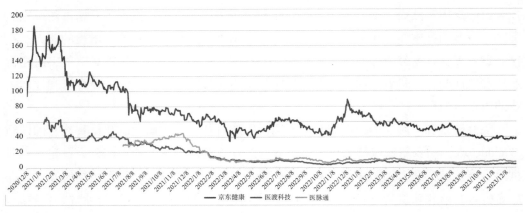

图 5-5　代表企业股价变化

## 5.2　中国各地区数字医疗投融资金额占比变化

根据远毅资本数字医疗数据库统计，北京市、上海市、广东省、浙江省、江苏省在数字医疗领域的投入较高，5 年内，这些地区的融资总额都显示出了一定的波动性。2019—2020 年，所有地区的融资总额都出现了显著增长。然而，2021—2022 年，除了浙江省、上海市外，其他省（市）的融资总额都有所下降，这可能反映了市场对数字医疗项目的重新评估和调整（图 5-6）。

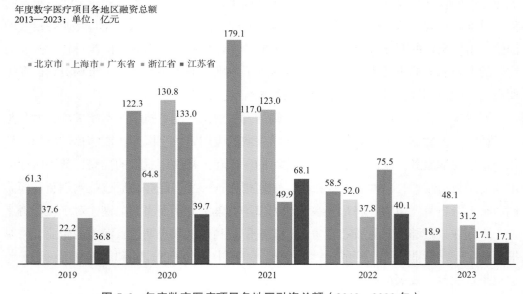

图 5-6　年度数字医疗项目各地区融资总额（2019—2023 年）

2019 年，北京市的融资总额以 61.3 亿元领先，反映了当时数字医疗项目在该地区的快速发展和投资者的高度关注。随后 2 年，北京市的融资总额保持高增长态势，2020 年增长到 122.3 亿元，几乎翻了一番。但到了 2021 年，尽管融资总额继续增长到 179.1 亿元，增长率却下降到了 46.1%，市场逐渐回归理性。进入 2022 年和 2023 年后，投资者对于新项目更加审慎，融资总额从峰值逐步走低，甚至低于 2019 年的 61.3 亿元。

其他地区同样可以观察到类似趋势，但有所差异。例如，2019 年北京市的融资总额是上海市的 1.63 倍，到了 2020 年，这一差距扩大到了 1.88 倍。但是，到了 2021 年，上海市的融资总额增长到了 117.0 亿元，与北京市的 179.1 亿元相比，差距缩小到了 1.53 倍，尤其是 2023 年，上海市融资总额跃居国内首位。

北京市虽然在早期显示出强劲的增长势头，但增长速度逐渐放缓。上海市和广东省显示出追赶北京市的潜力，而浙江省和江苏省的融资总额则显示出更多的波动性。例如，浙江省在 2022 年融资总额有所下降，但与其他省（市）相比，处于领跑地位，融资总额达 75.5 亿元。江苏省的融资总额在 2020 年达到最高点，之后逐年下降，可能表明该地区的数字医疗市场正在经历收缩。随着技术的不断进步和市场需求的变化，数字医疗项目将继续吸引投资者的关注，但其发展速度和模式可能会因地区、市场饱和度和宏观经济环境等因素而有所不同。

通过分析五年内各地区投融资趋势，并结合各地政策、企业类型等维度，以下选取北京市、浙江省、江苏省、上海市 4 个省、市，分析各地区典型代表企业，以小见大，挖掘中国数字医疗市场发展的趋势（表 5-4）。

表 5-4 代表地区数字医疗发展特点和代表企业

| 省（市） | 特点 | 代表企业 |
|---|---|---|
| 北京 | 科技驱动医疗健康发展 | 京东健康、医渡科技、嘉和美康、数坤科技、圆心科技等 |
| 浙江 | 互联网医疗以及智能制造 | 微医、智云健康、迅实科技等 |
| 江苏 | 围绕医药工业上下游的创新及智能化医疗器械 | 贝登医疗、鱼跃医疗、无双医疗、康多机器人等 |
| 上海 | 医疗健康支付创新和药企服务 | 平安健康、镁信健康、熠保科技、云开亚美、梅斯医学等 |

## 5.2.1 北京：科技驱动医疗健康发展

北京市凭借其科技优势和创新资源，成为数字医疗发展的重要高地。从院校孵化到互联网 IT 企业的业务拓展，涌现出一批具有代表性和影响力的数字医疗企业，如京东健康、医渡科技、嘉和美康、数坤科技和圆心科技等。前文介绍了京东健康、医渡科技，故不在此赘述，主要介绍嘉和美康、数坤科技和圆心科技的业务情况。

1. 嘉和美康

根据公司官网信息，嘉和美康成立于 2005 年，是国内最早从事医疗信息化软件研发与产业化的企业之一，长期深耕临床信息化领域。经过 10 余年的发展，公司建立了以电子病历为核心的临床业务数据采集、以医院数据中心为主的医疗数据处理、以医疗大数据创新为主的数据应用服务生态闭环。目前，已经形成了覆盖临床医疗、医院管理、医学科研、医患互动、医养结合、医疗支付优化等产业链环节的产品体系，致力于向医疗相关机构提供综合信息化解决方案。

公司现有主要产品包括电子病历平台、医院数据中心、智慧医疗产品、互联网医疗产品。截至 2021 年末，全国范围内已有 1500 余家大中型医疗机构在嘉和信息系统的支持下开展诊疗服务；数 10 家养老服务企业、健康管理企业在嘉和健康养老云的支持下开展机构及居家社区养老和人群健康管理服务。

2. 数坤科技

数坤科技成立于 2017 年，致力于构建全球领先医疗健康大脑"数字人体"，针对心脑血管疾病和肿瘤等重大常见病和慢病，自主研发了覆盖疾病筛查、辅助诊断、治疗决策全流程的"数字医生"产品组合，并成功应用于智慧影像、智慧手术、智慧健康三大领域。

据公司官网信息，数坤科技在心、脑、胸三个关键领域同时拥有 NMPA 三类证、MDR CE 认证，并率先在脑血管疾病领域同时获得 NMPA 三类证、欧盟 MDR CE 认证和美国 FDA 认证。数坤科技的数字医生产品已经在全国近 3000 家医疗健康机构高黏性日常使用，包括超 90% 的百强医院及 80% 的目标公立三甲医院。

在医疗健康行业大步迈向数字化、智能化的当下，数坤科技通过与顶级医院、行业专家、科研院所深度医工结合，不断拓展人工智能等高新技术在医疗健康行业的广泛应用，助力全球医疗健康行业高质量发展。

3. 圆心科技

圆心科技成立于 2015 年，致力于为患者传递价值。据官网信息，公司业务模式专注于患者的整个医疗服务周期，通过三大支柱业务：院外患者服务、供给端赋能服务、医疗产业端赋能服务，确保向患者提供个性化及贴心的服务。其三大业务支柱不仅各自发展迅捷，也通过彼此的协同作用积累了对患者丰富的认知，从而与医疗健康行业的其他参与者（如医院、医药公司和保险公司）建立合作关系，提供有价值的数字化服务，建立以患者为中心的医疗健康生态良性循环。

目前，公司布局就医问诊（妙手医生）、智慧平台（圆心医疗）、用药管理（圆心药房）和创新支付（圆心惠保）4 个领域，为患者提供更好的线上和线下就医体验，专注于专业的药事服务和持续的病程管理；多元创新的支付方式为患者家庭提供更多选择，减轻经济负担；建立专业团队，解决诊疗和康复过程中的困难，帮助患者更好地重获健康。

妙手医生：系圆心科技的医患服务品牌，是医生和医生集团的互联网云端诊室，已取得医疗机构执业许可证，拥有行业内重要的"医、患、药"连接和服务能力。

圆心医疗：帮助全国 360 家医院建设并运营互联网医院服务平台，为四川、山东等多个省市建设并运营健康城市服务平台。

圆心药房：目前已建设成安全、快捷、覆盖度高的本地用药配药网络。截至2021 年 12 月 31 日覆盖全国 30 个省级行政区、99 个重点城市的 264 家院边药房。

圆心惠保：以专业赋能"医—患—药—险"健康保障生态闭环，提供一体化综合医疗健康保障服务解决方案。

## 5.2.2  浙江：互联网医疗及智能制造

浙江省在数字医疗领域的发展态势同样值得关注。作为中国东部沿海的经济大省，浙江省依托其在互联网经济领域的产业及人才基础，积极推动互联网医疗产业的发展，近年来，还在医疗人工智能和慢病管理领域取得了显著成就。与此同时，依托浙江省已有的工业基础，医疗器械智能制造领域也出现很多代表性的企业，驱动浙江省数字医疗产业双轮发展。

### 1. 微医

微医控股（简称微医）创立于 2010 年，是国际领先的数字健康平台，致力于为医疗服务提供方、支付方、供应链等医疗服务价值链各参与方赋能。在创新技术和服务模式的双重驱动下，微医实现了线上线下医疗资源的深度融合，并通过与公共医疗保险系统的无缝连接，建立起多种独特的服务交付渠道，在满足用户多样化医疗健康需求的同时，积极推动中国数字健康行业的发展。

2015 年，微医创建了中国首家互联网医院——乌镇互联网医院，开启了中国在线复诊、电子病历共享、电子处方等新业态。微医专注于以先进的数字及创新技术赋能行业，在中国构建的新型医联体模式开启了行业的新时代；2019 年，在山东省泰安市推出中国首个可由医保直接结算的市级数字慢病管理服务模式；2020 年，在天津市推出中国首家以数字医院牵头的紧密型数字医联体。

如今，基于多年积累的数字医疗资源和服务能力，微医主要向各类用户提供数字医疗服务和以数字慢病管理服务与健康管理服务为代表的健康维护服务。与传统医疗服务相比，凭借行业领先的数字技术能力和对会员医疗健康需求的深入了解，微医以价值为核心的数字医疗服务及健康维护服务更可及、更有效、更实惠。

微医以互联网医院为支点，逐区域整合各级医院、基层医疗机构、医生、医保支付等医疗供应及服务能力，为用户提供线上线下一体化的医疗和健康维护服务，有效实现了医疗价值链各参与方的联合与共赢，推动了当地医疗服务体系的数字化升级。

### 2. 智云健康

智云健康成立于 2014 年，是中国领先的数字化慢病管理解决方案提供商。公司自主研发的医院 SaaS 系统、药店 SaaS 系统，以及先进的互联网医院平台为用户提供院内解决方案、药店解决方案和个人慢病管理解决方案，覆盖了院内院外数字化慢病管理的全生命周期。据官网信息，公司打通了产业链上下游，布局原研药、医学检验和病理诊断等业务板块。同时，公司持续强化医学 AI 能力，推出智云医疗 AI 大模型，不断深化"数字技术＋传统医疗"生态建设的协同机制，致力于以数智化技术创新助力医疗行业转型升级。

院内解决方案：通过医院医疗用品供应、医院 SaaS 系统，以及制药公司数字营销服务，帮助医院满足对慢病患者院内管理需求。医院 SaaS 智云医汇于 2016 年推出，是中国首款将院内慢病管理流程数字化和标准化的产品。截至 2021 年 12 月 31 日，已部署智云医汇的医院超过 2300 家，其中包括在第三方医疗研究公司艾力彼医院管理研究中心排名的中国百强医院中的 33 家。

药店解决方案：通过药店医疗用品供应及我们的药店 SaaS，满足慢病患者对院外问诊和处方开具服务的需求。凭借经销商及药店网络，公司直接或间接提供与慢病管理相关的药店医疗用品，药店 SaaS 赋能药店进行线上开处方和配药，并于 2019 年上半年推出药店 SaaS 智云问诊。截至 2021 年 12 月 31 日，中国已有超过 172 000 家药店安装了该产品。

个人慢病管理解决方案：主要通过医生与患者移动应用程序、小程序及微信公众号将医生与患者联系起来，为慢病患者实现院外监测、问诊和处方开具。截至 2021 年 12 月 31 日，公司拥有超过 87 000 名注册医生及 2380 万名注册用户。

### 3. 迅实科技

迅实科技成立于 2013 年，是一家以 3D 打印技术为核心的全球化科技公司。公司致力于在全球范围内推动齿科数字化的应用与发展，为口腔机构提供一站式椅旁数字化解决方案（包含各类 3D 打印机及周边设备、材料、软件服务、AI 设计服务等），赋能口腔机构数字化转型升级，从而实现降本增效。

据公司官网信息，公司团队和临床侧建立了长期、紧密的连接，拥有逾万家忠实诊所客户群体，在 SprintRay Dental Users 群组中有近 8000 名注册牙医用户，牙医通过在群组中的分享，把临床经验、使用心得传递给更多的牙医，增加牙医对数字化设备的黏性的同时给予团队对口腔临床病例的工作流、痛点、需求的输入，公司据此进行产品迭代、开发新品。

公司 3D 打印设备在美国的保有量超过 1 万台，存量市场占有率超过 50%。公司打造的完整的产品族，包括 3D 打印机（如 SprintRay Pro S）、树脂材料、齿科 3D 打印软件、Pro Wash/Dry、Pro Cure 2，数字化设计服务、Dashboard 2.0 医技交互平台等，其中数字化设计服务及 AI 设计帮助牙医有效提升设计效率、降低运营成本，从传统齿科服务流程顺利过渡到到椅旁数字化模式。

### 5.2.3　江苏：围绕医药工业上下游的创新及智能化医疗器械

江苏省在医药工业上下游创新和智能化医疗器械领域的发展呈现出明显的区域特色和行业优势。医药工业近年来通过技术创新和产业结构调整，实现了转型升级和高质量发展。智能化医疗器械作为新兴领域，依托江苏在电子信息、机械制造等领域的雄厚基础，展现出强劲的发展势头。

#### 1. 贝登医疗

据公司官网信息，贝登医疗成立于 2012 年，是中国医疗器械产业领先的数字化综合服务平台公司，以 B2B 自营交易平台为核心载体，围绕医疗器械全产业链进行数字化赋能和模式创新，稳步发展为集数字化营销、在线化交易、全国性仓储配送、数字化售后服务和新智造等于一体的医疗器械产业数字化综合服务平台。

贝登医疗与迈瑞、GE、优利特、乐普医疗、鱼跃、谊安、振德等 1000 多个国内外知名品牌达成战略合作，涵盖临床检验、实验仪器、手术急救、消毒灭菌、医用电子及超声、医疗耗材等十五大产品线，提供超声、血球仪、生化分析仪、监护仪、医用冰箱、显微镜、酶标仪、灭菌器等 1300 余品类，精选 25 000 多个 SKU 商品，能够满足医院常规科室的大多数产品采购需求。

公司通过自主开发一系列互联网和数字化工具，构成了一个全链路的在线化交易体系，包括贝登医疗 PC 网站、App、微信商城、SAAS 采购系统、ERP 管理系统、WMS 系统和售后派单系统等，驱动从厂家到贝登到经销商再到医疗机构的整个流通链条，从信息交互到商品交易再到售后、物流、金融等各种服务，都逐渐实现"在线化、数字化和智能化"，最终提升整个医疗器械流通产业链的运营效率。

在商品交易平台之外，公司围绕医疗器械流通的全链路服务要求，构建起专业的医疗器械综合服务能力，包括数字化营销推广、全渠道产品销售、在线化采购方案、全国性仓储配送、全国性售后维修和临床应用，供应链金融等，通过不断优化升级的全链路服务体系，为医疗器械流通产业链上下游进行服务赋能，提升医疗器械流通效率和采购体验。

2. 鱼跃医疗

鱼跃医疗成立于 1998 年，根据公司招股说明书及年报文件，公司产品主要集中在呼吸制氧、糖尿病护理、感染控制解决方案、家用类电子检测及体外诊断、急救与临床及康复器械等业务领域。

在呼吸与制氧相关业务领域，公司持续进行技术革新，不断在稳定、静音、轻量化三大属性方面进行改进，积极推出新产品。公司不同款型的制氧机产品可满足院内外多类用户群体的需求，适用于呼吸衰竭、严重缺氧患者，帮助改善低氧血症、提高心肺功能。

在糖尿病护理领域，公司具备成熟可靠的技术、生产系统与成熟的持续血糖监测产品，已推出"安耐糖"持续血糖监测系列产品，相关业务可依托公司规模化、智能化、精益化的生产能力，共享公司血糖领域的销售资源、软件开发资源及用户运营能力，强强联合，完善公司在糖尿病赛道的业务布局。

在消毒感控领域，研制生产了涵盖人体消毒剂、医疗器械消毒剂、环境物体消毒剂及消毒配套器材等领域 400 多个产品，拥有"洁芙柔""安尔碘""点而康""葡泰"等极具竞争力的品牌和产品，其中"安尔碘"是皮肤消毒标注术语之一。自 2016 年公司收购上海中优以来，在鱼跃品牌及营销能力的加持下，其业务规模进一步扩大。

家用类电子检测业务是公司基石业务的重要组成部分，其主要产品电子血压计是一种利用现代电子技术与血压间接测量原理进行血压测量的医疗设备，相较于传统血压计具有无污染、易操作、多部位同步测量、数据保存等优势。多年来，公司自主研发的相关产品通过关键零部件技术突破，核心测量技术迭代，智能算法升级，产品力强劲，整体业务规模仍保持着较快的增长速度。

在康复与临床器械板块与其他业务中，"鱼跃"品牌康复类医疗器械产品畅销多年，同时不断研发推出更高端、更智能的康复产品。公司"华佗"品牌历史悠久，针灸针等中医器械成长稳健，同时公司是针灸针 ISO/TC249 国际标准的起草者，这是中医药领域的首个 ISO 标准，也系我国起草的唯一医疗器械产品 ISO 国际标准。此外，公司"金钟"系列手术器械产品拥有 80 余年历史，在国内手术器械领域具有较高的知名度和影响力。

3. 无双医疗

无双医疗成立于 2017 年，总部位于苏州，已在我国北京市和美国尔湾市、明尼阿波利斯市设有研发、实验与生产中心，中国团队超过 90 人，美国团队超过 30 人。

官网显示，无双医疗已与中美 50 多位产业界与医学界知名专家建立了合作关系，与阜外医院等多个医院及复旦大学等多个学校开展合作。美国子公司与密歇根大学、圣母大学、匹兹堡大学等多个机构保持着项目合作关系，并已经在公开平台发表多篇文章。

公司围绕心律失常与心衰领域，在筛查、诊断、治疗、监测的方向上，开发与正在开发从心脏病筛查、可穿戴心肺监测、心律监测、远程随访系统、无双云平台、心电记录仪、心脏起搏器、心脏除颤器，以及其他各类起搏、除颤导线等多个产品，覆盖了从植入、可穿戴、数字医疗到 AI 等多个领域。无双医疗已经申请了超 110 个中国专利及多个美国专利。在一些关键技术上，与美国专业律所合作，有多项 FOS 证明。公司的程控仪和植入式心律转复除颤器、起搏器、心电事件监测器等构成完整的治疗系统。临床用于读取分析心脏植入性电子器械（CIED）数据、调整 CIED 参数、存档报告、远程随访等。

据官网消息，2024 年 5 月 29 日，国家药品监督管理局医疗器械技术审评中心官网发布了创新医疗器械特别审查申请审查结果公示（2024 年第 5 号）。6 月 13 日，无双医疗植入式心电事件监测器（ICM）通过公示期，正式进入特别审查程序（即"绿色通道"），该产品为首款进入创新特别审查程序的 ICM 产品。作为国内首款 ICM，钛合金机体生物相容性优异，不仅打破了传统 ICM 技术壁垒，覆盖家庭检测，而且率先配备了蓝牙遥测，支持手机实时云端传输，提供更及时的诊疗辅助功能。

4. 康多机器人

苏州康多机器人成立于 2014 年，是国内专注于腔镜微创手术机器人产品研发、制造、销售的高科技公司之一，目前由思哲睿医疗 100% 控股。公司自主研发的核心产品康多机器人 ® 是一款腔镜手术机器人，可辅助医生在泌尿外科、妇科、普外科和胸外科等领域开展微创手术，具备精准智能的控制能力和流畅舒适的操作体验。

根据思哲睿医疗招股说明书，康多机器人 ®SR1000 已于 2022 年 6 月获得国家第三类医疗器械注册证，用于泌尿外科上尿路腹腔镜手术操作，并于 2023 年 2 月获得国家药监局批准并完成适应证变更，目前可适用于泌尿外科腹腔镜手术操作；康多机器人 ®SR1500 已启动泌尿外科注册临床试验；康多机器人 ®SR2000 已完成型式检验，准备启动注册临床试验。

在临床应用拓展方面，公司已在中国医学科学院北京协和医院等医院启动了妇科、普外科和胸外科与达芬奇手术机器人（da Vince Xi）对照的注册临床试验，目前妇科、普外科的注册临床试验已完成受试者入组，胸外科的注册临床试验处于受试者入组阶段。2023 年第一季度，康多机器人 ®SR1000 实现了 2 台销售，分别于黑龙江省及四川省某医院完成装机验收，此外，康多机器人 ®SR1000 也中标了秦皇岛市某医院腹腔内镜手术系统采购项目。

### 5.2.4 上海：医疗健康支付创新和药企服务

上海地区在保险和药企服务领域展现出显著的创新能力和专业优势。依托上海特有的"药企总部"资源优势及保险创新优势。保险服务平台如平安健康、镁信健康等，通过科技赋能，提供一站式健康管理和保险解决方案，推动保险服务数字化转型。药企服务企业则利用互联网和大数据技术，为药企提供精准的数字化服务，如云开亚美和梅斯医学在慢病管理和医学传播方面的专业服务。

1. 平安健康

平安健康成立于 2014 年，于 2018 年 5 月 4 日在港交所挂牌上市，是平安集团医疗养老生态圈的旗舰，是平安集团管理式医疗模式的重要组成部分。据公司官网信息，凭借丰富的 F 端商保和金融、B 端企业等医疗健康养老服务的支付方资源、广泛的服务供应商网络、完善的服务标准体系、强大的平安生态资源等核心竞争优势，平安健康代表支付方，整合供应方，已成为专业、全面、高品质、一站式的医疗健康养老管理服务提供商。

在供应方面，公司链接线上／线下医疗健康养老服务资源，不断深化拓展服务网络，以家庭医生和养老管家为关键枢纽，为用户提供"小病极速诊、慢病规范管、大病精准转"的优质服务体验。

在支付方面，公司通过医疗健康及养老服务权益与金融、保险产品场景融合等方式，为平安集团综合金融业务（F 端支付方）的用户（如保单持有人）提供全生命周期的医疗健康及养老服务，帮助提升用户的健康状况，实现与平安集团综合金融业务的协同发展。

同时，公司为企业客户（B 端支付方）提供专业、全面、高品质、一站式的企业健康管理服务，通过帮助企业改善员工的健康状况，降低企业为其员工支付的医疗保健费用，助力企业打造健康职场，提高企业员工的工作效率，促进企业健管计划对企业的价值从福利成本向投资价值转化。

2. 镁信健康

镁信健康成立于 2017 年，提供先进医疗服务和多元支付解决方案，公司秉持"让品质健康惠及每一个家庭"的使命，推动医疗健康与保险产业的深度融合，将科技与创新融入每一个服务环节，致力于为中国家庭提供更全面、更优质、更可及的医疗健康保障与服务。官网显示，镁信健康提供的惠民保障已覆盖全国 10 余个省份的近 160 个城市，惠及近 1 亿个中国家庭，多元支付解决方案为中国患者节约近 30 亿元支出。

公司以创新为核心，推动保障多样化，探索创新的保障方式，助力 159 多个城市定制型商业医疗保险的持续发展，拓展多样化的医疗保障与服务计划；对于患者，公司以解决创新药械支付问题为目标，推动医药健康与保险融合创新，解锁多元化支付解决方案，提升高值药械可及性与可支付性，让患者持续获益。同时，公司与医药、医疗提供方共建以品质为先的医疗生态，通过搭建覆盖全国乃至全球的优质医疗资源网络，推动品质医疗从"有没有"到"好不好"、从"用得上"到"用得好"、从"你有我无"到"人人享有"的转变，助力提升中国家庭的整体健康获得感。

在技术层面，公司将"保险＋科技"融入为用户提供的价值链全链中，在互联网、大数据、人工智能等数字化供给的赋能下，产品设计更精准，服务体验更舒心，运营响应更高效、理赔和支付更便捷、医疗费用管理更有效。此外，镁信健康推出商业保险医疗支付平台"一码直付"，旨在为商保客户提供一体化医疗费用支付和理赔服务解决方案，让用户享受"随时即付，就医无忧，理赔轻松"的全新保险支付优质体验。

3. 熠保科技

熠保科技成立于 2021 年，是中国领先的"惠民保险"综合服务平台。熠保科技依托行业领先的数字化、大人群技术和运营平台，与主流商业保险公司以及各地政府部门通力协作，构建了高效、精准助力惠民保的综合服务体系。官网显示，平台目前服务了全国超 50 个城市的 2500 余万参保人，在市场覆盖率和运营效率等多方面具备了行业领先优势。熠保科技凭借独特的商业模式、领先的技术运营能力和专业的团队，实现了业务的快速发展。作为华润集团战略投资的科创型企业，以及上海徐汇区政府 2022 年招商落地的重要项目，熠保科技将坚持以科技和创新为驱动，推动商业保险普惠化和创新医疗普惠化，助力城市健全多层次保障体系。

熠保科技联合各地政府、各大保险公司，在全国 50 多个城市发展惠民保，提供保险产品分析设计、产品精算、服务流程设计、营销销售、售后服务等全流程一站式服务，并助力各地惠民保开展专业化运营，以低成本教育、覆盖城市广泛人群，帮助保险公司提升运营效率和服务水平，有效提升城市整体参保率。

此外，公司连接保险企业、创新药厂和创新医疗服务商等，为参保人提供疾病筛查、互联网医疗、康复护理、消费医疗等医疗健康服务，并探索与居家检诊、数字疗法、在线疗法等结合，全面助力产品创新和服务普及，提升参保人的体验感和获得感。在数字化领域，熠保科技搭建大数据平台，提供以大数据和用户洞察为基础的技术服务和用户运营服务，助力保险企业构建自营用户平台、设计二开保险产品、建立营销推广路径等。

4. 云开亚美

云开亚美成立于 2011 年 11 月，公司致力于打造国内领先的互联网多专科数字医疗服务平台，为长病程、重服务、高价值的慢特疾病患者提供一站式的互联网医疗、药事及创新支付服务。直击患者端、医生端和药企端的痛点，提供全病程、全处方、全渠道的服务，并通过医生网络、专科药师、数字化工具与平台对慢特病患者的持续服务，实现更好的慢病管理效果。

公司官网显示，云开亚美建立了一体化转诊系统，分设患教内容体系、药师服务体系和互联网医院服务体系，成立线上线下医患连接平台，为患者提供多学科的协作诊疗和病理追踪，使得患者能够花费更少的时间获得更专业的医疗服务。公司服务患者人数达400多万，建立了头部三甲医院的医生及数千名护理师与患者之间的连接，积极完善学术推广，召开专家会议，建立了全产品全服务的慢特疾病管理体系。

目前，公司已形成六大运营体系，分别为专科互联网医院、数字信息技术服务、研究型项目运营、私域运营、电商运营和数字营销。专科互联网医院根据不同专科特色，定制诊疗流程及诊疗工具，帮助专科疾病患者获得更优的诊疗方案及服务。数字信息技术服务帮助企业基于私域运营管理构建线上商城，结合患者需求提供合规的问诊、续方、购药等服务，拓展和维护客户关系，提升经营效率，全面赋能企业做好私域流量的精准营销。研究型项目运营基于公司专业患者数据库，通过多平台数据聚合、大数据引擎挖掘，精准定制各专科疾病的结构化患者数据，为药企、机构、临床专家提供精准高效的CRO、RWE及创新支付等服务。私域运营基于公司自研患者沟通管理（patient communication management，PCM）系统，为专科疾病患者的私域管理提供支持，可全方位跟踪患者全程，并根据专科疾病特点定制精准营销服务。电商运营和数字营销则通过全互联网营销渠道，不断积累慢特疾病患者。

5. 梅斯医学

梅斯医学成立于2012年，是面向医生的综合互联网平台，应用大数据和人工智能技术链接医生、患者、药械企业等，提供精准数字化医学传播解决方案，赋能医疗生态，改善医疗质量，共创美好健康生活。

根据公司招股说明书，梅斯医学主要产品包括平台解决方案、数字化医学传播解决方案、数字化临床研究解决方案，涵盖临床研究、医生职业成长、多渠道学术传播等类别。在数字化临床研究层面提供临床研究整体解决方案，通过数字化技术降低成本，提升质量；在数字化医学传播方面提供数字化的专业医学内容和精准、整合的传播方案，将疾病知识和药械产品信息精准地传递给目标医生，更早更快地惠及更多的目标患者。同时，梅斯在患者管理、药物经济学和创新支付、数字治疗等领域不断拓展新的业务类型和创新的产品。

研发方面，针对大语言模型，在2023年内部测试了梅斯专属的人工智能程式——梅斯小智。当前AI的应用主要是两方面，一方面，在本集团内部的日常工作中，全面推广AI，以提升工作效率与品质。随着AI应用的深入，工作效率将有进一步提升，将提升人效比。另一方面，提供给客户的产品中内嵌 AI，以改善产品的体验和产品的智慧，也能提升产品的竞争力。同时，公司在不同的业务方面，均积极部署不同的 AI 应用，目前公司在研发、医学等多个部门全面启用 AI 技术，提高效率和品质。

## 5.3 中国数字医疗细分领域投融资金额占比变化

2023 年，中国数字医疗融资金额 Top100 项目所在细分领域中，基因组学仍是最热门的方向，包括生工生物、真迈生物、瀚辰光翼等在内的 20 家企业入选，此外医疗信息化及 AI 制药热度仍然较高，医疗信息化中有亚华电子等 9 家企业入选，AI 制药方向有硕迪生物、TandemAI 等 9 家企业入选（图 5-7）。效率提升方面，手术机器人及非手术机器人分别有 8 家及 7 家企业入选融资金额 Top100，机器人技术是除基因组学之外最热门的技术赛道。合成生物学及 AI 影像分别有 4 家企业入选。

代表性的技术方向融资融资金额
2019—2023；方块颜色深浅及第二行数据表示融资金额排名；单位：十亿

| | 2019 | 2020 | 2021 | 2022 | 2023 |
|---|---|---|---|---|---|
| 基因组学 | 5.52 1st | 16.08 1st | 10.60 2nd | 5.60 1st | 3.67 1st |
| 人工智能 | 1.70 2nd | 9.09 1st | 11.50 1st | 4.91 2nd | 2.96 2nd |
| 机器人 | 0.18 3rd | 3.17 3rd | 5.24 3rd | 2.51 3rd | 2.10 4th |
| 合成生物学 | 0.11 4th | 0.12 4th | 1.02 4th | 2.09 4th | 2.40 3rd |
| 医患社区 | 0.11 4th | 0.12 4th | 0.91 5th | 0.73 5th | 0.14 5th |

代表性应用方向融资金额
2019—2023；方块颜色深浅及第二行数据表示融资金额排名；单位：十亿

| | 2019 | 2020 | 2021 | 2022 | 2023 |
|---|---|---|---|---|---|
| 移动问诊 | 14.13 1st | 11.93 1st | 7.46 1st | 3.55 3rd | 0.65 3rd |
| 医疗信息化 | 4.03 2nd | 6.14 2nd | 4.97 2nd | 4.19 1st | 1.29 2nd |
| 临床试验技术 | 2.15 3rd | 5.43 3rd | 4.87 3rd | 3.78 2nd | 1.39 1st |
| 女性健康 | * | 0.05 5th | 0.45 5th | 0.09 5th | 0.11 5th |
| 数字疗法 | 0.52 4th | 0.36 4th | 1.36 4th | 0.60 4th | 0.50 4th |

图 5-7 中国数字医疗代表性技术方向和应用方向一览（2019—2023 年）

在数字专病领域，数字眼科赛道凭借 4 家入选企业，位列垂直疾病方向融资之最。紧随其后的是数字疼痛、数字病理、数字耳科、数字检验、数字脑科、数字心脏等方向，分别有 2 家企业入选。

2023 年度，美国数字医疗融资金额 Top100 的项目所在细分方向中，AI 制药是最热门的方向，共有 16 家企业入选，尤其是生成式 AI 技术应用于药物发现的企业融资明显增多。保险科技、远程医疗、健康管理等价值医疗领域在美国仍然火热，分别有 7 家、6 家、7 家企业入选。因为医疗劳动力成本显著上升，美国医护灵活用工平台融资发展较快，有 3 家企业入选。基因组学和机器人在美国融资热度相对中国较低，分别有 3 家及 2 家企业入选。合成生物学热度相对中国热度也较低，仅 3 家企业入选。

在数字专病领域，数字心理凭借 5 家企业入选，位列垂直疾病方向融资之最。紧随其后的数字肾病，共有 3 家企业入选。数字外科共有 2 家企业入选。数字眼科在美国没有企业上榜。其他垂直疾病领域的融资，女性健康、数字疼痛、数字脑科、数字放疗、数字口腔、数字检验、数字睡眠均有 1 家企业入选。

对比中美两国数字医疗热门融资项目，可以看出中国在管理式医疗领域目前暂无企业入选，相比美国 20 家企业入选，还有巨大的发展空间。AI 制药领域中美均保持非常高的创业及投资热度。基因组学、机器人领域中国热度相比美国过于火热。

在中国数字疗法代表性企业中，眼科、运动康复科、精神科、皮肤科、过敏科、心血管科、神经内科、睡眠科、产科、免疫科、心血管科、骨科、宫颈癌预防等方面均有对应的项目，通过各类硬件、软件、游戏、可穿戴设备、小程序、VR、远像光屏等发挥作用（表 5-5）。

表 5-5　中国代表性数字疗法企业融资阶段分布

| 公司 | 适应证 | 产品形态 | 产品获批 | 融资轮次 |
| --- | --- | --- | --- | --- |
| 多宝视 | 儿童弱视、近视防控 | VR，软件，设备 | 二类 | B |
| 睿视科技 | 近视防控、儿童弱视 | 远像光屏 | NA | A+ |
| 眼小医 | 干眼 | 硬件 | 二类 | A |
| 睛采智能 | 肌骨疼痛 | 硬件、软件 | NA | A |
| 博斯腾 | 认知症 | 游戏，软件 | NA | A++ |
| 术康 | 运动康复 | 软件 | 二类 | C |
| 聆心智能 | 心理 | 软件 | NA | PreA |
| Alsolife | 自闭症 | 软件 | NA | PreB |
| 咏柳科技 | 皮肤病 | 软件 | NA | A+ |
| 哈瑞特 | 心血管 | 软件 | NA | A |
| 望里科技 | 精神 | 软件 | NA | B |
| 凝动医疗 | 帕金森病、精神心理 | 软件 | NA | A |
| 南粟科技 | 言语障碍、孤独症 | 软件 | 二类 | A |
| 数丹医疗 | 认知症 | 可穿戴设备 | NA | A |
| 元域绿洲 | 睡眠、精神心理 | 软件、硬件 | NA | A+ |
| 集视科技 | 成人弱视、干眼 | AR 眼镜 | NA | PreA |
| 数药智能 | 儿童认知干预 | 软件 | NA | 天使 |
| 芝兰健康 | 乙肝母婴阻断 | 软件 | 二类 | D |
| 数智医拓 | 过敏 | 软件 | NA | 种子 |

| 公司 | 适应证 | 产品形态 | 产品获批 | 融资轮次 |
|------|--------|----------|----------|----------|
| 觉华医疗 | 儿童弱视 | 软件 | 二类 | 天使 |
| 埒桐医疗 | 癌痛 | 小程序、TENS | NA | PreA |
| 脑动极光 | 认知障碍 | 软件 | NA | A+ |
| 正岸健康 | 睡眠、精神心理 | 软件 | NA | PreA |
| 移视科技 | 心血管 | 可穿戴设备、软件 | NA | PreA |
| 京澜数智 | 脑神经疾病 | VR、软件 | NA | 天使 |
| 千丘智能 | 自闭症 | 游戏、VR、软件 | NA | 天使 |
| 冰片科技 | 过敏 | 软件 | NA | 天使 |
| 复动肌骨 | 肌骨疼痛 | 可穿戴设备、软件 | NA | PreA |
| 虚之实科技 | 精神心理 | VR、软件 | NA | A |
| 无疆科技 | 儿童青少年精神心理 | 游戏、软件 | NA | PreA+ |
| 明兰世迦 | 宫颈癌预防 | 硬件、软件 | NA | 种子 |
| 探势健康 | 肌骨疼痛 | 小程序 | NA | 天使 |
| 彼爱医疗 | 偏头痛 | 软件、可穿戴设备 | NA | A |

其中，获批二类证的企业仅 6 家，获批企业占比仅 18%。国内数字医疗企业的发展和报证相比美国仍处于更初期。在以上企业中眼科获二类医疗器械最多，多宝视、眼小医、觉华医疗等均已获证。多数数字疗法企业均处于融资早期，B 轮及以后的项目占比仅 6%。多为天使轮、A 轮；相比美国的数字疗法企业，国内企业融资金额和阶段均处于更初期（图 5-8）。

中国代表性数字疗法企业获批情况

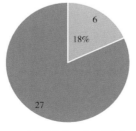

中国代表性数字疗法企业融资情况

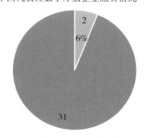

图 5-8　中国代表性数字疗法企业获批和融资情况

美国代表性数字疗法企业中（表 5-6），共有 10 家企业获批 FDA，而且融资金额最多、业务规模最大的 5 家企业均未获批，规模最大的企业 Hinge Health 目前还未上市，且这 5 家企业并不强调处方数字疗法的概念。有 4 家已经上市的企业，均为通过报证突出处方数字疗法概念的企业，2家纳斯达克，2家SPAC上市，上市后因为业务发展不及预期，股价跌幅均大于95%。另外，眼科数字疗法在美国并不火热，未出现中国这种数字眼科企业扎堆的情况。

表 5-6　美国代表性数字疗法企业融资阶段分布

| 公司 | 规模（人） | 专病 | 产品形态 | FDA获批 | 轮次 |
|------|-----------|------|----------|---------|------|
| Hinge Health | 500+ | 肌骨疼痛 | Mobile App | 否 | Series E |
| Omada Health | 500+ | 糖尿病Ⅱ，高血压 | Web App | 否 | Series E |
| Sword Health | 500+ | 肌骨疼痛，盆底康复 | Web App | 否 | Series D |
| Click Therapeutics | > 100 | 戒烟，重度抑郁症等 | Mobile App | 否 | Funding Round |
| Biofourmis | > 100 | 心衰 | Mobile App | 否 | Series D |
| Akili Interactive Labs | > 100 | 注意力缺陷多动症 | Video game | 510k | NASDAQ |
| Pear Therapeutics | > 100 | 慢性失眠、药物成瘾 | Mobile App | 510k、De Novo | SPAC |
| Kaia Health | > 100 | 肌骨疼痛 | Mobile App | 否 | Series C |
| DarioHealth | > 100 | 糖尿病Ⅰ、Ⅱ | Device, mobile App, web portal | 510k | NASDAQ |
| Welldoc | > 100 | 糖尿病Ⅱ | Mobile App, algorithm | 510k | Series B |
| Woebot Health | > 50 | 心理 | Mobile App | 否 | Series B |
| Big Health | > 50 | 失眠，焦虑，抑郁 | Mobile App | 否 | Series C |
| Cognoa | > 50 | 自闭症诊断辅助工具 | Mobile App | De Novo | Series B |
| Cognito Therapeutics | > 10 | 阿尔茨海默病 | Device | NA | Venture Round |
| Mahana Therapeutics | > 10 | 肠易激综合征 | Mobile App, CBT | De Novo | Series B |
| Blue Note Therapeutics | > 10 | 癌症 | Mobile App | NA | Series A |
| Oui Therapeutics | > 10 | 自杀倾向 | Mobile App | NA | Series A |
| Better Therapeutics | > 10 | 糖尿病Ⅱ | Mobile App | De Novo | SPAC |
| Otolith Labs | > 10 | 眩晕症 | Wearable | NA | Series A |
| eNeura Therapeutics | > 10 | 偏头痛 | TMS Device | 510k | Series D |
| Limbix | > 10 | 青少年抑郁症 | Mobile App | EUA | Acquired |
| BehaVR | > 10 | 慢性疼痛 | VR Device | NA | Series B |
| Swing Therapeutics | > 10 | 纤维肌痛 | Mobile App | NA | Series A |

| 公司 | 规模（人） | 专病 | 产品形态 | FDA获批 | 轮次 |
|------|----------|------|---------|---------|------|
| Ciba Health | ＞10 | 糖尿病Ⅱ | Mobile App | NA | Series A |
| Freespira，Inc. | ＞10 | 创伤后应激障碍 | Mobile App | 510k | Series D |
| Curio | ＞10 | 女性焦虑和抑郁 | Mobile App | NA | Series A |

数字疗法企业融资的发展在美国目前仍较为领先，获批企业占比达到 38%，融资到 B 轮及以后的企业超过了 73%（图 5-9）。未来中国在垂直疾病的数字化诊断治疗领域仍有巨大的发展空间。

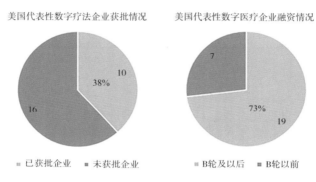

图 5-9　美国代表性数字疗法企业获批和融资情况

## 5.4　中国数字医疗各轮次平均融资规模变化

与整体投融资趋势一致，2019—2023 年，分轮次来看，中国数字医疗行业的投融资事件数和平均融资额也呈现波动趋势。从初期市场活跃，到投融资事件数和平均融资额均有所下降，反映出市场投资热情的减退和对行业成熟度的更高要求（图 5-10）。

从投融资事件数来看，2019 年的中国数字医疗行业投融资活动较为活跃，A 轮、B 轮、C 轮和 D 轮及以后的投融资事件数都相对较高。这可能反映出当时市场对数字医疗行业的乐观预期，投资者对于新兴技术和商业模式充满信心，愿意在早期阶段就进行投资。随着时间的推移，可以看到投融资事件数在 2020 年有所增加，尤其是在 A 轮和 B 轮，这可能意味着市场对于数字医疗行业的持续兴趣，以及对于这一领域创新和发展潜力的认可。

然而，到了 2021 年，虽然 A 轮的投融资事件数仍然保持在较高水平，但 B 轮、C 轮和 D 轮及以后的投融资事件数有所下降。这可能表明市场开始对数字医疗行业的投资更加理性，投资者可能在寻求更为成熟和稳定的投资机会。到了 2022 年和

2023 年，投融资事件数整体呈现下降趋势，这可能与宏观经济环境、行业政策调整等有关，投资者在评估风险和回报时变得更加谨慎。

A、B、C轮及D轮以后平均融资金额
2019—2023；单位：百万

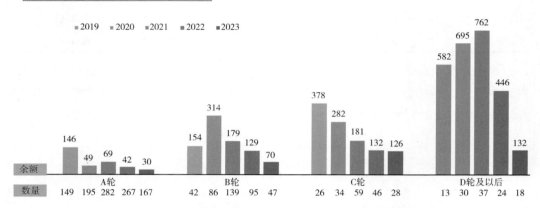

图 5-10　中国数字医疗投融资轮次分布（2019—2023 年）

结合平均融资额的变化来看，尽管投融资事件数在 2020 年有所增加，但平均融资额并没有显著增长，甚至在某些轮次出现了下降。这可能意味着尽管市场对数字医疗行业保持兴趣，但投资者可能更加注重投资的质量而非数量，对于投资标的的选择更加挑剔。2021 年，D 轮及以后的平均融资额有所增加，而到了 2022 年和 2023 年，平均融资额普遍下降，这可能与投融资事件数的下降相呼应，表明市场整体的投资热情有所减退。

整体来看，融资轮次与平均融资额通常呈现正相关关系，即融资轮次越靠后，企业通常更为成熟，商业模式和市场地位较为稳固，因此平均融资额也相对较高。然而，从 2019—2023 年数据可以看到一些例外情况。例如，B 轮融资的平均融资额在 2020 年达到 3.14 亿元，但同期 C 轮平均融资额只有 2.82 亿元。尽管 2021 年 A 轮和 D 轮及以后的平均融资额有所增长，但 B 轮和 C 轮的融资额下降幅度更加明显，这可能意味着市场不断催生新的技术或者新的服务模式，而成熟企业经历了时间的检验，足以证明其价值，这是吸引资本的因素之一。

自 2021 年开始，所有阶段融资的平均融资额均呈现下降趋势。中国数字医疗行业在经历了初期的快速增长后，可能正在进入一个更加成熟和稳定的阶段。在这一阶段，市场对于新兴技术和企业的评估可能更加严格，投资者在进行投资决策时，可能更加注重企业的盈利能力、市场竞争力和长期发展潜力。

时间在检验数字医疗的价值，考验投资者的行业资源、行业积累、行业经验和行业认知，能否发现机会、敢于抓住机会对于投资者而言是一大挑战。在这一过程中，投资者需要具备敏锐的市场洞察力和深厚的行业知识，以识别并把握数字医疗领域的投资机会。同时，数字医疗企业也需要不断创新和提升自身的竞争力，以吸引投资者的关注和资本的支持。

（杨瑞荣　李　阳　侯占才　张乾坤　编写，杨瑞荣　审校）

## 参考文献

［1］京东健康. 2023 年度报告 [EB/OL]. (2024-04-26)[2024-06-28]. https://ir.jdhealth.com/sc/ir_report. php.

［2］医脉通. 2023年度报告[EB/OL]. (2024-04-26)[2024-06-28]. https://ir.medlive.cn/front/zh-CN/ report.

［3］医渡科技. 2023 年度报告 [EB/OL]. (2023-07-28)[2024-06-28]. https://www.yidutechgroup.com/ achievement.html.

［4］鱼跃医疗. 2023年度报告[EB/OL]. (2024-04-27)[2024-06-28]. https://datas.p5w.net/notice/ 002223.

［5］京东健康. 全球发售[EB/OL]. (2020-11-26)[2024-06-28]. https://ir.jdhealth.com/sc/ir_document. php.

［6］医脉通. 全球发售[EB/OL]. (2021-06-30)[2024-06-28]. https://www1.hkexnews.hk/search/ titlesearch.xhtml.

［7］医渡科技. 全球发售[EB/OL]. (2020-12-31)[2024-06-28]. https://www1.hkexnews.hk/search/ titlesearch.xhtml?lang=en.

［8］智云健康. 全球发售[EB/OL]. (2022-06-23)[2024-06-28]. https://www1.hkexnews.hk/search/ titlesearch.xhtml.

［9］梅斯医学. 全球发售[EB/OL]. (2023-04-17)[2024-06-28]. https://ir.medsci.cn/zh_cn/announce- ments/.